切断のリハビリテーション
―知っておきたい全プロセス―
[第3版]

Therapy for Amputees third edition

Barbara Engstrom, Catherine Van de Ven [編著]

陶山哲夫・草野修輔・高倉保幸・赤坂清和 [監訳]

協同医書出版社

編集者

Barbara Engstrom（バーバラ・エングストロム）
Barbara は英国とカナダの様々な組織で（急性期の病院や地域義肢リハビリテーションセンターを含め）一般および切断者のリハビリテーションに従事していた．彼女はこの本の中にジェネラリストとしてのセラピストのニーズを汲んでいる．彼女はローハンプトン（Roehampton）で8年間働き，その後，セラピーサービスの臨床管理に就いている．シカゴの Northwestern 大学で下肢義足コースの認証を受け，また地方の保健区で車椅子コースを修め，その後 Chartered Society of Physiotherapy（理学療法協会）で働き切断者のための初の標準小冊子を書いた．また10年以上にわたり ISPO（国際義肢装具学会）の会員であり，国内外で講義を行っている．

Catherine Van de Ven（キャサリン・バン・デ・ベン）
ローハンプトンの卓越したセンターで30年間働き，そこで得たスペシャリストとしてのセラピストの視点を本書に生かしている．実際その反響は，セラピストや他の人からの，情報や支援についての電話による多数の問い合わせとして現れた．彼女は，切断のリハビリテーションについての知識を深めるために Winston Churchill 海外奨学生としてアメリカで学び，その後，McColl 専門委員会に務めて Review of Artificial Limb and Appliance Services の理学療法指導者となり，一時 Department of Health の理学療法指導者として任命され，National Disablement Services Authority（国立障害サービス局）の車椅子訓練プログラムの委員長となる，というキャリアを積んできている．さらに，シカゴの Northwestern 大学の下肢義足コースの認証を受け，また20年以上にわたり ISPO の会員であり（英国の国内委員会に従事），5年間理学療法協会の評議委員であった．

THERAPY FOR AMPUTEES third edition
edited by Barbara Engstrom, Catherine Van de Ven
© Harcourt Health Sciences, 1999
this translation of Therapy for Amputees 3e is published by arrangement with Churchill Livingstone, a division of Harcourt Publishers Limited

推薦の序

国際医療福祉大学 大学院 院長
初山　泰弘

　イギリスのクイーン・メリー・エリザベス大学付属ローハンプトン・リハビリテーションセンターは，切断者リハビリテーションについても，国際的に高い評価を得ている機関である．本書『切断のリハビリテーション』（原題：Therapy for Amputees）はそこに勤務し，豊富な経験を持つ二人の理学療法士を中心に，切断者リハビリテーションチームの各メンバーが加わりまとめられたものである．

　1985年の初版は，理学療法士のための教科書として発行され，その後，改訂を重ね，この度発行された第3版は，理学療法士のほか切断者に関与する看護婦，医師，心理専門職などリハビリテーションチームのメンバーをも読者に想定し加筆されている．

　内容は，切断原因から当事者の社会復帰後の生活に至るまで広範囲におよび，その中には，イギリスの Health Service の仕組みやリハビリテーションチームの一員として，リハビリテーション相談員，ケアをする人などが紹介されている．また，切断原因の項では韓国の報告を引用するなど，最近の各国の情報も取り入れている．

　基本的にはセラピストを対象としているために，切断術の具体的な手技などは意識的に避け，術前・術後の処置，訓練開始上の注意事項などに紙面を使っているが，実際に切断者のリハビリテーションに携わったセラピストならではの記述が多い．また，仮車椅子の考え方，女性の健康状態による断端の変化，心理面のアプローチ，疼痛の処理，さらには障害者に対する社会の対応の変化などについての解説は，セラピスト以外の専門職にも参考となろう．

　セラピストが単に「セラピー」のみでなく「ヘルスケア」にも関与すべきことを説いているこの書は，切断者リハビリテーションの包括的な紹介書であるとも言える．

　日本語版は埼玉医科大学総合医療センター・リハビリテーション科および関連の専門職らによるもので，訳語も吟味されている．

　この書は，セラピストおよびセラピストを目指す人々のための優れた教科書であることは勿論であるが，リハビリテーション関連職種またはそれを目指す人々にとっても，切断者リハビリテーションの概要を知る上で十分に役立つ書である．

　この書が，教科書さらにはこの種の紹介書として，セラピストおよび関係者，それらの職種を目指す人々に，活用されることを期待し推薦とする．

監訳者序文

　近年，交通事故や労働災害の発生頻度はやや減少傾向にあるものの依然として発生頻度が高く，不幸にして切断に至った人には切断直後から社会復帰に至るまできめの細かいリハビリテーションが必要であり，近年益々その重要性が認識されている．

　わが国の切断発生形態は生活様式や生活習慣，民族的問題などにより欧米と若干異なるが，従来の外傷による若年者層の切断者が減少し，循環障害による高齢者の割合が増加している．これは最近日本の生活スタイルが欧米化することにより生活習慣病が増え，糖尿病や閉塞性動脈硬化症が増加したことにもよる．そのため今後は若年者のみならず高齢者の切断にも適した義肢作製システムの対策とリハビリテーションの確立が重要である．

　切断と義肢に関する教本は国の内外で数多く出版されているが，大多数は医家向けや義肢装具士用であり，切断をリハビリテーションの包括的見地から述べた教本は少ない．特に理学療法士や作業療法士，看護婦，医師，心理士などの学生用教科書はきわめて少ない．

　今回翻訳した『切断のリハビリテーション』は原著"Therapy for Amputees"の改訂第3版である．これは，英国のBarbara EngstromとCatherine Van de Venが自分達の経験を基に英国の理学療法士の学生を対象として1985年に初版を出版したものであり，1993年には第2版を出版している．この改訂版には英国のNational Health Serviceのシステムや義肢と車椅子の操作，製作，練習と教育，生活の質の向上について追加されたが，さらに1999年，心理的影響と利用者の見解，セラピーサービスの質についてなどを加え，いわゆる包括的リハビリテーションとし，リハビリテーションに関わる各専門の学生教本としてこの第3版を出版している．文献もさらに充実させ，詳細を知りたい者が調べやすいように情報を提供している．

　この本の特長を監訳者の立場から挙げると1）切断者の機能運動法，2）義肢の作製，3）アライメントのチェック，4）義足の歩行練習法，5）上肢切断の分類と義手作製，装着法，6）切断者のスポーツ，7）疼痛管理，8）セラピーサービスの質，9）文献および参考書　などが特筆される．なお本書でいう切断者とは，なんらかの理由で切断に至り，それに伴う特別なニーズをもち，リハビリテーションサービスを受ける者という意味である．理解しやすい本であり，リハビリテーションスタッフには是非お勧めしたい．

　なお翻訳に当たり用語を担当した東江由起夫先生（早稲田医療技術専門学校），用語およびパーツを担当した石倉祐二社長，小川直子さん（石倉義肢製作所）と川村義肢製作所の川村慶代表取締役に心から感謝申しあげたいと思います．

監訳者代表：陶山哲夫

第3版の序文

　この本は初版のように有資格の理学療法士またはその学生に対する入門書である．しかし現在は英国や海外における有資格の作業療法士やセラピーアシスタントに対する入門書でもある．また看護婦や医師，義肢装具士，臨床心理士，カウンセラーなどの包括的リハビリテーションチームや切断者自身にも役に立つであろう．

　本書の目的は切断者自身のニーズに関連した実際的また理論的な情報を十分提供し，どんなセラピストも治療を行えるようにすることにある．専門のセラピストは広い知識を学び，切断者に全体的で統合的なケアを行うことができることがわかるだろう．この広い知識が，世界中の遠隔の地で働く人々を助け，その地方で切断者にとってのリハビリテーションが成功する方法を発見することに役立つことが希望される．

　第2版以降，国際的に多くの変化が起こり，世界中で切断者の人口が増え消費活動が増加した．資源（経済と人間）に限りがあり，さらに急激な費用の上昇が需要の増加，および手術と義肢の技術に影響を及ぼしている．

　健康管理法が絶えず全国的に変化し，それが大きな成果となり，またセラピストは切断者に良質なサービスを提供するために多くの難しい挑戦を行うようになった．顧客の中で専門的な小グループの要求は，すべての身体障害者の要求に合わないことがある．

　この第3版は以前よりさらに広くヘルスケア専門家に書いてもらっており，現在世界中で行われる様々なリハビリテーションの場面をより広範囲に知るために，リハビリテーションに対してより広いまた柔軟性のあるアプローチを提供している．

　著者らは London にある Queen Mary's University Hospital の Roehampton Rehabilitation Centre と Oxford の Nuffield Orthopaedic Centre における義肢サービスの専門チームである．新しく加えた章は切断時の心理的影響と利用者の見解，セラピーサービスの質についてである．この本をかなり改訂したが（最新の国際的用語を使用），特に義肢サービスと供給，車椅子，日常生活活動，疼痛管理，複合病理と複雑な症例について強調した．

　著者らは Medline や Cinahl, Recal, Cochrane Collaboration のデータベースを検索した．他の文献はこれらの冊子体や，この分野の著作から見つけた．セラピストが本の中の情報をより深く知りたい場合には特定なキーワードを使用して検索してみることを勧める．著者たちが豊富に選んだ文献は，読みやすいように各章の終わりに載せてある．読者は情報が常に変化することを知るべきであるが，最新の文献や著者一覧表，付録などはすべて最新のものにした．本の中では，明確にするために，「セラピスト」とは治療を施行しながらヘルスケアを専門に行える者とし，「切断者（amputee）」はこれを受ける者とする．実際には，その人が一個人として認められていることを確かに示すために「切断のある人（person with an amputation）」というより正しい語句が使用されるべきである．

B.E.
Oxford & London, 1999
C.V.deV.

第2版の序文

多くの変化が起こり第1版の改訂を行うことになった.

第1に,英国における National Health Service の法律と組織が変わり,切断者の管理がより柔軟で融通がきくようになった.これらの変化は急性期に病院を選ぶ際や市民生活の中でケアの場面まで進行し広がっている.

第2に,1986年の McColl の報告以来,義肢と車椅子の供給および管理が著しく変わり,切断者個人のニーズに対してより柔軟なサービスができるようになった.より小さな会社は多様な義肢を供給している.新しいデザインやコンポーネントが常に利用されるように作り出されており,またヨーロッパ経済共同体と世界市場の拡大につれて増えていくことであろう.現在は義肢サービス会社とコンポーネントおよび機械類の工場との間は分離している.現在は地域や地方にもサービスが提供されているため,もはやサービスは全国的・概観的なものではない.

第3に,練習や教育,質,標準の問題は今では地方レベルでも話されている.

この第2版では,臨床の理学療法士が基本的原理に注意を払いつつ常に変化する事柄を処理できるように,これらの側面と目的について言及している.この本は有資格または学生の理学療法士向けのハンドブックであり,また実践指向のものである.しかしながら理学療法士は新しい義肢に関する工学的データや手術方法,リハビリテーションの研究などを含め最新の文献に注意を払いながら,現在では以前より一層広範囲の文献を読む必要がある.

前回の著者の多くは今回も加わっている.しかしある者は切断と義肢サービス部門で仕事をしていないが本には原著者としてその功績を残している.第2版の著者として次の人々が私どもに加わった:

義肢リハビリテーションサービス部門:Mrs P. Buttenshaw MCSP, Mrs J. Dolman MCSP, Mrs S. Smith MCSP, Mrs L. Robinson MCSP, Dr.S. Sooriakamaran MB BS LRCP MRCS FRCS (ENG EDIN & GLASG). 全員 Richmond の Twickenham & Roehampton Health Authority におけるリハビリテーション相談員.Ms P. Barsby MCSP と Dr L. Marks MRCP は Royal National Orthopaedic Hospital Trust のリハビリテーション相談員.Ms P. Lewis FBIST, Mr T. Morris FBIST は C. A. Blatchford & Sons Ltd 所属.Mr B. Fazackerely FBIST は Hugh Steepers Ltd. Mr P. Jamieson BSC は C.A. Blatchford & Sons Ltd の所属で写真に協力してくれた.

Miss F. Carnegie DipCOT は第17章上肢切断を改訂,Kings Health Care の Miss B. Davis ONC MCSP は歩行リハビリテーションへの提言.Canterbury and Thanet Health Authority の Mrs V. Frampton MCSP は疼痛とその制御についてより詳細な情報を執筆した.

Miss S. Sharmin SRCh MChS DipPodM は足の治療,Mrs S. Rigling RGN は足部の管理上の注意と糖尿病について書きたした.両者とも Richmond の Twickenham & Roehampton Health Authority の所属.

文献検索をしてくれた Ms H. Alper は司書で Queen Mary's University Hospital の医学写真部に所属.S. Parapian は University College と Middlesex School of Medicine の医学写真部,Mrs M. Lay は Queen Mary's University Hospital の理学療法部調整員.Miss S. Skinner は University College Hospital に所属し秘書として支援してくれた.

Dr M. F. R. Waters OBE FRCP FRCPath は Hospital for

Tropical Disease のらい病の顧問. Mr A. Day OBE は改訂本への援助と協力, L. Crowder は Nomeq の生産専門家で, 技術的援助をしてくれた.

最後に, 同様に重要であるが, 以下の任意組織からも多大な援助を頂いた.

NALD

BLESMA
STEPS
BSAD
REACH

London, 1993

B.E.
C.V.deV.

第1版の序文

本書は英国と海外における有資格の理学療法士および理学療法を学ぶ学生向けのハンドブックである。この目的は理論的，実際的知識を伝え，切断リハビリテーションのすべての段階における治療とケアに関して基本的な参考書として利用できることである。

私達は患者や臨床スタッフが毎日遭遇する合併症を単純化できると感じており，段階的なアプローチを慎重に進めている。このようなことは理学療法の教育に携わる者から批判されるかもしれないが，私達はこの本が臨床場面ですぐにまた効果的な治療のための助言を与えると期待している。ただちに援助を得る方法とその場所を知ることが肝要であり，義足リハビリテーションの時期には特に重要である。

章の多くは手順と施行方法を明確にするために詳しく図解している。各章の後に文献を入れ，また読者が現在の知識を深め広げられるように付録の中に一般的な参考書一覧表もある。私達はこの文献ができるだけ国際的で多彩になるように努めた。付録の中に便利な住所録と用語小事典も含めてある。

この本の内容は私達の経験に基づいた考えと提言であり，Queen Mary's Hospital と Roehampton の DHSS Limb Fitting Centre で何年にもわたり成功したものであるが，ただもちろん各患者や立場により個々に対応されなければならない。

私達は Roehampton のアプローチの全体にわたる考えを表せるように多数の各専門家達により援助して頂き深く感謝している。残念ながら，皆さんの名前をすべて述べることができないが，この本の中で次の方々に感謝したいと思う。

Roehampton の Senior Medical Officer, DHSS LFC である Dr R. Redhead MB BS MRCS PhD と Mrs F. Turner MCSP DipTP DipBioMech MPhil. 彼らは各章をすべて読み，専門的な指導と支援をしてくれた。Miss P. Langford MCSP と Mr J. Sim BA MCSP は明確さ，わかりやすさについて意見を述べてくれた。J. E. Hanger and Co. Ltd の義肢装具士主任の Mr T. R. Frost FBIST および Mrs D. Dixey MCSP は専門的なアドバイスをしてくれた。

主な著者：Richmond の Twickenham & Roehampton Health Authority 所属の Miss A. Mendez OBE FCOT は前任の地域作業療法士で 17 章を編集執筆している。Miss A. Zigmond SRN CQSW は社会福祉指導と切断者への心理的受容について，Mrs V. Long MChS SRCh は足の治療についてアドバイスしてくれた。

Mrs J. Upton DipAD ATD はイラストレーターとして初めから一緒に仕事をした。もし彼女の明確で正確なイラストがなかったなら，この本の真の意味が多く失われたであろう。Mr N. Babbage は写真の顧問で London の University College の生物工学センターの優秀な写真家。Mrs W. Bevan は生物工学センターの司書で，文献検索を手伝ってくれた。

他に Roehampton, Queen Mary's Hospital の次の方々より専門的援助や指導を頂いた。Dr I. H. M. Curwen MB ChB DphysMed リウマチとリハビリテーションの前相談員。Mr B. G. Andrews FRCS 整形外科顧問。Mr K. P. Robinson MS FRCSE FRCS 外科顧問。Dr P. Tidman MB BS FFARCS 麻酔顧問。Mr R. Ballard BSc FRCSEd MRCOG 産婦人科顧問。Mrs J. Hodder MCSP 理学療法最高責任者。Miss J. Jackson DipN 手足手術部の前看護主任。

Limb Fitting Service の上級医学役員で Queen Mary's Hospital の名誉顧問である Dr N. Mustapha FRCS. Roehampton の DHSS LFC の Dr D. J. Thornberry FRCS と Mrs S. Riglin SRN.

London, University College の生物工学センターの Dr M. Dewer BSc PhD．London, Maudsley Hospital の顧問で精神病理学者の Dr J. Connolly MB MPhil FRCP FRCPsych．London, Westminster Hospital の Miss J. Guymer MCSP DipTP．Mr. M. Hammond は切断者のスポーツに関する多くの情報を提供してくれた．Roehampton, DHSS LFC の Manager である Mr P. Ridgley と彼女の多くのスタッフ，特に Mrs B. Spencer は事務の仕事を手伝ってくれた．Mrs C. O'Leary と Mrs M. Pretty も事務を手伝ってくれた．Queen Mary's Roehampton Hospital Trust と Trust 事務員である Mr J. Williams MBE は秘書の費用に対して経済的援助をしてくれた．Mrs G. Smith には最終原稿のタイプの際に秘書的援助を頂いた．

Miss S. M. Adams MCSP は Richmond, Twickenham & Roehampton Health District の地域理学療法士であり，この本を作成するにあたり何年もの間，支援と勇気を与えてくれた．さらに Roehampton, Queen Mary's Hospital の理学療法のスタッフらが機能的活動について指導し助言をくれた．Churchill Livingstone のスタッフは援助と助言を与えてくれた．

私達は J. E. Hanger & Co. Ltd，C. A. Blatchford & Co.，Vessa Ltd，Hugh Steeper (Roehampton) Ltd，そして John Drew (London) Ltd らの写真とグラフ，イラスト，工学的統計を使用する許可を得ている．特に，Mr B. O'Brien FBIST と Mr R. Harrison LBIST の義足の助言に対して感謝したい．

最後に，しかし最も重要なことであるが，何年にもわたり私達にたくさんのことを教えてくれたすべての患者さんに感謝したいと思う．

London, 1985

B.E.
C.V.deV.

謝 辞

　Roehampton Rehabilitation Centre の理学療法最高責任者である Penny Buttenshaw の支援と激励がなければ，この第3版は完成しなかったであろう．また，Emeritus Member ISPO の Tod Frost には原稿を繰り返し読み，義肢についての見解を述べて頂き，また，著者は昨年行事を行えなかったが，予定以外にコック長とワインのウエイターにもなって頂き，著者として感謝したいと思う．私達はこの実施計画を通して，義肢の材料や考え方，建設的な批評などに貢献した多くの人々に対し感謝している．

義肢装具士

　Barry Fazackerely FBIST MBAPO, Hugh Steeper Ltd 上級義肢支配人；Marie Kane MBAPO, Orthopaedic Services Ltd 義肢装具支配人；Joe McCarthy MBAPO, C. A. Blatchford and Sons Ltd 義肢装具顧問；Anthony Millar MBAPO, Rehabilitation Services Ltd 臨床サービス部責任者；John Mortimer MBAPO, Otto Bock Ltd 義肢装具士；Brian Wade MBAPO, Dorset Orthopaedic Co Ltd 義肢装具取締役．

義肢製作者

　C. A. Blatchford and Sons Ltd：Suzanne Faulkener PR／後援協力者；Gary Girling 市場通信機関支配人；Paul Jameson 地域販売支配人．

　OrthoEurope：Michael O'Byrne MBAPO 執行委員長．

　Ossür UK：Toby Carlsson MBAPO．

　Otto Bock UK Ltd：Philip Yates 代表取締役．

　Hugh Steepers Ltd：Robin Cooper MBAPO 上肢製品支配人．

　Vessa Ltd：Keith Bell 代表取締役；James Parker 技術部門取締役；David Lindford 英国販売支配人．

ヘルスケア専門家

Queen Mary's University Hospital, Roehampton

　Helen Ashton MCSP 理学療法最高責任者；P Burchell BSc SRD 栄養サービス部管理者；Mary Jane Cole MCSP 上級理学療法士；Jane Duxbury BSc OT 上級作業療法士；Carol Graves CQSW 社会福祉士；Neil Maffre LMPA RMIP 医学写真家主任；Dennis May BScHons PhD, CEng MIMechE, QMUH Roehampton と Surrey 大学の上級研究員，臨床科学およびリハビリテーション工学技術責任者；Mary Pretty 理学療法助手；Stuart Reeves RGN DMS, リハビリテーションサービス管理者；Professor K. P. Robinson, MSLond FRCSLond FRCSEd, QMUH Roehampton と Surrey の SSME 大学での生命医学工学群客員教授で，リハビリテーションの顧問外科医；Sara Smith MCSP 上級理学療法士；S. Sooriakumaran MBBS LRCP FRCS (Eng) FRCS (Ed) FRCS (Glas) リハビリテーション相談員；Alison Swindells MCSP 理学療法士最高責任者；Mandy Tottman MCSP 理学療法サービス管理．

The Nuffield Orthopaedic Centre, Oxford

　Bridget Burgess SSEN FAETC マニュアルハンドリング指導者；Sarah Challacombe GradDip Phys 上級理学療法士；Adrian Dobson DTpADI DipDI DIAmond, Mary Marlborough センターの運転指導者；Barbara Edward 障害サービス管理専門家；Jane Freebody GradDipPhys 上級理学療法士；Dr David Wilson MB BSc MRCP FRCR University of Oxford, 顧問放射線科医師で NOC 内科上級臨床講師．

他のセンター

Patsy Aldersea DipCOT 車椅子サービス支配人, Merton and Sutton Community NHS Trust；Professor Brånemark 応用生命工学研究所, Göteborg, Sweden；Dr A Bryceson MD FRCP 顧問内科医, Hospital for Tropical Disease, London；David Condie, リハビリテーション工学サービス支配人, Dundee Limb Fitting Centre；Elizabeth Condie FCSP 講師, National Centre for Training and Education in Prosthetics and Orthotics, University of Strathclyde；Dr Martin Dawes MD FRCGP エビデンス-ベイスドメディスン講師, University of Oxford；Hilary Gooch BScOT BA (Hons) 講師, Brunel University；Ruth Hambrey DipCOT Manchester Disablement Services Centre；Rajiv Hanspal MBBS FRCS リハビリテーション医学顧問, Royal National Orthopaedic Hospital, Stanmore；Ann Hunter MA FCSP 発達訓練顧問；Amanda Lambert MCSP 義肢装具士最高責任者, Castle Hill Hospital, Cottingham；Wendy Matthias DipCOT Bristol Disablement Services Centre；Michelle McCreadie MCSP 取締役代理, 地域看護婦および地域健康管理者, Sheffield, NHS Trust；Judy Mead MCSP 研究と臨床部門, 臨床実施部門長, Chartered Society of Physiotherapy, London；Colin Stewart MD リハビリテーション準専門家, Dundee Limb Fitting Centre；Sue Stokes 全国調整者, REACH；Grace Warren MD MS FRCS, Leprosy Mission International in Asia のらい病と再建術に関する前指導者（1975-1993），現在オーストラリア，ビクトリア州の Royal Melbourne Hospital の感染病と形成外科準職員，およびシドニーの Westmead Hospital の整形外科（四肢神経疾患）顧問.

図書館員

Helen Alper, MA MHSM ALA 図書館管理人, Queen Mary's University Hospital；Tina Craig BA Dip Lib 図書館員代理, Royal College of Surgeons of England；Eve Hollis 図書館管理人, Girdlestone Memorial Library, Nuffield Orthopaedic Centre.

事務の助手

Ellen Brewster, Roehampton Rehabilitation Centre の秘書；Gwyneth Follett, 原稿用員補佐.

最後に，Dinah Thom と Churchill Livingstone に感謝したい．彼らは3つの版すべてを通して私達と一緒に仕事をし，また昨年著者の直面した問題に慎重に対処してくれた．

執筆者一覧

Penny Buttenshaw MCSP
Clinical Specialist in Amputee Rehabilitation,
Roehampton Rehabilitation Centre,
Queen Mary's University Hospital, London

Fiona Carnegie DipCOT
Senior Occupational Therapist,
Roehampton Rehabilitation Centre,
Queen Mary's University Hospital, London

Diana Dawes MCSP
Senior Physiotherapist,
Oxford Prosthetic Service,
Nuffield Orthopaedic Centre, Oxford

Barbara Engstrom MCSP DipMgt(Open)
Formerly Therapy Services Manager,
Nuffield Orthopaedic Centre, Oxford

Jane Greiller MCSP
Senior Physiotherapist,
Oxford Prosthetic Service,
Nuffield Orthopaedic Centre, Oxford

Clare Ireson DipCOT SROT
Head Occupational Therapist,
Nuffield Orthopaedic Centre, Oxford

Ann E Stead OBE DipCOT SROT
Clinical Director, Disability Services,
Nuffield Orthopaedic Centre, Oxford
（下肢欠損をもって生まれ，子どもの頃からの義肢使用者である。作業療法士としての彼女は，使用者とともにサービスの発展に向けて努力する役割も担っている）

Nicola Thompson MSc MCSP
Clinical Specialist in Gait Analysis,
Oxford Gait Laboratory,
Nuffield Orthopaedic Centre, Oxford

Maggie Uden MCSP
Senior Physiotherapist,
Roehampton Rehabilitation Centre,
Queen Mary's University Hospital, London

Catherine Van de Ven MCSP
Formerly Physiotherapy Services Director,
Roehampton Rehabilitation Centre,
Queen Mary's University Hospital, London

Brian Wade MBAPO
Director of Prosthetics,
Dorset Orthopaedic Co. Ltd,
Ringwood, Hampshire

Benna Waites BSc(Hons) DipClinPsych CPsychol
Chartered Clinical Psychologist,
Roehampton Rehabilitation Centre,
Queen Mary's University Hospital, London

Anne Zigmond DipCouns CQSW SRN
Accredited Counsellor,
Nuffield Orthopaedic Centre, Oxford

訳者一覧

監訳者

陶山　哲夫（すやま・てつお）
埼玉医科大学総合医療センター リハビリテーション科，教授
序文，謝辞，1章，20章，22章，付録2

草野　修輔（くさの・しゅうすけ）
埼玉医科大学総合医療センター リハビリテーション科，講師
2章，3章，7章

高倉　保幸（たかくら・やすゆき）
埼玉医科大学総合医療センター リハビリテーション科，係長（セラピスト　統括責任者）
5章，8章，10章

赤坂　清和（あかさか・きよかず）
埼玉医科大学総合医療センター リハビリテーション科，主任理学療法士
6章，9章，23章，付録1

共訳者

井口　浩一（いのくち・こういち）
埼玉医科大学総合医療センター 救命救急科，医師
12章，13章

高橋　高治（たかはし・こうじ）
埼玉医科大学短期大学 理学療法学科，教授
11章

猪股　高志（いのまた・たかし）
埼玉医科大学短期大学 理学療法学科，助教授
14章，15章

高橋　邦泰（たかはし・くにやす）
国際医療福祉大学 保健学部，助教授
16章，21章

山田　睦雄（やまだ・むつお）
筑波学園病院 リハビリテーション科，医師
4章，17章，18章

山口　昇（やまぐち・のぼる）
狭山病院 リハビリテーション科，室長
19章

目次

推薦の序　　i
監訳者序文　　ii
第3版の序文　　iii
第2版の序文　　iv
第1版の序文　　vi
謝　辞　　viii

❶ 緒　言……　1
❷ 評　価……　11
❸ 切断における心理的影響……　27
❹ 術直後の治療……　41
❺ 運動プログラムおよび義足装着前の日常生活活動……　55
❻ 車椅子の使用と早期歩行補助具……　69
❼ 下肢義足のリハビリテーションにおける評価……　87
❽ 義肢サービス……　95
❾ 正常移動と義足歩行……　111
❿ 歩行再教育と義肢の機能的活動……　125
⓫ 切断者への実用的な指導……　139
⓬ 片側骨盤切断と股関節離断……　145
⓭ 大腿切断……　155
⓮ 膝離断および周辺レベルの切断……　173
⓯ 下腿切断……　181
⓰ サイム切断および足部部分切断……　195
⓱ 両側下肢切断……　203
⓲ スポーツと余暇活動……　219
⓳ 上肢切断と先天性上肢欠損……　235
⓴ 疼痛管理……　261
㉑ 複合病変と複雑な症例……　273
㉒ 様々な将来像：利用者が参加することの重要性……　287
㉓ セラピーサービスの質……　295

付録1　一般的情報と役に立つ住所　　303
付録2　車椅子：車椅子教育と練習グループ　　308
参考書　　309
索　引　　313

第1章
緒　言

《この章の内容》

切断と義肢の歴史　1

英国における義肢サービスの歴史　2

今日の切断人口　2
　国別の相違　3
　先進国と発展途上国との違い　3
　切断原因　3
　年齢　5
　性　5
　上肢と下肢切断の比率　5

切断術　5
　切断レベル　5
　一般的な切断レベル　5
　死亡率　6

サービス提供のモデル　6

　この章の目的は一般的な方法で読者に課題を紹介することにある．さらに詳細については章を読み進めると解るようになっている．著者は広範囲にわたり文献リストを挙げ，読者が興味のある問題について詳細に調べられるようにしてある．

切断と義肢の歴史

　考古学的証拠として早期新石器時代にナイフと骨鋸で切断が行われ，切断された断端が発見されている．

　紀元前5世紀後半，ヒポクラテス（Hippocrates）は 'On Joint's' の論文の中で，血管性壊疽と腐食に対する切断を記載している．紀元後1世紀にセルサス（Celsus）が切断は健常部と壊疽との間で行うように勧めている．ショックや出血により死亡率が非常に高かった．麻酔の仕方はワインや他のアルコール類を使用するのみであり，二人の助手が患者を押さえ付ける必要があった．

　アンブロイズ・パレー（Ambroise Paré 1510-1590）はフランス外科の父と言われているが，手術の際に大血管の結紮法を改良し，切断のリハビリテーションに非常に関心をもち，上肢と下肢切断にいくつかの義肢を考案，作製している．昔の義肢は近代のものを標準にして比べてもよくできたものだったが，大きく重かった．現代義肢の原理の多くはこ

の時代を通して発展し応用されている.

1616年ハーベイ（Harvey）の血流の発見が極めて有益な駆血帯の発明につながったが，手術の改善にはまだ問題があった．18世紀までには骨端を筋皮弁の付いた軟部組織で覆うことに成功した．しかし創感染がしばしば起こり，腐ることもあった．現代の看護理念はクリミア戦争（1854-1856）で軍病院の不衛生な状態の下，フローレンス・ナイチンゲール（Florence Nightingale）により発展した．彼女は無秩序で不潔な，悲しむべき状態にある病院を清潔で秩序あり，心地よい病院に変えたのだった．

1846年の麻酔および1867年リスター（Lister）の無菌法の発達が近代手術の金字塔となっている．19世紀末，残存した筋肉が義足使用時の能力に影響を与えるという考えが導入された．この時代は木製の義肢が流行しており，ワーテルローの戦いで下肢を失ったAngleseyのMarquisはJames Pottsの作った木製の義足を使用していた．またこのタイプの義足は今でも作られており，Anglesey Legと呼ばれている．

英国における義肢サービスの歴史

第一次世界大戦中，多くの男性が傷害より生き延び，1肢または多肢を失い障害を負った．事実，1918年まで41,000人の英国軍人が切断に至っている．

Roehamptonに最初の切断者のためのサービスができた後，他の地方でも始まり，1918年に年金担当の大臣より義肢供給会社の初代重役が任命された．第二次世界大戦中さらに多くの切断者が国内に流入してきたが，1948年にBritish National Health Service: NHSが設立されるまで戦傷者のみにサービスがなされていた．その後軍人と同様に市民の切断者にもサービスが広げられた．このサービスモデルは，サービスを必要とする人々を抱える多くの国々で基本的なモデルとして使われている．義肢の供給は健康社会保障義肢サービス（Department of Health and Social Security: DHSS）による中央政府の責任となった．

スコットランド義肢サービスの組織はNHSの責任となり，スコットランド家庭健康部により管理されている．地方の義肢サービスは健康当局が運営している．

1984年5月ひとつの団体が創設された．その目的は英国の義肢装着センター（Artificial Limb and Appliance Centres: ALACs）の患者が受けている様々なサービスの妥当性，質，管理や，センターおよびNHS，民間業者の各々のスタッフの役割について再調査し，報告することであった．そのグループの委員長はIan McColl教授だったが，現在はDulwichのMcColl卿である．報告は以下の改革を勧めている：

- 義肢，車椅子サービスの組織と管理
- 戦争恩給の配布と交通傷害サービスの基金．

このような事柄を推進するために1987年障害サービス局（Disablement Services Authority: DSA）が設立され，1991年NHSの総合サービスに統合された．McCollの報告は全体的なサービス体系を劇的に変え，切断者に対して地域センターから地方の義肢サービスが行うようにした．義肢の供給をもっと受けやすくし，義肢装具士と切断者の両者はより多く選択でき，様々なコンポーネントを使用できるようにした．同時に義肢サービスの製作会社からの分離により，現在では新卒の義肢装具士に対する訓練，教育につながっている（今日では大学卒業者が就く職業である）．現在の義肢サービスについては8章参照．

今日の切断人口

切断者のリハビリテーションで働くセラピストや他の健康管理専門職の人は切断人口の特徴を知る必要がある．このような事柄は専門的な練習や教育について，または主に高齢切断者に併発する疾患や，若年者では外傷による上肢または下肢の切断のとき，または先天性などの原因の際に必要となる特別なコンポーネントなどの情報を伝える．

データ収集と評価，分析などはセラピストの働いている国により様々である．デンマークやフィンランド，スコットランド，オランダなどのように国内

に統計があったり，個々のサービス機関や地方の細かな分析などがあるかもしれない．標準化したデータがないと，結論を引き出したり地域と地方との比較が困難となる．広範なデータ収集は通常，国の援助があり，国の健康管理戦略へつながる．革新的でしかも小グループから集積したデータはそれぞれの研究や検査に有益となる．しかしながら，文献上は多くの研究があり，セラピストはその国の特徴や人口構成，切断原因，外科的サービスやリハビリテーションサービスを考慮した上で何が自分達のサービスと関連するか探求しなければならない．

■国別の相違

どの国からの情報でも次のような背景を考慮する必要がある：
- 人口統計
- 切断に至った疫学とそれら疾患に対するその地方の管理状態
- 社会および健康上必要な国内総生産（GNP）
- その国の経済状態―労働力や工業化の程度，利用される交通機関とその方法に影響するため
- 健康と安全規則，密着してモニターする度合
- 国の社会および健康の政策，医学とリハビリテーションサービスの有益性と質およびそれに対するアクセス
- 国における戦争期間―戦傷者数や紛争の余波を受けて切断を経験することの多い人々の人数に関係する
- 他に局地的自然災害，例えば洪水，地震など
- その国の文化―統計報告やリハビリテーションに対する姿勢に影響する．

■先進国と発展途上国との違い

重大な身体障害を伴う切断者の治療にあたるセラピストは，同時に併発する病気をしばしば悪化させることがある．そのため，この章では利用できる情報を選び，地方で行うリハビリテーションの必要性に役立つ情報を盛り込んである．その際，リハビリテーションへのアプローチを行うときの基準と治療の介在目的を示し（常に生活の質を追求する），観察される結果の理由を示唆してある．

■切断原因

発展途上国の切断原因は発展状態に左右される．戦時の国は低落し，戦後は発展して平和な状態となる．戦争地域では傷害が戦闘や地雷により発生する．非戦争地域では交通事故や労働災害が主な原因となる．地震のような地方の自然災害も切断数に影響する．発展途上国の切断リハビリテーションに関する文献によると常に環境が変わり，改革が進行することを示している．特定の国では調査努力がなされ，その結果が国の統計として発表されているが，発展途上国における全切断者数は不明である．

先進国では循環障害が切断の最も大きな原因である．これは年齢や併発した病理的状態，健康を害することに関連するので，リハビリテーションプログラムに直接関係してくる．

▶先進国と発展途上国との差異

表1.1と表1.2は文献のまとめである．発展途上国において腫瘍と外傷が逆転することもある．

▶病理

末梢循環障害（PVD）：

PVDとは文献上総称的に使われるものであり，病理的変化のある血管性病変を含み，それを動脈硬化や糖尿病（DM），バージャー病などに分ける．読者はこのことを考慮に入れる必要がある（2章参照）

過去20年間にわたり，西洋のPVDに関連した切断頻度は変化していないし，先進国においては現在でも下肢切断の最も多い原因となっている．発展途上国では経済状態や生活様式，栄養状態が悪化し，喫煙年齢がほぼ9歳と低く，切断年齢が低下し発生頻度は上昇している．

しかしこの疾患は高齢者の疾患であり，病理的変化は65歳以上の80％の人に見られることを記憶すべきである．このため疾病の進行が高齢者を蝕んでいるかもしれない．PVDの原因による切断の半数は心筋梗塞や他の心疾患で死亡する．気管支肺炎や悪性腫瘍もよく見られる死亡原因である．

先進国では血管不全による切断者の1/3が6ケ月

表1.1 下肢切断の原因と発生頻度

先進国		発展途上国	
原因	(%)	原因	(%)
末梢循環障害 （約25-50%が糖尿病）	85-90	外傷	55-95
外傷	9	疾病	10-35
腫瘍	4	腫瘍	5
先天性欠損	4	先天性欠損	4
感染	1	感染	11-35

以内に死亡し，1/3が2-3年以内に他側の切断となり，1/3が一肢切断の状態で生存する．

循環障害を有する切断の創治癒不全危険因子として阻血肢に術前壊死があり，血中ヘモグロビンが120g/L以上である．

腎疾患．腎疾患の終末は末梢動脈閉塞が高頻度に起こる．スコットランドにあるTaysideではこのような切断が腫瘍や外傷と同様に発生している（Stewartの私信，1997）．再建術の結果は一般に不良であり，下肢切断に至っている．腎不全の終末になると生死に影響する．

腎臓移植を受ける人の多くは糖尿病を合併しており（後述参照），また米国では腎透析者数が毎年10%増加している．それでも糖尿病と腎移植者の生存率は糖尿病を合併していない者より高い．

バージャー病．この末梢動脈閉塞疾患は50歳以下の若年で，その98%は男性の喫煙者に発生している．上肢と下肢両方の切断は少ない．

糖尿病：

1991年ヨーロッパの世界保健機関（WHO）と国際糖尿病連盟（IDF，ヨーロッパ領域）は糖尿病治療の改良のための聖ビンセント宣言として知られる計画を認定した．これは最も一般的な合併症の発生を減らすために，ある目標を示すものである．目標の一つは糖尿病性壊死が原因で下肢切断に至った例の50%，またはそれ以上を減らすことであった．予防的方策として，糖尿病調整の改善や治療チームによる足部管理，活動性を上げ血管の手術時期と方法を決定する戦略などがある．

糖尿病の人は非糖尿病と比べて12-15倍の高い切断リスクを負うが，切断の絶対的比率は1981-1994年まで変わっていない．糖尿病の切断は術後の死亡

表1.2 上肢切断の原因と発生頻度

先進国		発展途上国	
原因	(%)	原因	(%)
外傷	29	外傷	86
疾病	30	疾病	6
先天性欠損	15	先天性欠損	6
腫瘍	26	腫瘍	1

率が高く（切断の術後1年は予測値の8倍），二次切断率も高い（3年目に30-50%）．

外傷：

工場の集中と輸送の関係上，人口密度と外傷性切断率が正の相関を示す．

自然災害はある特別な地域において切断の増加原因をなす．軍人の場合は戦争で爆発物を使用するため切断が増える．戦地では地雷の無差別使用により，切断の80%が市民に発生する．地雷により22分毎に障害者や死亡などの新しい犠牲者が出る．5,000個の地雷を除去する毎に1人が死亡し，2人が傷害に至る．1個の地雷が除去される毎に20個の新しい地雷が埋められている．

外傷性の切断はPVDや糖尿病の切断より著しく若い．糖尿病で小外傷が切断に至ることがあるように，外傷後に血管不全のため切断に至るような状態もある．

英国では上肢切断の63%が外傷によるが（1995年のデータ），全症例数は少ない．

凍傷．ある国では（フィンランドや韓国），凍傷は統計から除外されている場合もあれば，外傷や血管原性のものと同様に扱われていることもある．多くの者はアルコール中毒か交通事故などにより長時

間凍る場所に晒された結果発生している．

腫瘍：

腫瘍の場合は他の疾患による切断より高位であるし（約80％は股関節離断と大腿切断），多くはPVDやDMより若い（2章参照）．症例の半数は軟部組織や皮膚まで腫瘍に侵された骨腫瘍である．

先天性四肢欠損：

大抵の国では先天性四肢欠損の発生率は100,000人につき50人である．原因の一つはサリドマイドのように不測の薬剤副作用である．単独には通常散発的に起こる．しかし，他の先天異常や家族性と関連すると将来の妊娠率は50％と高くなる．赤ん坊の奇形は一定の「型」をとる．奇形の型を見分けると奇形のメカニズムや時期について考えをまとめることができるようになる．一般的な型は前腕中央の横軸性欠損であるが，一肢の欠損から四肢の欠損まで様々である（19章，21章参照）．

感染：

髄膜炎菌性の敗血症のような感染症か，外傷後や整形外科の術後（例：関節置換術），血管手術の後の感染が原因となり，統計的には感染として記録されることがある．発展途上国では医療設備や抗生物質が不足し，衛生もよくないために感染が起こりやすい．らい病（ハンセン病）は公共的教育プログラムの下，感染を管理し治療できた成功例である（21章参照）．

■年齢

先進国における下肢切断の発生率は60歳を超えると増加し，初回下肢切断の平均年齢は約70歳である．

65歳以上の下肢切断は年齢とともに，特に80歳以上では劇的に増える．このことは先進国の平均余命の伸びと関連しており，65歳以下の切断は減少する．しかし，発展途上国ではその様相が異なる．例えばカンボジアでは切断の80％は18-40歳の男性である．

65歳以上における一般的な慢性疾患の発生率はAndrews（1996）によると関節炎80％，聴覚または視覚障害20-30％，糖尿病10-15％，慢性心疾患15-20％，認知障害5％かそれ以上と述べている．

上肢切断の平均年齢はさらに若い．

■性

男性対女性の比率は北半球の国々で若干異なる．地理的に北の国は女性の割合が多くなる．
例えば：
スコットランド—男性3：女性2
デンマーク—男性1.3：女性1
ロンドン，英国—男性2.4：女性1（Mayの私信，1998）
韓国—男性4：女性3
サウジアラビア—男性6.1：女性1

■上肢と下肢切断の比率

いくつかの例を次に示す：
- 英国は，上肢：下肢は1：5（1997年）
- サウジアラビアでは，上肢：下肢は1：4（1977-1990年）
- 韓国では，上肢：下肢は1：2（1970-1994年）．

切断術

■切断レベル

断端の義肢適合性と機能，装飾性により適切な切断レベルがある．壊死部または病変部と健常部との境界における切断部位を選択することが重要である．図1.1と図1.2に示すように，切断レベルやその他の事柄は関連する章に記載してある．

世界的な統計によると，機能的義肢を作製する際に下肢切断の膝関節や上肢切断の肘関節を温存することがかなり大きな鍵となる．脛骨と大腿骨の切断に際し，平衡機能を改善させより多くの人が歩けるように熱心な努力がなされている．

■一般的な切断レベル

中央と地方では異なるが，表1.3にセラピストに

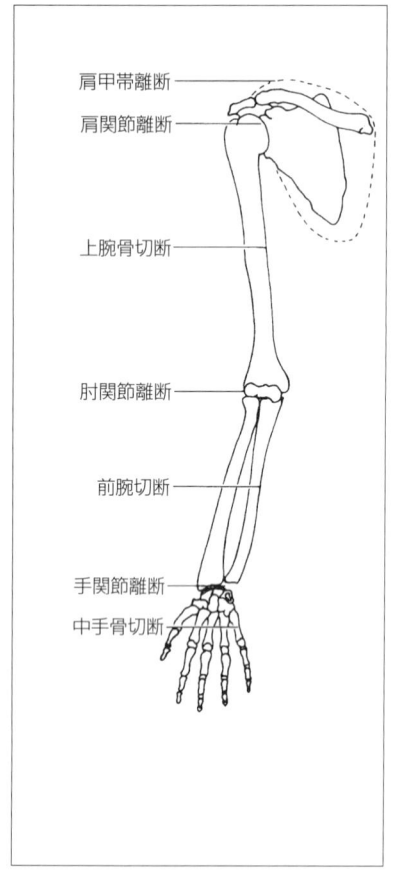

図 1.1　上肢の切断レベル

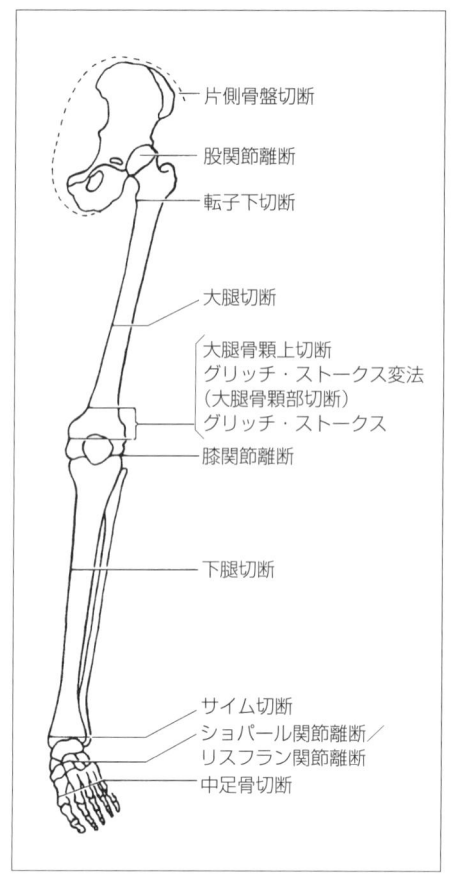

図 1.2　下肢の切断レベル

表 1.3　切断レベル

レベル	先進国 (%)	発展途上国 (%)
下肢		
下腿（足部を含む）	29-62	49-71
大腿（膝関節離断を含む）	33-49	26-40
上肢		
前腕（手関節離断を含む）	32-66	21-33
上腕（肘関節離断を含む）	14-26	25-36

知らせる情報と治療上必要な適応頻度がまとめてある．

■死亡率

　下肢切断の手術による死亡率は切断レベルや病気の経過，年齢，現在の病気に直接関係する．切断レベルが高いほど死亡率が高い．データは病院毎に，術後3ヶ月以内とか，または似たような方法で保存されている．3ヶ月以内の死亡率は一般的に8-23%の範囲にある．

　先進国における他のデータでは2年後50-60%，5年後30-40%の生存率である．

サービス提供のモデル

　切断者へのサービス提供については各人の能力と

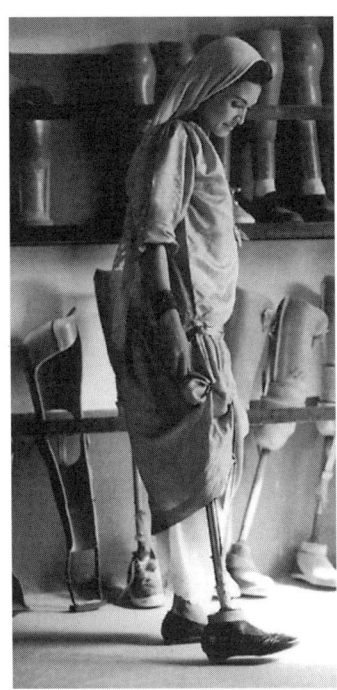

図1.3 アフガニスタン北西部の地雷爆発犠牲者が歩行を学習している（Adrian Brooks と Times Newspapers Ltd の許可を得て掲載）．

希望，医療と環境の状態などを加味して考慮しなければならない．すべての人に合う治療モデルはない．何年にもわたり様々なモデルが各々の医療組織に現れてその結果が評価されており（23章参照），現在，急性期の病院では各切断者の治療開始時よりそれぞれの方法を用いる柔軟性をもつようになっている．例えば理想的なモデルの一例として，急性期の病院における切断者に対して術前から退院後の外来通院に至るまで，義足や車椅子，自宅適合について十分なリハビリテーションを行うことである．

他の例として，急性期の病院で院内のリハビリテーション病棟に移り専門的な義肢リハビリテーションを行い，同じ施設で退院後の経過観察を行う方法がある．

市民生活に基本をおいた例として，切断者が早期に急性期の病院から家庭や市中病院に移り，地域リハビリテーションチームが必要な医療と練習を行うことがある．もし義肢サービスが必要とされる場合には，専門チームが患者を診る外来用の専門センターが準備してある（図1.3参照）．

セラピストはどんなモデルが地方に合い，適切な評価を成しうるか知る必要がある．どの切断者においても，たとえその時点が個々の人生の中で最も急ぐべきことであっても，義肢リハビリテーションが最終目標というものではない（7章，19章参照）．事実，先進国を調べると多くの切断者は義肢の必要性より就労が上位にある．

しかし，モデルとして成功するには以下のような基準がある：

- 良好な切断には術前の十分な評価と熟練した術者による手術
- 術前，術後の治療と早期関節運動
- 迅速な義肢サービスとリハビリテーション施設による良好な統合
- 切断医療のチームアプローチ（2章参照）
- リハビリテーションチームと市民生活中の治療に対する福祉サービスとの効果的な連係
- 義肢サービスの専門チームによる組織化されたフォローアップと，切断者やケアする人からこのサービスに対する自由なアクセスができる．

2版までの文献

Dallas Brodie I A O 1970 Lower limb amputation. British Medical Journal 4:596–604

Department of Health and Social Security Statistics and Research Division 1985 Amputation statistics for England, Wales and N. Ireland

English A W G, Gregory Dean A A 1980 The artificial limb service. Health Trends 12:77

Glattly H W 1964 Statistical study of 12 000 new amputees. Southern Medical Journal 57:1373–1378

Glattly H W 1968 Preliminary report on amputee census. Artificial Limbs 7:5–10

Ham R, Thornberry D J, Regan J C et al 1985 Rehabilitation of the vascular amputee – one method evaluated. Physiotherapy Practice 1:6–13

Ham R, Van de Ven C 1986 The management of the lower limb amputee in England and Wales today. Physiotherapy Practice 2:94–100

Kay H W, Newman J D 1974 Amputee survey 1973–74; preliminary findings and comparisons. Orthotics and Prosthetics 28(2):27–32

Knight P, Urquhart J 1989 Outcomes of artificial lower limb fitting in Scotland. Information and Statistics Division, Common Services Agency for the Scottish Health Service, Edinburgh

McColl I 1986 Review of artificial limb and appliance centre services. DHSS, London, vols 1 & 2

Murdoch G 1977 Amputation surgery in the lower extremity. Prosthetics and Orthotics International 1:72–83

Murdoch G 1984 Amputation revisited. Prosthetics and Orthotics International 8:8–15

Narang I C, Jape V S 1982 Retrospective study of 14 400 civilian disabled (new) treated over 25 years at an Artificial Limb Centre. Prosthetics and Orthotics International 6:10–16

Orr J R, James W V, Bahrani A S 1982 The history and development of artificial limbs. Engineering in Medicine 11(4):155–161

Robins R 1984 An old Cornish hand. Journal of Hand Surgery 98:199–200

Robinson K P 1980 Limb ablation and limb replacement. Annals of the Royal College of Surgeons of England 62:87–105

3 版の文献

Alaranta H, Alaranta R, Pohjolainen T, Kärkkäinen 1995 Lower limb amputees in Southern Finland. Prosthetics and Orthotics International 19(3):155–158

Al-Turaiki H S, Al-Falahi L A A 1993 Amputee population in the Kingdom of Saudi Arabia. Prosthetics and Orthotics International 17(3):147–156

Anderson S P 1995 Dysvascular amputees: what can we expect? Journal of Prosthetics and Orthotics 7(2):43–50

Andrews K L 1996 Rehabilitation in limb deficiency. 3. The geriatric amputee. Archives of Physical Medicine and Rehabilitation 77(3S): S14–17, S29–37, S81–82

Armstrong D G, van Houtum W H, Harkless L B, Lavery L A 1997a The impact of gender on amputation. The Journal of Foot and Ankle Surgery 36(1):66–69

Armstrong D G, van Houtum W H, Harkless L B, Lavery L A 1997b Seasonal variations in lower extremity amputation. The Journal of Foot and Ankle Surgery 36(2):146–150

Buttenshaw P, Dolman J 1992 The Roehampton approach to rehabilitation: a retrospective survey of prosthetic use in patients with primary unilateral lower-limb amputation. Topics in Geriatric Rehabilitation 8(1):72–78

Bottomley J M, Herman H 1992 Preventing amputation: Screening and conservative management. Topics in Geriatric Rehabilitation 8(1):13–21

Campbell W B, Kernick V F M, St Johnston J A, Rutter E A 1994 Lower limb amputation: striking the balance. Annals of the Royal College of Surgeons of England 76:205–209

Chappel P H 1992 Arm amputation statistics for England 1958–1998: an exploratory statistical analysis. International Journal of Rehabilitation Research 15:57–62

Chan K M, Cheung D, Sher A, Leung P C, Fu K T, Lee J 1984 A 24 year survey of amputees in Hong Kong. Prosthetics and Orthotics International 8(3):155–158

Condie E, Jones D, Treweek S, Scott H 1996 A one-year national survey of patients having a lower limb amputation. Physiotherapy 82(1):14–20

Cutson T M, Bongiorni D R 1996 Rehabilitation of the older lower limb amputee: a brief review. Journal of the American Geriatrics Society 44(11):1388–1393

Dossa C D, Shepard A D, Amos A M et al 1994 Results of lower extremity amputations in patients with end-stage renal disease. Journal of Vascular Surgery 20(1):14–19

Ebskov L B 1991a Epidemiology of lower limb amputations in diabetics in Denmark (1980 to 1989). International Orthopaedics 15:285–288

Ebskov L B 1991b Lower limb amputations for vascular insufficiency. International Journal of Rehabilitation Research 14:59–64

Ebskov L B 1993 Major amputation for malignant melanoma: an epidemiological study. Journal of Surgical Oncology 52:89–91

Ebskov L B 1994 Trauma-related major lower limb amputations: an epidemiologic study. The Journal of Trauma 36(6):778–783

Ebskov L B 1996 Relative mortality in lower limb amputees with diabetes mellitus. Prosthetics and Orthotics International 20:147–152

Editorial 1998 Aiding Landmine Survivors: the challenge awaits. Orthotics and Prosthetics Business World 1(1):22–34

Eneroth M, Persson B M 1993 Risk factors for failed healing in amputation for vascular disease. Acta Orthopaedica Scandinavica 64(3):369–372

Esquenazi A 1993 Geriatric amputee rehabilitation. Clinics in Geriatric Medicine 9(4):731–743

Fyfe N C M 1990 An audit of amputation levels in patients referred for prosthetic rehabilitation. Prosthetics and Orthotics International 14:67–70

Gailey R S, Nash M S, Atchley T A et al 1997 The effects of prosthesis mass on metabolic cost of ambulation in non-vascular trans-tibial amputees. Prosthetics and Orthotics International 21:9–16

Ham R, McCreadie M 1992 Rehabilitation of elderly patients in the United Kingdom following lower-limb amputation. Topics in Geriatric Rehabilitation 8(1):64–71

Hendry J A 1995 The utilization of physiotherapy services after lower-limb amputation in an academic hospital in South Africa. Proceedings of 12th International Conference of the World Confederation for Physical Therapy, Washington

Hettiaratchy S P, Stiles P J 1996 Rehabilitation of lower limb traumatic amputees: the Sandy Gall Afghanistan Appeal's experience. Injury 27(7):499–501

Jackson-Wyatt O 1992 Age-related changes in amputee rehabilitation. Topics in Geriatric Rehabilitation 8(1):1–12

Joss D M 1997 Global health issue. Anti-personnel landmine injuries: a global epidemic. Work 8(3):299–304

Kim Y C, Park C I, Kim D Y, Kim T S, Shin J C 1996 Statistical analysis of amputations and trends in Korea. Prosthetics and Orthotics International 20(2):88–95

Kulkarni J R 1995 Mobility after amputation of a lower limb. British Medical Journal 311:1643–1644

Lääperi T, Pohjolainen T, Alaranta H, Kärkkäinen M 1993 Lower limb amputations. Annales Chirurgiae et Gynaecologiae 82:183–187

Larsson J, Apelqvist J 1995 Towards less amputations in diabetic patients. Acta Orthopaedia Scandinavica 66(2):181–192

Lindholt J S, Bøvling S, Fasting H, Henneberg E W 1994 Vascular surgery reduces the frequency of lower limb major amputations. European Journal of Vascular Surgery 8:31–35

Loro A, Franceschi F, Mosha E C P, Samwell J 1990 A survey of amputations at Dodoma Regional Hospital, Tanzania. Prosthetics and Orthotics International 14(2):71–74

Nagashima H, Inoue H, Takechi H 1993 Incidence and prognosis of dysvascular amputations in Okayama Prefecture (Japan). Prosthetics and Orthotics International 17(1):9–13

O'Brien T S, Gray D R, Lamont P M, Collin J, Crow A, Morris P J 1993 Lower limb ischaemia in the octogenarian: is limb salvage surgery worthwhile? Annals of the Royal College of Surgeons of England 75:445–447

Pedersen A E, Bornefeldt O, Krasnik et al 1994 Halving the number of leg amputations: the influence of infrapopliteal bypass. European Journal of Vascular Surgery 8:26–30

Pell J P, Fowkes F G R, Ruckley C V, Clarke J, Kendrick S, Boyd J H 1994 Declining incidence of amputation for arterial disease in Scotland. European Journal of Vascular

Surgery 8:602–606
Pernot H F M, de Witte L P, Lindeman E, Cluitmans J 1997 Daily functioning of the lower extremity amputee: an overview of the literature. Clinical Rehabilitation 11:93–106
Pohjolainen T, Alaranta H, Wikstrom J 1989 Primary survival and prosthetic fitting of lower limb amputees. Prosthetics and Orthotics International 13:63–69
Poonekar P 1992 Prosthetics and orthotics in India. In: Report of a research planning conference – prosthetic and orthotic research for the twenty-first century, Bethesda, Maryland, National Institute of Child Health and Human Development 23–25 July:233–239
Rommers G M, Vos L D W, Groothoff J W, Schuiling C H, Eisma W H 1997 Epidemiology of lower limb amputees in the north of the Netherlands: aetiology, discharge destination and prosthetic use. Prosthetics and Orthotics International 21(2):92–99
Sioson E R, Kerfoot S, Ziat L M 1993 Rehabilitation outcome of older patients with end-stage renal disease and lower extremity amputation. Journal of the American Geriatrics Society 41:667–668
Stewart C P U, Jain A S, Ogston S A 1992 Lower limb amputee survival. Prosthetics and Orthotics International 16:11–18
Stewart C P U, Jain A S 1992 Cause of death of lower limb amputees. Prosthetics and Orthotics International 16(2):129–132
Stewart C P U, Jain A S 1993 Dundee revisited – 25 years of a total amputee service. Prosthetics and Orthotics International 17(1):14–20
Takechi H 1992 History of prostheses and orthoses in Japan. Prosthetics and Orthotics International 16(2):98–103
Van Ross E R E 1997 After amputation: rehabilitation of the diabetic amputee. Journal of the American Podiatric Medical Association 87(7):332–335
Wainapel S F 1997 Rehabilitation of the older amputee. Journal of the American Geriatrics Society 45(8):1033

第2章
評　価

《この章の内容》

切断になりやすい状態　11
　循環障害：動脈硬化症　11
　循環障害：糖尿病　13
　外傷　13
　腫瘍　14
　先天性四肢欠損　15

術前治療評価　15
　身体的評価　15
　社会的評価　17
　心理学的評価　17

切断レベルの選択の検討　17

術前準備　18
　術前治療　18

リハビリテーションチーム　20
　セラピスト　20
　外科医　21
　看護婦　21
　ソーシャルワーカー/ケアマネージャー　21
　リハビリテーション相談員　21
　義肢装具士　22
　臨床心理士あるいはカウンセラー　22
　ケアする人　22

　セラピストの術前評価は，患者の身体的・心理的状態，社会状況，家庭環境および利用できる援助に関するものである．医師の診断の後に，セラピストは以下の点について診断と関連づけて患者の評価を行う：
- 患者の身体的および心理的状態を評価
- 患肢を評価
- 早期治療の開始に必要な行動プログラムを作成し，急性期病院から確実に退院し，その後のリハビリテーションを促進する．

切断になりやすい状態

　以下の各状態はセラピストが考慮する必要のある重要な点である：
1．循環障害—動脈硬化症
2．循環障害—糖尿病
3．外傷
4．腫瘍
5．先天性四肢欠損．

循環障害：動脈硬化症

　動脈硬化症は動脈系の疾患である．アテロームのプラークは身体のどの動脈にも沈着する．例えば：
- 脳血管のアテロームは脳血管障害を引き起こす

- 心筋の血管のアテロームは心筋梗塞を引き起こす
- 腸管動脈のアテロームは腸管の梗塞を引き起こす
- 末梢血管の病変は四肢の虚血を引き起こす．

従って，当面の問題が一側の足の壊死であっても，患者は身体のいたるところの血管が傷害されている可能性があるということを覚えておくべきである．患者は間歇性跛行を訴えることもあるし，足指や踵の周囲に潰瘍を形成することもある．皮膚の状態は毛がなく光沢を帯びており，皮膚の色は白色，赤色あるいは青色であり，触ってみると冷たく感じる．血管再建術によりこれらの症状は改善するかもしれないが，この疾患がさらに進行するか，手術が失敗した場合は，患者が切断に至るような以下の症状が発現する：

1. 壊疽．特に敗血症が存在する場合．
2. 安静時痛．これは安静時，特に夜間の耐えられない虚血性の疼痛である．患者は眠れず，ベッドの端から患肢を下に下げることで楽になる．このような姿勢によって四肢の血流が増やされる．

切断のための上記の2つの陽性徴候は，静脈性潰瘍およびバージャー病（この疾患も上肢を傷害する）でも適応される．患者はすでに一側の下肢が切断されていて，さらに動脈硬化症の進展のために健側あるいは切断された下肢の残りの部分の外科的処置が必要とされるかもしれない．

▶ **循環障害の検索**

四肢の臨床的検査．四肢の一般的外観と皮膚温を，皮膚の状態，色，肌合いと一緒に記載する．大腿動脈，膝窩動脈，後脛骨動脈，足背動脈の拍動を触診する．

胸部X線．

血液検査．血液粘稠度に影響し，血液の流れを減弱させる要因をみつけるために生化学的および組織学的検査を行う．検査には空腹時血清コレステロール，血小板の異常と凝固能変化の評価が含まれる．

心電図．

ドップラー検査．バッテリー式の携帯用装置を用いて動脈上を超音波で探索する非侵襲的な道具である．この超音波は血液の流れの上に当てることで，血液の循環機能を示す流速度が検出される．圧の指標は足部動脈での収縮期血圧と上腕動脈の収縮期血圧の比率により確かめられる．足部での血圧を上腕部での血圧で除したものは 'brachial index' と呼ばれる．その値が1かそれ以上の場合は下肢の重要な血管性疾患が除外される．間歇性跛行の場合の指標は0.4-0.8，重大な虚血の場合の指標は，0.2-0.4となる．より進んだ検査方法はレーザードップラーおよび二重スキャン法と言われるものである．後者の方法は血流測定と同時に血管像を描出できる．

動脈撮影．「造影剤」として知られている放射線非透過性の液体を動脈系に注射するという侵襲的な方法である．X線にて主要な血管と側副血管の双方の開存をみる．この検査で血管再建術が可能か，または動脈内腔を放射線科医がバルーンカテーテルを用いることができるか（バルーン血管形成術），あるいはバルーンによって展開したところに直線的に拡張するためのワイアを使用して（動脈内ステント法）広げることができるかどうかが示される．新しく閉塞した血栓であれば，ストレプトキナーゼ，ウロキナーゼ，あるいは組織プラスミノーゲン活性物質を用いて血栓を溶解することができる．

静脈造影．静脈系のX線撮影は，静脈系の二重スキャン（カラードップラー検査）が行われるときには行わなくてもよい．

サーモグラフィー．すべての四肢における皮膚温の測定は，他の因子すなわち皮膚組織の脆弱性の程度，血流と虚血の程度を反映している．特別な領域を分離して検討することはできないが，他の領域との比較ができる．

経皮的酸素分圧．経皮的酸素分圧の測定は，皮膚の血流レベル，すなわち虚血の程度を反映している．

血管研究室を持っている専門的センターでは，他の検査，すなわちトレッドミル負荷，ストレンゲージ式血流測定，超音波検査，デジタルサブトラクション血管撮影，放射線核種拡散法，MRI，皮膚と筋肉のアイソトープクリアランス法が施行される．

進歩した技術により詳細な臨床的検索がなされ，やがては急性期の一般病院においてもますます活用されるようになるであろう．

■循環障害：糖尿病

糖尿病は血液中のグルコースが間歇的に正常値を超えて高くなる全身性疾患である．糖尿病の合併症として小血管の損傷が起こり，このことが身体の異なる部位に以下のような影響を及ぼす：
- 網膜症は視力の障害や失明をもたらす
- 糸球体硬化症により腎不全や死に至ることがある（1章参照）
- 末梢神経のニューロパチーは手足の感覚障害をもたらす．すべての指の末端はより重度に障害される
- 小動脈病変は末梢あるいは冠動脈の虚血をもたらす．

このような患者ではしばしば回復は悪く，小さな外傷でも大きな問題になる可能性がある．足部の治癒しない潰瘍は循環障害と感覚低下の結果である．高い血糖レベルは創部の細菌の発育を促進し，骨まで達するような感染をもたらす．これにより壊疽が引き起こされ，足部の局所的な部分切断が計画されても，この切断によって治癒せずに，より近位での切断が選択される．

化学的反応のため糖尿病患者ではより大血管における循環障害，すなわち脳血管や冠動脈の虚血，末梢血管の病気になりやすい．それゆえこのような患者の多くは，大動脈だけでなく小動脈疾患ももつこととなる．糖尿病患者においては治癒率が低いので，血管再建術がいつも成功するとはかぎらない．

患者はそれぞれ栄養士から個々の助言を得るように努めなければならない．セラピストは患者の食事療法の処方を知る必要がある．患者が毎日十分な時間治療機関を利用していれば，食事に必要なものに注意を向けることができる．

▶糖尿病における検査

血液検査．血糖レベルを評価すること．絶食して8時間後の正常範囲は，3.3-5.5 mmol/l である．ヘモグロビン A_{1C} は正確な調整の指標を示す．

尿検査．尿中の糖およびケトン体レベルを評価する．

■外傷

四肢の切断は受傷部位で即座に行われることもあるし，広範囲の外傷が組織のひどい損傷あるいは組織壊死を引き起こし，二次的に切断になることもある．

外傷管理の目標は良好な軟部組織で被覆して四肢を可能なかぎり長く残すことである．これを達成するために義肢リハビリテーションにおいて相談員や整形外科医，形成外科医，血管外科医とともに専門的，協同的，合理的な意思決定が必要となる．このチームは義肢リハビリテーションが成功を収めるよう外傷後の外科的管理において優先的に心に留めておかなければならない．緊急時には四肢を犠牲にして生命を救うことになるかもしれないが，患者が安定していれば四肢温存や適切な切断レベルを決める．患者の心理学的性格と目標および仕事が考慮されなければならない．創部の治癒を達成するための軟部組織の管理，創部のデブリドメント，二次的創部の閉鎖，敗血症のコントロールといった基本的で適切な外科技術があるが，これらの問題があると明らかにリハビリテーションを遅延させることになる．

それゆえに切断はただちに行われることもあるが，外傷後月単位・年単位に行われる場合には，十分な評価と患者，外科医，リハビリテーションチームとの間の議論の後に行われるべきである．統合チームのメンバーによる切断術前の相談のために地域の義肢サービスへ紹介することで，何年も続く痛みや自立不能な状態が避けられることもある．このようなことが患者に切断者としての自分の将来的なライフスタイルの現実的な見通しを与える．

さらに，関節置換のような数少ない選択的な整形外科手術では，しばしば抵抗性の感染症にかかることがあり，その時には暫定的な静脈内抗生物質投与とともに2段階の置換術も一つの治療選択肢となるが，重篤なケースでは切断も考慮されなければならない．

▶外傷の例

以下のような様々な種類の外傷が切断につながる：
- 複雑骨折，特に皮膚や軟部組織の欠損を伴い，しばしば多発外傷を伴っているもの
- 血管破裂
- 重篤な熱傷
- 刺傷，銃創あるいは爆発での損傷
- 圧迫損傷
- 寒冷による損傷，例えば凍傷．

上記の要因は組み合わされて起こることもある．マイクロサージャリーでの再接合や組織の移植がしばしば必要となる．再接合は成人における近位上肢あるいは下肢の外傷例ではあまり成功しない．幼い子どもではこの技術は成功することがある．また成人における前腕や手の外傷の治療には価値がある．

▶外傷における検査

X線．骨格撮影，動脈造影，CT，静脈造影，(稀にMRI)．

皮膚欠損の評価．Wallaceの9の法則が熱傷患者では使用される．非熱傷患者では軟部組織の欠損の深さと広がりの視覚的評価が記録される．

四肢の臨床的検査．

評価：
- 身体的
- 心理的

自分の状態を説明できないので，急に障害を受けた人の身内や友人に身体的および心理的2つの側面を説明する必要がある．

■腫瘍

腫瘍を有する患者は通常疼痛やわずかな外傷の既往があり，X線が撮影されることで，ほとんど偶然に腫瘍が発見される．時には腫脹が存在するが，それ以外には何も身体的所見が存在しないこともある．骨における原発性の悪性腫瘍は稀である．最も多い腫瘍のタイプは，骨肉腫，軟骨肉腫，ユーイング肉腫，線維肉腫，巨細胞腫である．これらの腫瘍を有する大部分の患者は20歳以下である．たまに二次的転移による病的骨折が病院を訪れる原因となる．英国では腫瘍センターに骨腫瘍の検査や治療のための専門家がいる．

腫瘍の診断に引き続いて，治療としては化学療法や放射線治療，広範囲な切除と人工物での置換や切断術が検討される．しかし，広範囲な置換が治療として選択されたとしても，そこに腫瘍の再発や感染が起これば結局は切断せざるを得なくなることを常に覚えておくべきである．

セラピストは適切で現実的な治療目標を設定するために，各症例を管理している腫瘍専門家，外科医，放射線科医と連絡をとりあわなければならない．どのような治療法を選択しようとも，患者および両親あるいはケアする人たちの心理的な準備が最も重要である．加えて臨床心理士あるいはカウンセラーとセラピストは，感情的・心理的問題を早期に確実に明らかにし，効果的に伝えなければならない．

身体的リハビリテーションプログラムは，同時に行っている治療により提出された課題を調整するためにも融通のきくものでなければならない．これらの患者は通常若いため，化学療法の期間内でも広い活動性をうまく対処できる．しかし，セラピーができない時期もある．

成人では骨格系における転移性腫瘍は原発性悪性腫瘍より多い．原発巣は通常乳部，前立腺，腎臓あるいは肺に見つかる．これらの患者では一般的に疼痛や病的骨折が見られる．治療は通常姑息的であり，骨折部の内固定が行われる．

▶腫瘍の検査

X線（主に骨格系）．骨シンチグラフィ，血管造影，CTスキャンは時々施行される．

MRI．軟部組織への伸展と骨への浸潤を発見するため．

生検．これは最も信頼のおける診断手段であり，画像診断により病変部位が決定された後に行われる．全例ではないが多くの例においては，腫瘍の拡散の危険性を減らすために開放生検よりも針生検が望まれる．腫瘍マーカー検査のため血液テストが行われる．

第2章 評価

■先天性四肢欠損

子どもは一肢における部分的あるいは一肢すべての欠損、四肢すべての全欠損、あるいはこれらの欠損の組み合わせで生まれてくることもある。骨欠損あるいは他の変形の存在があることもある。

先天性四肢欠損の分類は複雑であり、解剖学的基礎に基づき構築されている国際義肢装具学会（International Society for Prosthetics and Orthotics: ISPO）のシステムが使用される。欠損は横軸性および縦軸性に分類される。

横軸性　四肢は指状の突起が存在するかもしれないが、正常には骨格成分が存在しないところを越えて特定のレベルまで成長している。四肢のいくつかが傷害される子どももいるが、通常大部分は一側の前腕中央部レベルでの欠損である。

縦軸性　四肢の長軸内における骨の短縮か欠損が存在する。これはその骨の遠位部の構造における障害であろう。例えば大腿骨の短縮と脛骨の欠損を有する子どもは、図2.1に示すように足部外側が欠損することが多く、下肢長を延長した義肢の補助で歩行が可能である。

詳細は上肢の先天性欠損（19章参照）と、下肢とその他の多発性欠損（21章参照）を参照。

術前治療評価

■身体的評価

もし四肢の状態が危険なように見えたら、セラピストは理想的には、切断するという実際的な決断がなされる前に、術前評価を始める。患者は一般外科、内科、整形外科、形成外科あるいは高齢者介護病棟（あるいは集中治療ユニット）において治療を受けるべきであり、またこの時期には厳密な観察が必要とされる。切断の可能性は患者にはもらすべきではない—これは外科医の責任である。しかし、多くの例では医学的緊急性のために術前治療評価の時間がとれない。

セラピストは患者の状況に合わせてその評価を行う。具体的には以下のような場合がある：

- 切断の選択肢は外科医によって考慮され、患者はこの可能性に気づいている—このような症例では、多職種による包括的なチームが彼らに対するリハビリテーションプログラムの十分な関

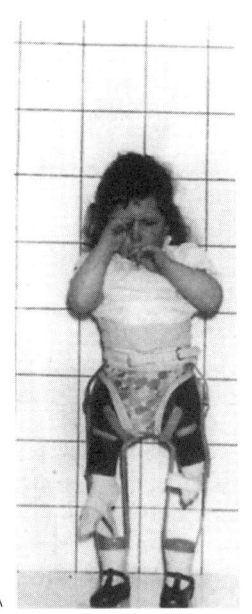
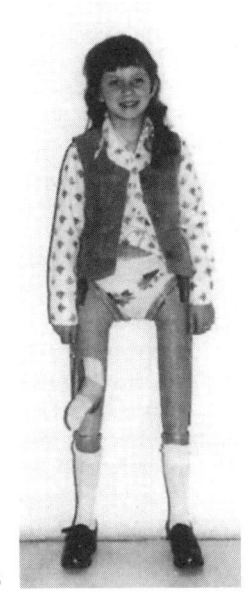
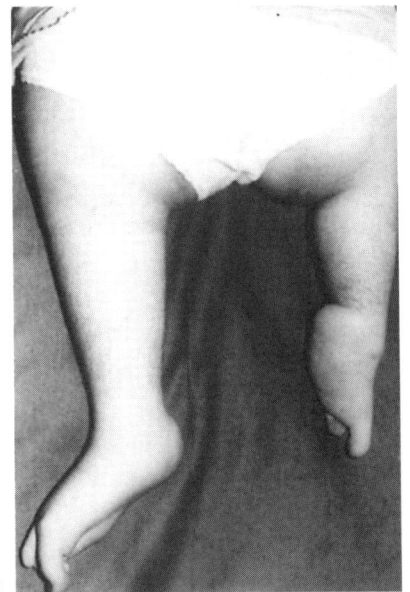

図2.1　延長義足．A：3歳の子ども，B：9歳時の同じ子ども，C：13歳時の同じ子どもの先天性変形．

わり合いを説明することができる
- 患者は次の数時間あるいは数日以内に切断を受ける
- 患者は緊急的に,時には予定の前の晩に切断を受ける.

すべての症例においてセラピストは最初の評価順序を計画する前に,患者の医学的記載,投薬記録,看護記録を読む必要がある.セラピストによって記録された情報は図2.2に示されるようなものである.

筋力,関節可動域,機能的移動能力はその後の比較が可能となるように記録する.関節可動域の測定の際には角度計を使用しなければならない.股関節はトーマス肢位にて測定する(図2.3参照).膝関節の測定には多くの肢位が使用される.しかしどのような手技を選択しようとも,2度目以降の測定には同じ肢位で行うことが重要である.圧力に弱い領域の大きさとその肢位は正確に記録され,また機能的活動レベルも評価し記録する.他の併存する病的状態についても認識し,評価する(例えば,筋骨格系および神経系の状態).さらに認知,記憶などの加齢に伴う一般的脆弱性を評価する.しかし,せん妄は急性の医学的状態の結果であり,病前の問題ではないということを知っておく必要がある.

評価は継続的なものであり,決して一回限りのものではないことに注意する.患者はしばしば全身的に弱るので正確で詳細な評価は不可能となる.セラピストと患者は会話を自由に行い,詳細な主観的情報が集められるように,ゆっくりと関係を構築すべきである.多くの患者はこの時期には疼痛と不安があり心理的に混乱しており,この時期の主観的情報は不正確なこともある.このため身内やケアする人は可能なかぎり関わりをもつべきである.身体的評価と術前検査プログラムは一つの同じ活動に統合される.治療の目的と目標はこの時期に計画され,ケアパスと退院計画が病院チームにより検討される.

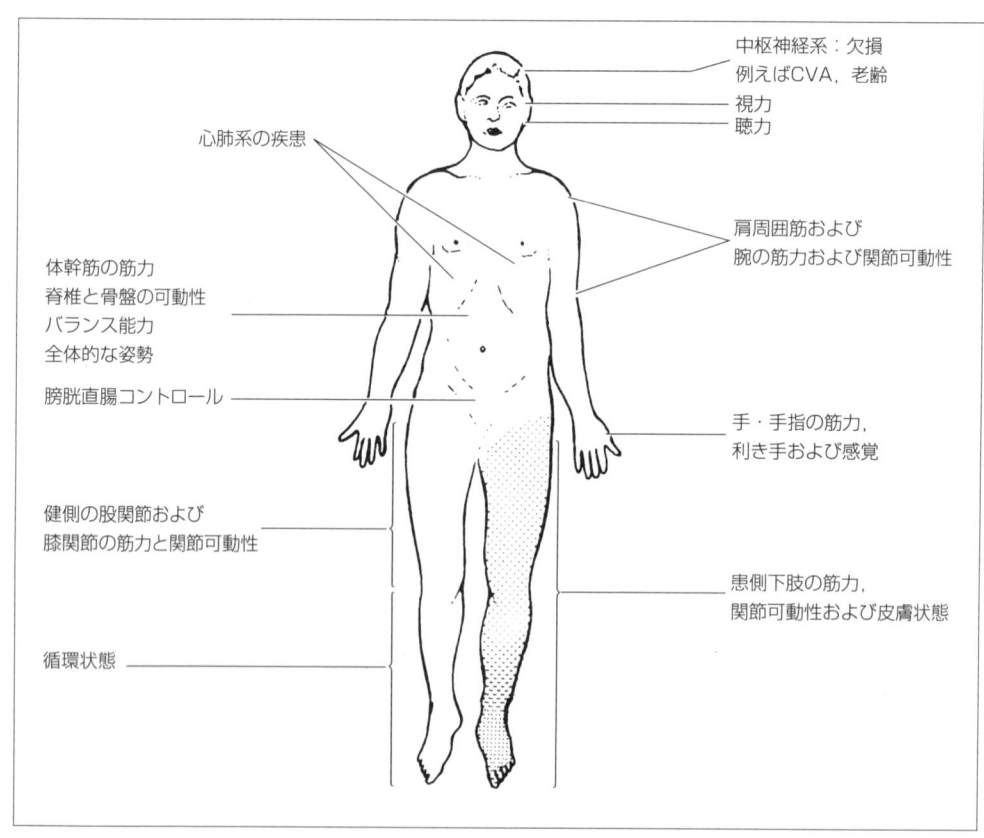

図2.2 切断前の評価で考慮すべき身体的要素.

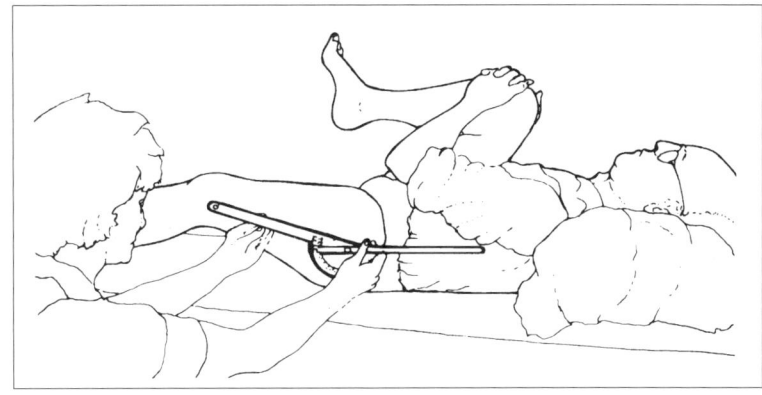

図 2.3　股関節屈曲拘縮測定のためのThomasテスト.

国民健康保険，地域ケア条例，患者憲章，国民健康保険継続的健康管理指導のような英国における法律は，すべての病院が，患者が病院を退院する前にケアと継続的なリハビリテーションを行うためにすべての準備を確実にすることを求めている．すべてのケアと退院計画は患者，ケアする人，関係する主要なヘルスケアチームのメンバーすべてと協力して行うべきである．

このような状況における患者の治療には手際よいアプローチが要求され，質問形式を伴うケアが必要とされる．評価過程が患者にとって過度の疼痛や苦痛の原因となってはいけない―これでは患者とセラピストの間に信頼は構築されない．疼痛がない時間帯に治療時間を調整することは，最も良好な反応を得るために重要である．セラピストは重複を避けるために外科医の初回の検査の際に同席したほうがよい．もし患者やケアする人が他の切断者とその境遇を話し合いたいと思えば，地方の義肢サービスあるいは，例えば四肢欠損協会，英国四肢欠損退役軍人協会またはケア提供者グループ協会といった自助団体と接触するのが適切なことがある．

■社会的評価

社会的評価は身体的評価から分離したものではないが，患者の家庭環境，身内あるいは友人からの援助，地域援助，仕事の場所と内容，余暇活動と経済的状況を確認しなければならない．それぞれの患者のライフスタイルはある程度までは医学的状態により影響される．

■心理学的評価

理想的には心理学的評価は可能なかぎり早期から開始し，身体的評価と並行して行うべきである．心理学的評価の閲覧は理想的にはすべての患者（および適切なパートナー/家族）が利用可能とすべきである．しかし，継続した心理学的評価は患者の必要性により行われ，すべての切断者に必要なものではない．記憶や他の認知的問題が予測されるか，あるいはその問題をもっている人では神経心理学的評価が施行される．このことがリハビリテーションと退院の計画を進める（3章参照）．

切断レベルの選択の検討

それぞれのチームメンバーは最も望ましい切断レベルに関して，自分の考えを担当の外科医と話し合う責任がある．この決定を行うにあたり義肢の可能性を考慮に入れながら医学的，身体的，社会的，心理学的評価が検討される．

切断が最終的に決定され，非常に多くのヘルスケア専門家が関わるとき，検討を行うには症例検討会議が最もよい場となる．しかし緊急時には各々のチームメンバーは電話あるいはファックスにて外科医に自分の意見を（どんなに簡単であっても）伝えるようにすべきである．常に個々の患者に対して一つ

の統一されたチームアプローチを目標としなければならない．

術前準備

切断の決定がなされたときには，患者には以下のような情報を与えなければならない：
- 手術が必要である理由の説明
- 手術の結果と弊害の説明
- 幻肢反応や断端痛を含め，手術後にどのように感じるかという予測
- 疼痛に対してどのようにすべきかといった教育（例えば，スタッフに話すことやリラクセーション）
- 疼痛をやり過ごせるという元気づけ
- 地域義肢サービスへの紹介，説明（提供された術前評価により義肢リハビリテーションの可能性が示される，7章参照）
- 手術が患者のライフスタイルに及ぼす影響に関する現実的な情報
- 四肢切断に関する患者の気持ちを話し合う機会．

■術前治療

術前治療の積極的プログラムは患者の医学的状態のためにできないこともあるが，次の治療計画に掲げられた項目は試みられるべきである．実際には治療機関に移送すべきであっても，もし感染がありその場で点滴がなされていたり，錯乱があったり，あるいは患者が移送を拒否している場合には移送できない．

他のチームメンバーにより施行される多くの術前検査や評価があるが，すべての術前ケアは比較的重要であることを認識する必要がある．

▶治療計画

麻酔前の肺理学療法． 多くの患者は喫煙者である．必要に応じて患肢のケアを行いながら体位ドレナージが用いられる．

術後の外観に対する準備． セラピストは適切なポイントで患者の四肢に接触することで予測される切断レベルを認識させる．セラピストは断端の外観について話し，患者に点滴，断端に置かれるドレーン，ある例では尿道カテーテルが使用されることをあらかじめ忠告する．

幻肢感覚についての情報． 切断後に切断肢全体が残存するように感じられることは正常なことであると患者に説明すべきである．この感覚は通常断端を治療し，抵抗運動や体重負荷過程を含め積極的にリハビリテーションをすることで減少する（20章参照）．セラピストは患者が幻肢感覚だけでなく，時に患者を悩ます種々の感覚を感じることを知っておく必要がある．

ベッド上移動の説明． 一側上肢切断の患者には一側上肢でのベッド上の移動方法やベッドへ/からの移乗方法を説明する．術後のバランスの問題を患者に説明する．

患者が車椅子やポータブルトイレに安全に移乗できるように下肢切断者に対しては適切な高さのベッドを提供する．バランスをとるためには硬い床面が必要である．ベッドの周辺を移動する際に移動を助けるため術後最初の数日間はベッドの手すりが必要であり，ないと患者が混乱することをスタッフは予測して患者に説明しておかなければならない．

患者が移動できないときには，monkey pole を用いてベッド上の便器に自分自身を持ち上げたり，除圧をすることを説明することが必要である．術後，筋力がより強くなってくるので，プッシュアップの方法を指導し monkey pole がなくても患者が自分自身でできるようになったらすぐに monkey pole を撤去する．

皮膚をすべてにわたって観察することは重要である．特に黒人やアジア人の皮膚では発赤や虚血性変化は発見しにくい．圧力のかかる部分，特に足指，踵，仙骨部，大転子部，肘の適切なケアはチーム全体で行う必要がある．高齢であり循環障害性で，移動が非常に困難な患者に対しては，褥瘡のリスクを減少させるために特殊な除圧マットレスを与える．しかしこのようなマットレスはベッド上での自立した移動を阻害することもある．

移乗の教育． 健側下肢を用いた立位でのピボット移乗の方法を教育するが，この方法ができない場

合はスライディングボードを用いるか，あるいは，両側下肢に体重がかけられない場合は後ろ向きでの移乗方法がとられる（4章および図4.11, 図4.12, 図4.13参照）．

関節可動域の維持．すべての関節を治療する．自動運動が治療上は理想的な方法である．他動的ストレッチングとポジショニングが用いられる．もし股関節あるいは膝関節部に軟らかい最終域感を伴うわずかな拘縮が存在する場合は，術前治療が全可動域を獲得するために最もよい方法である．術後には四肢の操作でより疼痛が生じやすく，レバーアームもより短くなるため，術後の関節可動域の治療はさらに困難となる．呼吸困難感や過度の不快感がなく，腹臥位に対して耐久性があれば，腹臥位が用いられるべきである（4章参照）．

1週間の治療によっても改善する徴候を示さないような大きな関節拘縮が存在する場合は，切断レベルの選択に直接的に関係するので外科医に報告する．断端の高度の関節拘縮は移乗動作を阻害し，その後の義肢リハビリテーションを阻害する．上肢切断ではどのレベルでも，両側の肩関節および肩甲帯筋の全可動が重要となる．

全筋の筋力増強．上肢筋，体幹筋，下肢筋は患者の耐久性と心血管系の状態が許す範囲内ですべて治療される．病棟では非常に軽いベッド上訓練で，治療室ではより進んだプログラムとなる．

車椅子移動の教育．セラピストは手術前に患者に適切な車椅子を貸し出す．すべての両側下肢切断者および片側大腿切断者の一部では後輪を7.5cm後方に移動させた車椅子を必要とする．車椅子上での患者の重心が変化しているので車椅子を後方には傾斜させないようにするためである（6章参照）．

下肢の皮膚に傷害を起こさないようにブレーキとフットレストの正しい使用法が強調され，病棟における障害物周囲の車椅子移動の方法が教育される．

歩行．可能であれば歩行が筋力，関節可動域，下肢機能の維持に最もよい自動的な運動である．平行棒歩行がわずかな距離であっても，歩行パターンの記憶は維持されている．しかし，下肢切断直後に歩行が可能であった患者はわずか15％という研究もある．術前に一時的に使用する靴を患側の足に適合させ，圧力を逃すようにする（図2.4）．股関節や膝関節の屈曲拘縮がある場合は，踵接地をさせて背屈筋を促通するために補高が必要となる．

合併症の治療．骨折や熱傷，関節炎，背部痛，軟部組織の病変などは，特別な治療が必要となる．

患者とケアをする人にはインフォームドコンセント（説明と同意）と最大限の協力を確実に得るため

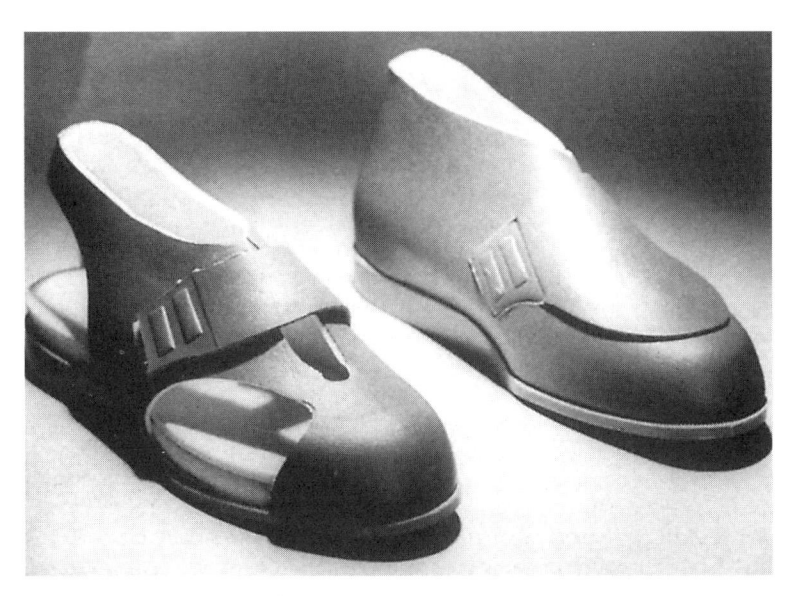

図2.4 Drushoes．左側の靴は患者のために一部カットされている（John Dew(London)Ltd の許可を得て掲載）．

に，リハビリテーション過程における理由や時期，段階を知らせる．与えられる多くの詳しい情報や使用される言葉や専門用語は，各自が理解できる内容とすべきである．また彼らの理解度を定期的に点検すべきである．情報はセラピストあるいは他のチームメンバーにより与えられる．多くの身内は夕方や週末に訪問するので，看護婦や医師はその時を話し合いに利用すべきである．この時期には何らかの拒否が存在するかもしれないので，セラピストは患者の反応に敏感となっている必要がある．しかし，患者，身内あるいはケアする人のもつ実際的な疑問へは，同じ年齢，同じ切断レベルをもつ他の切断者から明らかにされるほうがよいだろう．社会的および経済的，個人的，家庭的，移動の問題を討論することで，病院スタッフと長々と討論するよりももっと効果的に不安が軽減される．

患者が将来使用すると思われるタイプの義肢を見たいと望んだ場合には，対応しなければならない．切断レベルはこの時には決定されない．病院は提示できる最新の義肢を持っていないこともあるからである．時間が許せば，地域義肢サービスへ訪問することでもっと適切な情報が与えられる．

リハビリテーションチーム

すべての段階において，治療チームのすべてのメンバー間で効果的なコミュニケーションを行うことが最も重要である．良好なコミュニケーションと連絡は，協調したアプローチを達成させ，リハビリテーションがより成功に導かれることを保証する．患者は異なった情報を異なったチームメンバーに説明するということを覚えておかなければならない．また正確で様々な写真がすべての人によって共有されるべきである．

■セラピスト

理学療法士． 理学療法士は徒手治療，電気治療，運動のファシリテーション，運動処方，歩行再教育において専門性をもっており，関わる人は一人よりもっと多くなるが，リハビリテーションプログラムの全期間を通して患者と対応することになる．理学療法士は術前から術後まで，また義足移動前から義足移動後の教育において監督し治療を行い，チームを結び付けるチームメンバーである．彼らは看護婦，作業療法士，ソーシャルワーカーと一緒に退院計画に参加する．これは急性期病院，様々な外来クリニック，義肢サービス，他の病院，コミュニティユニット，地域当局とのコミュニケーションを含む．雇用，スポーツ，余暇活動に関しても助言や援助が与えられる．

作業療法士． 病院の作業療法士（OT）は術前時期から家庭に再び落ち着くまで，切断者の評価と管理に関与する．術後に切断者が最大限の自立と生活の質を達成するように手助けすることに焦点が絞られる．患者が自分自身の目標を明確にすることを促し，自らの期待を明らかにすることによって，作業療法士は患者が家庭内および地域内で自分の役割を再建することを手助けする．日常生活のすべての面（入浴，更衣，家庭内での移動，食事の準備を含む）に加えて，仕事，教育，余暇活動が評価される．治療プログラムでは個々の患者に関係した身体的，社会的，心理的，環境的要因を考慮する．家庭の評価は，地域のソーシャルワーカーと地域のOTによって行われ，患者の家庭への確かな帰宅のために補助具，住宅への適応，家庭介護サービスが迅速に準備される．

セラピーアシスタント． セラピーアシスタントは，プログラムを処方する有資格者のセラピストの監視のもとに個人のケア，治療的な運動や活動を行う．リハビリテーションの早期においては，ベッド上の移動，移乗，車椅子操作，ベッド上運動，日常生活活動は一般的にセラピーアシスタントによって行われる．リハビリテーション後期においては，歩行再教育，家庭訪問，余暇活動の早期実行も含まれる．セラピーアシスタントは患者と一対一の対応でより長い時間で関わる．このような密接な関係を通じて，有資格のセラピストには言えないような多くの問題も聞くようになるかもしれない．セラピーアシスタントはチームの正式のメンバーに何らかの重要な問題を報告することとチーム会議に出席することが求められる．

■外科医

外科医の役割は，診断し，医学的検査を指示し，薬剤を処方し，最後に状態の重症度と切断の必要性を患者，身内，ケアをする人に知らせることである．可能であれば，包括的チームによって専門相談員の協力が得られる特別なユニットで切断は行われるべきである．切断レベルの選択はチームにおける議論により決定されるべきであり，義肢を装着するということについては全員が理解する必要がある．リハビリテーション相談員と義肢製作者は，手術に先立って切断の理想的なレベルと将来的な義肢装着の可能性について相談する．術後の医学的治療は外科医により行われる．

■看護婦

患者を24時間観察することは，必然的に調整役をすることになる看護婦により行われる．入院時に患者の身体的，心理的，社会的背景について評価がなされ，個々のケアプランが以下のように計画される：

- 水分バランスと栄養状態
- 感染，疼痛，疼痛や感染をもたらすような毒性
- 皮膚の保護—特に仙骨，踵，肘
- 精神的かつ感情的ニーズ
- 一般的移動．

手術後のケアプランは，モニタリング，疼痛緩和，毎日の観察，断端および健側下肢の治療，変化した身体像，ライフスタイル，低下した移動能力に対する精神的支持が含まれる．他の活動，例えば移乗，運動などの監視は，総合チームにおける他のメンバーの治療計画の続きとして行われる．そのためにすべての人とのコミュニケーションは重要である．

身内／ケアする人の関与は，多くのケアやリハビリテーションの目的の理解を深める上では入院時より重要となる．患者ケアにおいてすでに関与している他の職員との連絡を継続する．これは健康視察官，糖尿病看護専門家，地域看護婦，開業看護婦，地域精神科看護婦，失禁アドバイザーを含む．病院への入院は患者の人生では一過性のことであり，長期の入院にならないようにするために，現在ある専門的手段との関係や家族や友人との関係を維持することが重要である．

看護婦はしばしば患者とケアする人双方に説明し安心させ，カウンセリングを行い，精神的支持を与えるチームメンバーとなる．適切な場所で看護婦は夕方や週末に患者の運動や他の活動時に援助したり監視したりする．

■ソーシャルワーカー／ケアマネージャー

ソーシャルワーカー／ケアマネージャーの役割は，患者，家族，ケアする人に実際的で精神的支持を与え，入院に関連した社会的・経済的問題や四肢欠損に関する現実的解決を患者が得られるように援助することである．彼らはケアの必要性，ホームケアのような地域サービスの調整と経済援助，毎日の食事の準備，特別な移動計画，デイケア，休息ケアなどの評価を提供する手助けをする．患者が元の家に戻れないようなときは，ソーシャルワーカーは車椅子受け入れが可能な住居や保護施設，あるいはナーシングホームにおけるケアを計画する．そのような住居の利用は制限があり，その必要性についての詳細で適切な理由をつけた早期の申し込みが重要である．ソーシャルワーカーは，障害差別に関する法律や職業訓練に関する権利について患者とケアする人に情報提供する．すべての切断者にとって仕事を失い，社会的にも身体的にも能力が変化するため経済的な心配が生ずる．ソーシャルワーカーは地域および国の政策に従い，彼らに与えられている権利に基づき，何らかの経済的利益について助言する．

■リハビリテーション相談員

リハビリテーション相談員の役割は，切断者の一生を通じて彼らが必要とする長期的な，委託された医学的ケアを提供することである．術前評価の時期には，リハビリテーション相談員は難しいケースにおいては外科医に適切な切断レベルを助言する．

術後の急性期においては，併存する病的問題，心理的，社会的問題を考慮に入れながら，能力障害指

向的で全体的な評価を行う．総合チーム，患者，ケアする人とともにリハビリテーションの包括的帰結の現実的評価が議論され，一つの計画が提案される．すべての切断者が義肢装着へと進むわけではなく，下肢切断者と利き手上肢の切断者に対しては自立した車椅子移動が計画され，練習され，経過が観察される．もし初めての義肢が処方されれば，リハビリテーション相談員は断端と患者の一般的状態の予後のいずれに対しても，早期からの監視を促す．経過観察時期には，患者の進捗状況が再評価され，機能的変化にそって義肢処方の見直しが行われる．患者のニーズの変化を監視しながら義肢技術の進歩により，義肢のメンテナンスと機能更新が行われる．しばしば後になって，例えば病院から退院して1年後に余暇活動やスポーツ活動で最善の能力を発揮させるために，注意深い義肢の再評価が求められる．リハビリテーション相談員は断端の皮膚合併症，幻肢痛，断端痛のような問題を明らかにして治療する．また必要に応じて他の専門家と相談を行う．地域のスタッフ，例えば家庭医，理学療法士，作業療法士，看護婦などと協力して，切断者のケアを専門的に行うために連絡をとりあう．

臨床の会計検査，資源活用の評価，独創的な臨床研究という手段を用いて研究するという役割が期待されている．リハビリテーション相談員は，他の包括的なチームメンバーに対すると同様に若い医学スタッフや学生を教育する役割がある．

■義肢装具士

義肢装具士の役割は，四肢の一部あるいは全部が欠損した患者に，義肢をデザイン，製作，適合させたりする医療を提供することである．義肢装具士は義肢のデザインを行い，材料と部品を選択し，すべての必要なキャストを作り，測定し，静的および動的アライメントを含めモデルを修正することに責任がある．義肢装具士は患者に対する義肢を評価し，その使用に指示を与え，必要な何らかの技術的情報をリハビリテーションセラピストに提供する．紹介医師との協議の中で，義肢装具士は患者の義肢のニーズの検査と評価に基づいて義肢の処方を行う．

加えて，義肢装具士は世界的な技術革新に遅れず，義肢の生産と進歩に関連した個人的かつ研究室での活動を援助する機能を監督することを期待される．義肢装具士は切断者の義肢を装着した生活を通して切断者のすべての義肢のニーズに応えるために接触できるポイントを確保しておく．新しい義肢とデザインについての助言が与えられ，切断者は余暇やスポーツ活動に関して義肢装具士を通して各々が交際できる．

■臨床心理士あるいはカウンセラー

理学療法の過程を補強するために，患者が経験する心理過程を理解し，チーム評価と決定作業に貢献するために，臨床心理士あるいはカウンセラーが患者とともに作業するチームにいることは有益である．もし彼らが今ある問題に対して患者，患者のパートナーあるいは家族より必要とされる場合は，この仕事のために他のチームメンバーにより特別な時間が割り当てられる．

臨床心理士とカウンセラーが受けるトレーニングは異なっている．臨床心理士は初めに心理学の学位を修了し，次に臨床心理学で通常3年間の卒後トレーニングを受ける．一方，カウンセラーは2-3年間の英国カウンセラー協会で認定されたコースを履修する．これらの経験をもって，両者は切断者が自分の人生において切断が与える衝撃を明らかにすることを援助したり，将来的に十分な人生を保証するために必要な調整を行うのを援助したりして同じ目的を達成する（3章参照）．重度の抑うつ状態あるいはその他の精神的疾患を有する患者は，切断前も切断後も精神的疾患を専門とする医師である精神科医のさらなる援助を必要とする．

■ケアする人

ケアする人の役割は複雑である．彼らは情報を提供し，関係する多くのヘルスケア専門家間を飛び回って行動し，患者に精神的支持，動機，教育的で実際的な援助を与える．すべてのケアする人がこの役割を達成することができるわけではない．ケアする人のニーズは，チームのその他の人々により評価される．

臨床的支持を患者，外科医，義肢装具士に与える包括的なケアチームの構成は，英国内でも世界における別の国でも異なったものとなる．遠方の地域，発展途上国およびヘルスケア予算のレベルが異なったところでは，活用できるヘルスケア専門家の範囲に影響を及ぼす．しかし上記の役割は切断者の適切なリハビリテーションには不可欠であり，要求される技術はいかにわずかであってもチームにいるヘルスケア専門家の中で発展させるべきである．

2版までの文献

Barsby P, Lumley J S P 1987 Check-list for the management of the lower limb amputee. Surgery 41:985–986

Bradway J K, Malone J M, Racy J, Leal J M, Poole J 1984 Psychological adaptation to amputation: an overview. Orthotics and Prosthetics 38(3):46–50

Bruce J 1991 The function and operation of a parent support association. Prosthetics and Orthotics International 15:160–161

Clifford P C, Davies P W, Hayne J A, Baird R N 1980 Intermittent claudication: is a supervised exercise class worthwhile? British Medical Journal 21 June:1503–1505

Crowther H 1982 New perspectives on nursing lower limb amputees. Journal of Advanced Nursing 7:453–460

Day H J B 1979 Congenital lower limb deformities and extension prostheses. Physiotherapy 65(1):3

Day H J B 1991 The ISO/ISPO classification of congenital limb deficiency. Prosthetics and Orthotics International 15:67–69

Dean E 1987 Assessment of the peripheral circulation: an update for practitioners. The Australian Journal of Physiotherapy 33(3):164–171

Dowd G S E, Linge K, Bentley G 1983 Measurement of transcutaneous oxygen pressure in normal and ischaemic skin. Journal of Bone and Joint Surgery 65-B(1):79–83

Earl H M, Souhami R L 1990 Adolescent bone tumours: osteosarcomas and Ewing's sarcomas. The Practitioner 234:816–818

English A W G 1989 Psychology of limb loss. British Medical Journal 299:1287

Evans D G R, Thakker Y, Donnai D 1991 Heredity and dysmorphic syndromes in congenital limb deficiencies. Prosthetics and Orthotics International 15:70–77

Falkel J E 1983 Amputation as a consequence of diabetes mellitus. Physical Therapy 63(6):960–964

Fyfe N C M 1990 An audit of amputation levels in patients referred for prosthetic rehabilitation. Prosthetics and Orthotics International 14:67–70

Ham R O, Van de Ven C 1991 Patterns of recovery for lower limb amputation in the UK. WCPT 11th International Congress Proceedings Book II, pp. 658–660

Holstein P 1982 Level selection in leg amputation for arterial occlusive disease. Acta Orthopaedica Scandinavica 53:821–831

Hunter J, Middleton F R I 1984 Cold injury amputees – a psychosocial problem? Prosthetics and Orthotics International 8:143–146

Jackson J 1989 The role of the counsellor with amputees. Step Forward 16 (Autumn)

Jacobs P A 1984 Limb salvage and rotationplasty for osteosarcoma in children. Clinical Orthopaedics and Related Research 188:217–222

Jamieson C W, Hill D 1976 Amputation for vascular disease. British Journal of Surgery 63:683–690

Kasabian A K, Colen S R, Shaw W W, Pachter H L 1991 The role of microvascular free flaps in salvaging below-knee amputation stumps: a review of 22 cases. Journal of Trauma 31(4):495–501

Krebs D E, Edelstein J E, Thornby M A 1991 Prosthetic management of children with limb deficiencies. Physical Therapy 71(12):920–934

Lange L R 1982 Prosthetic implications with the diabetic patient. Orthotics and Prosthetics 36(2):96–102

Lemperg R, Ahlgren O 1982 Prosthetic replacement of tumour-destroyed diaphyseal bone in the lower extremity. Acta Orthopaedica Scandinavica 53:541–545

Liedberg E, Persson B M 1983 Age, diabetes and smoking in lower limb amputation for arterial occlusive disease. Acta Orthopaedica Scandinavica 54:383–388

Lind J, Kramhoft M, Bodtker 1991 The influence of smoking on complications after amputations of the lower extremity. Clinical Orthopaedics and Related Research 267 (June 91):211–217

Murray Parkes C 1972 Components of the reaction to loss of a limb, spouse or home. Journal of Psychosomatic Research 16:343–349

Murray Parkes C, Napier M M 1970 Psychiatric sequelae of amputation. British Journal of Hospital Medicine 4(5):610–614

O'Riordain D S, O'Donnell J A 1991 Realistic expectations for the patient with intermittent claudication. British Journal of Surgery 78:861–863

Reardon J A, Curwen I H M, Jarman P, Dewar M, Chodera J 1982 Thermography and leg ulceration. Acta Thermographica 7(1):18–23

Redhead R G 1984 The place of amputation in the management of the ischaemic lower limb in the dysvascular geriatric patient. International Rehabilitation Medicine 6:68–71

Roberts A 1988 Systems of life No. 160. Senior systems – 25. Peripheral vascular disease – 1. Nursing Times 84(18):49–52

Rose C A H, McIntosh C S 1991 Diabetes in the limb fitting centre. Practical Diabetes 8(4):146–147

Scales J T 1983 Bone and joint replacement for the preservation of limbs. British Journal of Hospital Medicine 30:220–232

Setoguchi Y 1991 The management of the limb deficient child and its family. Prosthetics and Orthotics International 15:78–81

Simon M A, Aschliman M A, Thomas N 1986 Limb-salvage treatment versus amputation for osteosarcoma of the distal end of the femur. Journal of Bone and Joint Surgery 68A(9):1331–1337

Spence V A, Walker W F, Troup I M, Murdoch G 1981 Amputation of the ischaemic limb: selection of the optimum site by thermography. Angiology 32:155–169

Spence V A, McCollum P T, Walker W F, Murdoch G 1984 Assessment of tissue viability in relation to the selection of amputation level. Prosthetics and Orthotics International 8:67–75

Sweetman R 1980 Tumours of bone and their treatment today. British Journal of Hospital Medicine 24(5):452–463

Torode I P, Gillespie R 1991 The classification and treatment of proximal femoral deficiencies. Prosthetics and Orthotics International 15:117–126

Wake P, Mansfield A O 1980 Vascular surgery of the lower limb. British Journal of Hospital Medicine Aug:120–129

Williams L R et al 1991 Vascular rehabilitation: benefits of a structured exercise/risk modification programme. Journal of Vascular Surgery 14:320–326

3 版の文献

Anderson S P 1995 Dysvascular amputees: what can we expect? Journal of Prosthetics and Orthotics 7(2):43–50

Apelqvist J, Ragnarson-Tennvall G, Persson U, Larsson J 1994 Diabetic foot ulcers in a multidisciplinary setting: an economic analysis of primary healing and healing with amputation. Journal of Internal Medicine 235:463–471

Armstrong D G, Lavery L A, Harkless L B, van Houtum W H 1997 Amputation and reamputation of the diabetic foot. Journal of the American Podiatric Medical Association 87(6):255–259

Armstrong D G, Lavery L A, Quebedeaux T L, Walker S C 1997 Surgical morbidity and the risk of amputation due to infected puncture wounds in diabetic versus nondiabetic adults. Southern Medical Journal 90(4):384–389

Berlin O, Stener B, Angervall L, Kindblom L-G, Markhede G, Odén A 1990 Surgery for soft tissue sarcoma in the extremities. A multivariate analysis of the 6–26-year prognosis in 137 patients. Acta Orthopaedica Scandinavica 61(6):475–486

Boulton A J M 1995 Why bother educating the multi-disciplinary team and the patient – the example of prevention of lower extremity amputation in diabetes. Patient Education and Counseling 26:183–188

Bunt T J 1995 Revascularization versus amputation for elderly patients. Association of Operating Room Nurses Journal 62(3):433–435

Bunt T J, Malone J M 1994 Amputation or revascularization in the >70 year old. The American Surgeon 60(5):349–352

Choong P F M, Sim F H 1997 Limb-sparing surgery for bone tumours: new developments. Seminars in Surgical Oncology 13:64–49

Clarke P, Mollan R A B 1994 The criteria for amputation in severe lower limb injury. Injury 25(3):139–143

Czyrny J J, Merrill A 1994 Rehabilitation of amputees with end-stage renal disease. American Journal of Physical Medicine and Rehabilitation 73(5):353–357

Eneroth M, Persson B M 1993 Risk factors for failed healing in amputation for vascular disease. A prospective, consecutive study of 177 cases. Acta Orthopaedica Scandinavica 64(3):369–372

Esquenazi A, Meier R H III 1996 Rehabilitation in limb deficiency. 4. Limb amputation. Archives of Physical Medicine and Rehabilitation 77:S18–S28

Fairhurst M J 1994 The function of below-knee amputee versus the patient with salvaged grade III tibial fracture. Clinical Orthopaedics and Related Research 301:227–232

Fletcher J P, Batiste P 1997 Incidence of deep vein thrombosis following vascular surgery. International Angiology 16(1):65–68

Frykberg R G 1997 Team approach toward lower extremity amputation prevention in diabetes. Journal of the American Podiatric Medical Association 87(7):305–312

Georgiadis G M, Behrens F F, Joyce M J, Earle A S, Simmons A L 1993 Open tibial fractures with severe soft-tissue loss. Limb salvage compared with below-the-knee amputation. The Journal of Bone and Joint Surgery 75A(10):1431–1441

Grimer R J, Carter S R, Pynsent P B 1997 The cost effectiveness of limb salvage for bone tumours. The Journal of Bone and Joint Surgery 79B(4):558–561

Gupta A, Rubin J 1994 Carotid brachial bypass for treating proximal upper-extremity arterial occlusive disease. The American Journal of Surgery 168:210–213

Gujral J S, McNally P G, O'Malley B P, Burden A C 1993 Ethnic differences in the incidence of lower extremity amputation secondary to diabetes mellitus. Diabetic Medicine 10:271–274

Harrington P 1994 Correspondence to the editor. The Journal of Bone and Joint Surgery 76A(10):1594–1595

Hierner R, Betz A M, Comtet J-J, Berger A C 1995 Decision making and results in subtotal and total lower leg amputations: reconstruction versus amputation. Microsurgery 16:830–839

Jain A S, Stewart C P U 1989 Tumour related lower limb amputation: a 23 year experience. Prosthetics and Orthotics International 13(2):82–85

Jeans W D, Cole S E A, Horrocks M, Baird R N 1994 Angioplasty gives good results in critical lower limb ischaemia. A five-year follow-up in patients with known ankle pressure and diabetic status having femoropopliteal dilatations. The British Journal of Radiology 67(794):123–128

Kennedy M J 1997 Am I better off without it?: a case study of a patient having a trans-tibial amputation after 52 years of chronic lower limb ulceration and pain. Prosthetics and Orthotics International 21(3):187–188

Larsson J, Apelqvist J, Agardh C-D, Stenström A 1995 Decreasing incidence of major amputation in diabetic patients: a consequence of a mutidisciplinary foot care team approach? Diabetic Medicine 12:770–776

Levin M E 1995 Preventing amputation in the patient with diabetes. Diabetes Care 18(10):1383–1393

Livingston D H, Keenan D, Kim D, Elcavage J, Malangoni M A 1994 Extent of disability following traumatic extremity amputation. The Journal of Trauma 37(3):495–499

Lumley J S P 1993 Vascular management of the diabetic foot – a British view. Annals of the Academy of Medicine 22(6):912–916

Melchiorre P J, Findley T, Boda W 1996 Functional outcome and comorbidity indexes in the rehabilitation of the traumatic versus the vascular unilateral lower limb amputee. American Journal of Physical Medicine and Rehabilitation 75(1):9–20

Merimsky O, Kollender Y, Inbar M, Chaitchik S, Meller I 1997 Palliative major amputation and quality of life in cancer patients. Acta Oncologica 36(2):151–157

Mueller M J 1997 Therapeutic footwear helps protect the diabetic foot. Journal of the American Podiatric Medical Association 87(8):360–364

Novakovic B, Fears T R, Horowitz M E, Tucker M A, Wexler L H 1997 Late effects of therapy in survivors of Ewing's sarcoma family tumors. Journal of Pediatric Hematology/Oncology 19(3):220–225

Pell J P, Fowkes F G R, Lee A J 1997 Indications for arterial reconstruction and major amputation in the management of chronic critical lower limb ischaemia. European Journal of Vascular and Endovascular Surgery 13:315–321

Perler B A 1995 Cost-efficiency issues in the treatment of peripheral vascular disease: primary amputation or revascularization for limb-threatening ischaemia. Journal of Vascular and Interventional Radiology 6(6):111S–115S

Pinzur M S 1997 Current concepts: amputation surgery in peripheral vascular disease. Instructional Course Lectures American Academy of Orthopedics 46:501–509

Rougraff B T, Simon M A, Kneisl J S, Greenberg D B, Mankin H J 1994 Limb salvage compared with amputation for osteosarcoma of the distal end of the femur. The Journal of Bone and Joint Surgery 76A(5):649–656

Robicsek F 1997 Regarding 'Impact of arterial surgery and balloon angioplasty on amputation: a population-based study of 1155 procedures between 1973 and 1992'. Journal of Vascular Surgery 26(2):353

Sanders L J 1994 Diabetes Mellitus: prevention of

amputation. Journal of the American Podiatric Medical Association 84(7):322–328

Sayers R D, Thompson M M, Varty K, Jagger C, Bell P R F 1993 Effects of the development of modern vascular services on amputation rates in Leicester, UK: a preliminary report. Annals of Vascular Surgery 7(1):102–105

Selby J V, Zhang D 1995 Risk factors for lower extremity amputation in persons with diabetes. Diabetes Care 18(4):509–516

Shenaq S M, Klebuc M J A, Vargo D 1994 How to help diabetic patients avoid amputation. Prevention and management of foot ulcers. Postgraduate Medicine 96(5):177–192

Shinoya S 1993 Buerger's disease: diagnosis and management. Cardiovascular Surgery 1(3):207–214

Simmonds T D, Stern S H 1996 Diagnosis and management of the infected total knee arthroplasty. American Journal of Knee Surgery 9(2):99–106

Simsir S A, Cabellon A, Kohlman-Trigoboff D, Smith B M 1995 Factors influencing limb salvage and survival after amputation and revascularization in patients with end-stage renal disease. The American Journal of Surgery 170:113–117

Tornetta III P, Olson S A 1997 Amputation versus limb salvage. Instructional Course Lectures American Academy of Orthopedics 46:511–518

Tseng C-H, Tai T-Y, Chen C-J, Lin B J 1994 Ten-year clinical analysis of diabetic leg amputees. Journal of Formosan Medical Association 93(5):388–392

Walker S C, Helm P A, Pullium G 1995 Total-contact casting, sandals, and insoles. Construction and applications in a total foot-care program. Clinics in Podiatric Medicine and Surgery 12(1):63–73

Williams J B, Watts P W, Nguyen V A, Peterson C 1994 Balloon angioplasty with intraluminal stenting as the initial treatment modality in aorto-iliac occlusive disease. The American Journal of Surgery 168:202–204

Williams M O 1994 Long-term cost comparison of major limb salvage using the Ilizarov method versus amputation. Clinical Orthopaedics and Related Research 301:156–158

Wütschert R, Bounameaux H 1997 Determination of amputation level in ischemic limbs. Diabetes Care 20(8):1315–1318

第3章
切断における心理的影響

Benna Waites
Anne Zigmond

《この章の内容》

切断に対する心理的反応　28

切断を理解する反応のモデル　28

切断に対する個人的な反応に影響する因子　32

臨床心理士/カウンセラーの役割　32
　なぜ臨床心理士/カウンセラーに
　　紹介するのか？　32
　臨床心理士/カウンセラーは
　　何を行うのか？　33
　治療環境　35
　チームとの連携　35
　心理的援助のための遅い紹介　35
　家族と友人との共同作業　36
　切断者に対するグループ介入　36
　理学療法士にとって有益な情報　36

要約　37

結論　37

　切断に対する心理学的反応の研究によれば，切断者の大部分は長期間の重度の抑うつ状態を経験せずに回復するが，ごく少数の患者では長期に続く著しい抑うつ状態に悩まされる．ある研究によれば，切断者の30％は切断後に臨床的抑うつ状態の徴候を示していた（Kashaniら 1983）．他の研究では，切断直後と切断後1-2年後の経過観察時に対象患者の半分が心理学的に著明な病的状態および社会からの孤立性を示していた（ThompsonとHaven 1983）．Lernerら（1983）は切断者の85％が有意に「精神的に何らか傷ついた」と報告している．別の研究では病的状態はより低いレベルであったとしている（Stephen 1982）．あるいは初期には精神的に病的状態のレベルは高いが，大部分は退院時には解決するとしている（Shuklaら 1982）．

　この文献は心理的な病的状態のすべてのレベルの考えを提供してくれるが，切断の実際的な経験についての考えはほとんど提供していない．この章は読者が，いかに切断者が感じるかを理解する手助けとなるように努め，これに関連して情緒的反応を見定めるためのいくつかのモデルを概説し，この領域における臨床心理士とカウンセラーの仕事について記述し，セラピストが切断者を治療する際に困っている問題を提起している．切断者の身体的健康は心理的状態へ強い影響を与える可能性があるので，切断に対する心理的受容はリハビリテーション介入とリハビリテーション施行中のパフォーマンスと長期に

わたる適応に重大な影響を及ぼす.

切断に対する心理的反応

Box3.1は切断に対する膨大な範囲の情緒的反応を提示している.要するに切断者とスタッフは何らかの準備をする必要がある.これらの多くの反応は一過性であり,ある反応は有用で建設的である.その他はそうでもなく,少しはさらなる行動(例えば,精神病のケースでは精神科的評価)が必要となるかもしれない.

Box3.1に示されている多くの反応はその他の能力障害状態でも認められる.パーキンソン病や脳卒中のような他の疾患と切断を比較している研究者によれば,抑うつ状態の程度はこれらの疾患群の間では同じようであった(Langer 1994, Schubertら1992).しかし四肢欠損に特異的に関連した切断における心理的衝撃の側面が存在している.Henker(1979)が「自己の心理的描写」と定義した身体像は,切断した際に崩壊させられる.Henkerは切断後にしばしば経験するような数多くの身体像に関連した問題を記述している.これらには「理解された障害を受けた身体的状態と以前の確立された身体像との乖離」に伴う不安と,人が自分自身の身体像を失ったときに感じる抑うつ状態が含まれている.FurstとHumphreyは,19名の切断者の研究で,8名の女性のうち6名および11名の男性のうち3名で,「身体像の変化を機能障害よりもより邪魔になるハンディキャップとして考えている」ことを見いだした.このことは多くの切断者にとっての身体像の重要性を示唆している.Roehamptonリハビリテーションセンターで1997年に開催された会議で,切断者はより積極的に追求されている義肢の装飾的外観におけるさらなる進歩に熱心であることが示された.

別の研究では身体像に幾分か関連した性的機能における変化についても述べている.Reinsteinら(1978)は,男性切断者の77%と女性切断者の38%において切断後の性的交渉の頻度が減少していることを報告した.減少した理由としては,性的機能の障害,興味と移動能力の低下,パートナーの消極さ,劣ったパフォーマンスと外傷に対する不安が含まれていた.

多くのケースでは,損失したことが切断者の経験の大部分を占める.しかし明らかな四肢欠損だけでなく,結果として機能,自己像,経歴,人との関係性も失うことになる.これらの数多くの損失の問題は,より若年者の外傷患者に明確に影響を及ぼす.なぜなら彼らの切断はしばしば突然の予期しない出来事で,切断後の機能レベルは切断前の活動性と比較して好ましくないからである.Frankら(1986)はより若い切断者では,改善を示すより年齢の高い切断者と比較して長期にわたって心理的機能を悪化させるようだと報告している.しかし欠損の強烈な感情はしばしば高齢循環障害者や糖尿病患者により経験されている.彼らの反応は切断の必要性を十分に理解していないとき,あるいは手術に際して十分な準備時間がなかったときに特に急激なものとなる.足指における小さい黒い点,あるいは下肢における潰瘍は下腿切断の理由とはならない.医療チームは切断前に患者が可能なかぎり準備するための時間をとるべきである(2章参照).これがなされ,患者が知的で理性的に切断の必要性を理解したように見えても,切断を受ける者は時に感情的にはいまだ適応することに苦闘しているかもしれない.

切断を理解する反応のモデル

死別のモデルが,切断に対する様々な感情的反応を理解する枠組みを提供するために使用されてきた.Murray-ParkersはBox3.2とBox3.3に示されたモ

Box3.1 切断に対するいくつかの考えられる感情的反応	
悲嘆	希望/楽観主義
怒り	悲哀/苦悩
安心	不確実さ
悲しみ	弱さ(窮乏)
否認	抑うつ
損傷感/身体像の変化	多幸
性的困難感	躁状態
後悔	精神病的
不安	

デルを四肢の欠損にも使用しているが，通常は人の死亡に関連して使用される．愛する者を失うことと四肢を失うことの間の悲しみの過程のいくつかの類似点を指摘することは患者にとってしばしば手助けとなる．また時には彼らが経験する強烈な感情的反応のいくつかを理解する手助けとなる．以前に死別（特に配偶者をなくすこと）を経験した患者の中には，切断により喪失の新たな感情が呼び起こされるということに注意することは重要なことである．Kubler Rossのモデルはより詳細であり，感情表現のより広い範囲を包含している．

ある人には有益な概念であるかもしれないが，悲嘆モデルはすべての患者にとっての有益性や適応性には限界があるという鍵となる弱点をもっている．我々の知るかぎり，悲嘆のモデルの時期を支持するような客観的論拠はない．Box3.2とBox3.3に記載されているような多くの反応は多くの人にとってなじみがあるものであるが，例えば現実を否認している人がその後に（抑うつ的になるよりも）怒りの感情をもつだろうと期待する根拠はない．Box3.1に示すように，切断に対する反応はいつでも否定的なわけではなく，悲嘆モデルはこれを考慮に入れているわけではない．切断が長期間続く病気の後になされ，機能の喪失が起こるときは，患者はすでに悲嘆の期間を通過し，切断に対して再び悲嘆にくれる必要がなくなっている．従って，そのモデルがあまりにも決められた通りに使用されることには危険がある．

Box3.2　Colin Murray Parkes医師による研究に基礎をおいた悲嘆の段階と服喪作業

悲嘆
1. ショック，無感覚，不信
2. 失った人への思慕と探索；
悲嘆の苦しみ（深い痛み）
3. 組織解体；
古い生活パターンからの解放と新たな人格の創造
4. 再組織化；
喪失の受容（新たな人生に立ち向かい，適応する）

服喪
1. 喪失の現実を受け入れること
2. 喪失の痛みを経験すること
3. その人を失った（あるいは四肢欠損の）状態で新たな環境に適応すること；
新しい技術を発見すること
4. 人生における再投資；
新たな人生における新たな感情的エネルギー，人間関係，日常活動などを発見する

出典：Murray Parkes C 1996 Bereavement. In: Doyle D, Hanks G W C, Macdonald N (eds) Oxford textbook of palliative medicine. Oxford Univesity Press, Oxford, ch14, p665（許可を得て転載）

Box3.3　死別の段階

第1段階：否認的孤立
押しのけること．限定されたコミュニケーション．閉じこめること．不信．'今この場'にいることができずに，'その時その場'に留まる．
非常に率先して怒っているかもしれない．
否認はあまり長期にならず，機能障害に陥らないならば，適応し，癒し，準備するために有用な時間を与えてくれる．

第2段階：怒り
（激怒，羨望，恨み）．患者にとっては感情の解放になるが，スタッフにとっては対応がより困難だとわかる．「なぜ私が」—「もし医師だけなら」—他人／世間を非難する．

第3段階：取引
あまり一般的には経験されないが，患者には等しく関連するものである．
取引は通常喪失を実感することを後回しにする試みである．

第4段階：うつ状態
患者は無感覚，禁欲，無言の怒りと激怒を感じるかもしれない；不眠，食欲とセルフケアと自己価値の欠損．
怒り／激怒は深い喪失感によって置き換えられる．
もともとあるうつ状態と反応性うつ状態は非常に異なるものである．
うつ状態はしばしば過去の喪失の結果と関連している．この援助の共有と抗うつ剤での治療が必要とされる．

第5段階：受容と希望

Kubler-Ross E 1970 On death and dying. Routledge, chs3-8, pp34-122 より改変．

この章で Anne Zigmond は，切断者の経験をより十分に包含する「相違と調節モデル」（図 3.1）を発展させた．それは指示することなく彼らにとって重要な問題に取り組むのを手助けする上で治療的価値をもつ．それはまた悲嘆の概念に符合しない人，あるいは彼らに感情を表現することを期待しているセラピストを心地よいと思わない人にとって脅威とはならない．

このモデルによれば，切断における最初の課題は切断が彼らの人生になした相違を認識することである．認識する必要のある様々のレベルの相違がある．この意味から，WHO の提案する機能障害，能力障害，社会的不利（図 3.2）を考慮することは役に立つ．

身体的機能障害は，病気あるいは疾病から引き起こされる身体の一部の形態あるいは機能の障害である．能力障害は，「直接に身体的機能障害から引き起こされる活動の障害」と定義される．社会的不利は，「社会的活動における障害」と定義される．このモデルに対する批判はこの章の後半で考察するが，相違と調節の議論を構築するのに，さしあたってこのモデルを使用する．

切断者の少数は，機能障害（例えば，四肢がないという現実）を受け入れることに関連して現実を否認することを経験する．これが起こる場合，耐えられないようなレベルの不安に直面し，慣れ親しんだところに戻ろうとする努力がなされる．そのような例では，幻肢感覚は現実の否認を増強する役割をなす．否認の程度は，重要な問題をもたらすかもしれない．現実とのそのような乖離は何らかの精神病の存在を示唆しており，もしこの状態が数日以上継続し，切断者がカウンセリングに応じない場合，精神科的評価が求められる．重度の調節問題を示唆している永続的な四肢欠損の否認と，ささいな事故をもたらしうるたまたまの記憶の誤りとの間の区別を行わなければならない．切断について忘れる人は稀ではないが，特に真夜中に自分の四肢があるかどうかベッドから起き出そうとする人も珍しくはない．

身体的機能における「相違」を受け入れながら，能力障害に関連して否認を経験することはより一般的にみられる．このことは切断者が身体活動に関して常に「過大評価」していることを示しており，断

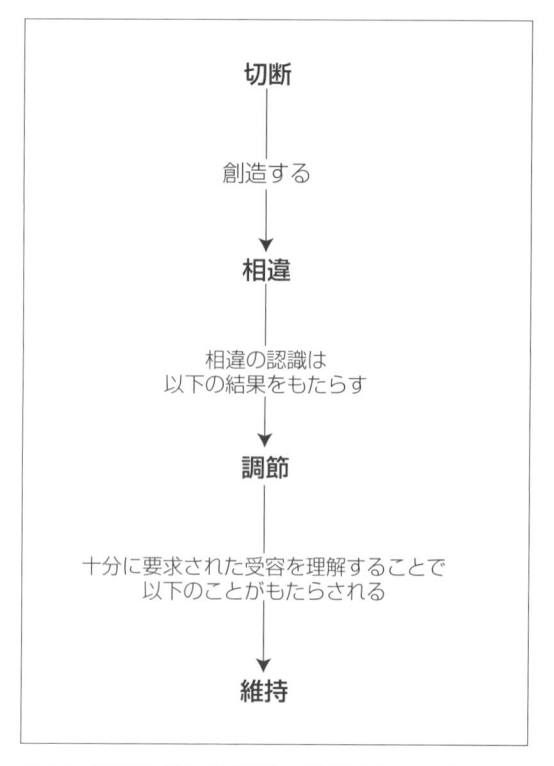

図 3.1　切断における相違と調節（Anne Zigmond 1966）．

端の皮膚に水疱や擦り傷を生じるという問題を引き起こしかねない．ある切断者は彼らが再び歩行することを学び始めるか，彼らの機能が障害されている程度を理解するときに，切断が自分の人生になした相違を理解することになる．術前に「新たな下肢」を「新しければ新しいほどよい」と信じている切断者では，義足の現実に適応するのに非常に困難がある．社会的不利は多くの要因によって影響されるが，切断の必然の結果ではない．多くの切断者は，病院あるいはリハビリテーションサービスから退院した後に起こりうる社会的不利（例えば，もはやできない仕事や趣味）に気づく．能力障害のために友人から差別されて生活するような社会的問題にも切断者は気づくことになる．これらの問題は，個人が健常人としての自覚をもって人生の大部分を適応して過ごすことを困難にしている．

従って，切断によって創造された様々なレベルの相違があり，それらを認識することと，調節することが必要なのである．調節するとき，切断者は切断

```
病気あるいは疾患 ──→ 機能障害 ──→ 能力障害 ──→ 社会的不利
```

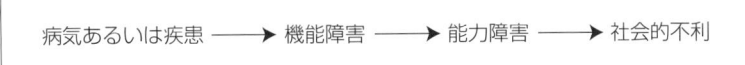

図 3.2　機能障害，能力障害，社会的不利のWHOモデル．

```
疾患あるいは障害 ──→ 機能障害 ──→ 能力障害 ──→ 社会的不利
                        └──→ 心理-社会的要素 ──┘
```

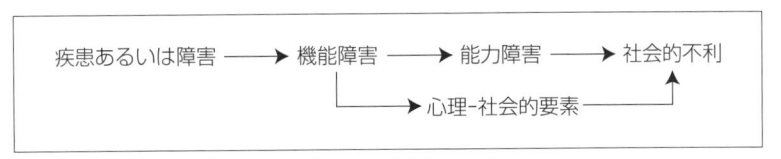

図 3.3　WHOモデルの適応．

の要求と難題に立ち向かうことができ，維持が達成される．

　個人の調節に関する別の考え方は，切断者の喪失と利得，あるいは賛否という点から切断の意味について考えることである．このことは，ある人は切断に対して容易に受け入れ，一方では別の人は大いに悲嘆にくれ，あるいは落ち込む理由を部分的に説明している．上述した相違モデルに基づいて表現すると，ある切断者が直面している相違というものはそれほど重要ではないか，あるいは他の人よりは容易に受容可能なものとなる．喪失は機能面，職業面，あるいは相互関係面（例えば人間関係に影響を与える）であるかもしれないが，自己認識の欠如あるいは身体像ほど明らかなものではない．

　Zigmondモデルと喪失・獲得モデルの長所は，規定的ではなく，双方とも個人個人のばらつきを考慮する余地を残していることにある．切断に至った人は長年にわたる非常な困難さをもつようになるが，手術に対する安心と急速な受容をする人がいることをそれらのモデルは認める．そのような人では四肢欠損より価値のある重要な利得を経験しており，調節するべき相違を認め受容することが困難ではない．しかし，もし切断者が自分自身の死すべき運命という深遠な意味を経験し，障害者として他人の視線を気にし，自分の新しい身体像に混乱すれば，喪失は機能的利得を重要視し（あるいは相違を受け入れる上で難題を呈するかもしれない），抑うつ状態となる．

　ZigmondモデルとWHOモデルは双方とも，切断前後の相違が非常に大きく，得るものに比べ喪失がより大きい高齢の循環障害性切断者よりも，若い外傷性切断者が新たな機能障害に対して適応することがより困難となる理由をある程度説明してくれる（Frankら 1986 参照）．しかし前述したように，相違あるいは喪失と利得は必ずしも表から観察されるものではなく，その人の社会的あるいは機能的状況の大まかな分析に基づいて推測されるべきではない．循環障害性切断者は，加齢の最初の徴候あるいは将来的な他者への依存として切断を経験し，抑うつ的となるかもしれない．外傷が原因となっている若年性切断者では，避けられない機能的喪失を，人との結びつきが強くなったことや，人生にとってのよりよい意味づけとして相殺できるかもしれない．

　切断者が自分の切断の理解と必要な調節を導く過程，あるいはそのことから生じる喪失と利得は，複雑で特別なものである．それゆえにはっきりとした直線的な関係はなく，WHOモデルが臨床例に採用している機能障害と能力障害と社会的不利の各レベルの間には高い相関関係はない．切断においては，切断レベル（例えば下腿切断と大腿切断）と心理学的結果の間には明確な関係はない（Langer 1994）．結果は，起こったことに対する切断者の認識と評価，それについての確信，その状況へ適応するための手段を含む様々な要因の複雑な相互作用によって決定される．図3.3は心理的，社会的，機能的結果に影響を及ぼす心理社会的要因の役割を単純化して示している．

　前述した議論は，切断に対する個人の反応における複雑な要因の一部を示しており，それらについて

考え，理解する上でのいくつかの枠組みを提供している．これまで議論に上っていない要因も含めて要約すれば，個人の心理的反応を評価するときに考慮すべき様々な問題は以下のようになる．特異な個人の状況が常に新しい問題を提供するので必ずしもこのリストは十分ではない．またセラピストは常にすべての情報を所有する立場にいないことも分かっている．しかし，患者と彼らの状況について幅広くかつ深く考慮するように望まれている．

切断に対する個人的な反応に影響する因子

▶相違/喪失の程度と切断前および切断後の利得

この問題の議論は前記参照．

▶過去の医学的経過

医学的システムの事前の経験，患者役割への適応，医学的な予後と同様に，切断をめぐる環境，切断者のこれらのことについての理解，決定をする上でのコントロールの程度と役割は重要である．

▶切断の原因

原因が病気によるものか外傷によるものかはその後の適応に関連する．

▶外傷後ストレス障害

これは外傷による切断者の適応の妨げになる．

▶リハビリテーションへの期待

チームによって確実に可能なかぎり現実的なものとするように努力すべきである．

▶以前の喪失経験

切断以前の個人が経験した喪失は切断によって誘発され，その人が処理するのをより困難にする．

▶家族歴，家族の反応，態度

切断者の現在の家族の反応と彼らの子ども時代の家族の態度（例えば病気や障害に対するもの）は適応に大きな影響力を及ぼす．

▶適応戦略

これらの戦略は時に子ども時代に学習され，時に成人期に進歩し，個人の適応方法に重要な影響力をもつ．

▶社会的支持

単に量的なものよりも質的なものが重要と思われる．

▶文化的問題

言語，家族関係，病気とヘルスケアの認知，コンプライアンス，宗教，役割と身分，信仰などを認識することは重要である．

▶補償要求

これらは必ずしも二次的利得のためではないが，適応過程を妨げるかもしれない．

▶役割変化

家族，人間関係，社会的状況，雇用，切断者がいかに自分の役割の変化を観察しているかが重要である．

▶雇用予測

これは個人に対して，自分自身の独自性と社会的・経済的状況において強い影響力をもつ．

臨床心理士/カウンセラーの役割

■なぜ臨床心理士/カウンセラーに紹介するのか？

多くの人々は自分自身および周辺の資源を効果的に活用して切断の過程に対処する．彼らは相違について認め，必要な適応を上手に行う上での自分自身の方法を見いだす．しかし適応の過程に圧倒され，専門的援助から便宜を受ける人がいる．

理学療法士，作業療法士，看護婦，義肢装具士は

しばしば切断者の多くの感情的な事柄を取り扱う．しかし医療チームと切断者にとってより複雑な問題を専門家に持っていくことが有効なときがある．例えばスタッフがある個人の悩みに圧倒され，熟練していないと感じることがある．課題指向的な治療活動とカウンセリングの二重の役割は，患者に混乱をもたらす．

Box3.4 は臨床心理士/カウンセラーへの紹介を考慮すべき理由を列挙している．しかし，これらの反応の多くは軽度で一過性のものである．結局のところ紹介はチームの臨床的判断による．

■臨床心理士/カウンセラーは何を行うのか？

結局，切断者の感情的安寧に関わる仕事をしているすべての専門家は，切断と現在の生活状況へ適応させることを目的としている．しかし彼らはトレーニングと理論的オリエンテーションに従って切断者がこのことを達成するのを援助するために別の手段を使うこともある．

表現を容易にするために，この章ではカウンセラー/臨床心理士の用語の代わりに「心理治療士」という用語を使用する．彼らの最も一般的な2つの仕事の方法を順番に以下に記述する．

▶カウンセリングと治療関係

すべての治療形式は心理治療士と患者との関係に基盤を置いている．この関係の質は仕事がいかに成功するかにかかっている．初めての出会いの時から，心理治療士は信頼と尊敬と感情移入の基盤となる患者との関係を確立しようと努める．それは仕事上の協力関係の基盤となる．多くの心理治療士は，患者への温情，誠実さ，無条件の前向きの尊敬を患者との関係の重要な要素と見なしている．積極的かつ注意深く聴取し，フィードバックをすること（状況の外観を患者に彼らが理解するように示し，要約してあげることから，より積極的に質問し，説明し，示唆することまで）は，治療中の主要な過程である．治療の主観的な問題はしばしば患者が持ち込むものによって決定されるが，心理治療士の特別な調査や提案からもたらされる問題もある．最も多い問題は，患者がしばしば性の領域で自分の関心事を共有することが阻害されていると感じていることである．

その過程がうまくいくときは，患者は良い時も悪い時も自分が率直で公正でいられると感じ，心理治療士に負担をかけることに罪悪感を感じることなしに思いを共有することができる．多くの患者は，自分は最も親しい友人や親類に対してさえも彼らを動揺させることを恐れて議論しないようなことも，治療においては話し合うことができると報告する．特に外傷性の切断者に対して友人や身内が，より悪い結果を避けることができてよかったと言うので，これは一般的なことである．カウンセリングは切断者が集中治療室におり，身内が患者の命が助けられないかもしれないと告げられるときには特に急ぐべきである．ほとんど急性期の自覚がなく，四肢欠損（あるいはもっと悪い状態）に直面しているという医学的危機から抜け出そうとしている切断者は，決して幸運だとは感じていないだろうし，喪失，怒り，挫折といった感情により非常に孤立していると感じるかもしれない．そのような例では，治療関係はこのような感情にとって一つのはけ口となるかもしれない．切断者はしばしば患者役割としての制限や受け身であることに欲求不満を感じることがある．彼

Box3.4 どのような理由でいつ臨床心理士/カウンセラーに紹介するのか

話したいというニーズの表現．
抑うつ的徴候，例えば不眠，食欲の喪失，絶望感など．
引きこもり．
興奮的．
怒り．
非現実的期待．
否認．
断端に対する酷使が疑われるとき（21章参照）．
自己無視（衛生面，糖尿病管理など）．
危険を冒すこと（例えばあまりに多くのことを性急にしようとする）．
リハビリテーションにおける制限された進歩への不安（例えば移動できないか，あるいは移動を望まない）．
退行的依存あるいは過剰な依存．
リハビリテーションプログラムあるいは退院計画の妨害行為．

らは中心的リハビリテーションチームメンバーにこのことを伝えることが彼らのケアに影響を及ぼすか，あるいはチームメンバーが彼をどう見るかに影響を及ぼすことを恐れる．心理治療士はしばしばチームから一歩退いていると受け止められており，切断者はマイナスの結果を恐れずに「うっぷんをはらす」ことができると感じる．

多くの例で，この治療関係は切断者が切断とその後の結果への必要な適応を可能とし，日々の生活へ移行することを可能とする．特に切断後の初期の段階（あるいは切断前の準備段階）では，悩みが大きいときには切断者が支持を得られるような関係や感情表現を促進するような関係を確立することが，必要とされるすべてである．しかしこのような過程における後半部分，特に切断者が「どうにもならない」ように見えるとき，あるいは抑うつや不安が慢性的になるようなときには，より構築的なアプローチが有用となる．

▶ 認知－行動療法

認知－行動療法（CBT）は切断への適応過程に応用される多くの戦略を提供する一つのアプローチであり，これはまた，疼痛の心理的管理にも使用される（20章により詳しく記載されている）．以下に述べることは切断者を扱う上で有用であるいくつかのCBT戦略のさわりである．20章に示すように，以下のことはいくつかの技術についての要約であり，それは「どのようにするのか」といったガイドではない．

もし患者が非常に抑うつ的で怖がるようであれば，目標を設定することは患者を再び「活動的にする」のを助けるのに価値のある方法となる．患者が目標を達成し，成功する機会を提供するために，患者と目標について交渉することが重要である．目標は全体的な課題，あるいはより小さな方法に分解された一つの活動のより小さな要素である．それらは困難さの順に配列された一連の課題や方法としての一つの「段階的な戦略」に組織化される．これにより患者は高いレベルの挑戦に立ち向かうという向上心をあてにしながら戦略を高めることができる．このようなより形式的で組織的なアプローチは，不安が大きな問題となるときには最も有用である．図3.4は車に轢かれた後に家から出る恐怖が大きくなっていく切断者に対する，段階的戦略の一例を示している．その戦略は切断者との協力のもとに構築されるべきであり，次のステップへの自信を育てるために各段階を用いながら，彼らのペースで進められるべきである．切断者は彼らの不安が減ったと感じるまで各レベルに留まるように励まされる．不安管理戦略（例えばリラクセーション，呼吸法，気晴らし，認知技術（後半部参照））は，恐怖を感じる状況に晒す過程を徐々に進めることを教えている．

目標は断端を見ること，社会活動，趣味と興味を育てること，仕事を見つけることなどといった特別なリハビリテーション課題を含む．目標は短期間で困難を避けようとするときにしばしば起こりうる逃避を克服しようとするものである．逃避は患者が悪循環に陥っている間にそれ自体が強化される．それを克服するためにはしばしば組織的な援助が必要となる．

患者のマイナス思考を変えるのを援助することは心理療法の重要な側面である．CBTは総括的なプラス思考についてのものではない．人生において多くの喪失と変化に直面しそれぞれの権利を否定的に捉えている患者にとって，このことに気づくことは重要である．例えば，「歩行が再び前と同じようには決して感じられない」と述べる切断者は，反駁できないような正確な主張を行っている．しかし例えば現在切断を抱えていて，異性に対して再び魅力的にはなれないとの確信により強く抑うつ的となって

```
弱い不安
│    正面玄関に行く
│    家の前の歩道に立つ
│    曲がり角まで行く
│    道路を短距離歩行する
│    一区画を歩行する
│    日中に大通りを歩行する
↓    ラッシュアワー時に歩行する
強い不安
```

図3.4　段階的戦略の例．

いる切断者，あるいはもし他の人が切断について知ったならば彼らに拒否されると確信することにより強い不安が生じる切断者は，より現実に根ざした代案に心を開こうという考えをもっている．このようなタイプの考えと高いレベルの社会的不安を示す他の問題は，抑うつにつながるものとされており（Rybarczykら 1992），特に確認し挑戦することが重要となる．患者は効果的な信念に眼を向け，行動し，別な考え方を考慮するように励まされるべきである．もし彼らの信念が有用ではないと主張する友人に話しかける際は，どのように反応するかを事前に考慮するように求められる．患者はしばしば他人の評価よりももっと手厳しく自分自身を判断する．このことはより客観的・考察的な考え方を身につけるのに有用な援助方法となる．患者はまた否定的で非現実的信念を彼らが認知することを手助けするために典型的な考え違い（全か無かの考え方，普遍化しすぎること，破局的な出来事が続くと予測する破局的考え方といったもの）を教えられる．否定的考えに挑戦することはしばしば自尊心を育てる基礎となる．

問題を解決する技術は，より組織的で明確な方法で切断者が切断の後に直面する多くの決定を行うことを援助する上で有用である．このアプローチでは，一連の段階を通じて，患者にまず問題の定義と選択肢を出すことから初めてもらい，様々な可能性の賛否両論に重きを置くようにすすめ，行動を計画してもらい，それを遂行し，考察してもらう．

心理治療士が患者のペースで，患者自身の方法で戦略を用いるのを手助けするために，患者とともに仕事をする上で協力関係の一部としてCBTが遂行される．心理的治療の最後には，患者は将来起こりうる問題を防止するのに役立つような，数々の状況に用いられる対応戦略方法を身につけていると感じるようにすべきである．

■治療環境

伝統的にカウンセリングと心理的治療の大部分は50分単位で行われる．通常1週間に1回，静かで快適な場所で個人的に行われる．しかし著者は両者とも採用された病院環境で心理的治療を行うときに，あるケースではある程度の柔軟性をもたせることで利益があると思っている．例えば治療の頻度と時間は切断者のニーズによって変化させている．他の人を治療に参加させることは切断者の同意のもとに行われなければならないが，ある治療単位では身内を同席させたり，別々に身内と会ってもらったり（友人と身内の部分を参照）することが有用である．治療施設のようなリハビリテーション環境の中で切断者を観察することが有用なときがある．このことは切断者が抱えている特別な問題をより深く理解することを可能とし，スタッフとの連携を促進することができる．

■チームとの連携

リハビリテーションチームとの連携は心理治療士の役割として重要な一部である．あるカウンセラーは厳密な秘密保持をして仕事をすることを選択する．それは彼らが切断者の管理においてチームの他の人に特別なフィードバックを提供できないこと，あるいは他のチームメンバーと密接に仕事ができないことを意味する．心理治療士が行う治療には，切断者がチームに打ち明けてほしくないという問題（それは常に考慮するべきものであるが）があるため，チームにはその秘密を時々隠すことがある．切断者は心理治療士と同じようには知ることのできないスタッフにも，もっとよく理解してもらえると感じているので，心理治療士が他のスタッフと密接な関係を保つことを希望する．この過程は時々セラピストにとって支持的役割を促進させる．そこにおいては彼らは切断者の観点を指し示すのに最も適した立場にいるチームメンバーである．

■心理的援助のための遅い紹介

多くの切断者は切断に対する適応の早い段階で心理学的関わりから利益を得ている．しかし切断者に対して提供される心理学的およびカウンセリングサービスが長期間の経過観察ができるのであれば，切断者と月単位，年単位で接触する機会をもつことは重要である．このような遅い時期の紹介の理由は様々である．ある切断者はこの医学的関わりが提供する注意と構造によって元気づけられ，リハビリテ

ーションが順調にいく．家庭復帰の試みに直面したときにいくつかの問題（おそらく以前に述べたように社会的不利のレベルにおける受け入れられる相違のレベルによるが）が突然持ち上がり，克服できないと思うかもしれない．ある切断者は何年も後になって関係が壊れたり，仕事を失ったりする．

■家族と友人との共同作業

ThompsonとHaran（1985）による研究では，切断に対する身内の心理的適応について述べている．それによると働く能力に対する影響，睡眠パターンの変化，経済的負担の他に，ケアをする人の1/3以上で社会的孤立や精神病のリスクが有意であったとしている．Foortは切断者の最も一般的な関心事は，ケア提供者における心理学的考察に対するニーズであると報告している．従って切断者を取り囲むシステムへの切断の影響を認識することが重要である．

友人と家族は切断者が経験するのと同じ多くの感情を経験するかもしれない．また切断者と彼らの社会的支持ネットワークとの間でコミュニケーションが明確で開かれているときには心理治療士の関わりは必要ないかもしれない．しかし，特に外傷の例では，切断者の健康を心配して家族や友人が非常に保護的となり，彼らの心配や悩みを押し隠そうとすることは非常に一般的なことである．このような保護するという希望は，切断者自身の保護と同じものであり，断固としてよい側面に焦点を当てるような会話に導くかもしれない．しかし重要な関係者は彼らの心配を共有するという機密性から利益を得るかもしれない．機密性は切断者と彼らの友人や身内と一緒に仕事をするときには大切である．また情報は本人の同意なしに共有されるべきではない．

身内のニーズが考慮されるべき最も重要な時期は，切断者の適応の困難さが切断者の進歩を妨げているようなときである．これは彼らをより進んだ段階のリハビリテーション過程に関わらせること，彼らにリハビリテーションチームへ質問する機会を設けること，で修復されるかもしれない．しかしそれは彼らが自分自身の権利において心理的援助を必要としているとの意思表示であるかもしれない．臨床心理士/カウンセラーが単独で身内に会ったり，彼らの介入がカップルや家族に対するものだったりすることがある．

■切断者に対するグループ介入

いくつかの研究が切断者に対するグループ介入の効果について評価している．FischerとSamelson（1971）は，グループでの討論プログラムが適応を促進し，転倒の恐怖や失敗，体重の変化や健康問題といった多様な範囲のトピックスが網羅されると報告した．Caine（1973）は，同様の利点を報告した．最近，DelehantyとTrachsel（1995）は，情報の提供，将来的にストレスとなることを予測し正常化すること，治療戦略への適応を形成することを目的とした2-3のグループの予防的・心理教育的なプログラムにより，退院後8ヶ月目の経過観察時に悩みが有意に低下していたと報告した．

■理学療法士にとって有益な情報

多くの理学療法士，作業療法士，看護婦，義肢装具士は，臨床心理士やカウンセラーがいないチームで仕事をしている．そのような資源が活用できるところでも，多くの切断者はこのような専門家の一人と話すことを選択し，必ずしも心理専門家に紹介されることを望んではいない．Box3.5はこの過程においてセラピストがあまり負担に感じることなく，かつ，切断者にとって効果的で有用となるいくつかの方法を提供している．

心理的問題では専門的知識をもつ専門家に紹介することに代わるものはないが，専門家がいないところでは，スタッフがそのようなサービスの準備のためにマネージャーに主張を行うべきである．すべての国民健康保険の団体は，支持的カウンセリングと時に認知行動療法を提供できる地域の精神科看護婦と並んで，精神保健資源のひとつとして臨床心理士を採用すべきである．一般開業をしている人によっては診療において臨床心理士とカウンセラーを雇っている．このように，切断者に対する熱心なサービスがないところでさえ，時にしばらく待つことになるかもしれないが，専門的サービスを得る別の方法がある．もし切断者が個人的な臨床心理士を見つけ

第3章　切断における心理的影響

> **Box3.5**　切断者がいつ話したいと思うかに気づく上での有用なポイント
>
> - 言語的手がかりと同様に非言語的な手がかりも観察する．
> - 積極的に聞き，切断者が言っていることをよく考え，共感を示す．
> - 仮定を行うことに注意する；切断者に質問することで理解を確実にする．
> - 何かを成し遂げなければならないと思わないこと；時には切断者と一緒にいることで十分である．
> - 心を広く保つ；個々の反応は非常に幅のあるものであると心に銘記する．
> - 何が起こり，切断者はどう感じるのかといったことをよく理解する．
> - 心地よく感じることを保証し，「理解できない」状態にならないようにする．
> - 必要に応じて専門家に紹介する．
> - 連携を促進するのを可能にする専門家を知るようにする．
> - 切断者の問題がいつ個人的な問題を誘発するか意識する．
> - もし心配なら上記のいくつかについて同僚，監督者，管理者に話す．

ることに熱心であるなら，彼らは英国心理士協会（British Psychological Society: BPS）の公認心理士理事会（これは公立図書館を通じてか，あるいはBPSから直接的に利用できる）に相談するようにすべきである．英国カウンセラー協会は全国的な登録カウンセラーのリストを提供している．これらの団体の住所は両者とも付録1で探すことができる．

要約

切断に対する反応は非常に多様である．切断者はリハビリテーション過程の時期に並行して一つの適応パターンに従うことを期待されるべきではない．多くの切断者は重大な悩みを経験するが，少なくとも一過性であり，大部分の人は適応し回復する．切断に対して非常に肯定的に反応する人もいるだろう．一つのモデルをあまりに厳格に採用しすぎないようにすべきであるが，この章では切断者の反応がより理解可能となるようなモデルを提示した．臨床心理士やカウンセラーは異なった技術を用いて，切断の現実とその結果に適応する手助けが必要な切断者と仕事をする．理学療法士はたくさんの切断者の悩みとともに仕事を行う．またチームに所属しない専門家にアクセスする方法と同様に，この側面での理学療法士の仕事を管理するために提案を行う．

結論

著者の一人は他のセンターのある治療施設を最近訪れ，理学療法士に対して切断者が怒りを爆発させているところを目撃した．切断者は自分のリハビリテーションを素晴らしく進めており，理学療法士は彼の屈曲拘縮を一生懸命に減少させるように働いていた．セラピストが切断者に，いかに彼がうまく仕事をしているかを話している最中に，切断者はセラピストに向き直って，彼らが一緒に行ってきたことは無駄だったと感じていると口にした．彼はもし自宅に戻ったときに毎日彼が何を失ったか―事故以来の人生の空虚さと自分の将来に対する希望のなさといったトラウマに直面しなければならないなら，もっと動けるようになることにあまり意味はないと思われると言った．そのような感情はこのような極端な方法ではあまり出会うことはないが（またそれほど頻繁には表現されない），このケースはある切断者によって求められた心理的適応の非常に重大さと，セラピストが切断によってひどくトラウマを負った切断者と仕事をすることへの挑戦を示している．

そのような切断者と仕事をするときには，彼らが最後に達成することで利益を得るような身体的目標における穏やかながんばりと並んで，彼らが直面しているトラウマを受け入れることとの間にひとつのバランスを発見するように努めることが重要である．前者の観点の欠如は切断者に対して繊細とはいえないアプローチへ誘導する．後者の観点の欠如はセラピストの志気をくじき，精力を使い果たす方向へ誘導する．悩みのある切断者では進歩は時に遅いかもしれないが，良好な関係を確立するため時間をとることで長期的帰結という点でみると利益がもたらされる．切断を有する人生への適応は身体的道程であ

ると同時に心理的道程でもある．身体的リハビリテーションと並んで心理的ニーズへの注意を含んだ包括的な準備の上で切断者をケアすることによって，チームは切断者に長期的な適応の可能なかぎりの機会を与える．切断の与える心理的な衝撃への理解と，それを切断者のリハビリテーションの一部として位置づけること，適切なところで専門家に紹介することはすべてセラピストが切断者とともに仕事をするのに必須の背景である．

3 版の文献

Akesode F A, Iyang U E 1981 Some social and sexual problems experienced by Nigerians with limb amputation. Tropical Geographical Medicine (33):71–74

Beattie G W 1979 On becoming an artificial arm user. New Society (31):510–512

Bradway J K, Malone J M, Racy J, Leal J M, Poole J 1984 Psychological adaptation to amputation: an overview. Orthotics and Prosthetics (38):46–50

Breakey J W 1997a Body image: the lower limb amputee. Journal of Prosthetics and Orthotics 9(2):58–66

Breakey J W 1997b Body image: the inner mirror. Journal of Prosthetics and Orthotics 9(3):107–112

Burger H, Marincek C 1997 The lifestyle of young persons after lower limb amputation caused by injury. Prosthetics and Orthotics International 21:35–39

Butler D J, Turkal N W, Seidl J J 1992 Amputation: pre-operative psychological preparation. Journal of the American Board of Family Practitioners 5:69–73

Caine D 1973 Psychological considerations affecting rehabilitation after amputation. Medical Journal of Australia 2:818–821

Caplan L M, Thomas M D 1963 Emotional effects of lower limb amputation in the aged. New England Journal of Medicine 269(22):1166–1171

Delehanty R D, Trachsel L 1995 Effects of short-term group treatment on rehabilitation of adults with amputations. International Journal of Rehabilitation and Health 1(2):61–73

Dembo T, Ladieu-Leviton C, Wright B A 1952 Acceptance of loss – amputation. In: Garrett J F (ed) Psychological aspects of physical disabilities. US Government Printing Office

English A W G 1989 Psychology of limb loss. British Medical Journal 299:1287

Fischer W G, Samelson C F 1971 Group psychotherapy for selected patients with lower extremity amputations. Archives of Physical Medicine 52:79

Foort J 1974 How amputees feel about amputation. Orthotics and Prosthetics 28: 21–27

Frank J L, Herndon J H 1974 Psychiatric – orthopaedic liaison in the hospital management of the amputee war casualty. International Journal of Psychiatry in Medicine 5:105–114

Frank R G, Kashani J H, Kashani S R, Wonderlich S A, Umlauf R L, Ashkanazi G S 1986 Psychological response to amputation as a function of age and time since amputation. British Journal of Psychiatry 144:493–497

Frierson R L, Lipman S B 1987 Psychiatric consultation for acute amputees. Psychosomatics 28(4):183–189

Furst L, Humphrey M 1983 Coping with the loss of a leg. Prosthetics and Orthotics International 7:152–156

Gilder R 1988 Emotional reactions to the loss of a body part. Loss, Grief and Care 2(3–4):11–13

Gingrass G, Mongeau M, Susset V, Lemieux R, Chevrier J M, Voyer R 1956 Psychosocial and rehabilitative aspects of upper extremity amputees. Canadian Medical Association Journal 75:819–824

Goldberg R T 1984 New trends in the rehabilitation of lower limb extremity amputees. Rehabilitation Literature 45(1–2):2–11

Ham R, Cotton L 1991 Limb amputation: from aetiology to rehabilitation. Chapman and Hall, London, ch 10

Hansen S T, Jr 1987 Editorial: the type IIIC tibial fracture: salvage or amputation. American Journal of Bone Joint Surgery 69A:799

Hanspal R S, Fisher K 1991 Assessment of cognitive and psychomotor function and rehabilitation of elderly people with prostheses. British Medical Journal 302:940

Henker F O 1979 Body image conflict following trauma and surgery. Psychosomatics 20(12):812–820

Johnston M 1996 Models of disability. The Psychologist 9(5):205–211

Kashani J H, Frank R G, Kashani S R, Wonderlich S A, Reid J C 1983 Depression among amputees. Journal of Clinical Psychiatry 44:256–258

Katz J 1992 Psychophysiological contributions to phantom limbs. Canadian Journal of Psychiatry 37:811–821

Katz J, Melzack R 1990 Pain 'memories' in phantom limbs: review and clinical observations. Pain 43:319–336

Kegel B, Carpenter M L, Burgess E M 1977 A survey of lower limb amputees: prostheses, phantom sensations and psychological aspects. Bulletin of Prosthetics Research (Spring):43–60

Laatsch L, Rothke S, Burke W F 1993 Countertransference and the multiple amputee patient: pitfalls and opportunities in rehabilitation medicine. Archives of Physical and Rehabilitation Medicine 74:644–648

Langer K 1994 Depression in disabling illness: severity and patterns of self-reported symptoms in three groups. Journal of Geriatric Psychiatry and Neurology 7:121–128

Lerner R K, Esterhai J L, Polomano R C, Cheatle M D, Heppenstall R B 1993 Quality of life assessment of patients with post-traumatic fracture nonunion, chronic refractory osteomyelitis, and lower extremity amputation. Clinical Orthopaedics and Related Research 295:28–36

Macbride A, Rogers J, Whylie B, Freeman S J 1980 Psychosocial factors in the rehabilitation of elderly amputees. Psychosomatics 21:258–261

Monforton M, Helmes E, Deathe A B 1993 Type A personality and marital intimacy in amputees. British Journal of Medical Psychology 66:275–280

Murray-Parkes 1996 Bereavement. In: Doyle D, Hanks G W C, Macdonald N (eds) Oxford textbook of palliative medicine, Oxford University Press, Oxford

Nissen S J, Newman W P 1992 Factors influencing reintegration to normal living after amputation. Archives of Physical Medicine Rehabilitation 73:548–551

O'Toole D M, Goldberg R T, Ryan B 1982 Functional changes in vascular amputees. Proceedings of the American Congress of Rehabilitation Medicine Meeting, Houston, Texas

Parkes C M 1975 Psycho-social transitions: comparison between reactions to loss of limb and loss of a spouse. British Journal of Psychiatry 127:204–210

Pell J P, Donnan P T, Fowkes F G R, Ruckley C V 1993 Quality of life following lower limb amputation for peripheral arterial disease. European Journal of Vascular Surgery 7:448–451

Pinzur M S, Graham G, Osterman H 1988 Psychologic

testing in amputation rehabilitation. Clinical Orthopaedics and Related Research 229:236–240

Randall G C, Ewalt J R, Harry H 1945 Psychiatric reaction to amputation. Journal of the American Medical Association 128(9):645–652

Reinstein L, Ashley J, Miller K H 1978 Sexual adjustment after lower extremity amputation. Archives of Physical Medicine Rehabilitation 59:501–504

Rybarczyk B D, Nyenhuis D L, Nicholas J L, Schulz R, Alioto R J, Blair C 1992 Social discomfort and depression in a sample of adults with leg amputations. Archives of Physical and Medical Rehabilitation 73:1169–1173

Schubert D S P 1992 Increase of medical hospital length of stay by depression in stroke and amputation patients: a pilot study. Psychotherapy and Psychosomatics 57:61–66

Schubert D S P, Burns R, Paras W, Sioson E 1992 Decrease of depression during stroke and amputation rehabilitation. General Hospital Psychiatry 14:135–141

Shukla G D, Sau S C, Tripathi R P, Gupta D K 1982 A psychiatric study of amputees. British Journal of Psychiatry 141:50–53

Stephen P J 1982 Psychiatric aspects of amputation. British Journal of Psychiatry 141:535–536

Thompson D M, Haran D 1983 Living with an amputation: the patient. International Rehabilitation Medicine 5:165–169

Thompson D M, Haran D 1985 Living with an amputation: the helper. Social Science and Medicine 20(4):319–323

Walker C R C, Ingram R R, Hullin M G, McCreath S W 1994 Lower limb amputation following injury: a survey of long-term functional outcome. Injury 25:387–392

Weinstein C L 1985 Assertiveness, anxiety and interpersonal discomfort among amputees: implications for assertiveness training. Archives of Physical Rehabilitation. Medicine in Rehabilitation 6:687–689

Wells L M, Schacher B, Little S, Whylie B, Balogh P A 1993 Enhancing rehabilitation through mutual aid: outreach to people with recent amputations. Health and Social Work 18(3):221–229

Wittkower E 1947 Rehabilitation of limbless: joint surgical and psychologic study. Occupational Medicine 3:20–44

好評書

中田眞由美（埼玉県立大学保健医療福祉学部作業療法学科・教授）編著
清本憲太（日本医療大学保健医療学部リハビリテーション学科・講師）
岩崎テル子（新潟医療福祉大学名誉教授） 共著

新 知覚をみる・いかす
手の動きの滑らかさと巧みさを取り戻すために

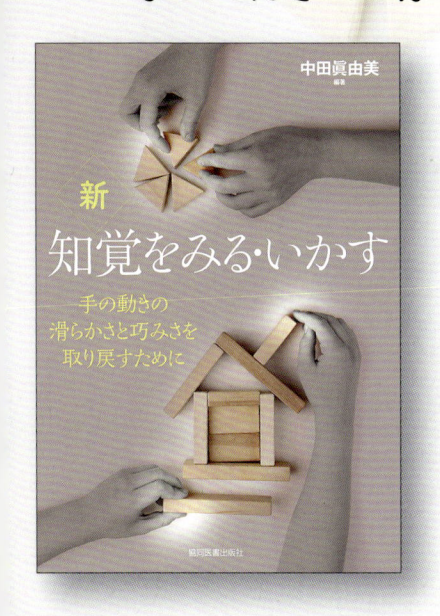

●B5判・420頁　定価（本体7,000円＋税）
ISBN 978-4-7639-2145-1

「なぜうまく道具を扱えないのか？」
疑問解決の糸口をつかむ！

●運動機能には大きな問題がないのに、ものをつかむことができない、必要以上に強く握り込んでしまう、うまく道具を操作できない──。
こうしたケースに遭遇したとき、手の巧みな動きを支えている知覚の障害をどのようにみて、治療にいかしていけばよいのか、その考え方の流れがわかりやすくまとめられ、すぐさま臨床に応用できる内容構成になっています。

●臨床でセラピストが日々遭遇する動作障害を通して、その知覚障害との関連を解説するとともに、知覚を理解するために必要な基礎的知識と今日的なトピックスについて紹介しています。

●知覚のリハビリテーションにおいて必須となる、知覚機能を評価する各種検査については、どのようなときにその検査を行うかをまず提示し、臨床でみられる問題点と結びつけながら、系統立てて丁寧に解説しています。そして、知覚検査で最も重要な点である結果の解釈について充実した説明を加えたことで、それをどのように治療プログラムに反映させたらよいかを考えることができるようになっています。

●脳の可塑性を活用した「知覚再学習プログラム」や、対応に苦慮することの多い「痛み」についても詳しく解説しており、知覚に関する基本的な知識の確認から臨床への応用までを網羅した、すべての臨床家必携の一冊です。

協同医書出版社
〒113-0033 東京都文京区本郷 3-21-10
Tel.03-3818-2361／Fax.03-3818-2368
http://www.kyodo-isho.co.jp/

本書の主な内容

第1章◆臨床観察から理解する手の知覚障害と動作障害
知覚情報をつくっているのは自らの手の動き／対象物への手の不適合が生じるのはなぜか？／触覚が鈍くなるとなぜ過剰に力を入れて把握するのか？／手は動いている面から何を感じているのか？／道具の操作に必要な手の知覚／失われたことに気づきにくい防御知覚

第2章◆体性感覚の神経生理学的基礎
神経生理学的基礎／触覚受容器とその特徴／触覚と空間分解能／末梢神経回復後の触覚検査と触覚受容器の関係／運動錯覚によって明らかにされた運動感覚の情報処理／物体の把握と知覚による制御／脳の可塑性／視覚障害と点字触読／加齢による知覚の変化／身体を使った重さの判定／侵害刺激から身体を守っている仕組み／温度の識別／義手のゴム手袋を自分の手のように感じる／痛みの情報伝達の特異性

第3章◆知覚評価
知覚評価の歴史的変遷／手・上肢の知覚障害の診かた／知覚検査の実施に際して／知覚検査の実際

第4章◆知覚障害の部位と特徴
体性感覚障害はどうして生じるのか／部位別にみた知覚障害の分布

第5章◆知覚のリハビリテーション
知覚のリハビリテーションの歴史的変遷／知覚のリハビリテーションのとらえ方／知覚のリハビリテーションの実際／まとめ

当社刊行書籍のご購入について

当社の書籍の購入に際しましては，以下の通りご注文賜りますよう，お願い申し上げます．

◆書店で
医書専門店，総合書店の医書売場でご購入下さい．一般書店でもご購入いただけます．直接書店にてご注文いただくか，もしくは注文書に購入をご希望の書店名を明記した上で，注文書をFAX（注文受付FAX番号：03-3818-2847）あるいは郵便にて弊社宛にお送り下さい．

◆郵送・宅配便で
注文書に必要事項をご記入の上，FAX（注文受付FAX番号：03-3818-2847）あるいは郵便にて弊社宛にお送り下さい．本をお送りする方法として，①郵便振替用紙での払込後に郵送にてお届けする方法と，②代金引換の宅配便とがございますので，ご指定下さい．なお，①②とも送料がかかりますので，あらかじめご了承下さい．

◆インターネットで
弊社ホームページ http://www.kyodo-isho.co.jp/ でもご注文いただけます．ご利用下さい．

〈キリトリ線〉

注 文 書（FAX:03-3818-2847）

書 名	定価	冊数
新 知覚をみる・いかす 手の動きの滑らかさと巧みさを取り戻すために	本体7,000円+税	

フリガナ	
お名前	
お届け先 ご住所 電話番号	〒□□□-□□□□ 電話（　）　－　　，ファックス（　）　－
Eメールアドレス	＠
購入方法	□郵送（代金払込後，郵送） □宅配便（代金引換）【配達ご希望日時：平日・土休日，午前中・14～16時・16～18時・18～20時・19～21時】 □書店でのご購入【購入書店名：　　都道府県　　　市区町村　　　書店】

新刊のご案内および図書目録などの弊社出版物に関するお知らせを，郵送または電子メールにてお送りする場合がございます．記入していただいた住所およびメールアドレスに弊社からのお知らせをお送りしてもよろしいですか？　□希望する　□希望しない

協同医書出版社　〒113-0033　東京都文京区本郷3-21-10　TEL（03）3818-2361
URL http://www.kyodo-isho.co.jp/　FAX（03）3818-2368

《この章の内容》

早期治療 42
    自動運動　43
    拘縮予防　43
    洗体　45
    更衣　45
    トイレの使用　47
    移乗　48

断端の浮腫 50
    断端浮腫の治療法　50

第4章
術直後の治療

　術後早期の切断者に対して行われるケアと治療はベッド上や病棟の周辺での動きと関係がある．治療は術後第1日目より開始され，切断者の状態に応じて続けられる．

　まずは創部の治癒を第一に考慮すべきである．創部のドレーンは術後24時間から48時間は挿入されている可能性があるため運動は制限されてしまう．この時期における関節拘縮予防と創部の処置は最も重要なポイントである．若い切断者の場合，術後2-3日は全身の可動域運動や筋力運動は必要ないであろう．

　しかしながら，循環障害や糖尿病に罹患している患者の大部分は高齢であり，健康ではなく，ともすれば混乱してしまい，これらがより一層ベッド上安静における合併症（気管支肺炎，褥瘡，尿路感染症など）のリスクを高めている．それゆえに術後第1日目または第2日目の早期にモビライゼーションを行うことを勧める．

　呼吸器療法はただちに開始するが，他の訓練は個々の回復度合により新たに加える．術後すべての切断者がある程度の疼痛を経験するが，特に初期には，この疼痛は十分に制御されなければいけない．治療は痛みのない範囲で行わなければならない．短時間であるが，日々頻繁に行われる治療が最善の結果を導き出すのである．

　適切なベッドや補助用具は術前から用意しておくことが望ましい（2章，18頁参照）．特に術後2-3

日では切断者は長時間交互に側臥位をとることに不快感を覚えるのでマットレスやシーツ，その他，除圧用具の種類が考慮されるべきである．患者に適切なマットレスを確実に供給するには，圧迫に対するリスク評価（6章，Waterlow参照）を実施すべきである．この評価は褥瘡の増悪の危険を減らすために定期的にされる．しかし，切断者が除圧マットレスを使用することで，ベッド上の動きや移乗をより不便にしているときもある．そのような場合には羊皮やフォームパッド，下肢の型取りをしたスポンジなど健側の下腿や足を守るようなものが必要になる．離被架は寝具による断端や健側足指の除圧に必要である．

早期治療

切断後，初期には断端が非常に見苦しいので，切断後の経過の中で，切断者は断端という言葉を受け入れるのに精神的な苦痛を伴うことがある．切断者の中にはときおり断端を見ることを嫌がり，切断を受けたことを否定する者もいる．その他，非常にゆるやかな受容の段階をとる者もいる．治療にあたるスタッフ全員が断端について普通に言及したり取り扱っていけば，切断者はこの新しい体の概念を受容することを学ぶことができるということに注目する．これに失敗すれば，歪んだ身体像から抜け出せなくなってしまう者もいる．現実と強化を徐々に認識することが，身体と心理が適合するのに役立つであろう．しかし，この状態に完全に至らない者も少数いる．急性の一過性の反応（極度の不安や苦悩など）が起こりうるため，切断者の観察は初期の段階には重要である．この時期，断端に対する苦悩を和らげる最適な方法は，おそらく感情的な反応を聞き，認識し，元気づけ，包み込むことである．切断者は自分の体に起きたことを理解し，新しい感情と感覚に適応しようとする．新しい断端を見ることが難しい人もいる．支援と励ましを受けるかもしれないが，切断者の受け入れ準備ができるまでは断端を見ることに圧力を感じないようにしなければならない．家族や彼らの反応に気を配ることが，この時期には理解されなければならない．家族による支援と，必要な場合に，特に切断者の適応を妨げるような家族の反応があるときには心理学またはカウンセリングの専門家の介入を提供することは有効である．

幻肢感覚はこの時期によく起きる．切断者は自分が正気であることを疑い始めるような異様な感覚を感じることもあるので，切断者に彼らの体験を表現させることが重要である．ごく最近まで幻肢感覚は存在しない，または精神障害を証明するものであると考えられており，いまだに誤解に苦しんでいる者もいる．幻肢感覚を経験した多くの人は幻肢痛を訴えないので，幻肢痛と幻肢感覚は区別して治療すべきである（20章参照）．

セラピストは術後最初の治療で，断端が単独でどれくらい動くのか観察することが重要である．セラピストが患肢を動かすために援助したり，抵抗を加える前に，切断者は断端を手で触れてみるべきである．この最初の時期に切断者は断端を触れて，切断が行われたことを十分に理解するために，感覚へのアプローチが必要である（図4.1参照）．

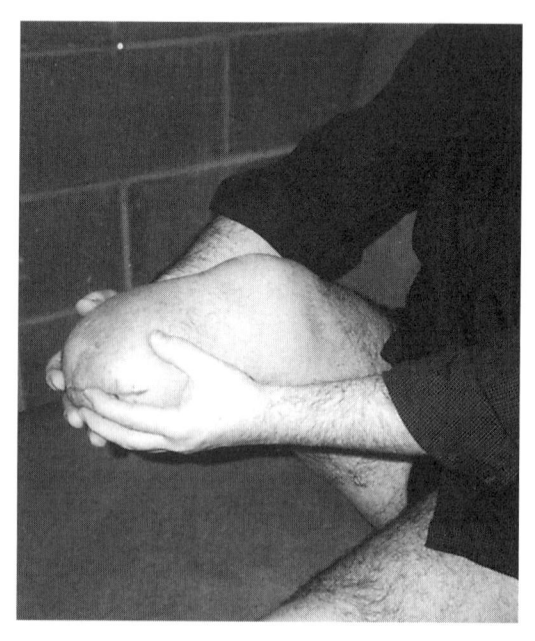

図4.1 断端の脱感作を促す操作（傷が治癒し抜糸が済んでいるため包帯がないことに注目）（Richmond の Twickenham and Roehampton Healthcare NHS Trust の許可を得て掲載）．

■自動運動

　下腿切断の断端に対して初めに行う自動運動は，股関節の屈曲，伸展，内転，外転，大腿四頭筋と膝屈筋の等尺性収縮および下腿筋の収縮運動である．ベッド上の移動を援助するために，ブリッジ，寝返り，ベッド上の上下への移動，座位での前方への移動，上肢を使ったプッシュアップなどの運動の介助は術後1日目から始めて，切断者がベッド上で十分に動けるまで続ける．また健側肢の自動運動は，断端の循環改善を促すため，このような自動運動が奨励される．

　点滴やドレーンまたはカテーテルを装着したままでプッシュアップ以外のこれらすべての運動は可能である（図4.2-図4.4参照）．セラピストはガーゼの上から断端を優しく触れ，移動，知覚の再教育，精神的受容を援助して，励まさなければならない．循環障害や糖尿病による切断者は移動するときには，断端だけでなく健側肢もベッド，車椅子，離被架でぶつけたりしないように常に十分に注意しなければならない．ほんのわずかな傷でさえ大きな合併症を引き起こすことがあるからである．チームスタッフは傷ができていることを発見したらすぐに看護婦に報告しなければならない．黒人やアジア人の微小な皮膚損傷は見つけるのはより難しいので，治療にあたるすべてのスタッフは常に気を配る必要がある．

■拘縮予防

　拘縮予防には次の重要な4つの要素がある．

1. 下腿切断のときには膝関節は術後すぐに完全伸展位で休ませなければならない．どんな創部包帯でも断端を屈曲するほど強く巻いてはいけない．疼痛はしばしば股関節と膝関節を含めた下肢屈曲引き込みパターンを引き起こすが，それは持続されてはならないため十分な鎮痛剤が投与されるべきである．

　　セラピストは睡眠後や日中休んだ後に，一時的に屈曲位で固定された膝関節を他動的に伸展させるべきである．方法は両母指で膝蓋骨を近位方向に押して，両方の他の指で脛骨を前方へ引き出す（図4.5参照）．膝関節が伸展位ができるようになったら，切断者は大腿四頭筋等尺性運動を行うべきであり，膝関節伸展位を維持できるようになる．膝関節伸展位を維持するために車椅子に断端を乗せる板（断端ボード）を用意するとよい（図4.6，図4.7参照）．

　　この肢位を維持するために重錘，砂嚢，枕を使うことは勧められない．これらは断端の循環を遮断してしまい，疼痛を引き起こし，結果として下肢引き込みを増強することになる．

2. 膝関節離断者または大腿切断者では股関節の屈

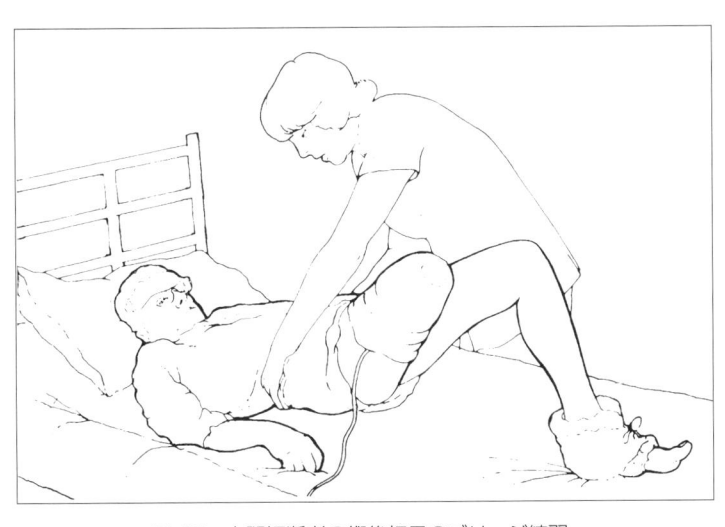

図4.2　大腿切断者の術後初日のブリッジ練習．

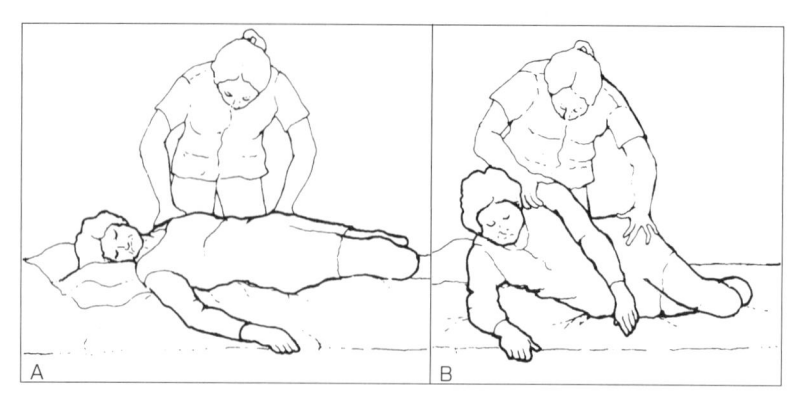

図 4.3 両側下腿切断者の寝返り．セラピストの手の位置に注目．

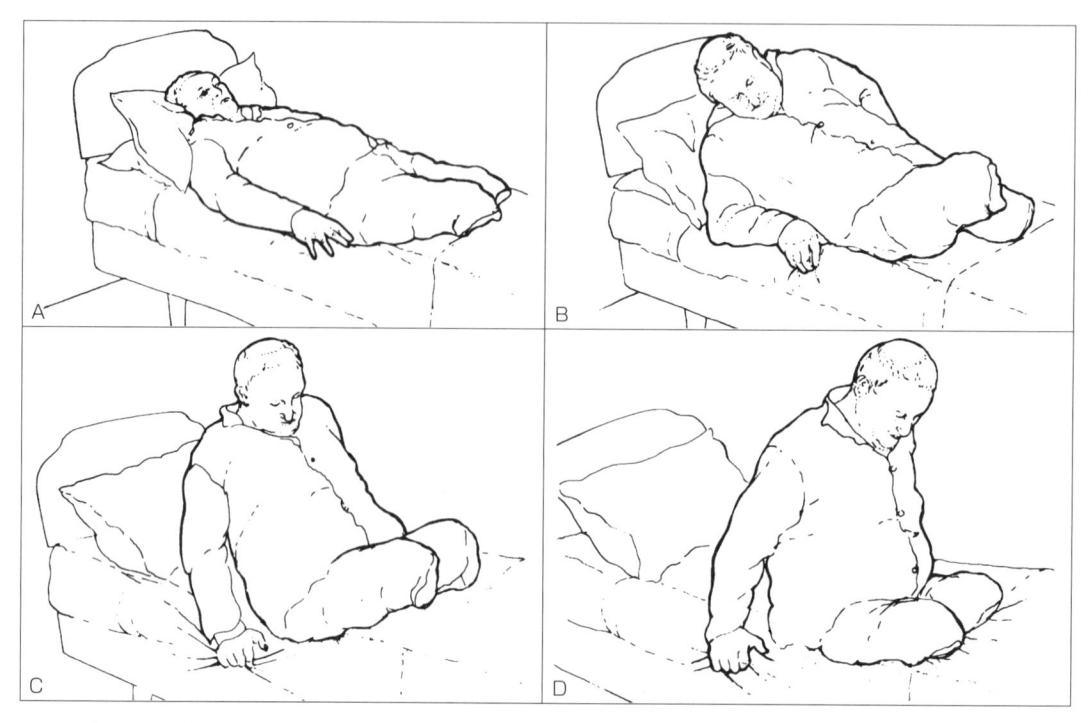

図 4.4 両側大腿切断者がベッド上で座位をとるための 4 段階の動作．上肢の位置と体幹の回旋に注目．

曲拘縮に特に気をつけるべきであるが，大腿短断端切断者では損傷されていない中殿筋や小殿筋に対する拮抗筋が作用しないため外転位になってしまうことも覚えておくべきである．自動的股関節伸展，内転運動が行われなければならない．しかし，大腿長断端切断や膝関節離断は長い健常な長内転筋や短内転筋が股関節外転筋群より強く作用しているため内転位になることがある．このような症例では，自動的股関節伸展，外転運動が行われなければならない．

3．切断者はやむを得ずベッド上や車椅子で長時間座位をとることがある．そのため股関節を中間位にするために，仰臥位または腹臥位の姿勢をとる時間が日課となる．腹臥位は適さない切断者もいる．例えば，呼吸循環器の問題や脊椎の後弯変形，大きな腹部，重大な関節炎である．これらの患者には，例えば側臥位で断端を支えた状態にして，股関節中間位をとれる姿勢を見つけることが，非常に重要である．

　治療プログラムは正しい姿勢がとれるように，

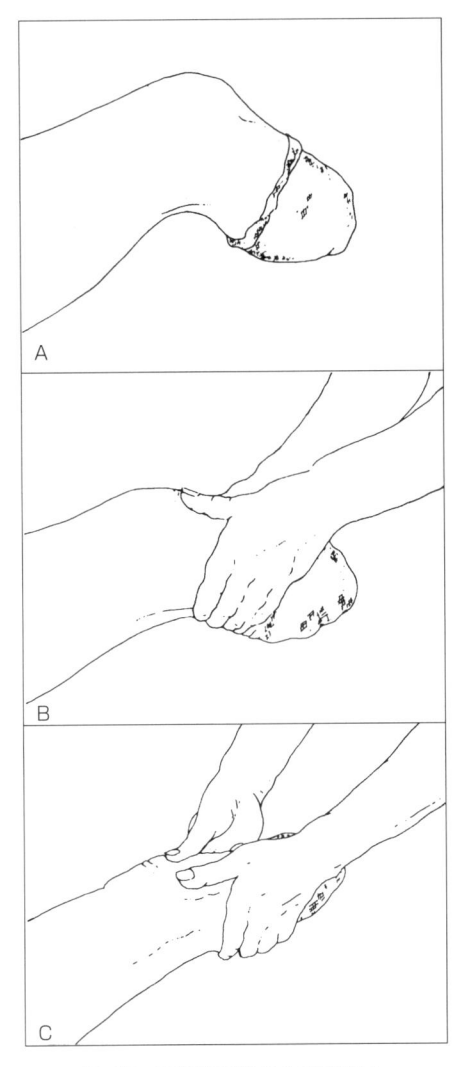

図 4.5 下腿切断端の他動的伸展.

毎日徐々に変えていかなければならない．例えばある切断者では1日に10分しか仰臥位をとることができない人もいるし，ある切断者では1日2回は腹臥位を30分ずつとれるようになる人もいる（図4.8参照）．

4．切断者は比較的動きが少ない間に関節拘縮または可動域低下が生じるので，上下肢，体幹のすべての関節が積極的に治療されなければならない．

■洗体

術直後，切断者は通常ベッド上にて介助下で清拭が行われる．座位が十分にとれるようになったら，セラピストは切断者をベッドの端に座らせて適切な高さの台に置かれた洗面器を使って洗体させ，次に車椅子から病棟の浴室に移ることで動作と自己管理を促す．

切断者は車椅子に座ったままであるか，洗面台で背もたれのない高い椅子を使用することが多い．健肢の先まで届くような柄の長い入浴補助具が切断者に必要である．

■更衣

更衣はリハビリの初期において切断者にとって非常に疲れる行為であり，この行為を注意深く段階的に行わせる必要がある．片側切断者はベッドの上で横になり，ブリッジしながらズボン等を引っ張り上げる（図4.9参照）．上着を着るには座位バランスがよくなければならない．ベッドの端に座りながら行うのが一番簡単である．両側切断者はベッド上で左右に体を回転させながら，容易にズボンをはく方法を見いだすであろう．片側切断者で座位バランスがよいときはベッドの端に座りズボンを引っ張り上げるために前方に身体を曲げて，それから健肢で立つような手順で進める．外転した断端はズボンが落下するのを防ぐのに役立つ．

切断者の中には（例えば片麻痺，関節炎のある切断者や両側下肢切断や両側上肢切断者），更衣動作を自立するために補助具が必要となる．股関節屈曲制限，腰痛や呼吸器障害のある切断者は，健肢に届くようにするため，長い靴べらや靴下の自助具のような補助具が必要になる．リーチャーは落ちた物や届かない範囲にある物や衣類を取るのに非常に有効である．

切断者には簡単に更衣ができ，動きを妨げないか傷をこすらないゆったりとした着心地のよい衣服を着ることを勧める．セラピストやセラピーアシスタントは切断者と一緒に，監視なしに十分に自信をもって行えるまで何回も練習をする必要がある．

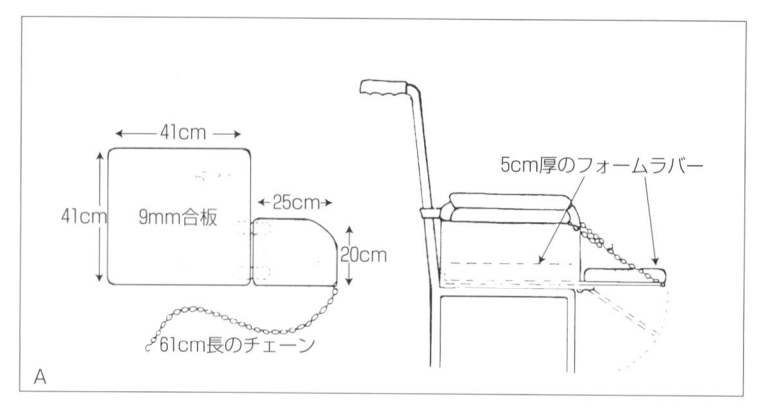

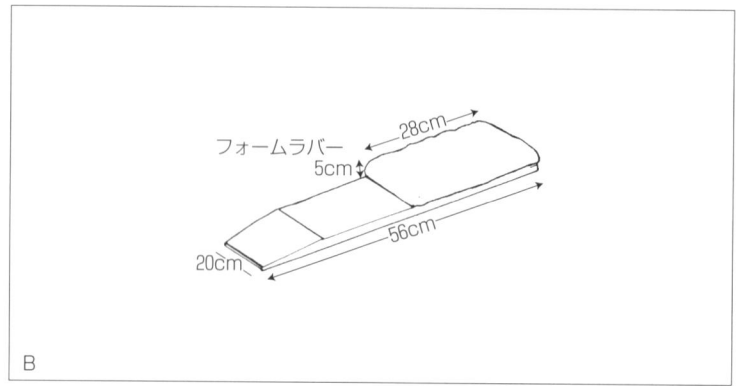

図 4.6 断端ボードの二つのデザイン．A：調整式断端ボード—角度を使いやすいように変えられる．B：固定式断端ボード—車椅子のクッションの下に滑り込ませる．

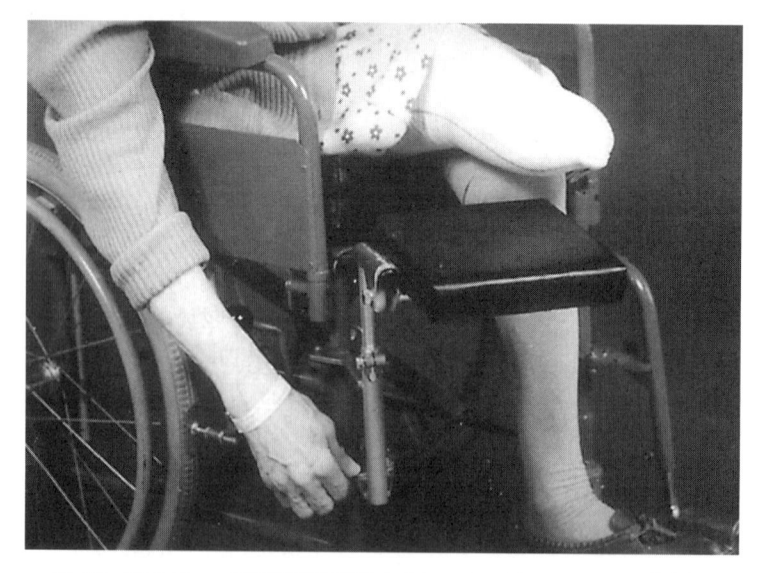

図 4.7 長さ 29cm の特性断端支持具（Remploy Healthcare で作製）．

枕なしか一個の枕

上肢は患者が心地よい
肢位をとる

断端は平らに伸ばす
（下腿切断なら膝関節を
伸展），枕なし

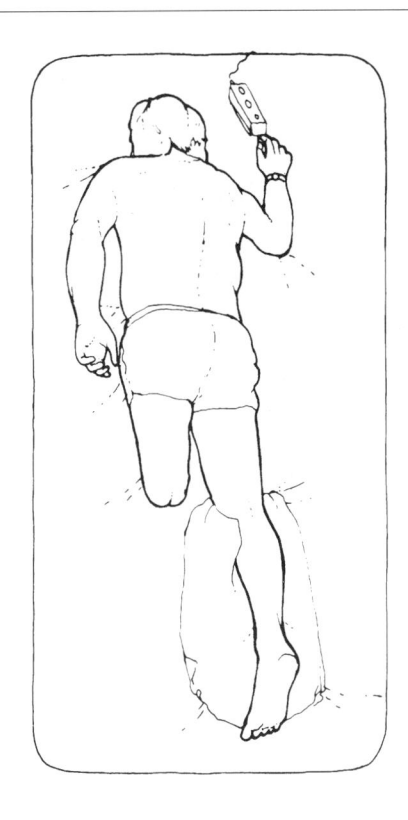

ナースコールは患者の
手の届く範囲に置く

頭は健側に向ける

患者は腹臥位の時間を
確認するために時計を装着

両股関節はベッド上完全に
平らになるようにする

枕で健肢を支え，
足指をベッドから離す

フットボードと布団は
じゃまにならないところに置く

覚えておくポイント
1. 腹臥位になるとき，切断者は健側側に回転させ，看護婦は断端を優しく下に降ろすのを促す．
2. 始めは切断者は約10分腹臥位をとる．
3. その後切断者は1日に30分を3回行えるように鍛える．

図4.8 腹臥位の正しい姿勢

病弱な切断者の中にはケアする人の助けが必要になる人もいる．切断者が支援を必要とする場面や，自立を成し遂げるための方法を気づかせるためにすべての段階で家族やケアする人に関わらせることが重要である．

切断者が義肢リハビリテーションへ移行するかどうかが分かるまでは，衣類を特定するべきではない．ズボンの足の部分は動きを妨げないように一時的にテープまたはピンで留める．

病院から自宅へ帰るための準備としては，個人の日課をできるだけ早く取り戻すことが重要である．切断者は更衣ができたことに気分をよくし，平常に戻って慣れた日課を行えそうだと言うことが多い．切断者が毎日の更衣練習を行った後でも自分で下着やズボンを自立して着ることができないようであれば，義肢の自立した装着が無理であることを理解することは重要である（7章参照）．

■トイレの使用

切断者は補高便座あるいは壁や床に固定されている手すりのような補助器具が必要になるであろう（図4.10）．

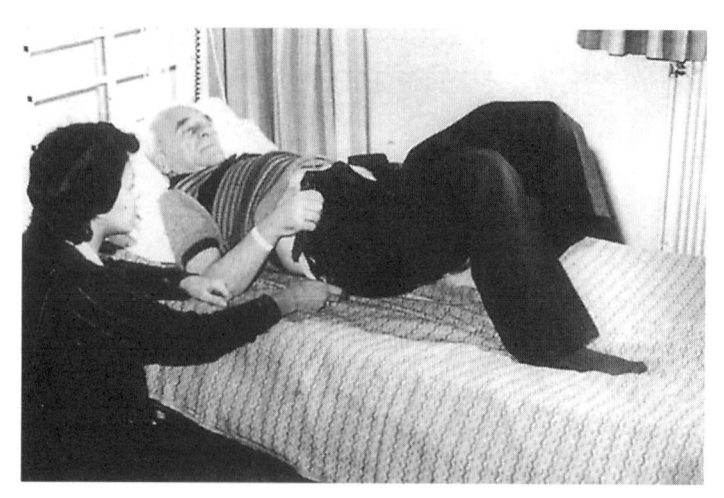

図4.9 セラピストと一緒に更衣練習（Downie PA(ed) Cash's textbook of general medical and surgical conditions for physiotherapists Faber & Faber 1990 より許可を得て転載）．

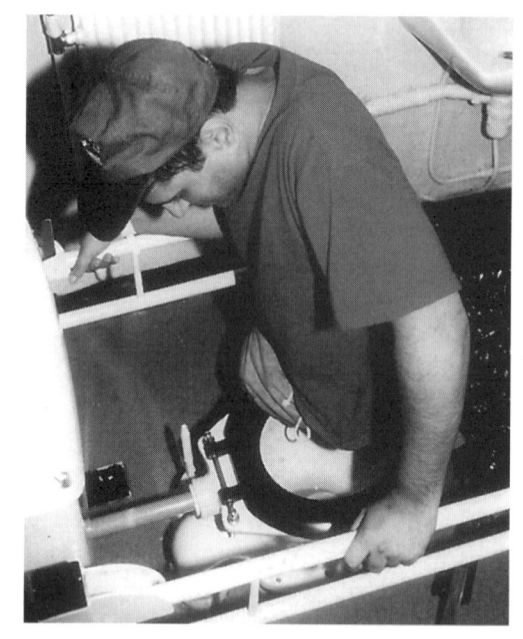

図4.10 高位両側大腿切断/股離断者は固定された手すりを使って前方移動でトイレへ移乗（Richmond の Twickenham and Roehampton Healthcare NHS Trust の許可を得て掲載）．

■移乗

　切断者がベッドから車椅子に座れるようになる時期は，患者の医学的状態に左右される．自立した移乗を学び始めるための一般的な条件は，ホイストを使わずに切断者が注意して指示に反応できるようになることである．セラピストは患者やセラピストにとっての危険因子を考慮した上で，最も適切な移乗方法を決め，指示を与え移乗の際の介助を行う．治療のためにしばしば点滴や創部ドレーンやカテーテルが入っていても，適切なケアが行われれば，術後翌日または2日目の早期に，ベッドから出て車椅子に乗ることは可能である．

　術前に適切な車椅子を借り入れておくべきであり，自分で駆動できなければならない（2章参照）．切断者は動かない肘掛け椅子に座るべきではない．車椅子の使用は切断者の身体と心理状態の両者を大きく改善させる．適合した安全な車椅子を借りるときの評価は，のちに車椅子の必要性と永続的に使用する車椅子の処方を決定することになる資格のあるセラピストにより行われなければならない（6章参照）．

▶移乗方法

　切断者はトランスファーを試みる前に，健側足部によく適合した靴を履くべきである．切断者のために以下のような3つの移乗方法がある：
1．立位で回旋し移乗（図4.11）
2．後方または前方への移乗（図4.12）
3．スライディングボードを利用した移乗（図4.13）

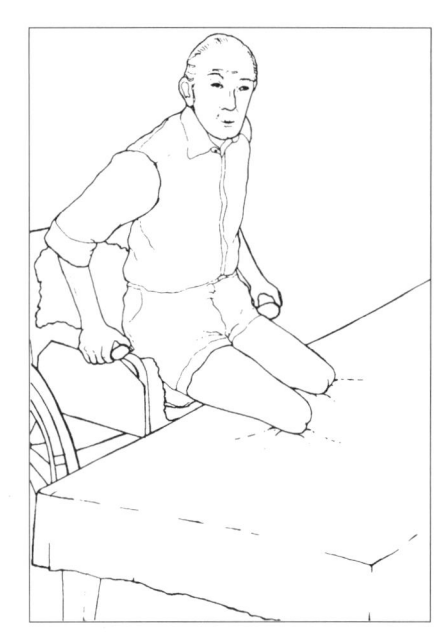

図 4.12 前方または後方移乗動作．車椅子とベッドが同じ高さであることに注目．この移乗は両側切断者によりしばし利用されており，また片脚で体重を負荷することができない他の切断者にも適している．

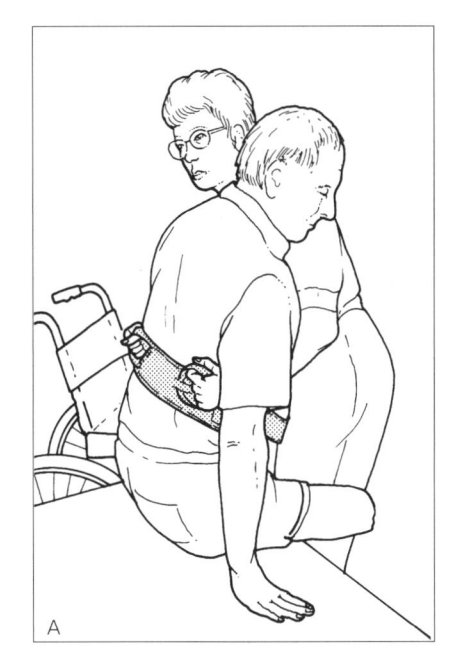

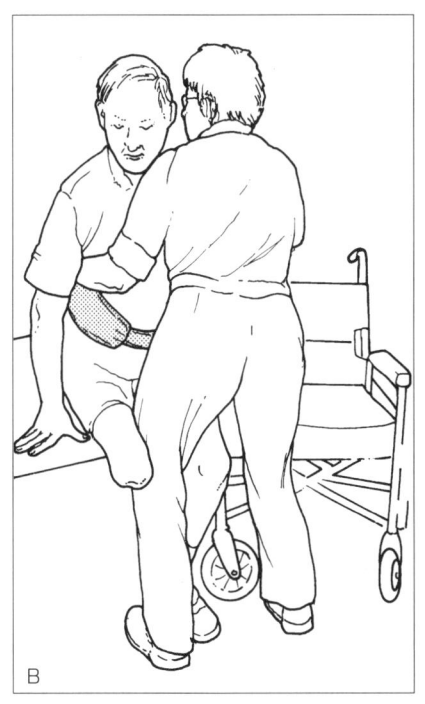

図 4.11 介助用ベルトを利用して立位で体をまわして移乗．

いったん，切断者とスタッフとの間で安全な移乗方法が決定されたなら，同じ方法が常に行われ，切断者の自立を促すために，記録されなければならない．

▶ マニュアルハンドリングの方針

治療スタッフ全員が自分達の雇用者の方針を知っておくことは非常に重要なことである．被雇用者は各々，切断者を扱う課題や仕事量が彼ら自身や他の人の健康や安全に対する危険因子とならないよう保証する義務がある．マニュアルハンドリングの練習を行うことはEECの規定のもとヨーロッパではすべてのスタッフにとって義務となっている．

▶ 車椅子の使用（6章参照）

移乗ができるようになったら，切断者に車椅子の安全な操作法を教える．断端ボードは膝関節離断や下腿切断レベルで用いられるべきである．このボードは断端を打撲から保護したり膝関節の拘縮予防，浮腫の制御に役立つのである（図4.6）．切断者の中には座位バランスが悪い例がおり（例えば片麻痺を合併している切断者や，両側切断者など），シートベルトが必要になってくる可能性がある．

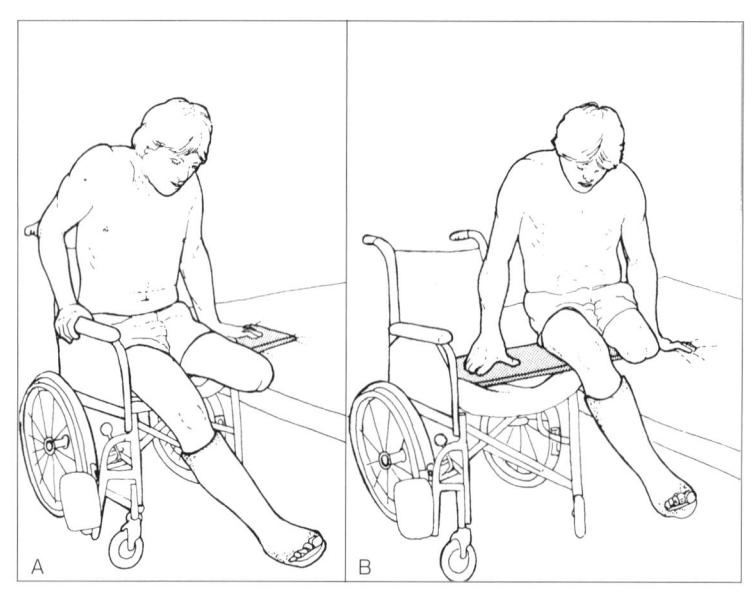

図 4.13 スライディングボードでの移乗動作.車椅子とベッドが同じ高さであり,スライディングボードが,ベッドと車椅子の間の隙間を円滑に滑ることができるように十分な長さが必要であることに注目.この方法は車椅子から車の座席の移乗でも理想的である.

視力や聴力が悪く,手指,上肢の筋力が弱かったり,知覚鈍麻がある切断者には車椅子操作に長時間の指導と練習が必要である.混乱した切断者にも継続的な指示が必要である.

若くて体力のある切断者は車椅子の使用を好まないであろう.セラピストは術後早期から松葉杖を使用中に,断端の位置によっては危険が伴うことを説明しなければならない.疼痛と浮腫の問題と創部治癒が遅れる可能性が若年切断者に理解されなければならない.

断端の浮腫

断端の浮腫は外科的侵襲の結果として術直後に出現し,将来的には他の多様な原因により切断者の生涯を通して繰り返し起こる(図 4.14).セラピストはすべての問題と管理面を知っておくことが重要であり,そうすれば切断者はそれを知り将来的な自己管理に関係するということを教わることができる.

■断端浮腫の治療法

▶挙上

血圧を一定に保ち断端や健側肢の血流を適度に保つため,ベッド上で下肢を挙上する.車椅子を使用するときは,下腿断端をボードにのせて挙上する(図 4.7 参照).

自宅で毎日義足を装着していない下腿切断者は,車椅子使用時にはボードを準備すべきである.また義足を外している場合には台か椅子で断端を挙上させておく.

▶運動

断端筋肉の自動収縮は浮腫の軽減に最も有効な方法である.対立筋群による規則的なパンピング運動が必要である.

- 下腿切断者は筋肉の収縮を得るために,足関節の底背屈運動を交互に行うことを心の中に思い浮かべたほうがよい.
- 膝関節離断者や大腿切断者は断端の強い筋収縮

図 4.14 断端の浮腫の原因

```
不適切な包帯              組織間腔圧の不均衡           動脈疾患
手術による損傷                                      静脈環流不良
OAなどの関節の問題              ↓                  CCFのような薬による
筋ポンプ作用の欠如              浮腫                    制御が不十分な合併症
                                                糖尿病
                            ↓                   腎疾患
適合困難                     疼痛                 遷延治癒
  ↓                                              ↓
圧迫部位                                          感染
  ↓                                              ↓
断端の損傷                                        瘢痕組織
                                                 ↓
                       リハビリの遅延              適合困難
```

図 4.14 断端の浮腫の原因.

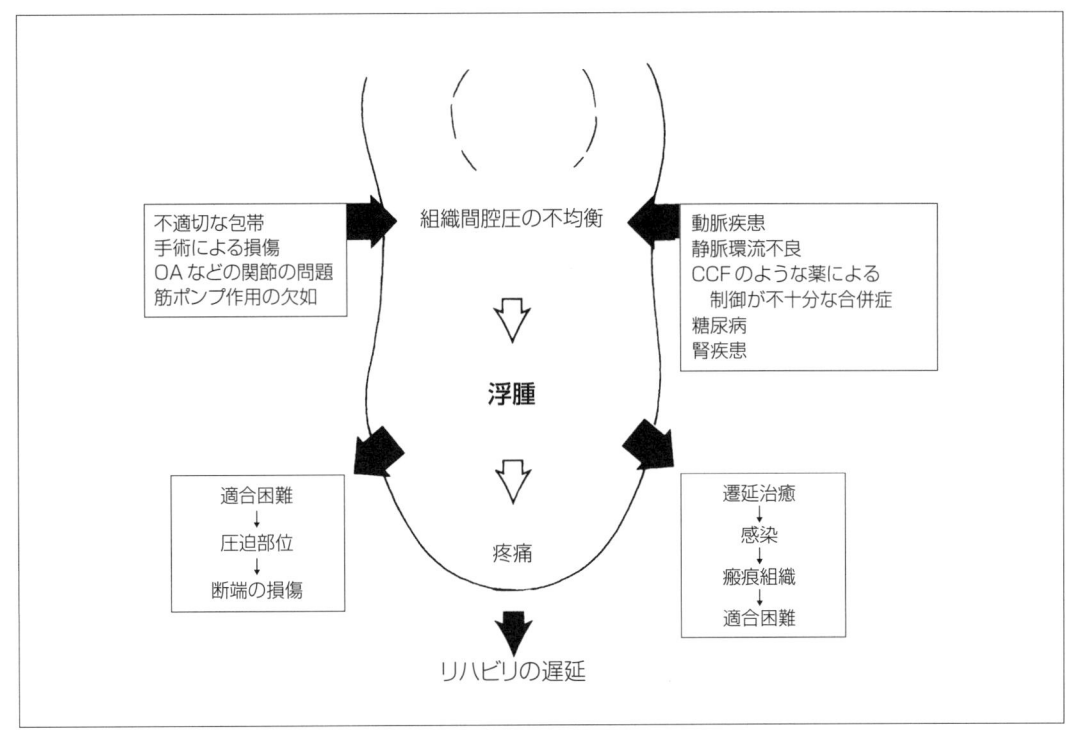

が起きるように，股関節の屈曲，伸展や股関節の外転，内転を交互に行わなければならない．

この自動運動は一日の中で一定の間隔をおいて行われるべきである．1時間毎に10回の運動が有益なガイドラインである．両側での自動運動は切断側のより強い収縮を可能とする．強くて協調性のとれている断端の筋肉を持つ切断者は誰でも，将来的によりよい義足の使用が可能となる．例えば強くて筋肉質の大腿切断者は自己懸垂式の膝コンポーネントを保持したりコントロールしたりするのに適している（13章参照）．

▶ 包帯法

包帯法により断端の形がよくなると考えることは誤解である．包帯を巻くことは1900年代初頭から行われていた手技である．その当時の切断の原因は外傷であり，大部分の切断者の断端血流は正常であった．その時の義足は簡単な円錐形の木でできたソケットで，包帯による圧迫はソケットに断端を適合させるために重要であった．今日ではそのような考え方は全く違うのである：

- 先進国では現在新たな切断者の80％以上が末梢循環障害か，または糖尿病に罹患している．包帯により圧迫をかけるとしばしば断端血管の動脈圧を超えてしまい，圧迫による壊死を引き起こし，その結果さらに高位で切断を行うことになる．これは下腿切断の断端を，例えばTubifastのような軽く支持できるもので被覆するとより安全なときは特にそうである．

- 外科医はリハビリテーション相談員と義肢装具士の両方と連絡をとり，義肢ソケットの形状や製品についてより知るようになるので，今では熟練した専門的技術を用いて断端の筋皮弁術を行うようになっている．この要素によって断端の最終形状が決められる．包帯法が局所循環を妨げるような危険なしに断端の形状を変えることは決してありえない．不適切な包帯法は組織を損傷させてしまう．

- 最近では義肢装具士は非常に多くの手技と，個

人の断端に適合させた義肢ソケットを作る材料を持つようになった．均一な浮腫を伴った断端は，包帯により形が悪くなった断端に比べより早く義肢に適合するということを覚えておくべきである（図 4.15 参照）．

包帯法は術後早期に断端の組織を支持するために必要な場合もあり，適切な技術により適合し，どの施設にもあるので，断端ソックスが使われる以前や断端ソックスの代わりとして使われている．世界中の多くの国々では包帯法のみが利用できるすべてである（図 4.16 参照）．

▶ **断端ソックス（Juzo など）**

この弾性断端ソックスは義肢センターから各種サイズを取り寄せることができる．これらは断端の浮腫の治療にのみ用いられる（図 4.17 参照）．適切なサイズを選べば，それらは他の弾性のある素材より皺になりにくく，また駆血を引き起こすこともない．初めて弾性ソックスを試すときは，少なくとも 30 分間はセラピストの監視下で使用するのが賢明である．この間，ソックスが適切なサイズでないことを示す皮膚の色調の変化や窪みについて，断端が注意深く観察されなければならない．ソックスは切断者が起きているときだけ使用するが，義肢装着時には使用しない．駆血効果が増悪すると断端に損傷が発生するので，切断者は弾性ソックスをつけたまま眠ることは勧められない．切断者は断端に装着するときはまず下の方に丸めておき，それから断端に当てて丸めたものを広げながら徐々に上げていく．先端から引っ張るとソックスは簡単に伸びてしまいやすい．

▶ **硬性ソケット**

若い外傷性の下腿切断者の中にはギプスの適応の人がいる．傷の治りが疑わしいときは，ギプスや他の硬い材料は，断端に使用されるべきではない．しかし，専門施設では非常に有効である．その施設では術後早期にギプスまたは熱可塑性の材料で一時的なソケットが作られる．その後早期歩行リハビリテーションが行える．

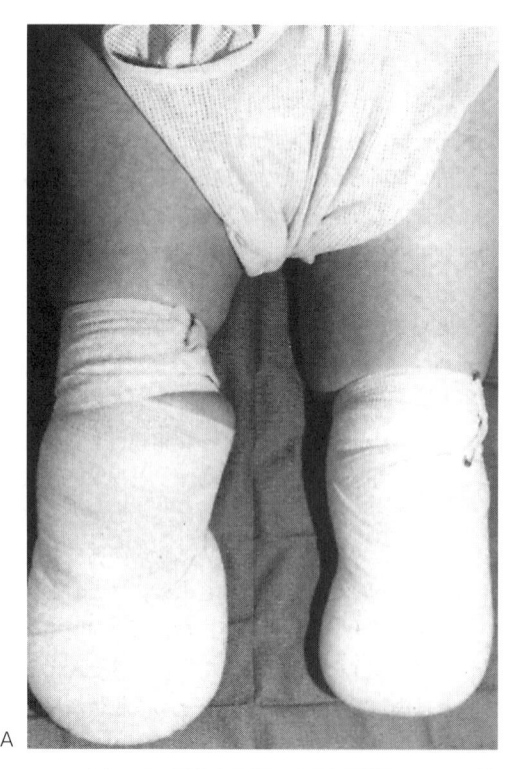

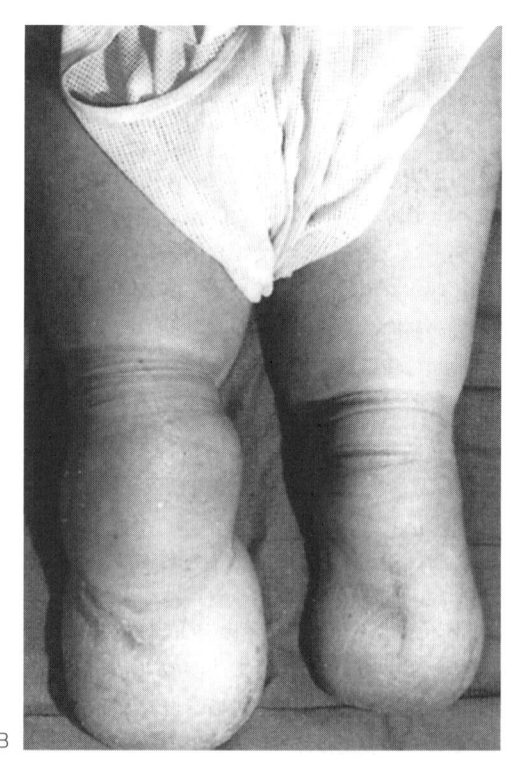

図 4.15 不良な包帯による悪影響．A：不適切な包帯．B：不適切な包帯による断端の不整な外形．

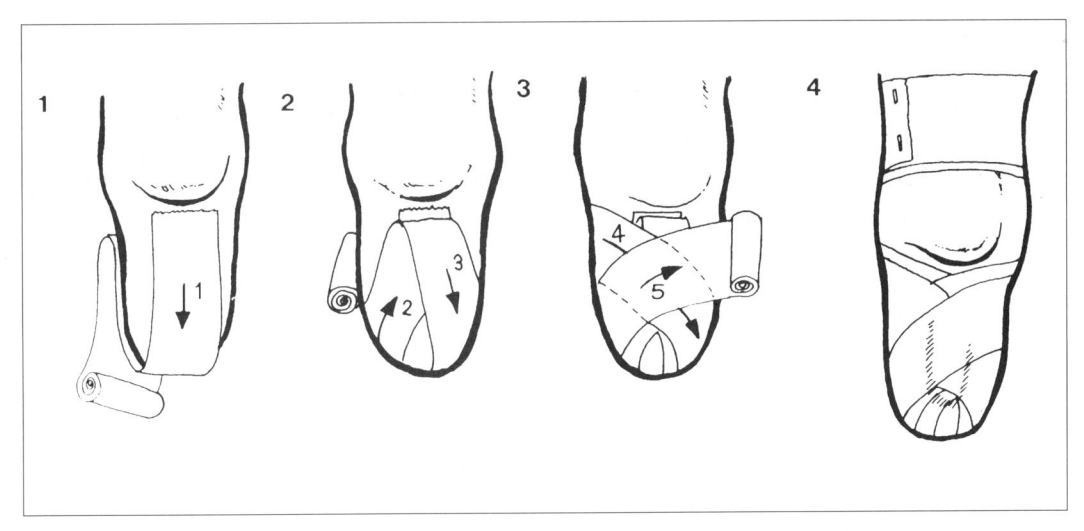

図4.16 下腿断端の包帯の巻き方（Seton Ltd のパンフレットより）.

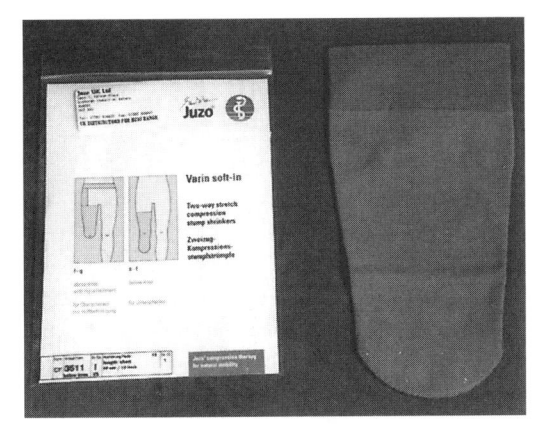

図4.17 Juzo社製の断端ソックス（Richmond の Twickenham and Roehampton Healthcare NHS Trust の許可を得て掲載）.

▶ 空圧式移動補助具

義足が与えられる前，または浮腫が発症し義足が合わなくなったときに切断術後空圧式移動補助具（Ppam aid）や切断者用移動補助具（AMA）が利用される（詳細は6章参照）．

▶ 可変気圧機器（Flowtron など）

利用できる様々な機器があるが，一般的な使用原理は，すでに定められた循環形態において，断端周囲の空気圧を変動させることで血液やリンパ液の流れをよくしていくことである．この機器により組織に加えられる圧は大きさや形に関係なく断端の全長にわたり均一であるので，駆血効果はありえない．

2版までの文献

Ham R, Richardson P 1986 The King's amputee stump board Mark II. Physiotherapy 72(3):124

Hamilton A 1977 Device for supporting the stump of a below-knee amputee. Physiotherapy 63(10):318

Koerner I 1976 To bandage or not to bandage: that is the question. Physiotherapy Canada 28(2):75–78

Murdoch G 1983 The postoperative environment of the amputation stump. Prosthetics and Orthotics International 7:75–78

Redhead R G, Snowdon C 1978 A new approach to the management of wounds of the extremities. Controlled environment treatment and its derivatives. Prosthetics and Orthotics International 2:148–156

Sarmiento A 1972 Postoperative management. Orthopedic Clinics of North America 3(2):435–446

Tilbury B, Slack H N, Mancey C 1985 The Exeter amputee stump support board. Physiotherapy 71(11):477

3 版の文献

Arksey H, Heaton J, Sloper P 1998 Tell it like it is. Health Service Journal 108(5588):32–33

Condie E, Jones D, Treweek S, Scott H 1996 A one-year national survey of patients having a lower limb amputation. Physiotherapy 82(1):14–20

Eneroth M, Apelqvist J, Larsson J, Persson B M 1997 Improved wound healing in trans-tibial amputees receiving supplementary nutrition. International Orthopaedics 21:104–108

Lambert A, Johnson J 1995 Stump shrinkers: a survey of their use. Physiotherapy 81(4):234–236

Yeager R A, Moneta G L, Edwards J M, Taylor L M, McConnell D B, Porter J M 1995 Deep vein thrombosis associated with lower extremity amputation. Journal of Vascular Surgery 22(5):612–615

第5章
運動プログラムおよび義足装着前の日常生活活動

《この章の内容》

初回切断　55

新たな問題を生じた既存の切断者　56

年齢に応じた治療目的　56

運動プログラムの考え方　57
 開始肢位　57
 動的断端運動　58
 機械的な抵抗運動　61
 運動プログラムの間に考慮すべきポイント　62

拘縮治療の考え方　62
 拘縮の原因　62
 治療　63

癒着性瘢痕治療の考え方　63
 治療　63

継続的評価　63

機能的課題　64
 義足装着前の活動　64
 入浴　64
 肘掛け椅子　65
 車　65
 車椅子操作　65
 上肢筋力増強運動　65
 家庭内活動　65
 自己表現　66
 病院から自宅への退院　66
 家庭訪問評価　66

　この章ではすべての年齢および下肢切断者に必要とされる一般的体力向上プログラムについて述べる．上肢切断者の治療は19章で述べられている．記載された運動は，術後1週間目以降，リハビリテーションのすべての段階で行われる．

　ここで示されている説明は治療における例と理念であり，実際は個々に評価し，適切な治療計画を立てる必要がある．この章では大小問わずどのような施設でも，あるいは家庭においてもできるような一般的な運動プログラムを示している．

初回切断

　創部のドレーンを抜去した後，切断者は一日中起きてきちんと衣類を着ているようにする．運動プログラムは治療施設で継続される．ここで行われるプログラムのためには，切断者は心を乱しておらず，疼痛が適切に調整され，医学的状態が安定している必要がある（特に糖尿病では重要である）．カテーテルやチューブが衣服の下に付けた袋に連結されたり失禁パッドやパンツが利用されているので，失禁は治療を阻害しない．運動は毎日行われるべきである．

　新たな切断者では最初の義肢を装着して十分にリハビリテーションが行われるまで入院を継続することが理想である．しかし，急性期病院で手術が施行

された患者の大部分は回復するとすぐに退院となる．次の段階のリハビリテーションは，専門的な義肢リハビリテーションユニット，地域のセラピスト，デイホスピタルあるいは急性期病院の外来で行われる．

切断者の中には決して義肢使用に前向きでない者がおり，この場合にはセラピストは切断者が義肢を使用しない状態でその人自身の環境の中で可能なかぎり，自立し安全であることを保証してあげることが重要である．車椅子を使用して家庭へ退院する前に，可能なかぎり体力，スタミナ，自立性を高めておく必要がある．

個人の状況がどうであれ，新たな切断者は監督下で規則的に訓練され，義肢リハビリテーションが完結するかあるいは車椅子か他の移動補助具により自宅での移動が獲得されるまで継続されるべきである．

拘縮，筋力低下，機能喪失はしばしばこの時期の不適切な監督の結果として起こってくる．切断者が十分なリハビリテーションを受け義肢を使用するようになるまで，切断者の管理を監督することが病院におけるセラピストの責任である．切断者が義肢を適合させる時期を問題なく過ごし，十分な義肢リハビリテーションを確実に達成することは，容易なことではなく十分な時間と労力を必要とする．切断者のリハビリテーションに対する耐久力とリハビリテーション後の疲労には大きな個人差がある．目標を達成するように激励し支援することは，失望を最小限とするのに重要である．心理的には再び歩くための学習準備は力強い経験となる．

新たな切断者の中には自分が下手だと感じ，歩行の再学習準備のリハビリテーションを経験することで志気が低下し，不安になったり腹を立てたりする人がいる．このようなリハビリテーションの早期には，初めて切断者が喪失感に直面するときもあり，この時期にもう一度大きな感情的反応の発現が予想される．

一方では，新しい方法を学習し，明らかに自分自身の進歩が得られると，興奮し多幸的とさえなる人もいる．忙しく立ち回り，気晴らしを与えることで，切断者が難しい感情をうまく処理することを支援する．この時期にスタッフはより多幸的な切断者が「否認」の段階である（3章参照）という懸念を言うが，このような精力的な熱意のある状態は手元の課題を進めていくには非常に適している．

この期間を通して（特にリハビリテーションを通して）起こる問題に対して，機能的なものと同様に心理的にも考えることが重要である．

新たな問題を生じた既存の切断者

もし何らかの理由で自立した義足装着者が義足を装着できないとすれば，同じ運動の原理が適応されるべきである．これらの切断者が遭遇する問題の例は以下の通りである：
- 断端の損傷
- 断端の再切断
- 他の手術，骨折，あるいは急な出来事
- 腫瘍の再発
- 他の医学的問題，例えば軽い脳卒中，糖尿病の再燃，心肺系問題
- 社会的困難性．

もしさらに高位のレベルでの再切断がなされれば，その切断者は初回切断者と見なされる．バランス，固有感覚，筋コントロールは変化し，切断者は新しい義足の使用が非常に難しいことに気づく．十分な運動プログラムが提供されなければならない．

年齢に応じた治療目的

リハビリテーションの目的は基本的にはすべての年齢層の個人的，地域的，社会的，経済力について同じである．しかし治療プログラムを計画するときには，いつでも個々のニーズを心に銘記しておくことを考慮に入れるべき特別な要因がある．

若年者．若年者の身体的治療目的は，動きと協調性を完全で，筋力を十分なものとすることである．若者は容易に飽きやすいため，運動プログラムにおいては常に変化と創意が必要となる．現実的には断端に対して日々きつい運動が行われる．セラピストはより若い切断者に十分に耳を傾けるために時間をとり機会を設ける用意をしなければならない．また細心の注意を払い彼らを励まし，彼らの心配事を代

弁するようにする．しばしば切断者は病院から家庭へ早期に退院させられるが，その時に彼らは自分の変化した環境に何が起こったか，受けるべき情報の機会や専門的助言がなくなってしまったことに気づかされる．若い切断者は一般的に高い期待と能力をもっており，いかに難しい課題でも達成して驚かせる．従って退院前に安全な環境下で課題に，つまり例えば地域的課題，公共交通機関の利用，お店やクラブを訪れることなどに挑戦する機会をもつことが重要である．

　高齢者．高齢者の治療目的は日常生活において安全な機能をもたせることである．理想的には短い治療単位の中で，毎日同じ方法で一回量が少ない適切な運動を繰り返す．高齢切断者にはバランス，移乗，上肢筋力が重要であり，これらにより車椅子使用が自立する．義足リハビリテーションに進む切断者は，最大限の下肢筋力を必要とする．リハビリテーションの両方のタイプともその人の心肺系への挑戦となる．セラピストはリハビリテーションに影響するどんな心血管系の問題にも気づく必要がある．精神問題を予防する目的で若い切断者に対するのと同じように同程度の刺激を与える必要がある．

　高齢の病弱な切断者は容易に疲労し，感覚あるいは知覚障害があり，確実に一つ以上の医学的問題をもっている．特に血管原性の切断者は2年以内に健側肢も失い，寿命も短い．これらの切断者は自分の家や地域の環境下で安全でいるために日常生活の中での実践が必要とされる．切断者は一日中あるいはその一部で車椅子を使用するようになる．チームの全員がこのような切断者の人生の残された日々において，生活の質を高める方向に努力しなければならない．

運動プログラムの考え方

■開始肢位

▶座位

　切断者は安全な移乗を確保するために車椅子と同じ高さの大きな台に座る．座位バランスは真っ先に獲得しなければならない．固有受容性神経筋促通法（PNF）技術の一つであるリズミック・スタビリゼーションは徒手的に肩甲骨と骨盤に手を置いて行う．この手法は投球と捕球運動へ発展し，バランスボードが使用される（図5.1）．

　上肢運動はすべての切断者，特に上肢筋力が弱い切断者に行われる．運動はプッシュアップ台を用いてリズミック・スタビリゼーションを行う（図5.2）．荷重とプーリーシステム，抵抗性のある運動用バンド，他の段階的抵抗を加える手段，特に段階的な両側広背筋への抵抗運動が効果的に用いられる．すべての切断者は除圧のためにベッドや椅子から殿部を持ち上げるためにプッシュアップできなければならず，これにより圧迫範囲の拡大が防止できる．

▶仰臥位

　この肢位では健側肢，体幹，上肢が様々な方法で効果的に治療される．健側肢あるいは上肢に対するPNFパターンは筋力と耐久性を増強するために，筋肉の働きを促通するには特に有効である．オーバーフローの原理を用いて，断端に対しても筋肉の働きを促通する方法が用いられる．いったん最も適切なパターンが選択されれば，荷重とプーリーシステムあるいは他の段階的抵抗方法が適切な抵抗を提供す

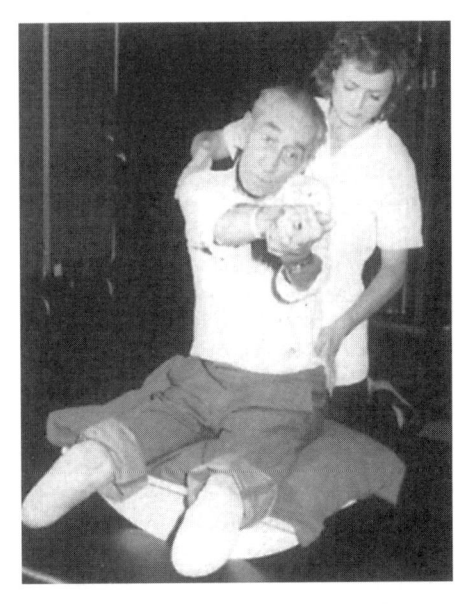

図5.1　バランスボードに座っての運動．

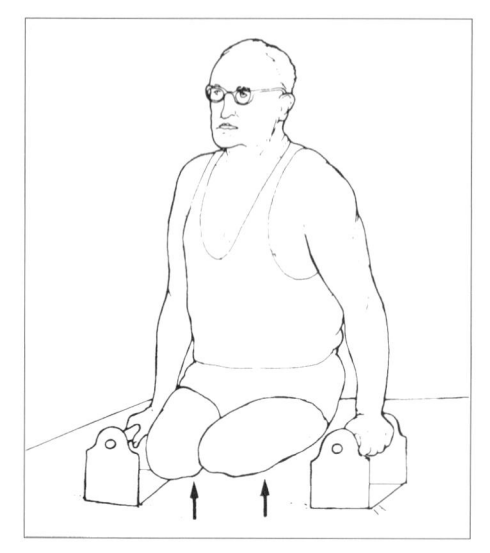

図 5.2 プッシュアップ台を使用している両側大腿切断者.

るために計画され,これにより切断者は筋収縮を遂行できる.

荷重と頻度を日々漸増する.この方法は特に若い切断者に測定可能な達成目標を与える.断端運動はこの肢位で徒手介助,抵抗で効果的に遂行される.

▶側臥位

初めは多くの切断者は,この肢位になるのに介助を必要とする.頭部,上肢,体幹のPNFパターンが運動を促通するために有用である.練習によって多くの切断者はこれを一人で行えるようになる.しかし病弱で他の問題,例えば神経学的問題が存在すると難しいかもしれない.この肢位は,特に股関節伸展を促通するのに有用である.より進んだ反復収縮と同様に反復収縮に等尺性運動を加えたPNF技術が,特に股関節の伸展と外転の再教育のためには有用となる.股関節伸展が制限されているときには,伸展の可動域を増加する目的で股関節屈筋のホールド・リラックスを行うべきである.

▶腹臥位

心肺系の問題,後弯脊柱あるいは広範囲の関節炎を有する切断者は,腹臥位は決して心地よいものではなく,そのような人では運動のために選択するのは適切ではない.

腹臥位が耐えられる人では,この肢位は例えばプッシュアップのような上肢運動,体幹と股関節の伸展運動の肢位として特に効果的である.McKenzieの運動は腰椎のモビライゼーションと他動的な股関節の伸展に用いられる.

▶膝立ち

創傷治癒が完全であれば,下肢切断,膝離断者は片側でも両側でも背もたれのない椅子に断端をのせて,2点支持あるいは4点支持での膝立ちまたは立位で運動できる.目的は義足使用の準備のために,バランス反応,体重移動,断端の感覚を改善することである.これはきつい運動であり,高齢切断者の中には不適切な場合もある(図5.3,図5.4).

早期において特に膝離断者では膝立ちの間皮膚を保護するために,断端に柔らかいカバーをするか,断端の下に枕を置く必要がある.漸増的スピードと抵抗を用いたリズミック・スタビリゼーションが用いられる.下腿切断と膝離断者では,膝立ちをすることで更衣の際に安定性が増す.

■動的断端運動

動的断端運動は,断端の筋の動きと身体の残りの

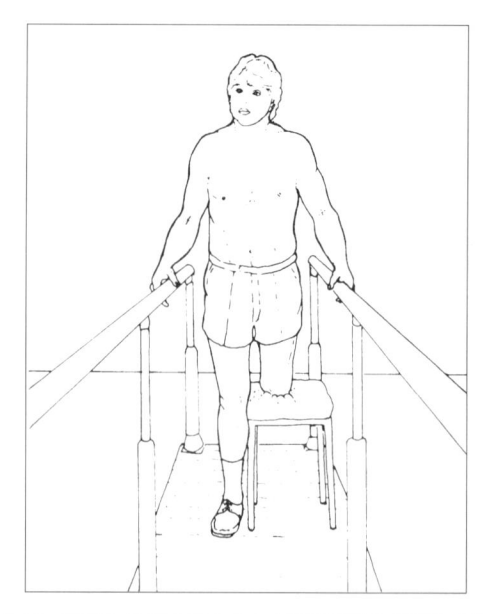

図 5.3 支持して立位をとりながら膝離断の断端に段階的に圧をかけている.

者や病弱者にはふさわしくない．しかし多くの人に合うように改変することができる．この方法の利点は病院だけでなく家庭でも切断者が一人で施行できることである．

動的断端運動から得られる効果は以下の通りである：

1．断端筋の中で特に内転筋，伸展筋，内旋筋の筋力が増強される．
2．義足使用の準備のために断端が圧力をかけられることに慣れる．
3．循環を増加させる．
4．関節の可動域が維持される．
5．筋緊張が亢進する．
6．切断者の固有感覚が身体の残りの部分を同時に動かす運動で再教育される．
7．切断者が義足使用の準備において，断端の筋肉の協調性を学習する．

運動のために次のような道具が用いられる：
- 厚めのタオルか枕を丸めて作られた異なる大きさの円柱物
- 柔らかいパッドを上につけた18cmの高さの台
- 硬く広い訓練台．

▶ 運動1．前方に骨盤を押しながら，断端を伸展する

肢位（図5.5）．切断者は頭の下に枕を置いて仰臥位となる．健側下肢を屈曲し（腰椎前弯を減少さ

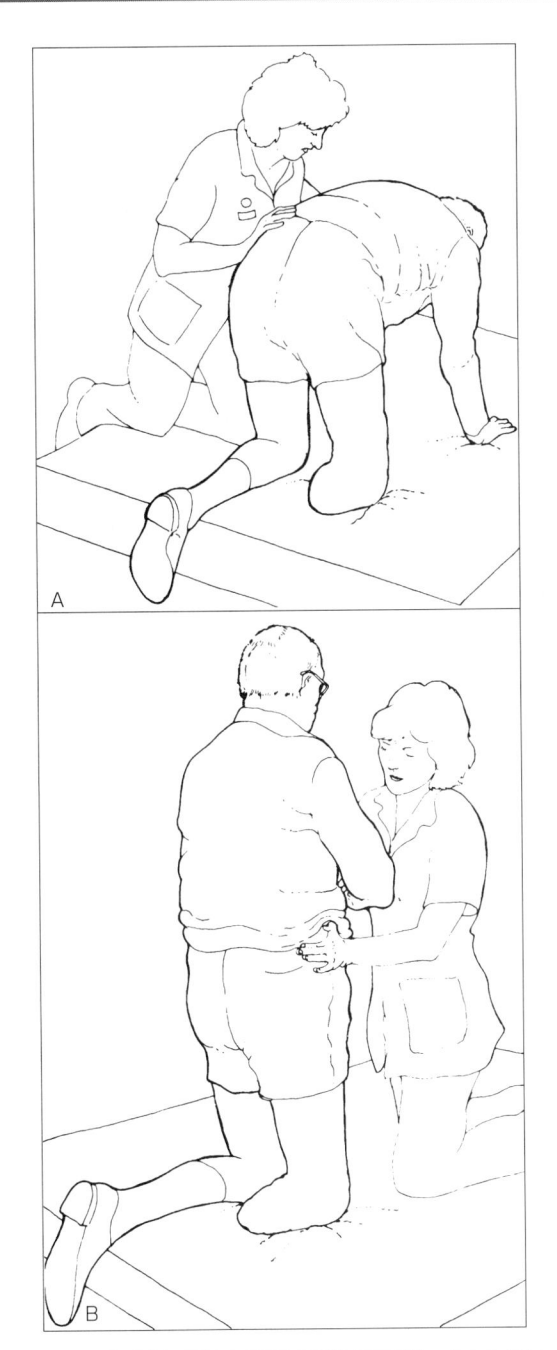

図5.4 徒手的に抵抗を加えての膝立ち運動．A：4点支持の膝立ち，B：2点支持の膝立ち．

部分を組み合わせた多目的運動である．身体の対称性の回復を促進するために，義足装着前に（さらに義足を装着しないときはいつでも），この方法が用いられる．この運動のいくつかは非常にきつく高齢

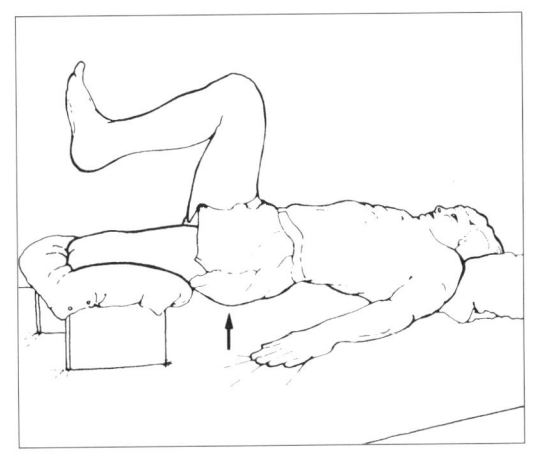

図5.5 前方に骨盤を押しながら断端を伸展する．

せるため），断端を 18cm の台に置く．

　運動．切断者は断端を力強く台に押し付け，殿部をマットから持ち上げ，少しの間保持する．セラピストは運動を介助したり，抵抗を加えたりする．

　目的．義足が立脚相に入り，健側下肢が離床し遊脚相に入るという，歩行周期の間に起こる動きと同じである．

▶ 運動 2．健側の骨盤を引き上げながら，内旋した断端を内転する

　肢位（図 5.6）．切断者は断端を台にのせて健側を下にして横になる．健側下肢は前方に屈曲して台から離して支える．体幹は上肢で固定される．切断者の中には台の上に追加の枕を必要とする人もいる．

　運動．内旋した断端を強く下方へ押して内転する．そして骨盤を挙上する．セラピストは介助するか，運動に抵抗を加える．

　切断者の中には前方に身体を丸めるようにする者がいる．骨盤の側方よりもむしろ後方を挙上させるので，その場合セラピストは切断者の肩の上方と股関節部を固定する．肩，股関節と断端を一直線に保持しておくべきである．

　目的．大腿切断者の義足歩行周期では，支持側に体幹が傾く傾向がある．内転筋と内旋筋は体重が義足にのるように収縮させるべきである．

▶ 運動 3．骨盤を引き上げながら，断端を外転する

　肢位（図 5.7）．切断者は断端を下にして横になる．外転筋の下に丸めたタオルか枕を置き，台を用いて断端を内転する．切断者は上肢を用いてこの肢位を保持する．

　運動．切断者は骨盤が持ち上がるまで断端を台あるいは枕に強く押し付けて外転する．伸展位は維持する．もし切断者が強い疼痛がなければ，台あるいは枕を遠位に動かすことで運動範囲を増大させることができる．

　目的．この運動によりトレンデレンブルグ歩行を防止する．長時間歩行しない切断者は股関節外転筋の筋力が低下する．

▶ 運動 4．断端を伸展させながら内転する

　肢位（図 5.8）．切断者はマット上で股関節をまっすぐにして腹臥位となる．大腿の間に枕あるいは丸めたタオルを置く．

　運動．切断者は大腿を押し付け，丸めたものを挟み付ける．これにより同時に背中と股関節が伸展される．

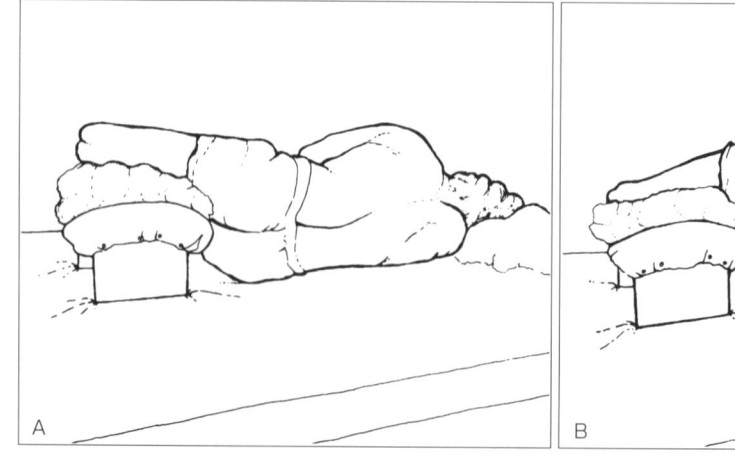

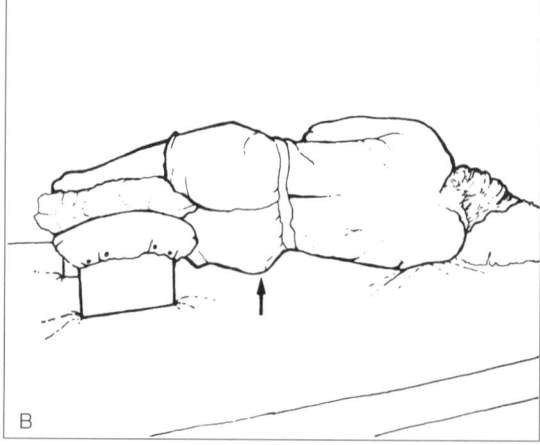

図 5.6　健側の骨盤を引き上げながら，内旋した断端を内転する．

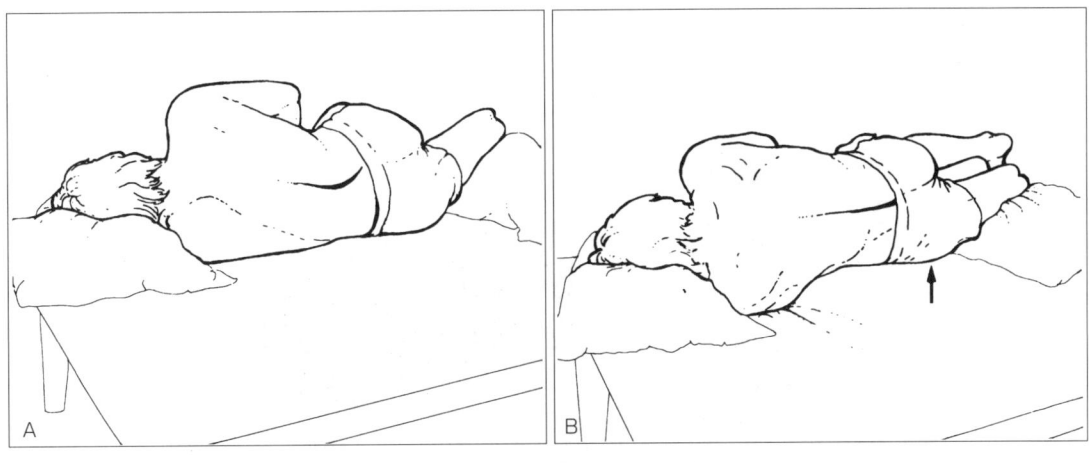

第5章　運動プログラムおよび義足装着前の日常生活活動　　61

図 5.7　骨盤を引き上げながら断端を外転する．

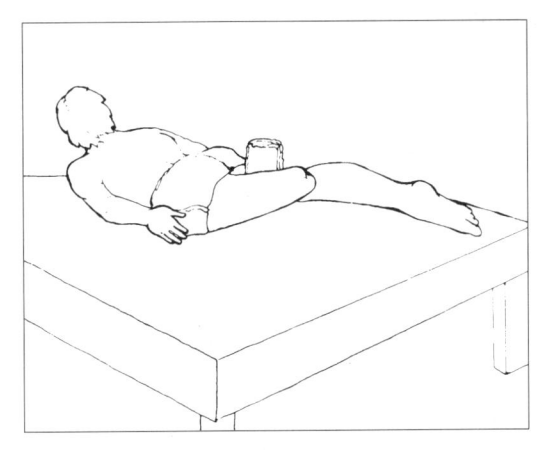

図 5.8　伸展しながら断端を内転する．

■機械的な抵抗運動

▶プーリー

荷重とプーリーシステムが歩行様式を真似たりあるいは単独の運動として，上肢あるいは下肢の運動に使用される．開始肢位は特に問わない．筋持久力と全身体力の増強の手助けとなるような反復運動が行われる．荷重と反復回数は毎日漸増される．特に若い切断者ではこれにより測定可能な達成目標が与えられる．

▶等運動性運動

この種類の運動では，抵抗の量あるいは移動距離よりもむしろ筋収縮のスピードが調整される．使用する機器を，主動作筋により引き起こされる力の大きさに関係なく身体運動の速度を一定の割合に保つようにあらかじめ決めておく．機器による抵抗は，加速が起こるのを許すことなく関節可動域を通じて切断者の身体部分の即時的で特異的な筋能力に合わせる．この種類の運動は「調節可能な抵抗運動」とも呼ばれている．

等運動性の装置の設置を適切に行うことで，レバーアームを種々の運動面に合わせて位置させることができる．これにより多くの運動パターンが可能となる．

装置は精密に筋肉活動の測定に使用でき，評価目的のためにトルクの客観的測定，全仕事量，パワー率が測定できる．このようなシステムの例としては，KincomやCybexがある．

この種類の運動は四肢すべての運動が必要な元気な切断者に対しては特に有効である．短断端ではレバーアームは膝あるいは肘関節の屈曲/伸展を調節できない，しかし股関節と肩関節の運動には使用できる（図5.9）．切断者のリハビリテーションの後半で，断端が治癒し，義足に対する耐性が確立するときに，等運動性システムが義足装着のために用いられる．ソケットと断端の皮膚との間の剪断力を防止するためにレバーアームを断端末より近位に置かなければならない．

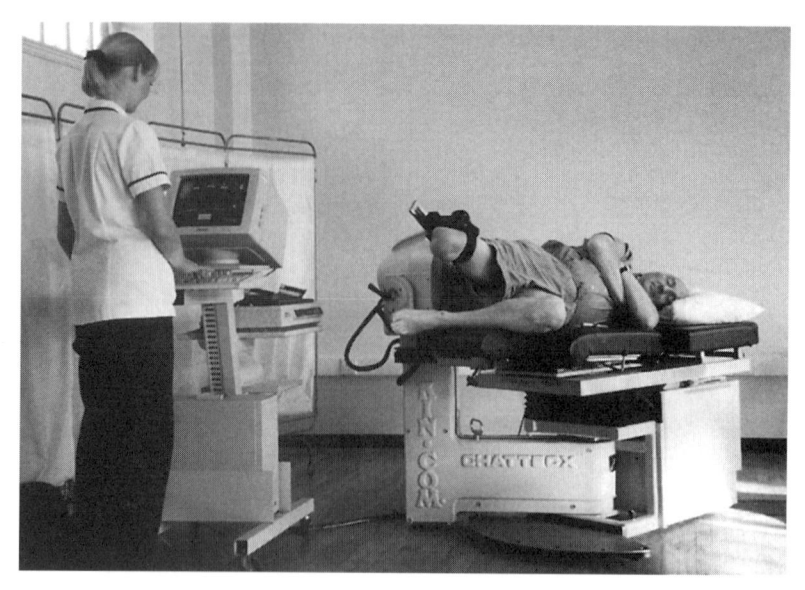

図 5.9 KinComを用いて下腿切断者が股関節外転筋の筋力増強を行っている（英国，Oxfordの義肢装具理学療法サービスの許可を得て掲載）．

■運動プログラムの間に考慮すべきポイント

1. 切断者は個人的にも集団の中でも治療される．毎日の個人的な治療時間によりセラピストとセラピーアシスタントが進行を観察するのが可能となり，適切なところで運動プログラムを進めることが可能となる．切断者とセラピストのコミュニケーションが進行していく．他の切断者あるいは異なった状態の患者との集団治療は面白いもので，心理的には大きな価値のあるものである．

    運動クラスは，より元気な患者のために体育館で行われる．セラピストは切断者が運動グループやクラスの中で観察されるときに切断者の感情に敏感になっている必要がある．
2. 家庭での運動プログラムが教えられる．それは各人に最も適した運動を含むもので，複雑であってはならない．一般的には最大限5種の運動が勧められる．それらは切断者にとって理解できる形式で書かれたり図式され，適切な体裁で示される．
3. セラピストはいつでも断端と健側肢の両方を治療する．手の位置と機械的抵抗（プーリーハーネス，ストラップ，抵抗性のある運動用バンド，サンドバッグなど）を考慮する必要がある．特に血管原性の切断者ではパッドが不適切であれば断端あるいは健側肢の組織への傷害が容易に生ずる．

拘縮治療の考え方

■拘縮の原因

1. 拘縮は疼痛，不活動の結果として術前に起こりうる．疼痛に対する身体反応として四肢は屈曲肢位をとる．セラピストは術前に拘縮に注目し，測定し，記録する．切断の後，切断者は習慣，筋肉の不均衡，不動により屈曲肢位をとるかもしれない．もし切断者が何らかの神経学的問題があれば，変化した筋トーヌスが断端肢位に影響を及ぼす．
2. 血管外科，特に多くの手術が施行された場合に，広範囲に及ぶ瘢痕組織が形成される．このため初めは股関節，膝関節の全関節可動域が制限されるかもしれない．

3. 特別な関節の問題（骨関節症，関節リウマチ）は筋肉，関節包，靱帯の硬化を伴う．関節は急性期には炎症が起こっていることもある．さらに既存の骨折や外傷によって引き起こされた関節の永続的な制限が認められる場合もある．
4. もし切断者が既存の義足装着者であるが，長時間何らかの理由で義足の使用を中止しなければならない場合（56頁参照），長時間座位をとることで股関節と膝関節両方に拘縮が生ずる．
5. 切断後に持続する疼痛は，四肢を屈曲位にする．麻酔を再検討し，その原因を調査すべきである．虚血性疼痛があるときには，病的状態をなくすために十分に近位で切断が行われなかったのかもしれず，あるいは病気が進行してしまったのかもしれない．既存の非血管原性切断者でも歳をとれば末梢循環障害が起こりうる．チームの全員がこの問題に気づく必要がある．夜間の看護婦は切断者が断端を屈曲させているか，あるいは疼痛を軽減するためにベッドから断端を下げておくことをしばしば観察している（20章参照）．

■治療

以下にあげた技術は拘縮の予防と治療の両方に対するものである：
1. 直接四肢にあるいは身体の他の部分に対してオーバーフローを得るために自動または抵抗運動が行われ，PNFが特に適している．
2. 拘縮を予防するための断端あるいは健側肢の工夫したポジショニング．チームの全員が正しい肢位に気づくべきであり，絶えず切断者に気づかせるべきである．腹臥位あるいは仰臥位と断端ボードの使用などが4章に述べられている．
3. 他動的ストレッチは特に病的状態がある場合には，十分に注意して繊細に行う必要がある．セラピストは関節可動域の終末に弾力性があるか，または途中でブロックされてもそれを十分に「感じる」ように経験すべきである．

すでに存在する拘縮を改善するためには，存在する病的状態に応じて別の方法が用いられる：

a. 氷
b. 他動的モビライゼーション
c. 超音波治療
d. ギプスあるいは一連のスプリントのための熱可塑性プラスチック材．

拘縮のある切断者は頻回で短時間の治療を毎日行うことが必要である．角度計を用いて関節を正確に測定し，使用した開始肢位の記載を少なくとも毎週記録すべきである．治療が拘縮を改善するというよりは拘縮をそれ以上悪くするのを防止するだけであるということを実感すべきである．このような治療の原則が断端には本来筋肉の不均衡があるという相違はあるが，断端と健側肢両方の関節拘縮に応用される．

癒着性瘢痕治療の考え方

断端における癒着性瘢痕はゆっくりとした治癒過程をとる創，あるいは以前の外科手術の結果生ずることがある．これは特に骨性突起に早期にみられた場合，義足適合上問題が生ずる．治療は創治癒が完全になされ，創離開部位が残っていないときに始めるべきである．

■治療

1. 組織を動かすために非刺激性のクリームを用いて指で優しくマッサージすること．この方法を切断者やケアする人に教育する．
2. 高周波で低出力のビームを用いた超音波治療が直接的に瘢痕巣を治療する（通常の禁忌はこの治療法にもあてはまる）．

継続的評価

セラピストは切断者を治療している間，継続的な評価を行う必要がある．筋力，動き，バランス，知覚，やる気，心理的状態の観察にて機能の正確な評価がなされ，治療の現実的目標が切断者とケアする

人とともに計画される．

セラピストと切断者間の自由なコミュニケーションが最も重要である．切断者の希望が知られ理解されることにより切断者個人の独自性が保たれる．すべての切断者がセラピストが考えている目標を達成することを望んでいるわけではない．他のチームメンバーとの毎週の会議は，切断者が達成したことを伝達したり，彼らの今後のプログラムを計画するためには重要である．

機能的課題

切断者は病棟でできるだけ早期に日常生活動作が自立するように励まされる．車椅子を用いて早期に移動能力が獲得されると，切断者は一人で自己のケアができるようになる．たとえ小さなことでも達成することで自信をつける手助けになる．

PTとOTが切断者の改善について話し合うために頻回に連絡をとりあうことが重要である．治療計画は切断者のニーズに応じて段階的に進め，適切に修正し，お互いに補足する必要がある．

■義足装着前の活動

セルフケア，更衣，移乗の再教育は切断者が病棟にいる間に行われる（4章参照）．彼らが治療施設に行けるようになれば，それぞれのニーズに関連した幅広い機能的課題が提出される．

■入浴

大部分の切断者が安全に入浴するために簡単な補助具を必要とする．入浴ボード，シート，滑り止めマット，壁に取り付けた手すりが勧められる．

もっと病弱な切断者，特に上肢筋力が弱い人では機械的リフターが必要となる．両側切断者にはどのように車椅子を浴槽のそばにつけるか，車椅子の肘掛けを外し，バスボードに横移りするかが示される（図5.10参照）．

人によってはバスタブで入浴するよりも，むしろシャワーを使用するほうを選択するかもしれない．細長い板で作られたシャワーボードが，浴槽の上に付けられたシャワーと一緒に使用される．シャワー用の小さい部屋にはしばしば流し台の部分に深い段差がある．一側切断者はこれをうまく処理し固定していない台にでも壁に固定した腰掛けにでも座れる．セラピストは安全のために壁に取り付ける手すりの位置と固定について助言する．

両側切断者はシャワー用流し台への水平移動能力と，浴室内で使用する自分で駆動するシャワーチェアーを必要とする．義足使用者は義足を外し，入浴

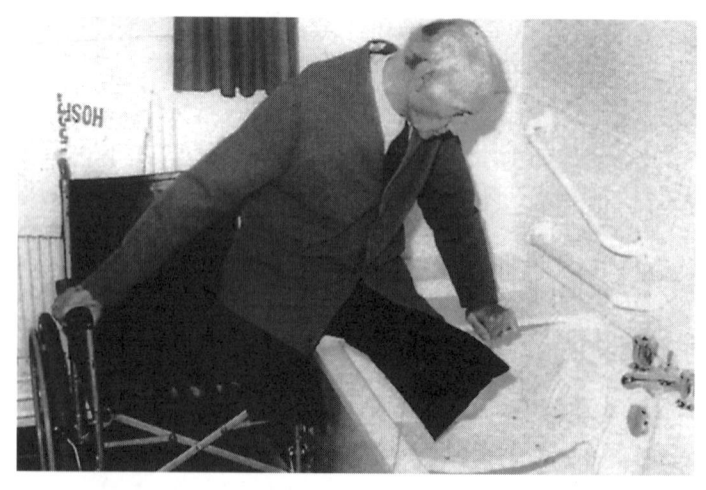

図5.10 浴槽への移乗．一方の肘掛けを取り除いて車椅子をつける位置に注目すること．バスボード，浴槽内のシート，壁に付いた2本の手すりが見てとれる．

場所に近いところで脱衣するように助言される．

■肘掛け椅子

すべての切断者ではないが一日中車椅子に座っていたいと望む人がいる．安全に移乗するために肘掛け椅子を切断者に合わせて適切な高さに調節する．その高さはフォームクッションの追加や椅子の脚に取り付けて椅子を持ち上げるもの/椅子のキャスターによって調節される．

■車

切断者は車への乗降を練習すべきである．通常車椅子から助手席への移乗のほうがより容易である．切断者が断端をぶつけないように，さらに必要に応じてケアする人が介助できるように，座席を後方へ移動させ十分に広い空間をつくる．もし切断者が立位でのピボット移乗ができない場合は，バナナの形をしたスライディング式移乗ボードの使用が試みられる．両側切断者は車の座席に横移りするために移乗ボードの使用が必要となる．このためには常に平地で歩道の縁石より離れたところで行うようにする．座席を回転させる移乗用のディスクも切断者の車への移乗を助けるだろう．

■車椅子操作

すべての切断者は義足装着前のリハビリテーションにおいては車椅子を使用する．車椅子移動は病院の病棟や治療施設において自立を促進するためには優れた方法である（詳しくは6章参照）．

■上肢筋力増強運動

ある活動は直接的に上肢筋力を増強するし，別な活動では自立した生活のために技術や自信をつけさせてくれる．木工細工や写植のような活動は職業訓練所で，調理，洗濯，洗濯物のアイロンがけのような家庭内の仕事はリハビリテーション施設で行われる．ガーデニングや特に集団の中での工夫された余暇活動は，切断者を刺激しやる気を起こさせる．すべての活動は各個人のニーズに合わせて段階的に進められる．その段階程度には，時間，課題の複雑さ，必要とされる筋力，必要とされる車椅子移動能力が含まれる．

■家庭内活動

セラピストは家庭内の仕事が自立するように切断者を励ます．飲み物，簡単な軽食，食事がリハビリテーション施設で準備される（図5.11参照）．切断

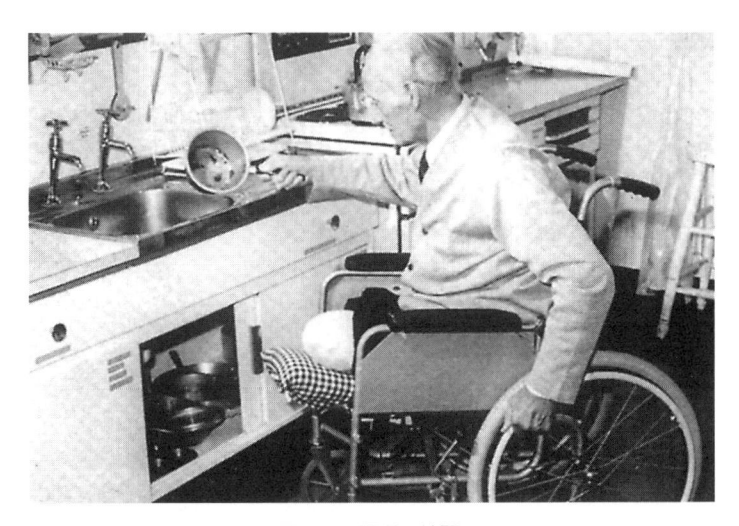

図 5.11　調理の練習．

者は車椅子から物を取ろうと手を伸ばしたり，材料を運んだりすることを練習する必要がある．家庭訪問での評価では，セラピストは切断者がどのように調理するかを計画したり，どのような物品を必要とするか，さらに必要とされる台所のレイアウト変更について手助けを行う．

■自己表現

患者は日常活動に忙しくなるときに，しばしば個人的感情をセラピストや他の患者に対して表出し始める．あまりせかすことなく治療を意識させない雰囲気が，専門家によるカウンセリング援助にはつきものの穏やかな話し合いのために役立つ．

■病院から自宅への退院

急性期ケアに関連した短期の入院期間のために，切断者は義足を使用する前に病院から自宅へ退院することもある．多くの専門家が関わるチームでは，リハビリテーションの進行状況や切断者が家庭に戻るための退院日について定期的に議論するために連絡をとりあう必要がある．

初期の治療評価（2章参照）から，セラピストは切断者の家庭や社会状況についての情報を得ている．患者の早期の退院計画には，病院および地域両者におけるケアをする人や専門家を必要とする．これにより，患者が家庭に戻るのを促進する上で確認された必要とされる器具やケアが確実に計画され，組織される．

一度，切断者が医学的に安定し，創部が十分に治癒し，患者の最大限の移動や自立レベルに達すれば，セラピストは患者が安全で可能なかぎり自立して家庭に戻るために必要な調整を開始する．切断者が戻る予定である環境の評価を正確に行うために早期の家庭訪問を行うことが勧められる．この家庭訪問はしばしば切断者なしで行われる．切断者が病院から家庭に戻る前に最終的な準備を計画するための家庭訪問評価により，難しい出入り，出入りできない部屋，必要とされる物品（移乗を容易にするためにベッドを高くするもの，入浴補助具など）といった何らかの特別な問題にセラピストが気づく．物品や器具を準備したり，家族やケアする人が部屋を車椅子用にするために家具を移動する時間が必要である．ある例では術前の早期の訪問でこれらを行うことができる．

■家庭訪問評価

セラピストは切断者，ケアする人および地域のセラピストや看護婦を含めた関連する地域支援組織の人と一緒に家庭訪問をするように調整する．訪問の目的は切断者が車椅子で安全に自立して機能を発揮できること，何らかの障害物や危険性について，またセルフケア，創管理，褥創ケア，家庭内の仕事といったことに必要とされる器具やケアについての認識を確実にすることである．セラピストは切断者が家庭に戻る前に，必要とされる器具や細かい修正を測定，評価し，さらに器具を準備する．これは家具の高さを変更したり（図5.12参照），ベッドを一階に移動すること，夜間使用のための寝室用便器の準備，車椅子移動のための一時的なスロープの準備およびトイレや入浴用器具の準備などである．

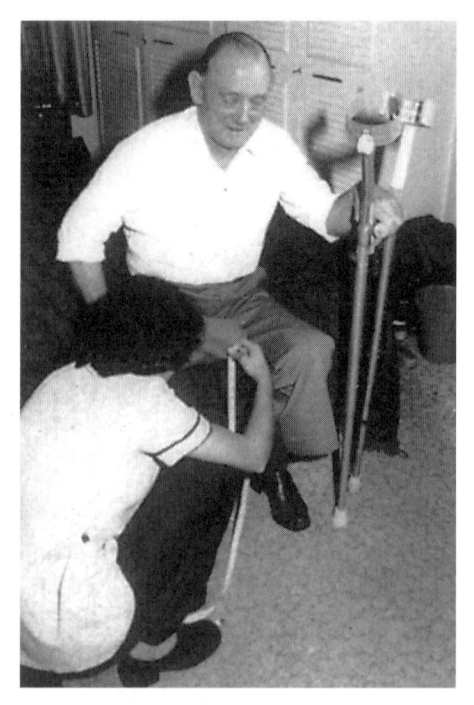

図5.12 家庭訪問．家庭内におけるすべての機能的活動を，義足ありとなしの状態で点検する．

セラピストは車椅子および義足使用両方の視点で家庭を評価すべきである．例えば切断者が義足を装着したり，外したりする場所や，二階への階段の手すりが必要かどうかなど．地域のセラピストは切断者の長期的なニーズや自立した生活を送る上で必要とされる主要な住居の改造に対して責任を有する．家庭訪問は特に切断者の入院生活が長く彼らの機能が変化している場合は切断者の感情を高ぶらせることがある．時に家庭訪問がその人が実際に家庭に戻れるのか，援助を受けて管理されるのか，あるいはナーシングホームやグループホームといった別の形態の施設での生活が必要とされるのかといったことに関しての決定要因となる．セラピストはその状況に敏感であり，切断者やケアする人に対して支持と安心感を与える必要がある．

2版までの文献

Alpert S H 1982 The psychological aspects of amputation surgery. Orthotics and Prosthetics 36(4):50–56

Baruch I M, Mossberg K A 1983 Heart-rate response of elderly women to nonweight-bearing ambulation with a walker. Physical Therapy 63(11):1782–1787

Chadwick S J D 1986 Restoring dignity and mobility in the amputee. Geriatric Medicine 16(7):43–46

Eisert O, Tester O W 1954 Dynamic exercises for lower extremity amputees. Archives of Physical Medicine and Rehabilitation 35:695–704

Furst L, Humphrey M 1983 Coping with the loss of a leg. Prosthetics and Orthotics International 7:152–156

Kavanagh T, Shephard R J 1973 The application of exercise testing to the elderly amputee. Canadian Medical Association Journal 108:314–317

Moncur S D 1969 The practical aspect of balance relating to amputees. Physiotherapy 55(2):409–410

Moverley L 1990 Discovering water's redeeming features. Therapy Weekly 17(7):4

Parkes C M 1972 Components of the reaction to loss of a limb, spouse or home. Journal of Psychosomatic Research 16:343–349

Thompson D M, Haran D 1984 Living with an amputation: the patient. International Rehabilitation Medicine 5(4):165–169

Tilbury B 1981 Some general thoughts on the rehabilitation of the elderly amputee. Newsletter of the Demonstration Centres in Rehabilitation 26:44–52

3版の文献

Bailey M J, MacWhannell C 1997 Clinical monitoring of dysvascular lower limb amputees during initial gait training. Physiotherapy 83(6):278–283

Edelstein J E 1992 Preprosthetic and nonprosthetic management of older patients. Topics in Geriatric Rehabilitation 8(1):22–29

Kulkarni J, Wright S, Toole C, Morris J, Hirons R 1996 Falls in patients with lower limb amputations: prevalence and contributing factors. Physiotherapy 82(2):130–136

Powers C M, Boyd L A, Fontaine C A, Perry J 1996 The influence of lower-extremity muscle force on gait characteristics in individuals with below-knee amputations secondary to vascular disease. Physical Therapy 76(4):369–377

Renström P A F H, Alaranta H, Pohjolainen T 1995 Review: leg strengthening of the lower limb amputee. Critical Reviews in Physical and Rehabilitation Medicine 7(1):11–32

Ward K H, Meyers M C 1995 Exercise performance of lower-extremity amputees. Sports Medicine 20(4):207–214

第6章
車椅子の使用と早期歩行補助具

《この章の内容》

車椅子移動 69
- 一時的な車椅子 70
- 永続的な車椅子を準備するための評価 70
- 車椅子のメンテナンスとケア 71
- 車椅子のモデル 71
- クッションの選択 73
- 車椅子の供給 73
- 使用者とケアをする人への説明 73
- 再評価 74

片脚跳び 74

早期歩行補助具（EWAs） 75
- 切断術後空圧式移動補助具 Pneumatic Post Amputation Mobility Aid (Ppam aid) 75
- 切断者用移動補助具 Amputee mobility aid (AMA) 79
- Femurett 79
- Tulip Limb 79
- 大腿コルセット付き下腿仮義足 81

　リハビリテーションプログラムの初期において自立した移動手段を獲得することは，高齢者や若年者の両者において明らかに有益である．したがって早期歩行補助具を試す前に車椅子による移動をすべての対象者に勧める価値がある．トイレに行くような日常生活活動において他者に頼ることなく，病棟から出て親類や友達と社会的に交流ができることや上肢筋力を鍛えることは心理的にも大いに有益であり，これらのことにより切断者はもうすぐより移動ができるようになると感じて元気づけられる．

　この時期では，切断者は治療室において規則的な漸増運動プログラムを実施するべきである．普通は，自立した車椅子活動や早期歩行補助具の使用を術後最初の2週間以内に開始する．片脚跳びは断端の傷が癒えるまでは勧められない．

車椅子移動

　車椅子の使用に関する個人のニーズは異なる．つまり，切断者は術後数日で車椅子の使用を開始する人もいるし，他の病気による大きな問題がなければ，義足や断端で立ち上がる人もいる．病状により義足による移動能力を断念し，車椅子を使用しつづける人もいる．また，機能的自立のための主な手段として車椅子を使用する人もいる．

■一時的な車椅子

最終的に車椅子を使用するかどうかにかかわらず，急性期病院における初期の段階ではすべての切断者は移動手段として車椅子が一時的に必要となる．車椅子の使用はこの時期における断端の浮腫を防ぐことに役立つ．立位および片脚跳びは勧められず，特に高齢の切断者にとっては難しい．健側足部は脆弱となっているので，垂直あるいは剪断力に耐えられないこともある．この時期に車椅子を使用する利益は以下の通りである：

- 上肢の筋力強化
- 心血管系拍出量の増加
- スタミナと耐久性の増加
- 日常生活活動の自立．

ほとんどの病院は貸出用車椅子の数に限りがあるので，一時的な車椅子の利用は個人に対しては理想的な解決法ではないが，基本的に安全性を確保することで意味があり，短期間で移動能力が自立する．Box6.1 に一時使用の車椅子の安全性を確保するための詳細なチェックリストを示す．

切断者が永続的な能力障害に対する車椅子の供給と使用を結び付ける一方，セラピストは早期の車椅子使用の効果を（知識と理由づけに基づいて）説明することが義務となる．また，使用者が最大限に自立できるように運動機能と移動能力，上肢筋力の強化を奨励すべきである．しかしながら，切断者は初期には車椅子の使用を喜ばない可能性もあり，セラピストと他の医療チームは車椅子による効果を理解するために必要な時間を切断者に与えるべきである．

リハビリテーションの初期では車椅子がしばしば唯一の移動手段となる．手すりや杖を利用して片脚跳びをする切断者は，常時車椅子を利用することに対してストレスを感じている若年者である．しかし，弾性包帯や断端ソックスは浮腫を防ぐために，たとえ距離の短い片脚跳びに対しても使用されるべきである．自宅が車椅子の使用に適さないので，高齢の切断者の中には例えばトイレに行くときに片脚跳びをしなければならない者もいる．切断者の中には回復の初期の段階だけ車椅子を使用する者がいるが，一部の切断者にとっては，車椅子は移動自立のためではなく，それ以上の自立のための主な手段となる．

■永続的な車椅子を準備するための評価

永続的な車椅子が必要なときには，切断者の状態が安定した後に，車椅子の種類と車椅子が使用される主な環境を評価するべきである．地方のヘルスサービスで利用できる車椅子の選択範囲は財源と必要性が異なるため地域格差がある．病院のセラピストは車椅子の仕様に精通し，初期の段階で地域の車椅子サービスと接触しなくてはならない．車椅子業者によっては，より複雑な独自の評価を行うことや病院のセラピストと一緒に評価することを希望することもある．

▶ 評価基準

車椅子は単に場所から場所への移動をするための補助具ではなく，うまく評価が行われ，適切に処方されると，車椅子は自立性を改善し使用者の QOL を高める．ライフスタイルや能力レベル，環境などの使用者の状態は，ケアをする人のニーズと同様に評価に含めるべきである．Box6.2 のチェックリストは評価過程で役立つ．

Box6.1　一時的な車椅子の安全性に対するチェックリスト

次のことを確認する：
- ブレーキが効き安全である．
- タイヤは正しい圧力で膨らんでいる．
- 椅子の部分は安定していて，使用者の重心の移動によって後方に転倒しない．
- クッションの圧は適切で，姿勢保持に適している．
- フットプレートは安定性を確保するために正しく調整されていて，殿部は均一に荷重できる．
- 必要ならば断端ボードが備えられている．
- 椅子は使用者やケアする人が容易に移乗できるように適している．
- 大きさはトイレなどのすべての必要な設備を使用するのに適切である．

Box6.2　車椅子評価基準

個々の身体的，臨床的特徴
- 身長と体重
- 皮膚の状態
- 切断部位：一側または両側；切断レベル
- 姿勢能力：脊柱および股関節の変形―固定したものか矯正可能か
- 背部支持性に関する体重分布
- 義肢処方
- ケアと管理の必要性

機能的能力
- （除圧のために）体の位置を変えることができる
- 移乗の方法
- 手の器用さと協調性
- 認知と知覚能力
- 自立レベル

環境
- 自宅，仕事，学校，レジャー―頻度
- 交通路
- 床面
- 方向転換のスペース
- 家具および机の高さ
- 車椅子の保管場所

移動
- 車
- 改装ワゴン車
- ミニバス
- スクールバス
- 公共輸送

評価におけるその他の関連因子
- 態度
- モチベーション
- 使用者の好み
- ケアする人の能力と好み
- 疼痛
- 失禁

▶ 必要となる車椅子の種類

今日，市場には多くの種類の車椅子がある．基本的なタイプは以下の通りである：
- 自走型
- 介助型
- 電動型

■車椅子のメンテナンスとケア

使用者あるいはケアする人が車椅子の日常のメンテナンスとケアを行うことは，車椅子を指示通り動かすために必要なことである．購入時に与えられたハンドブックの指示に従うことが大切である．次のリストは使用者あるいはケアする人によって定期的に点検されるべきものである：

- タイヤ圧（空気タイヤ式）
- ブレーキ機能（正常に機能しないものは修理業者に連絡すること）
- 座面と背面のキャンバスの状態
- クッションの状態
- 全表面と可動部の日常の手入れは次の部分を含むこと
  ―脱着式アームレストの取り外し操作部
  ―フットレスト機構
  ―背もたれの折りたたみ機構
- バッテリーの定期的な充電（電動型）．

使用者またはケアする人はこのような課題を行う練習をする必要がある．また，地域の車椅子供給センターおよび修理業者の電話番号を知っておく必要がある．技術的な問題は修理業者に報告しなければならず，使用者やケアする人が処理するべきではない．

■車椅子のモデル

▶ 自走式折りたたみ車椅子

下肢切断者に一般に処方される（図6.1）．

　付属品．　脱着式またはスイングバック式アームレストとスイング脱着式フットレストは，移乗や車椅子の運搬を容易にする．切断者が骨盤ベルト付き義足を装着している場合にはアームレストの前面に義足が引っ掛かり椅子からの立ち上がりが困難になることがあるので，自走式車椅子ではアームレストの前に約2.5cmの余裕をもたせる．

　断端ボード（4章，46頁参照）は下腿切断者にとって必須であり，膝関節離断者にも勧められる．

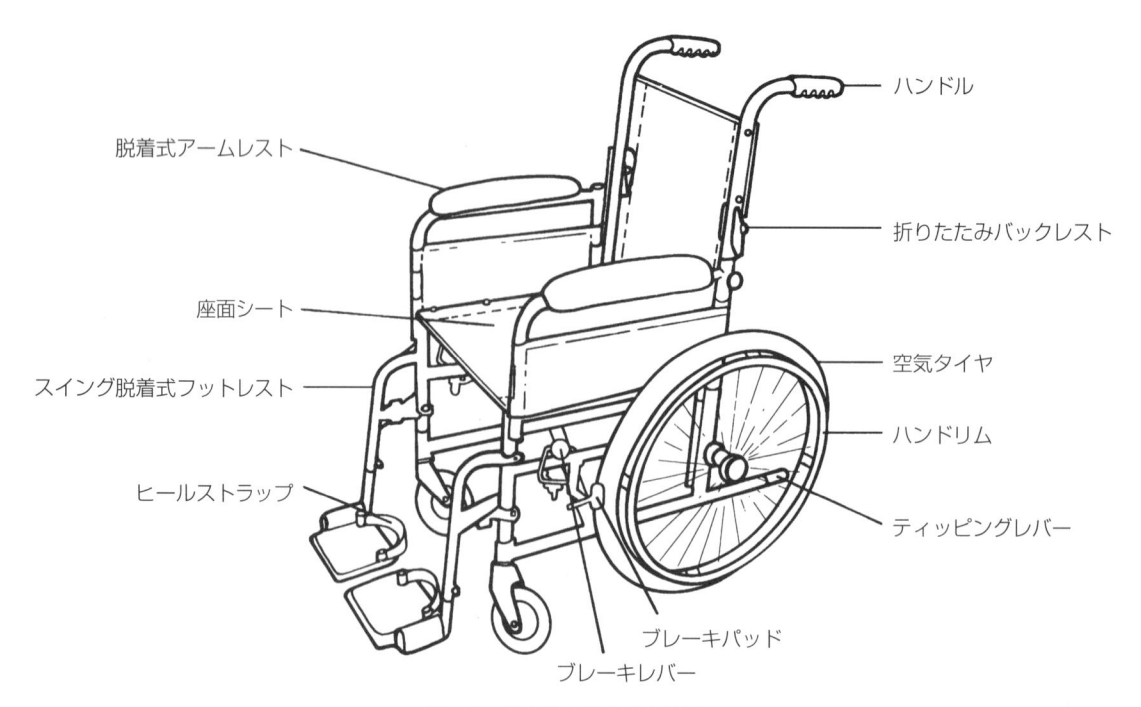

図 6.1　基本的な自走式車椅子.

(図の説明)
- ハンドル
- 折りたたみバックレスト
- 空気タイヤ
- ハンドリム
- ティッピングレバー
- ブレーキパッド
- ブレーキレバー
- ヒールストラップ
- スイング脱着式フットレスト
- 座面シート
- 脱着式アームレスト

　両側切断者と片側切断者の一部では車椅子の後輪は 7.5cm 後方に移動させて後方安定性を確保し, 特に前方を高くするように座角度をつける. このことは車輪間隔を拡大させ, 方向転換するスペースが多く必要となる. 車椅子を小さな場所, 例えばエレベーター, 小さな部屋, 狭い通路などで巧みに操作する方法を考えるときには重要となる.

　車椅子のモデルの中には, 駆動輪やキャスターの位置を変化させることができるものがある. これは車椅子の安定性を変化させたり, より能力の高い使用者に後輪バランス（ウィリー）を獲得させたり, 歩道の縁石や段に乗ったり, 平坦でない道をより簡単に横切ることを可能にする. 使用者が経験豊富でない場合には車輪の位置の変更は専門的な車椅子セラピストや技術者の同意のもとで行われるべきである.

▶ 屋内・屋外電動車椅子（EPIOCs）

　重度な能力障害をもつ切断者（すなわち, 屋内歩行や車椅子自走ができないために常時電動車椅子を使用する者）ではこのような車椅子をうまく使うと自立性が増し, より自由になる. 英国では電動車椅子は舗道用乗物に区分されている. ゲルバッテリーを使用し, 最高速度は時速 4 マイル（時速約 6.4km）でバッテリーを満タンにすると 10-12 マイル（16-19km）走行することができる.

　切断者と電動車椅子の準備のための環境の評価には次の事柄に考慮しなければならない：
- 自宅および近隣の環境内の適切な走路
- 通常の良好な視力または視覚的な障害があるときの適切な適応能力（例えば道路を横断するときや繁華街を通行するため）
- 起こりうる危険に対する理解力と予期する能力（例えば, 自転車に乗る子どもに対して）
- 自宅における空間と適切な床材（屋外と屋内で使用する車椅子の場合には, 泥を屋内に持ち込む可能性があり, 重いトレッドタイヤの場合には厚いカーペットにタイヤ跡を残す可能性がある）
- 切断者やケアする人がバッテリーを再充電する能力
- 切断者が自宅から離れているときに修理サービスに救助を依頼する能力
- 事故の場合の保険をかける使用者の経済力.

最も適切な選択をするためには評価中に次のようなポイントを見定めなければならない．例えば道路の中央と側面の縁石を上れるか，パッドや座面や背面のキャンバス，旅行時の折りたたみ機構，電動車椅子のコントローラーの形状と位置など．

使用者が屋内・屋外電動車椅子を使用することで最大の効果をあげるためには，その練習が必要である．

■クッションの選択

ほとんどの切断者は5cm あるいは7.5cm の拭いても大丈夫なカバーが付いているフォームクッションを使用している．合板か三日月状の挿入物は座面の弛みを減少させ，体重分布と安定性を改善させる．姿勢の変形が固定している者や圧による皮膚の損傷の危険がある使用者に対しては，代わりのクッションが必要となる．全般的な評価は Waterlow, Norton や Gordon などのリスク評価の結果を考慮に入れて実施されなければならない．

セラピストは切断者が車椅子から移乗する際に（特に両側切断の場合に）クッションが座面上にあることを確かめなければならない．クッションの裏をテープで固定したりクッションの下に滑り止めシートを使用することで，クッションの滑りやずれを防止できる．圧を改善させるクッションや姿勢保持に適切なものが一般的に用いられている．

特殊なクッションは一度形成された褥瘡を治癒させるものではないが，クッションの手入れに関する助言とともに正しいクッションの選択を行うことが，褥瘡の増悪のリスクを減少させることを知ることが大切である．

■車椅子の供給

政府健康管理財源： それぞれの車椅子サービスは地域の人口に比例して個別の予算を持っている．選択の幅は財源のレベルと地域の必要度に依存している．高い能力をもち上部体幹の支持性のよい切断者は軽量で高性能の車椅子の供給による利益が得られるが，それらは地域サービスにより利用可能である場合がある．

私的な購入： 切断者の中には自分だけの車椅子を購入できる者もいる．しかし，不適切な車椅子を高く購入するという間違いを起こすので，正しい処方に関する適切なアドバイスが経験豊かなセラピストから得られることが必要である．

保証組織： これは1996年英国で導入され，車椅子使用者により広い選択ができるよう作成された経済的な援助である．車椅子サービスから処方されたモデルを受け入れる代わりに，利用者は保証組織を受け入れ特定の範囲から車椅子を選ぶことになるが，管理と修理は無償で行えるようになる（組合組織による購入）．または，使用者が車椅子の広い選択範囲を持つ組織に頼らず独自に購入する場合には，修理と管理を自分で行う必要がある．これらの組織の詳細については地域の車椅子サービスから得られる．

慈善組織： 個人の車椅子を購入するための経済的な支援を多くの慈善組織が提供している．詳細は地域の車椅子業者，障害者センター，ソーシャルワーカーから得られる．

■使用者とケアをする人への説明

車椅子使用者が車椅子から最大の利益を得るために，車椅子操作を練習することと日常的練習は必須である．セラピストは車椅子を清潔に保つことと整備しておくことの必要性を説明すべきである．

自立した車椅子活動はリハビリテーション施設におけるプログラムの一部となる（4章参照）．トイレやベッドへの移乗の最適な位置を確認すべきであり，患者は出入口，エレベーター，曲がり角，様々な床面，傾斜部で車椅子を巧みに操作する練習をしなくてはならない．車椅子が最も使われる環境でさらに練習されるべきである．

車椅子に管理と助言のために住所と電話番号を書いておくことは切断者とケアする人にとって重要である．

また切断者とケアをする人は，車椅子を持ち上げる方法，折りたたむ方法，戻す方法について正しく教示されるべきであり，安全なマニュアルハンドリングの方法に注意を払うことで，怪我を最小限にすることができる．段差と縁石への対応は快適でかつ最も安全で最も力が要らない方法をみつけるために

練習しなくてはならない．

■再評価

英国のほとんどの車椅子サービスは，登録された使用者が疑問や要求を直接問い合わせることができる．

車椅子を供給された人々が現在あるニーズと適合するかを確かめるために予約をすることもある．個人のニーズは特に末梢循環障害や糖尿病など慢性進行性疾患の患者では，時間とともに変化する場合がある．切断者は加齢と宿泊施設の変化により筋力と移動能力が低下し，体重変化と断端の近位側での再切断，健側の切断や呼吸循環系機能の低下に伴う運動耐容能の低下が複合化することがある．ニーズの変化を確かめるために，最初の処方を再評価することはいつも実施されなくてはならない．また切断者の体重の増加は，彼らにとって選択できる車椅子の種類を制限するばかりでなく，移乗を実施する付き添いやケアをする人，自走できる使用者にとっても重圧をかけることになる．

地域のセラピストは変化を観察し，最初に処方を再検討するのに最も適したチーム構成員である．車椅子の評価，処方，供給，検討の完全なチェックリストは付録2に含まれている．

■片脚跳び

片脚跳びができるようになる目的は，切断者にとって屋内での代替移動手段の獲得である．早朝や夜にトイレや洗面所に行くとき，義足なしのほうが容易なときがある．車椅子でこれらの場所へ行くことは必ずしも可能とはかぎらず，短距離の片脚跳びが必須となることがある．義足が機械的に故障したときや断端などに組織の損傷があった場合には，切断者は片脚跳びをするか車椅子に乗らなければならない．

しかしながらリハビリテーションの初期の段階で片脚跳びを多用することは，以下の理由で推奨されない：

1．断端は片脚跳びに影響を受け，浮腫，不快感，疼痛が起こる可能性がある．
2．片脚跳びの間，循環障害による阻血や脆弱になっている足部に突然に全体重が加わる恐れがあり，危険であり推奨されない．
3．長時間片脚跳びを行うと，特に若い切断者の場合，骨盤傾斜と脊椎の回旋による一時的な姿勢不良となることがある．速い速度で片脚跳びをすると断端を不注意にぶつけるので危険である．
4．多くの高齢者は身体的な問題だけではなく，不安定感と自信の不足のために，立つことや片脚跳びをすることを好まない．
5．新しい両側切断者は，たとえ義足が十分適合し，かつ下腿切断だったとしても，初めの義足を使って片脚跳びをすることに挑戦してはいけない．片脚跳びは安全ではないし，断端の軟部組織に大きなストレスがかかる．しかしながら，初期にはセラピストの監視が必要でも，義足を使用して立位での移乗ができる可能性がある．

片脚跳びの代替手段は踵と足先を交互に回旋させる方法である．この方法は床に足部が常に接地しているために，上肢の筋力をそれほど必要とせず安定感がある．循環障害がある患者に対する危険性は，足底の軟部組織に働く大きな剪断力である．

切断者は移動のニーズに対して自分自身の解決法を見つける．また，片脚跳びに不安感を感じたり，車椅子の使用ができないときには，殿部を引きずって移動する．しかし，これは組織損傷の危険性がある患者に対しては勧められない．しかし，この方法を実施しなくてはならない場合には，装着が容易ではないが殿部にプロテクターをつけることで移動を助けることができる．殿部での移動は階段などでは有用なことがある．セラピスト，切断者，ケアする人は切断者の皮膚の状態を規則的に確かめるべきである．

早期歩行補助具(EWAs)

■切断術後空圧式移動補助具
Pneumatic Post Amputation Mobility Aid (Ppam aid)

　Ppam aid は部分荷重時における早期歩行補助具であり,リハビリテーション施設において臨床的監督下に行われ,病棟用や家庭用ではない.この歩行補助具は,外科医が創治癒について満足に進行していると判断し,この歩行補助具の使用を許可したときで,セラピストが傷の状態を観察できる条件であれば,抜糸前の術後5-7日から使用することが可能である.この Ppam aid は基本フレーム(3種類の長さ),断端を覆う2つの膨張可能なエアバッグ,40mmHg以上の異常加圧を検知する圧力計がある足ポンプから構成される(図6.2).この補助具はVessa社により英国で生産されている.また希望があれば下腿切断に対する使用方法を記載した無料パンフレットを配布している.

　セラピストは1人の患者に1セットのエアバッグを使用し,横断的な感染を防ぐために使用後には適切な洗浄液で消毒し,衛生に気をつけなければならない.

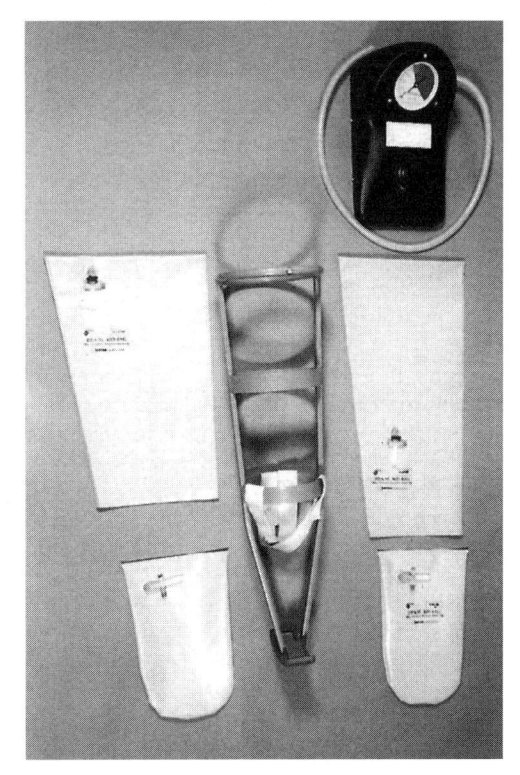

図6.2　Ppam aidのコンポーネント.下腿切断者と膝関節離断者に対するバッグがフレームの右にあり,大腿切断者に対するバッグが左にある(Oxfordの義肢装具の理学療法サービスの許可を得て掲載).

▶利点

　Ppam aid にはたくさんの利点があり,具体的には以下の通りである:
1. 切断後早期より歩行ができることで,心理的支援をすることができる.
2. 義足適合とリハビリテーションの観点で,切断者を評価することが可能であり,特に脳卒中や重度の呼吸循環疾患を合併している場合に有効である.中等度の心理的な混乱は一度立位や歩行を始めるとしばしば改善されることがある.
3. 浮腫の軽減.断端に荷重が加わることでエアバッグの空圧が増加し,荷重が取り除かれると空圧が減少する.このポンプ作用が浮腫を軽減し創治癒を促進する.また支持部となるエアバッグは,支持性のない断端に心地よさを与える.
4. 早期に部分荷重を行うことで姿勢反応が再教育される.これは切断術前に長期間に立位や歩行ができなかった患者にとって重要である.体幹の運動制御,健側肢と切断肢の股関節が刺激され,バランス能力が改善される.
5. 断端周囲に継続した圧が加わることで義足の硬性ソケットに対する断端の準備が整えられる.これは幻肢感覚を減少させることに役立つ.

▶欠点

　この Ppam aid の欠点は以下の通りである:
1. 屈曲拘縮がある場合には断端が傷つきやすい.膝の前面は金属フレームによって擦過しやすく,断端末部に過剰な圧が加わる可能性がある.
2. 大腿部に骨折がある場合には(内固定の有無にかかわらず),十分な骨癒合と支持性が部分荷

重に必要となる．しかしながら，この補助具を不安定な状態で使用する場合には回旋ストレスが加わる可能性を忘れてはいけない．そのような場合には義足が供給されるまで待つことが安全である．骨折部に対して不安がある場合には，必ず整形外科医に相談すべきである．

3．切断者の体重がとても重い場合や「重い足どり」がみられる場合には，過度のピストン運動が起こり，十分な支持が得られないことがある．
4．義足装着者で断端をさらに手術した人は，部分的な荷重が難しくPpam aidを普通の義足のように使用する可能性がある．
5．下腿切断では膝を固定した不自然な歩行パターンになる．
6．立位での支持性を得るために必要なバッグの加圧（約40mmHg）は，断端の動脈圧より高い可能性がある．1回の使用が長すぎたり，1週間の使用が多すぎる場合には，循環不全を起こす可能性がある．

▶ Ppam aid の使用

下腿切断者と膝関節離断者に対する Ppam aid の使用方法

1．切断者はふつうに服を着て，平行棒の中で椅子に座る．創のガーゼは付けたままとする．
2．セラピストは小さいバッグを1/4以上膨らませないようにして，切断者の断端末と，もしはいていたらズボンを挿入し装着する（図6.3A）．切断者にはこれを外れないように押さえさせる．断端が大きすぎる場合やガーゼが厚い場合には，小さいバッグを半分にたたみ，少しだけ膨らませた状態で断端末に当てる．
3．膨らませていない大きいバッグを，断端と小さいバッグの上に引っ張り上げ，鼠径部と殿部の皺まで引き上げて適合させる（図6.3B）．
4．2つのバッグと断端の上に，正しい大きさのフレームを大きいバッグの上部から8cmのところになるようにゆるやかに取り付ける（図6.3C）．
5．十字型バンドで固定し，大きいバッグの遠位端部で十分支持できるようにする．
6．フレームの長さを点検できるように，切断者には健側の膝を伸展してもらう．

7．大きいバッグは足ポンプを使用して，約40mmHgまで加圧する（図6.3D）．
8．切断者は平行棒内で立位をとり，バランス練習や歩行練習を行う前に，Ppam aidの適合を点検する（図6.3E）．

大腿切断者に対する Ppam aid の使用方法

1．切断者は前の方法と同じポジションから開始する．
2．外側部に膨張用チューブがくるように大きなバッグを切断肢の上に覆う（図6.4A参照）．
3．下腿切断者や膝関節離断者で使用するものと同じ小さいバッグを半分に折り，少し膨らませる．切断肢の断端末に接触するように小さいバッグを大きいバッグの内側に押し込む．
4．フレームを大きいバッグ上にゆるやかに取り付け，切断者に落ちないように保持してもらう．健側下肢と比較して，フレームの長さを調整する（図6.4B参照）．
5．大きいバッグを半分膨らませて，フレームにより固定する．
6．健側下肢によって切断者を平行棒内で起立させるが，このときPpam aidに荷重しないように指導する．この段階でセラピストは大きなバッグの前方と後方をできるだけ高く引き上げて，フレーム長を調節する．（図6.4C参照）．十字型バンドの位置は断端の長さにより，バッグを支持する位置にあってもなくてもよい．
7．次に外側のバッグを足ポンプによって，約40mmHgになるまで膨らませる．
8．肩ストラップを断端の対側の肩にかけることにより懸垂を加える．

追記：大腿切断者に対するPpam aidの位置は，治療中においてしばしば調整する必要がある．

▶ Ppam aid の使用法

Ppam aidを安全に使用するために次のようなガイドラインが示されている．

1．セラピストはPpam aidの使用前，使用中，使用後に断端と創部を常に点検しなければならない．
2．抜糸前で創治癒が遅いか，あるいはドップラー

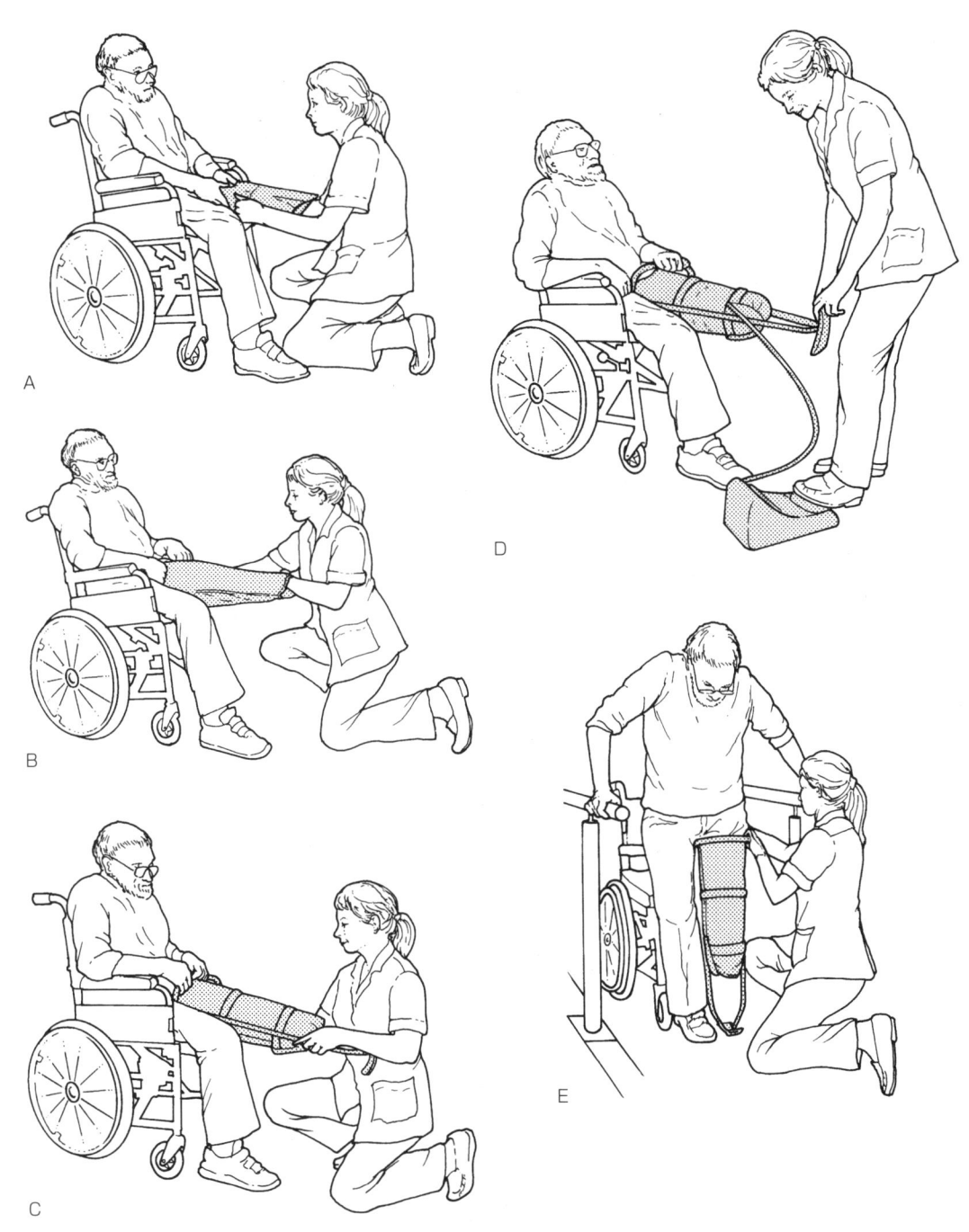

第6章　車椅子の使用と早期歩行補助具　77

図6.3　下腿切断者と膝関節離断者に対するPpam aidの使用方法．
　　　A：小さいバッグを装着する，B：大きいバッグで覆う，C：フレームを設置する，
　　　D：バッグを膨らませる，E：適合を点検する．

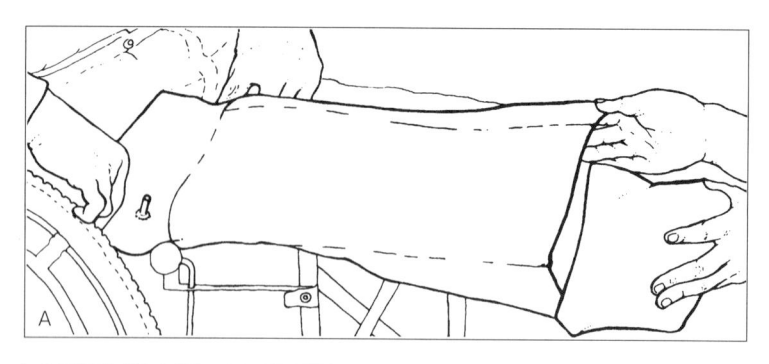

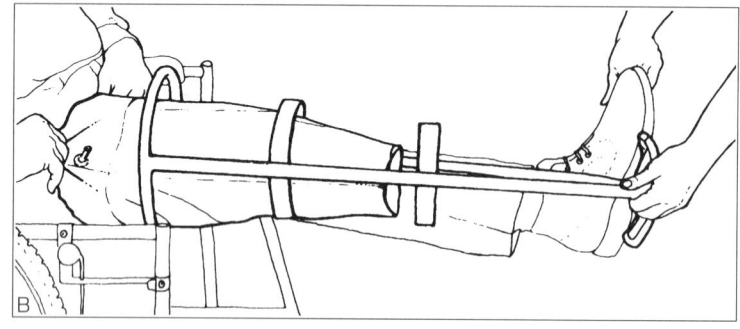

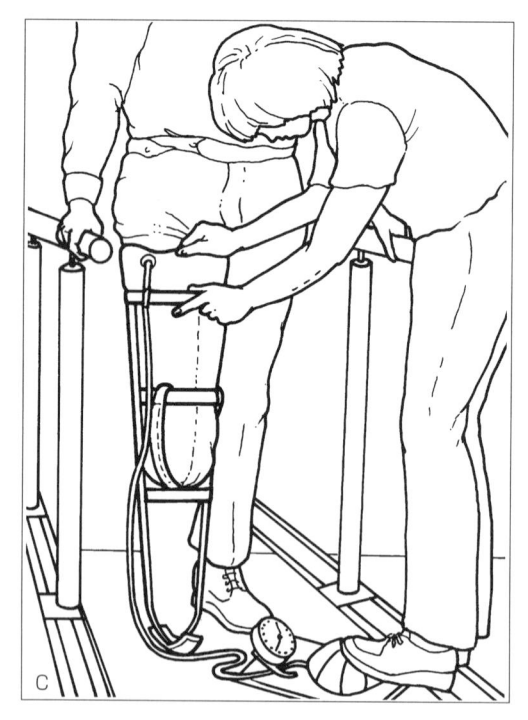

図 6.4　大腿切断に対するPpam aidの使用方法．
　　　　A：大きなバッグを装着し小さなバッグを内に押し込む，B：フレームの長さを点検する，C：大きなバッグを保持しながらできるだけ高い位置で膨らませる．

検査で反応が弱い切断者においては，最初の練習ではPpam aidの使用は短時間の立位を補助するためや平行棒内の片道だけの歩行に留めるべきである．また断端の創が治癒していてもまだ断端部が傷つきやすい場合には，初めの2, 3日間はPpam aidの使用は頻回の休憩時間を入れて1時間以内とし，その休憩時間にはバッグを緩めて断端を挙上させる．

　切断者が歩行や立位を行っている間に椅子に座って休むときには，大きなバッグは緩めて創にかかる持続的な圧を減少させ，Ppam aidは挙上させる．

3．治療前後に無菌状態で創の状態を毎日調べる．滲出液がある場合やガーゼがずれている場合には，ガーゼ交換が必要な場合がある．

4．高齢切断者の場合には，練習は常に平行棒内に留めるべきである．若い切断者で上肢の筋力とバランス能力がよい場合には平行棒内から松葉杖歩行練習に移行してもよい．しかしPpam aidは部分荷重装置にすぎないので階段昇降，段差，スロープでの使用は推奨されない．またPpam aidは1本杖と一緒に使用してはいけない．

5．過去に一側の下肢切断時にPpam aidを使用し成功したことがある両側下肢切断者では，筋力が十分で義足でのバランスがあれば，Ppam aidを使用することができることがある．この場合には，バランスと移動を助けるために重心位置を下げる目的で初回義足の長さを短くすることが必要となる．

　しかし，それ以外の両側切断者がPpam aidを両側使用することは，バッグ内での過度のピストン運動が起こり，組織を損傷する危険性が大となるため推奨されない．またPpam aidの経験がない切断者が，2本のPpam aidを使用すると安定性が不十分となる．

■切断者用移動補助具
Amputee mobility aid（AMA）（図6.5）

　AMAはPpam aidと同様に空気圧を利用した一時的な義足である．これは歩行周期において膝がより自然に屈曲できることを可能とした，下腿切断者用に特別にデザインされたものである．これはVessa社により英国で製造されている．

　断端は選択的に膨張することで区別されている空気入りのプラスチックバッグにより支持される．術後5-10日から使用することが可能で，Ppam aidと同じように平行棒内で使用できる部分荷重装置である．しかし切断者でバランス能力がよい場合には松葉杖を使用することができる．Ppam aidとは違い，足部があるため切断者の靴を履かせることができる（図6.6参照）．

　AMAの欠点は断端に過度の加圧が加わることであり，循環不全がある切断者にはPpam aidと同様に注意が必要である．

　またセラピストはPpam aidと同様にバッグの衛生に気をつけなければならない．

■Femurett（図6.7）

　FemurettはLICにより製造販売され，大腿切断者に対するPpam aidよりはより高い安定性がある．硬性ソケットを使用して歩行し始めるには十分に創が治癒していなければならない．これは坐骨荷重部分，硬性外側壁，基本的な膝関節メカニズムと義足足部から構成される．ソケットには多種類のサイズがあり，個人に容易に適応できるようになっている．基本的アライメント調整工具があり，内外転の調節が必要なときにはネジがナットから外れないように注意しなければならない．ソケットは適切な洗浄液に浸した布で拭くことにより清潔を保つ．

■Tulip Limb（図6.8）

　Tulip LimbはLICによって製造され，下腿切断者で創が十分に治癒し硬性ソケットに対する耐容があるときに使用される装置である．この装置は膨張可能な袋の部分，外側の硬性ソケット，シャンクおよび義足足部から構成される．Ppam aid装着時と同様に患者は膝を伸ばした状態で歩行する．

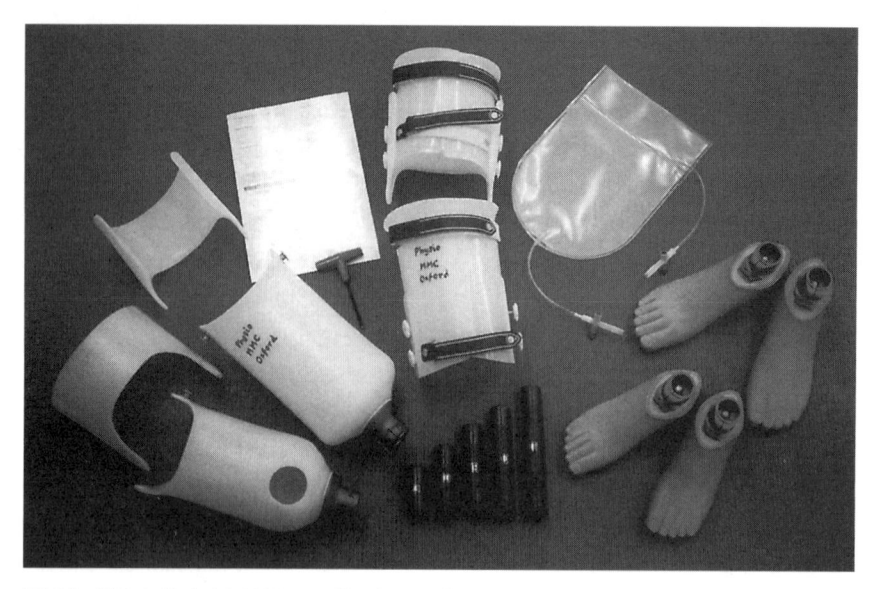

図 6.5 種々のサイズのAMAコンポーネント（Oxford の義肢装具の理学療法サービスの許可を得て掲載）.

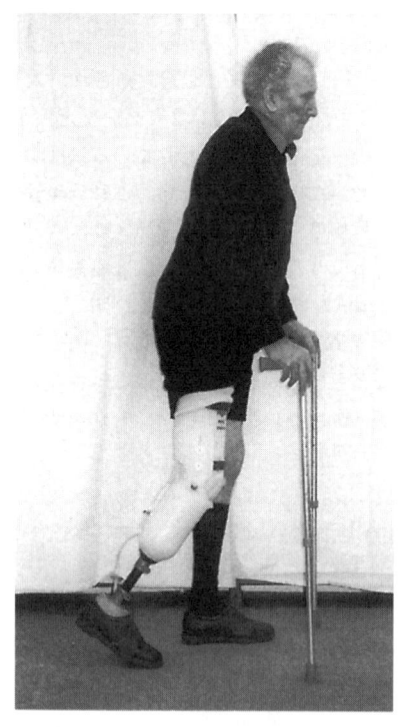

図 6.6 AMAを装着した下腿切断者の歩行（Oxford の義肢装具の理学療法サービスの許可を得て掲載）.

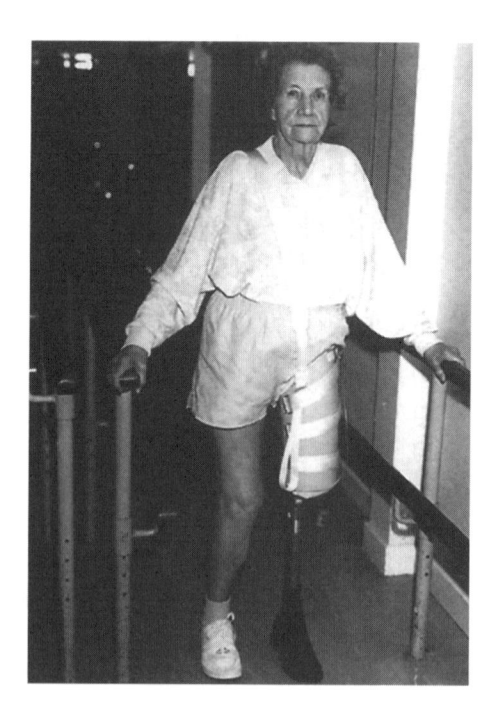

図 6.7 Femurett（Mrs. M. Boultwood, LIC & Dr. Morrison, Oxford DSC の許可を得て掲載）.

第6章　車椅子の使用と早期歩行補助具

欠点は外観上受け入れが難しく，適応が困難なことである．また大腿四頭筋の活動が抑制され，膝関節が固定される．

▶ **大腿コルセット付き下腿仮義足の構造**（図6.9参照）

大腿コルセット． 大腿コルセットの部分は革製で前面調節式であり，部分荷重が可能である．体重支持部はコルセット後方の坐骨収納部分である．

懸垂． 骨盤ベルトに肩ストラップあるいは軟性懸垂のいずれかの2種類の懸垂装置がある．

膝関節． 膝関節は単純なスプリング構造で膝伸展時にロックする単軸関節である．H型ストラップや金属支柱型の場合に手動開放で膝を屈曲して椅子に座ることができる．

ソケット． ソケットは断端支持のためのパッドが入った柔らかいフェルト製である．ソケットは浮

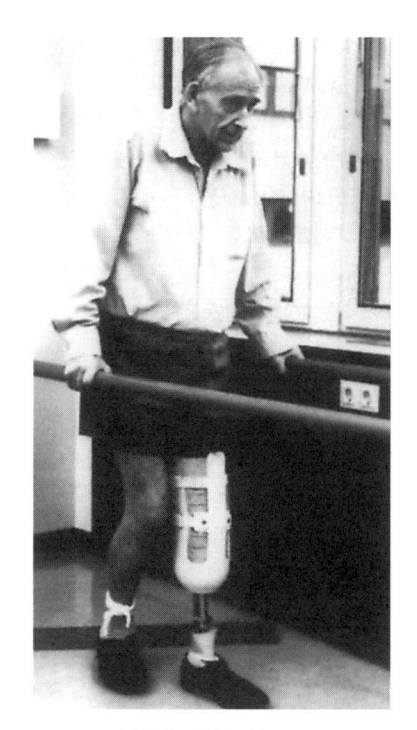

図6.8　Tulip Limp.

■大腿コルセット付き下腿仮義足

これは下腿切断用の仮義足であり義肢装具士により注文製作される坐骨荷重式である．膝ロック機構があり患者は膝伸展位で歩行する．リハビリテーションセンターだけで使用する他の早期歩行補助具と違い，在宅環境でも使用することができる．以下の理由の場合にのみ供給される：

- 治癒していない断端，例えば火傷，皮膚移植，開放創，感染，皮膚科的問題
- 不安定な膝関節
- 過度の過敏症または有痛性の断端
- 治癒過程にある断端側の大腿骨または脛骨骨折
- 25°以上の膝屈曲拘縮．

この仮義足の利点は切断者を術前に計測することができ，そのため術後の移動が促進されることである．このことにより座位や寝たきりによる合併症を防ぐことができ，創が治癒過程でも病院からの退院が早期に可能となる．

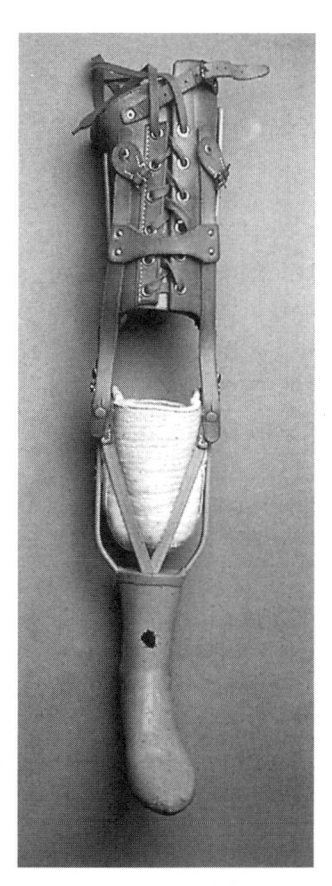

図6.9　大腿コルセット付き下腿仮義足（Richmond の Twickenham and Roehampton Healthcare NHS Trust の許可を得て掲載）．

腫を防ぐために弾性包帯や断端ソックスを使用した場合でも，断端を適切に支持するために十分な大きさが必要となる．フェルトソケットは切断者が歩くときに断端を保護する．このソケットは単に「収納」するだけのものであり，体重がかからない．

　足部．　足部は単軸あるいはSACH足とすることができる（8章参照）．

▶ 大腿コルセット付き下腿仮義足の点検

　仮義足の適合については歩行再教育の最初にセラピストによって検討されなければならず，また継続して定期的に実施されなければならない．また各練習の前後で断端の皮膚を点検しなければならない．

　コルセット：

　切断者は立位でコルセットの適合ができる状態で，セラピストは坐骨収納部分と内転筋の部分を次の方法で確認する：

　13章で示した通り，コルセットの坐骨荷重部分を点検する．革製コルセットの場合には，正しく固定されていることを確かめる．

　坐骨が正しく収納されていない場合には，その理由は以下のことが考えられる：

1. コルセットが大きすぎる場合：前面の調節部分から大腿が触れるかどうかで判断する．これを調節するために断端ソックスを足して適合するよう調節する．
2. コルセットが小さすぎる場合：前面の調節部分を舌革が覆っているかどうかで判断する．これを調節するために断端ソックスの枚数および厚さを減らす．このときに断端先端部より近位側がきついと循環を制限することになるので気をつける．さらに調節が必要な場合には義肢装具士と検討する．

　内転筋部．　この部位に不快感があってはならない．不快感の原因としては以下のことが考えられる：

1. 断端部がコルセットの中で「沈み込んで」おり，坐骨で体重支持が不十分であるか，革製コルセットがゆるすぎること．
2. 断端ソックスがコルセットの縁の部分で不適切に上げられていること．
3. 断端の股関節伸筋の筋力あるいは機能が不十分であり，このことが股関節の屈曲の原因となり内転筋部分の皮膚が擦られることになる．このことは仮義足を装着している人にみられる一般的な愁訴である．さらに調整が必要な場合にはセラピストは義肢装具士と検討することが必要となる．セラピストはソケットの内転筋部にパッドを当てることや一部を切除することでは不快感を減少させることはできないので，試みてはならない．

　長さ：

　立位．　義足の長さは健常側よりも約2cm短くして遊脚を容易にする．長さの検討方法は大腿義足の部分とほぼ同様である（13章参照）．

　一般的な問題は断端をコルセットに不適切に装着した場合に起こり，そのため義足が本来の長さから変化することが原因となる．

　座位．　切断者は膝を90°まで屈曲できなければならない．座位を行う場合にコルセットとフェルト製ソケット，ソケット内の断端の位置を再度点検すること．義足膝継手のヒンジ部は膝関節裂隙1.5cm上部になるようにする（これは膝関節の中心が大腿骨内顆の中心と近い位置にあるためである）．義足の位置が正しくない場合には切断者が座った場合に断端の前面がフェルト製ソケットに接触することになる．

　フェルト製ソケット：

　これは断端を制限してはならず，断端が仮義足の中で包帯や断端ソックスにより支持されることを覚えておくこと．したがって断端の組織はソケットの遠位部だけで支持されるべきである．ソケットまわりの制御ストラップは歩行時過度の屈曲を防ぐ役割がある．

　患者がこの部分に不快感がある場合，セラピストは以下の項目を確かめる：

1. ソケットが小さすぎてはいけない．ソケットがきついことは断端の浮腫や断端のガーゼや包帯が多すぎる場合が原因であり，その場合には包帯を減らす．
2. 断端ソックスはソケットの中で皺ができていないか，また断端を強く締め付けていないかを確認する．
3. 義足が切断者の膝を完全伸展させた状態で適切

第6章　車椅子の使用と早期歩行補助具

に装着されることにより，断端がソケットの中で正しい位置となる．

　それでも調節が必要な場合にはセラピストは義肢装具士に連絡をする．

懸垂：

　骨盤ベルトと肩ストラップの検討方法は大腿義足に準じる（13章参照）．

　切断者が立っている場合には弾性懸垂は快適であり，ベルトからソケットまでのストラップは十分にしっかりとしていなければならない．極めて稀であるが仮義足が自己懸垂型のときには，セラピストは歩行時に断端と義足とで過度のピストン運動が起きていないか検討する必要がある．これは切断者の歩行を後方からセラピストが観察することで可能となる．ピストン運動が起きている場合には，コルセットが締まっているかを確かめる必要がある．ただしセラピストや切断者がコルセットを駆血状態になるまで締めすぎてはいけない．このことは断端を傷つけ創治癒を妨害する．ピストン運動が持続する場合には補助懸垂が必要であり義肢装具士と連絡する必要がある．

膝ロック機構：

　切断者が義足を受け取る前にはセラピストは膝ロック機構を点検して効果的にロックと解除ができることを確かめる必要がある．切断者は膝ロック機構の操作を見てその方法を十分に理解する必要がある．高齢者の場合には，ロック機構を理解するために数度説明を受ける必要がある．

▶ 大腿コルセット付き下腿仮義足による機能再教育

装着：
1．切断者は硬いベッドあるいは椅子に座ってベストを脱ぐ．
2．下腿にガーゼ/包帯/断端ソックスを装着する．
3．断端上にソックスを円滑に装着する（図6.10A参照）．下腿ガーゼに皺をなくすことは難しいこともある．

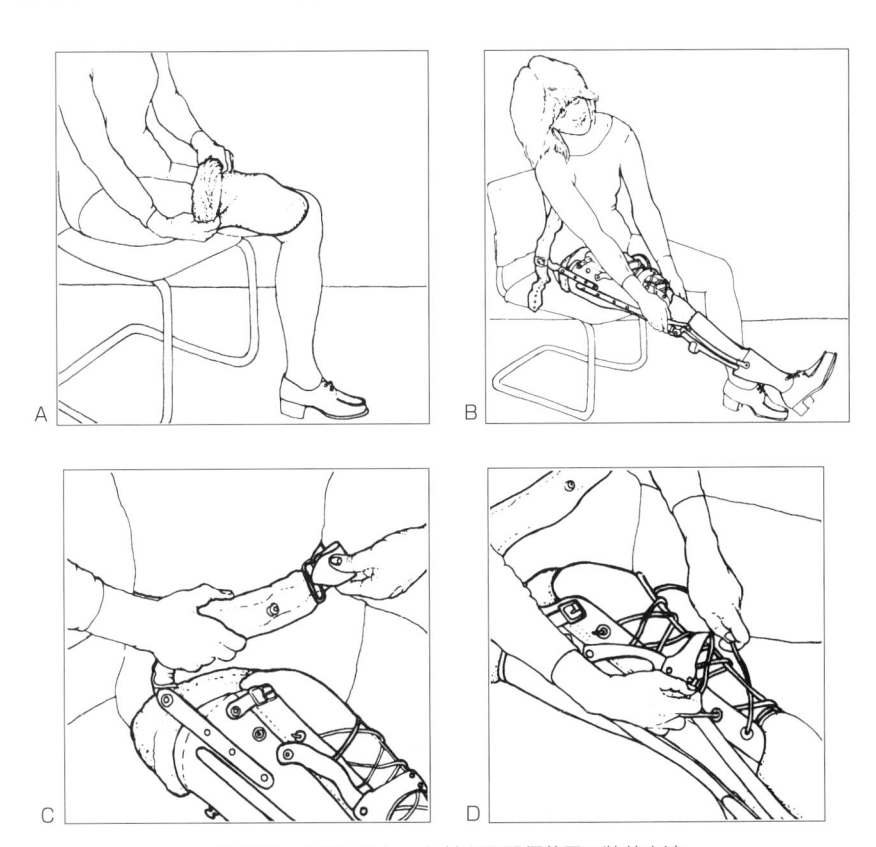

図6.10　大腿コルセット付き下腿仮義足の装着方法．

4．義足膝関節を伸展位でロックして前面を開いて，断端を仮義足に入れてフェルト製ソケットに適合させ，義足膝関節が膝関節裂隙の上約 1.5cm になるようにする（図 6.10B 参照）．
5．骨盤ベルトがある場合にはここで締める（図 6.10C 参照）．
6．前面の革ソケットを正しく締める（図 6.10D 参照）．
7．切断者は立位となり補助懸垂を締めて調節する．
8．断端ソックスをソケットの縁まで十分に引っ張る．

取り外し方：
1．切断者は硬い表面に座る．
2．補助懸垂を外す．
3．仮義足の膝を伸展ロックして，前面の革ソケットを完全に外し，断端を義足から取り外す．この過程において膝関節は完全伸展位で行う．
4．断端ソックスを外す．
5．断端の包帯などを外して，皮膚が赤く変色していないか擦れていないかを確認する．時折歩行再教育後に創の上にあるガーゼを取り替える必要がある．また必要に応じて包帯や断端ソックスを取り替える．
6．大腿部の皮膚に赤色，擦過，斑点の有無など状態を確認する．

更衣動作：
大腿切断と同じ方法である（13 章参照）．義足の膝およびフェルト製ソケットは太いので，ズボンの幅はいつも大きくしておかなければならない．

トイレ動作：
大腿義足と同じ点に注意する．

歩行再教育：
長いレバーアームにより義足を制御するので股関節を上げる代わりに，遊脚相に重複歩を広げたりぶん分回し歩行を行ったりする傾向がある．切断者はより正しい歩行パターンを大腿義足と同様の歩行再教育で教えられる（13 章参照）．この膝ロック機構がある仮義足を使用しているときには，膝関節は可動域を保たれ大腿四頭筋とハムストリングスは十分に筋力増強されなければならない．これが行われないと PTB 義足など膝関節が自由な義足の応用が大変難しくなる．

2 版までの文献

Abel E W, Frank T G 1991 The design of attendant propelled wheelchairs. Prosthetics and Orthotics International 15(1):38–45

Alexander A 1971 Immediate postsurgical prosthetic fitting: the role of the physical therapist. Physical Therapy 51(2):152–157

Bonner F J, Green R F 1982 Pneumatic airleg prosthesis: report of 200 cases. Archives of Physical Medicine and Rehabilitation 63:383–385

Booker H, Smith S 1988 The AK/BK revisited. Physiotherapy 74(8):366–368

Burgess E M, Zettl J H 1969 Immediate application of prostheses for amputations. In: Cooper P (ed) Surgery annual. Appleton-Century-Crofts Educational Division. Meredith Corporation, p 371–390

Dickstein R, Pillar T, Mannheim M 1982 The pneumatic post-amputation mobility aid in geriatric rehabilitation. Scandinavian Journal of Rehabilitation Medicine 14:149–150

Donn J 1991 Use of the TES Belt as an alternative means of suspension with the Ppam Aid. Physiotherapy 77(9):591–592

Liedberg E, Hommerberg H, Persson B M 1983 Tolerance of early walking with total contact among below-knee amputees – a randomized test. Prosthetics and Orthotics International 7:91–95

Little J M 1971 A pneumatic weight-bearing temporary prosthesis for below-knee amputees. Lancet 6 Feb:271–273

McLaurin C A, Brubaker C E 1991 Biomechanics and the wheelchair. Prosthetics and Orthotics International 15(1):24–37

Monga T N, Symington D C 1984 The airsplint as a pneumatic prosthesis in management of the elderly amputee. Physiotherapy Canada 36(2):61–65

Parry M, Morrison J D 1989 Use of the Femurett adjustable prosthesis in the assessment and walking training of new above-knee amputees. Prosthetics and Orthotics International 13:36–38

Ramsey E M 1988 A clinical evaluation of the LIC Femurett as an early training device for the primary above-knee amputee. Physiotherapy 74(12):598–601

Redhead R G, Davis B C, Robinson K P, Vitali M 1978 Post-amputation pneumatic walking aid. British Journal of Surgery 65(9):611–612

Van Ross E 1991 Pushchairs. Prosthetics and Orthotics International 15(1):46–50

3 版の文献

Bumfrey E 1995 Out and about: solving problems of mobility. In: Community practice. Prentice Hall, London, ch 12

Burgess E M 1997 Guest editorial. Wound healing and tissue repair of the surgical amputation of limbs. Journal of Rehabiltation Research and Development 34(1):vii–ix

Flanagan M 1993 Pressure sore risk assessment scales: an introduction to the main risk assessment tools available to practitioners today. Journal of Wound Care 2(3):162–167

Norton D, McLaren R, Exton-Smith A N 1962 (reissue 1975) In: An investigation of geriatric nursing problems in hospital. Churchill Livingstone, Edinburgh

Ozyalcin H, Sesli E 1989 Temporary prosthetic fitting for below-knee amputation. Prosthetics and Orthotics International 13:86–89

Scott H, Condie E, Nicol S, Treweek S 1997 An evaluation of the Amputee Mobility Aid (AMA): an early walking aid for trans-tibial amputees. National Centre for Training and Education in Prosthetics and Orthotics, Strathclyde

Waterlow J 1985 A risk assessment card. Nursing Times 81:49–55

第7章
下肢義足のリハビリテーションにおける評価

《この章の内容》

初回切断者　87

紹介決定に影響を及ぼす因子　88

評価の手順　88

様々なレベルの切断における義肢の検討事項　89
　下腿切断者　89
　膝関節離断者と大腿切断者　89
　片側骨盤切断と股関節離断　89
　両側切断者　90
　上肢および下肢切断の組み合わせ　90

切断者が病的状態を有しているか高齢である場合の義肢への配慮　91

専門家チームと初回切断者間における
　意思決定　91

フォローアップ　91
　初回切断者　91
　適合の問題　92
　既存の切断者　92

他の移動手段　92
　車椅子　92
　片脚跳び　92
　直接的な断端荷重歩行　92
　他の考え　93

初回切断者

初回切断者が地方の義肢サービスに紹介されるには様々な理由がある:

1．切断者の義肢リハビリテーションへの適否と準備に関する相談のため．これが最も一般的な紹介の理由である．

2．切断者に義肢を見る機会を与え，他の切断者と会って義肢使用を学習することの意味について十分に理解してもらうため．これはあまり切断が行われていない病院からの切断者に対しては最も有用である．

3．義肢の採型，測定，適合およびその後の支給のため．

　義肢リハビリテーションサービスに紹介された切断者のすべてが義肢を処方されるわけではない．もし切断者が最初の訪問の際に義肢リハビリテーションを受け入れなければ，この決定はもっと遅い時期に変更されることを覚えておく必要がある．

　手術後に問題ない回復を示す切断者には，このサービスへの早期の紹介が必要である．紹介は抜糸前に行われる．紹介の遅れは不必要な義肢支給延期の原因となる．

　このサービスへの後期の紹介は，病弱で多くの医学的合併症を有するか多くの身体的問題のある切断

者に対して推奨されるもので，このサービスからの推薦を受け病院において切断者を評価するチームに役立つ．切断者はセンターまでの移動行程に耐え，見知らぬ人と宿泊の体験をする消耗する日々に十分に適応しなければならない．病弱な切断者は病院における一日を通してのリハビリテーションプログラムをうまくこなす能力が必要である．

紹介決定に影響を及ぼす因子

1.《切断者は歩行を希望しているか？》
　切断者は今後の手順と義足リハビリテーションにおいてどの程度の個人的な努力を必要とするかを十分に理解しているか？　もし理解していれば，紹介すべきである．

2.《切断者の歩行の可能はどうか？》
　切断者の義足での移動の可能性についての評価において，セラピストは以下のガイドラインをもっている．
　切断者は：
- 移動が自立
- 更衣が自立
- バックルやボタンを処理する上での十分な手指巧緻性を有する
- 十分な視力を有する（視覚障害それ自体では適応外とはならない）
- 指示を理解し記憶する能力を有する
- 義足を装着しての歩行において必要とされるエネルギー消費量の増加に対し，十分な酸素消費能力を有する（9章参照）．

もし切断者がこれらの基礎的能力を示すことができないときは，義足リハビリテーションから利益を受けることはない．

3.《切断者はどこで歩行し，誰が援助するのか？》
　切断者の環境順応性と活用できる援助を考慮する．早期の家庭訪問は義足，杖あるいは車椅子の支給を必要とするかどうかといった現実的リハビリテーション目標の設定を確かなものとする助けになる．また訪問することで身内，ケアする人，友人あるいは近所の人たちが，前向きの励ましや援助を喜んで提供するようになる．両側切断者は家庭内で家具の周囲を補助具を使って歩行するために，十分な広さの部屋を持たなければならない．

　保護された施設内あるいは継続的介護施設で生活している切断者は，義足を支給されても，移動には車椅子のほうがより安全で速いために大部分は義足を使用しない．

　家のない人でより若い人は，適切な方法でなくても，もし歩行が自立していれば容易に宿舎を探し出せる．

4.《義足リハビリテーションは切断者の生活の質を改善するか？》
　生活の質は個人の物差しであり，その人の成長や人生の異なった時期でそれぞれ異なる．そのため紹介されたチームは，何らかの判断を下す前に切断者およびケアする人とより掘り下げた話し合いをもたなければならない．

　義肢サービスを訪問することで，自分自身で判断することを可能にする．義肢サービスへの行程や義肢リハビリテーションを成功させるのに必要な時間は，時間を費やしあるいは残された月日を費やして行う個人的な他の希望に比べ，見合うものであるかが検討されなくてはならない．

　進行性の疾患をもつ患者では，病気のステージを確認し，その予後を十分に考慮する必要がある．義肢リハビリテーションは長く疲れるものであり，実際に得られる結果を考慮する必要がある．ある人にとっては雇用というものは義足での移動以上に問題となる．両側切断者はこの点について非常に注意して考慮すべきである（17章参照）．

評価の手順

　義肢リハビリテーションサービスへ紹介がなされ，そこで病院の記録が活用される．
　現在，イギリスにおいては種々の異なる形式をもつ義肢紹介のための地方制度がある．

第7章 下肢義足のリハビリテーションにおける評価

▶地方の義肢サービス専門家へ

切断者は病院からセンターまで移動し，最初の紹介チームによって検査される．このチームは次のような構成となっている：

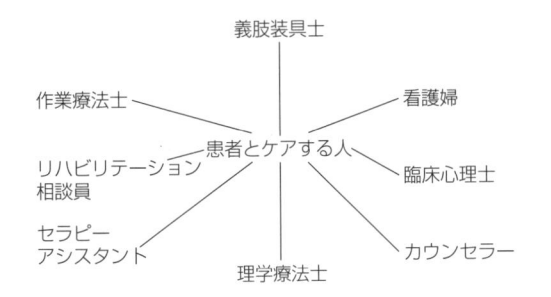

- 義肢装具士
- 作業療法士
- 看護婦
- リハビリテーション相談員
- 臨床心理士
- セラピーアシスタント
- 理学療法士
- カウンセラー

（患者とケアする人を中心に）

さらに，先天性欠損を有する子どもの両親に対しては医学的遺伝学者を活用すべきである．整形外科専門医への連携も必要とされる．

ケアする人は身内，あるいは切断者をケアしていたスタッフの一人，またはその両者であるかもしれない．病院看護婦，セラピスト，ソーシャルワーカーの評価結果は最初の訪問時に手に入れておく必要がある．

施行された評価と決定の要約が患者に還元され，それにより病院チームは十分な情報を持つこととなる．

▶地方行政区内における サテライトとしての義肢クリニックへ

地方から紹介されるすべての切断者を診るために，医師と義肢装具士は地域の義肢センターから地方を訪問する．恒久的に利用できる相談室とセミナー施設がある．病院チームはより密接に接触し，サービスは地方区において統合的ケアの一つとなる．この種類のサービスは切断者がよりアクセスしやすく，長く疲れやすい旅を回避し，さらに優れたケアの継続性が達成できる．

▶病院への訪問チーム

ある地域ではリハビリテーション相談員が病院の病棟に患者を訪問する方法についての調整がなされる．このことは患者の病態が非常に重く，感染があり，切断するレベルに関して術前に専門的意見が必要なときには非常に有用である．

地方での調整がいかにうまく行われても，成功するような紹介とリハビリテーションは，すべての関係者間の良好なコミュニケーションがあるときのみに成功する．病院のセラピストはそれ以後の電話や文書でのコミュニケーションが円滑にいくようにすべてのチームメンバーに会うように努力しなければならない．

様々なレベルの切断における義肢の検討事項

■下腿切断者

ほとんどすべての下腿切断者はうまくリハビリテーションが行われる．このような切断者の多くは最終的には歩行補助具を使用することなしに，正常歩行パターンを達成しうる．高齢であることだけでは義足の適応外とはならない（15章参照）．

■膝関節離断者と大腿切断者

正常の膝関節を欠く場合は，正常の膝関節機能を完全に代行することはできないが複雑な義足での代用が必要となる．そのために歩行はゆっくりしたものとなり，高いエネルギー消費量となる．より若年者で適合のよい切断者では補助具なしでうまく歩行することができる（13章，14章参照）．

■片側骨盤切断と股関節離断

このような切断者の大部分は若年者であり，正常の筋力とバランス能力を有している．現在ある病的状態にもかかわらず，彼らは義足の股関節と膝関節にうまく対応して大きくて複雑な義足を通常は使いこなしている．その中の何人かは歩行補助具を必要とする（12章参照）．

■両側切断者

すべてのこのような切断者においては義肢センターに紹介される前に，車椅子移動に適した環境を整えなければならない．

すべての両側切断者は義肢リハビリテーションが長期間かけて段階的に行われること，強い動機と決心が必須である，ということを理解しなければならない．大部分の両側切断者は両側の歩行補助具を使用して歩行するようになる．このため手はフリーとならず何も運べない．このことが活動を制限する．

義足の使用と歩行のいずれにおいてもエネルギー消費は非常に大きなものとなり（9章参照），上肢の筋力は平均以上でなければならない．切断者はプッシュアップ台を用いて自分の体重を持ち上げられなければならない（58頁，図5.2参照）．そしてこれは体格と体重に依存する．

膝関節を残すことは，以下に説明するように絶対に考慮すべきことである：

1．大部分の両側下腿切断者は義足を使用する．
2．一側の膝関節が残存し，他側の股関節の屈曲拘縮がない場合は，義肢リハビリテーションは可能である．
3．本来の膝関節が残っていない場合には，特にもし股関節の屈曲拘縮があり，また切断者が肥満であれば義足の使用は困難である．このような切断者については，車椅子が彼らの主要な移動手段となる．

義肢リハビリテーションに適さない両側の大腿切断者には装飾用義足が処方され，それは車椅子上でのみ使用される（図7.1参照）．このような義足は完全な身体像を維持するために切断者と身内いずれにとっても大きな心理的恩恵がある．このような用い方に気づかない切断者やセラピストは，移動用としてではなくもっぱら装飾用のために機能的義足を装着させるかもしれない（17章）．

■上肢および下肢切断の組み合わせ

もし一側の上肢と一側の下肢切断が存在する場合

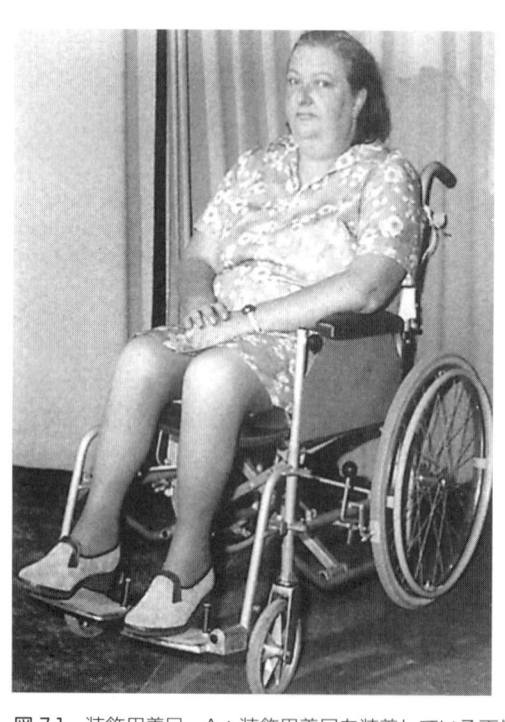

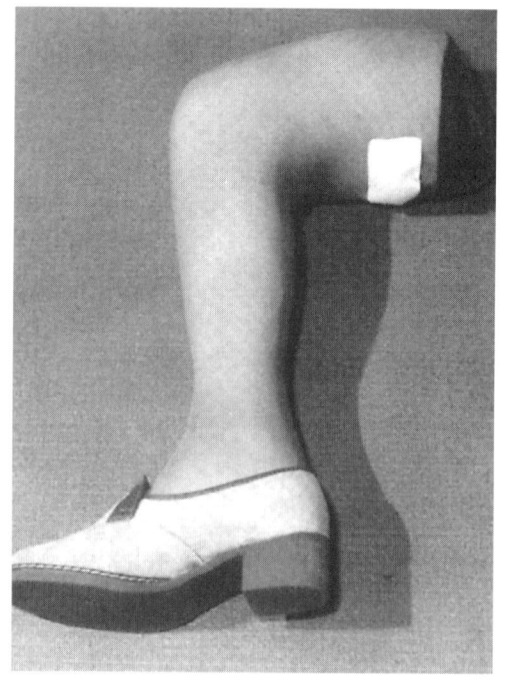

図7.1 装飾用義足．A：装飾用義足を装着している両側大腿切断者．B：車椅子の座面に取り付けるためのマジックテープを付けてある装飾用義足．

は，通常は最初に義足を適合させて歩行することを学習してもらう．義足が適合され処方された後に，切断側の上肢に対する訓練と一般的な姿勢矯正が行われる．義手はその後に供給される．

一側の上肢と両側の下肢切断がある場合は，最初に義手を適合させる．その後に車椅子での機能的活動を達成させる．このことが行われている間は，下肢に対する訓練とバランストレーニングが継続され，その後に下肢に対する義足が処方される．

このような人はすべて将来的に困難な義肢問題に直面するため，十分な義肢およびリハビリテーション設備がある義肢センターに紹介されることが非常に重要である（21章参照）．

切断者が病的状態を有しているか高齢である場合の義肢への配慮

（1章および2章参照）．

専門家チームと初回切断者間における意思決定

評価の後，チームは病的状態の存在，切断レベル，断端の長さと状態，切断者の家屋環境，本人の希望などの指標を考慮しながら，確実に成功しそうな結果の上に立って義肢を処方するかどうかについての決定を行う．

この段階で，義肢を装着できるようにならないという厳しい現実に直面しなければならない切断者もいる．切断者が切断の過程で義肢を処方すると言われていたとすれば，このことは特に心を傷つけるものとなる．時にはこのような状況は避け得ないことではあるが，できるだけ早期に起こりうる結果について，より多くの情報を提供することが役に立つ．このことは彼らが徐々に適応していく手助けとなる．この過程は外科医が義肢リハビリテーションチームと接触し，現実的な結果の情報を提供することで明確に促進される．新たな切断者が彼らに先行する他の切断者の進行具合を見ることができる義肢センターにおいて，結果に影響を及ぼすような異なった状況を説明することが重要である．新たな切断者は時に既存の切断者（特に同じ切断レベル，同じ年齢，あるいは同じ性別であるとき）と自分を同じと見なし，自分自身の過程が早く進まない場合に失望してしまう．最初の時点で義肢リハビリテーションが実行可能とは考えられない切断者に対して，フォローアップでの訪問が調整される．

義肢リハビリテーションが実行可能な選択肢であれば，次に考慮すべきことは最初の義肢処方である．切断者はこの時期のリハビリテーションに対して，現実と明確になっている切断者の期待との間の相違のために憂慮すべき失望感を味わうかもしれない．「生物工学的な手足」への隠された希望をもちながら，切断者は新しい手足の感触と機能に合わせるために一時的に悩み，抑うつ的となるかもしれない．極めて類似した機能を付与する個々のコンポーネントは価格の幅が非常に広い．このため地域によっては，移動能力の結果がより低く予測される切断者に対して，確実な義肢処方を行うために包括的なアプローチが必要となる．不必要な不安を避けるために，義肢リハビリテーション過程のより遅い時期に起こる装飾上の問題に対する注意を説明するためのケアも必要である．

フォローアップ

■初回切断者

初回切断者は病院から退院した後に，継続して家庭で経過観察されることが重要である．地域のセラピスト，身体能力障害者チーム，地域看護婦および一般開業医はこのことを実行するために最もよい位置にいる．これらの専門家から義肢センターの医師へのフィードバックは重要なことであり歓迎されるものである．初めの数週間には，断端の体積の変化，関節メカニズムが効かなくなること，社会的サービスや利益に関して不安になること，どのように活動性を向上進歩させるかについて不安になること，支持的な環境がなくなった後に起こりうる通常の不安あるいは抑うつといった，多くの小さな問題が起こ

る．これらの小さな問題も，素早く取り上げられないと，しばしば義肢を使用しなくなる方向へいってしまう．

数ヶ月が経過すると，地域での再訓練あるいは余暇活動の必要性が評価される．また義肢処方について調べる必要が生じてくる．切断者が自助団体，スポーツや余暇団体と接触したときに，彼らは自分の人生における新たな興味や欲求を明確にするかもしれない．

■適合の問題

切断という心理的な衝撃に適応することが困難な人では，これを義肢適合問題の中で表現するかもしれない．この点を確認し，切断者を臨床心理士やカウンセラーに紹介することが，彼らにとってはより有益であり，義肢製作者との無駄な時間を避けることになる．また心理的に障害された人では本来の適合問題を有しており，このことは見逃されるべきではない．

■既存の切断者

フォローアップでの評価で以下の点が示される：
1. 切断者のニーズは彼らの身体的活動性の改善のために変化するかもしれない．より活動的になる切断者では，さらに精巧な製品によって利益を得ることになるので，義肢のコンポーネントの再評価が必要となる．彼らは自分の人生において新しい道，例えば特殊な義肢を必要とするようなスポーツ活動を見いだすかもしれない（18章参照）．

    義肢製造では毎年新しく進んだコンポーネントが開発され，既存の切断者は個々の状況に益をもたらすような問題に対して遅れずについていく必要がある（22章参照）．
2. 切断者のニーズは状態の悪化，例えば体重の変化，他方の下肢の欠損，合併する病的状態のような他の身体的悪化，家庭環境の変化などによって変わるかもしれない．機能的活動が下降線をとって低下するのを積極的に管理したり，義肢コンポーネントを再評価することは，安全性，支持性，自立して義肢を使用する能力を確かなものとするためには必要なことである．治療の再評価によって，追加の治療プログラムの必要性と追加の補助具や機器の準備の必要性が明らかになる．
3. 切断者は義肢の使用を断念しなければならないかもしれず，自立して満足した生活様式を得るために他の移動手段を達成する上で援助が必要となる．

他の移動手段

■車椅子（6章参照）

切断者はすでに車椅子を供給されているかもしれないが，車椅子をたまにしか使用しないようにと考えられるときには，多くの時間を歩行することとなる．義足がもはや移動を達成する主要な手段ではなくなっている場合は再評価を行う必要がある．

■片脚跳び

片脚跳びは部屋が車椅子で入れず，改造も進められないか不可能である場合は，車椅子と組み合わせて検討しなければならない（6章参照）．

時に片脚跳びは義足を使用するよりも速く簡単である．有痛性の断端があるかまたは高いレベルでの切断者では特にそうである．

■直接的な断端荷重歩行

サイム切断者と膝関節離断者は，直接断端に体重をかけて歩行するのに理想的である．断端には何らかの形の覆いがなされる．下腿切断者の中には手と膝を使用して歩行する人もいるかもしれない．しかし断端の皮膚の脆弱性に対するケアを考慮しなければならない．

■他の考え

時にセラピストは他の移動方法を工夫しなければならない．セラピストはリハビリテーションにおけるエンジニアやエレクトロニクスの専門家とともに，個々の移動問題に対する解決を工夫できるような専門家のいる能力障害サービスを探し出す必要がある．

2版までの文献

Buttenshaw P J 1991 The multidisciplinary team approach for the assessment of primary amputees. Personal communication

Chilvers A S, Browse N L 1971 The social fate of the amputee. Lancet 27 Nov: 1192–1193, 1315–1316

Doherty S M, Nichols P J R 1974 Non-prosthetic problems of rehabilitation of the ischaemic lower limb amputee. Orthopaedics 7(2):77–85

Hamilton A 1981 Rehabilitation of the leg amputee in the community. Journal of Postgraduate Medicine 225:1487–1497

Hamilton A, Williams E, Nichols P J R 1974 The elderly lower limb amputee. Update 9:1641–1650

Hamilton E A, Nichols P J R 1972 Rehabilitation of the elderly lower-limb amputee. British Medical Journal 2:95–99

Hanspal R S, Fisher K 1991 Assessment of cognitive and psychomotor function and rehabilitation of elderly people with prostheses. British Medical Journal 302:940

Holden J M, Fernie G R 1987 Extent of artificial limb use following rehabilitation. Journal of Orthopaedic Research 5:562–568

Hubbard W A 1989 Rehabilitation outcomes for elderly lower limb amputees. Australian Journal of Physiotherapy 35(4): 219–224

Jain S K 1988 Rehabilitation of elderly amputees. Armed Forces Medical Journal India 44(1):15–20

Kay J 1991 Domiciliary rehabilitation of elderly amputees. Physiotherapy 77(1):60–61

Narang I C, Mathur B P, Singh P, Jape V S 1984 Functional capabilities of lower limb amputees. Prosthetics and Orthotics International 8:43–51

Parish J G, James D W 1982 A method for evaluating the level of independence during the rehabilitation of the disabled. Rheumatology and Rehabilitation 21: 107–114

Siriwardena G J A, Bertrand P V 1991 Factors influencing rehabilitation of arteriosclerotic lower limb amputees. Journal of Rehabilitation Research and Development 28(3):35–44

3版の文献

Anderson S P 1995 Dysvascular amputees: what can we expect? Journal of Prosthetics and Orthotics 7(2):43–50

Andrews K 1996 Rehabilitation in limb deficiency. 3. The geriatric amputee. Archives of Physical Medicine and Rehabilitation 77:S14–S17

Chakrabarty B K 1995 Lower limb amputation: striking the balance. Annals of the Royal College of Surgeons 77(2):157–158

Christensen B, Ellegaard B, Bretler U, Østrup E-L 1995 The effect of prosthetic rehabilitation in lower limb amputees. Prosthetics and Orthotics International 19:46–52

Cutson T M, Bongiorni D R 1996 Rehabilitation of the older lower limb amputee: a brief review. Journal of the American Geriatrics Society 44(11):1388–1393

Esquenazi A, Meier R H III 1996 Rehabilitation in limb deficiency. 4. Limb amputation. Archives of Physical Medicine and Rehabilitation 77:S18–S28

Gauthier-Gagnon C, Grise M-C, Potvin D 1995 The use of the prosthesis by the lower extremity amputee: a follow-up study of enabling factors. Proceedings of the 12th International Congress of the World Confederation for Physical Therapy, Washington

Greive A C, Lankhorst G J 1996 Functional outcome of lower-limb amputees: a prospective descriptive study in a general hospital. Prosthetics and Orthotics International 20:79–87

Ham R, de Trafford J, Van de Ven C 1994 Patterns of recovery for lower limb amputation. Clinical Rehabilitation 8:320–328

Jones L, Hall M, Schuld W 1993 Ability or disability? A study of the functional outcome of 65 consecutive lower limb amputees treated at the Royal South Sydney Hospital in 1988–1989. Disability and Rehabilitation 15(4):184–188

Leung E C-C, Rush P J, Devlin M 1996 Predicting prosthetic rehabilitation outcome in lower limb amputee patients with the functional independence measure. Archives of Physical Medicine and Rehabilitation 77:605–608

McCollum P T, Stonebridge P A, Holdsworth R J, Jain A 1995 Rehabilitation outcome 5 years after 100 lower limb amputations. British Journal of Surgery 82:567–568

Pederson P, Damholt V 1994 Rehabilitation after amputation following lower limb fracture. The Journal of Trauma 36(2):195–197

Pernot H F M, de Witte L P, Lindeman E, Cluitmans J 1997 Daily functioning of the lower extremity amputee: an overview of the literature. Clinical Rehabilitation 11:93–106

Pohjolarnen T, Alaranta H, Kärkkäinen M 1990 Prosthetic use and functional and social outcome following major lower limb amputation. Prosthetics and Orthotics International 14(2):75–79

Rommers G M, Vos L D W, Groothoff J W, Eisma W H 1996 Clinical rehabilitation of the amputee: a retrospective study. Prosthetics and Orthotics International 20:72–78

Sapp L, Little C E 1995 Functional outcomes in a lower limb amputee population. Prosthetics and Orthotics International 19:92–96

Subbarao K V, Bajoria S 1995 The effect of stump length on the rehabilitation outcome in unilateral below-knee amputees for vascular disease. Clinical Rehabilitation 9:327–330

第8章
義肢サービス

《この章の内容》

サービスの構成　96
　イギリス　96
　発展途上国へのサービス　97

義肢の構造　97
　(内)骨格構造（モジュラー義肢）　97
　外骨格構造（在来型あるいは殻構造）　97
　義肢のソケット　98
　補助懸垂　101
　義肢の継手　101
　関節間セグメント　102
　足部　103
　手先具　105
　装飾　105

義肢の製造　106
　製造工場または中央製作所　106
　アライメント　106
　CAD-CAM
　　（計算機支援設計/計算機支援製造）　106
　義肢のシステム　108

研究と開発　108
　先進国に対する研究と開発　108
　発展途上国のための研究と開発　109

　急性期，地域，あるいは専門的サービスにおいて切断者とともに働くセラピストは，義肢の提供とサービス基金，関連施設および地域におけるリハビリテーションの相互関係，および費用に見合う価値のあるサービスを提供する必要性を理解する必要がある．

　セラピストが義肢コンポーネントの技術的な詳細のすべてに精通することは期待できないが，セラピストは義肢に必要な生体力学を理解する必要がある．すなわちセラピストは利用可能な技術を認識し，その技術を管理する責任がある．切断者に最適な義肢によるケアを達成するために，セラピストは切断者のリハビリテーションのすべての段階で義肢装具士とともに密接な関係をもって働く必要がある．すべての義肢製作所は，義肢コンポーネントと関連部品（例えばライナーやスリーブ，ソックス）に関する文書化された情報をもっている．セラピストは使用上の注意を知るためにその説明書を手に入れておくとよい．義肢コンポーネントには地域の施設では利用不可能なものがあるかもしれないが，その国の別の市場ではそれが利用可能なこともある．切断者の機能が利用可能な義肢コンポーネントにより制限される場合，セラピストは別の場所で調査や問い合わせを行い，供給の適応や経済的可能性について検討するための包括的チームに情報を提出することもある．専門組織内で，経営責任者やそれらの分野の専門家と情報交換することは推奨される．代わりに義

肢製作所に直接交渉することも可能である（住所に関しては付録1を参照）．セラピストは新しい技術的な発達が切断者に義足を供給する人達の能力以上に早く進歩するということも自覚しなくてはならず，またこのことは切断者にしばしば説明される必要がある．

セラピストは（義肢装具士と一緒に），さらにそれらの個々のニーズが，高水準の精巧な義肢から最も単純な義肢部品に至るまで，確実に満たされるように切断者の擁護者の役割を果たす必要もある．どの国でも切断者に対する対応は文化や社会構造と関係があり，一つの国の中でも地方によって違いがあるかもしれない．1992年には，Poonekarがインドにおける義肢学と装具学に影響を与える一般的な要因を一覧にした．これらの要因は世界の他の多くの国にも当てはまる：
- 経済的要因
- 社会的要因
- 文化的要因
- 気候の要因
- 地域的に利用可能な技術様式
- 時間と距離の制約
- 心理学的要因
- 材料と資源
- 宗教的な要因
- 適切な技術．

サービスの構成

■イギリス

▶イングランド，ウェールズと北アイルランド

地域保健局は，居住者のためにヘルスケアに関する医療負担のすべてに責任をもつ．地域保健局は（1998年には）37の地域健康団体と契約を結び，国民健康保険提供当局（NHS Supplies Authority）からの支援を受けて，サービスにおける義肢的および技術的要素を専門の会社に下請けに出している．契約には様々な種類がある—3年間のものもあれば，長期ものもあり，義肢とともに装具を含めるものもあれば，そうでないものある．すべての契約が評価される品質基準をもつ．近年，契約書はより柔軟性をもつようになり，個々に判断されて契約されている．その契約は初回切断者のためのサービス，修理，作製中の義肢の供給，場合によっては，研究と開発までに及ぶ．ヘルスケア提供者は，予算の範囲内で最大の提供をするために様々なコンポーネントの供給と有効性に優先順位をつける必要がある．

▶スコットランド

地域保健局はスコットランドのヘルスケア当局に支援されている5つの団体（1998年）から同じように購入している．すべての団体の代表者による会員を含んだ商品諮問委員会は，契約の内容と用語に関するガイダンスをスコットランドのヘルスケア当局に提供している．

▶自費供給

義肢の会社の中には，特別の義肢の部品を購入する自費患者あるいは慈善団体に対する自費診療サービス施設をもつ．セラピストが快適さと機能，装飾性の適切な釣合を確実にした自費供給品を選ぶ個々の切断者のために，最高のサービスと治療を探し求めることは賢明なことである．そしてこのためにセラピストと義肢装具士はともに働かなければならない．英国における自由診療での義肢の注文のほとんどは海外の切断者のためのものである．しかし地域の公的サービスでは利用できない精巧な義肢や専門的な活動をする義肢を必要とする切断者からの要求も，少ないが増加している．切断者は自費診療サービスを使うときには，メンテナンスの継続にも自由診療として料金を払わなければならないことを知っておく必要がある．

▶基準

国民健康保険行政部の医療機器管理局は，英国全体の義肢製造基準のために監視機能を有する．英国の市場にあったり集められたすべての義肢コンポーネントは欧州経済共同体（EEC）基準を示すCEがマークされて，そして国際基準（例えばISO 10328，下肢義足の国際的な構造テスト基準）に従わなけれ

ばならない．国際的には，患者の安全性を確実にするための類似した法律がある．

▶相互協定

必要ならば，英国民である切断者は非常事の修理のためにはどのような義肢サービスでも受けることができる．

EEC 諸国といくつかの海外の国からの切断者も，非常事には（FDL(94)33 で定められているように）これらのサービスを受けることができるが，海外の国民は受けた援助の料金を払わなければならない．

■発展途上国へのサービス

先進国で訓練を受けたセラピストと義肢装具士は，発展途上国の義肢サービスの確立を援助するために時には仕事でその地に行くこともある．この仕事には国連難民高等弁務官事務所（UNHCR）や赤十字社国際委員会／赤新月社（イスラム教諸国における赤十字社の支部；ICRC）のような組織による資金援助がある．発展途上国では，莫大な需要のため資源と指導員の慢性的不足に直面している．国家のプログラムの発展と民間活動団体（NGO）の活動に対する政府の支援は長期目的の達成にとっては必要であるが，多くの場合には民間活動団体（NGO）の介入が義肢サービスを始める最良のきっかけとなる．

発展途上国が抱えている一つの重要な問題は「適切な科学技術」であるが，以前はその用語は限定的あるいは粗雑に使われていた．設備，スタッフ，材料，利用できる資金などの資源を活用した最良なものを意味すべきである．義肢学に適用されるとき，科学技術は一般に認められている生体力学と機能的原則を満たさなければならない．このことは実践する専門家は満足のいく水準にまで教育されていなければならないことを意味する．

スタッフが自分自身の国の場合と同じ方法で，提供されるサービスに影響を与える要因を理解しておくことは重要なことである．現在の理念は，地元の住民によって経営され，組織化される義肢の施設を建てることであり，それは救急援助型より発達型である．これは広範囲な教育的責務およびその国独自の適切な義肢の技術と文化的違いに対する理解を含んでおり，海外に行く前の十分な準備が必要である．国際義肢装具学会（ISPO）は，いくつかの国における研究集会や先進国と発展途上国の姉妹関係を発展させてきた．

義肢の構造

（内）骨格構造と外骨格構造という 2 つの異なる包括的な義肢のシステムがある．

■(内)骨格構造（モジュラー義肢）

骨格構造義肢は人間の骨格をモデルとして使用している．筒状の骨格は体重支持機能を提供し，フォームカバーはより自然な外観を義肢に与える．モジュール式のデザインは，個々の切断者のニーズに合わせて種々の関節コンポーネントを組み合わせることができ，通常は義肢製作者の一日の訪問により変更することが可能である（図 8.1 参照）．

■外骨格構造（在来型あるいは殻構造）

外骨格義肢は構造を支持する硬い外側の殻をもつ．これらは一般により洗練されておらず，調整は内骨格型のシステムより難しい．それに加えて，内骨格型の義肢に利用できるコンポーネントの多くは外骨格型の構造内に収容することができず，そして，処方の変更を迅速に行うこともできない．しかし，これらは一般により（機能的に）耐久性があり，単純で頑丈な構造をもつので発展途上国に有益である．1960 年代以前には，これらは利用できる唯一の義肢であり，他の種類の義肢を使用できない，あるいは試す意志のない年輩の経験豊かな切断者がいるので，義肢サービスはこれらの義肢を必要なときに供給できなければならない（図 8.2 参照）．機能的義手は下肢切断者のための浜辺の活動用義肢と同様に，この構造が変わらず続いている．

多くの義肢は Box8.1 に示された共通点をもつ．
義肢による復元のための最も適切なコンポーネントの選択は，義肢コンポーネントの多様性と複雑さ，

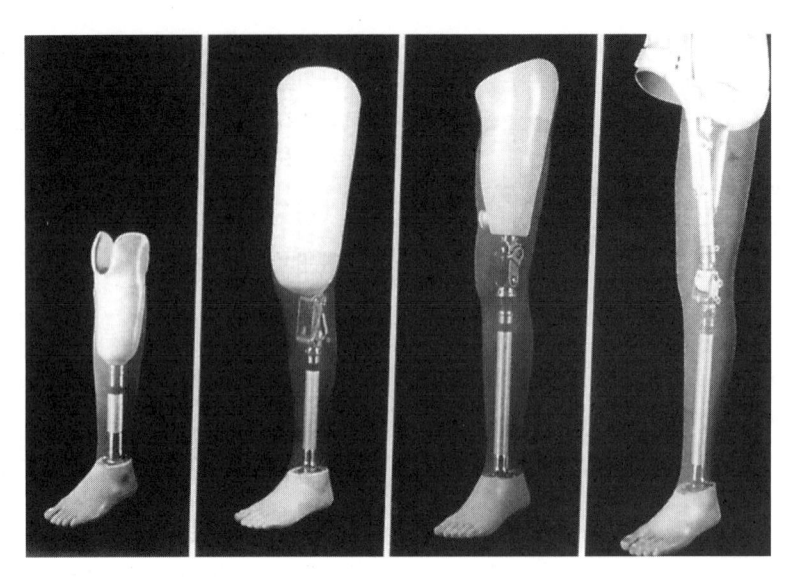

図 8.1　内骨格構造義肢．切断レベルは左から，下腿切断，膝離断，大腿切断，股離断（Otto Bock UK Ltd の許可を得て掲載）．

Box8.1　義肢のコンポーネント
1. 義肢ソケット
2. 懸垂
3. 継手
4. 関節間セグメント
5. 下肢切断者のための基底面（足部）
6. 上肢切断者のためのハンドまたは手先具
7. 装飾用カバー

そして利用できる材料，ソケット製作技術，異なる懸垂といったことのために，難しいがやりがいのある課題である．理想的には，これは切断者と密接に働く多職種からなる専門的で包括的なチームによって，実行されなければならない．

Kristinsson は次のように述べた．「義肢の適合の質には概念的に異なる面がある．第一に利用できるコンポーネントと材料の質がある．例えば道具やデータベース，それらをひとつの機能的単位としてまとめるのに必要な技能である．次に，義肢製作者の技術を含めてソケットの適合法が最も遅れていることである」．

注意：義肢の構造の詳細については切断レベルの説明をしている関連した章を参照（11-19 章）．

■義肢のソケット

ソケットは義肢を成功させる重要な要素である．よいソケットは以下の特徴を有している：

- 切断者にとって快適
- 断端と義肢間における負荷とエネルギーの伝達を媒介
- 義肢の懸垂を維持．

ソケットの外形は断端と義肢との間で快適で機能的な連結を生じさせるべきである．それぞれの切断レベルにおける特有なソケットの詳細については，12-16 章と 19 章を参照のこと．

▶ 義肢のソケットの作製

これは義肢装具士によって行われる技能を要する手技である．包んだり圧迫したりして型をとる手技が使用されたり，時には断端の長さに沿って一定の間隔に周径を測定する方法を用いて，通常は切断者の断端の陰性モデルがとられる．より遠位での切断では，型をとる姿勢により多くの選択がある．例えば臥位や座位，立位である．しかし，より高位レベルでは，切断者は立位で採型するのが一般的である（図 8.3 参照）．陰性モデルは液状の石膏で満たされ，陽性モデルが形成されるが，そのとき切断者の要求

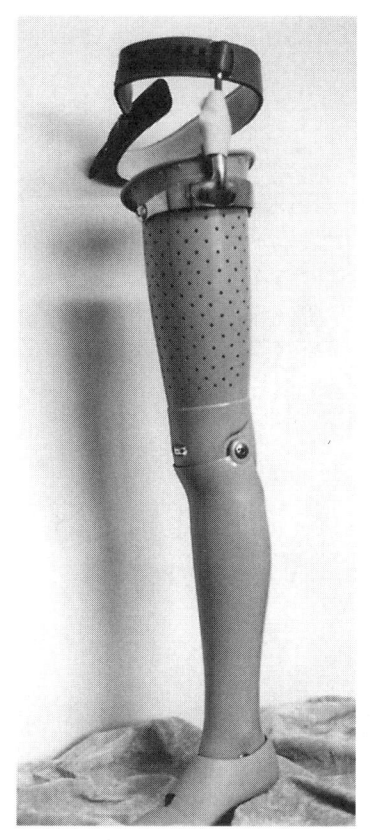

図8.2 大腿切断用の二重継手付き骨盤ベルト懸垂装置がついた外骨格義足（Vessa Ltd の許可を得て掲載）．

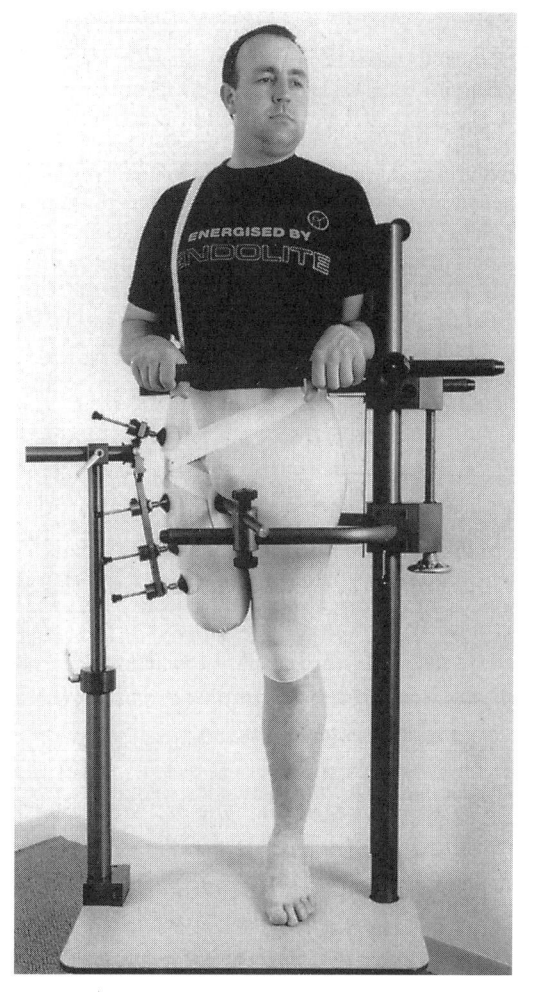

図8.3 エンドキャスト・キャスティング・システムの中で立つ大腿切断者（CA Blatchford and Sons Ltd の許可を得て掲載）．

に合わせて適合するように修正される．縮小修正は圧耐性部位での荷重を増やし，そして，修正が完成すると圧感受性部位での荷重が減少する．陰性あるいは陽性モデルはソケットを製造する前にコンピューターによってデジタル化され修正が可能である（106頁，CAD-CAM 参照）．

▶形状

すべての標準レベルの切断（図1.1，図1.2参照）においてソケットの形に関する標準の用語がある．しかし，各々のレベルには，いくつかの異なる形とバリエーションがある．すべての症例において，その形は圧感受性部位を楽にし，圧耐性部位の接触を高め，回旋を制御して，種々の懸垂力を与えるように設計される．ソケットの形によっては全懸垂力を与えるものもある，例えば顆上タイプ（断端の骨の解剖学的輪郭によって固定される），また部分的な懸垂力を与え，補助懸垂を必要とする形もある．

▶懸垂

懸垂は義肢の設計において鍵となる要因である．ソケットを通した良好な懸垂は効果的なエネルギー伝達，最大の制御と最小の不快感・擦過をもたらす．全面接触式ソケットは，力が加えられる部位が最大になるソケットである．このタイプのソケットの利点は以下の通りである：
- 断端の局所的な圧の減少
- 静脈灌流を助けることで浮腫を予防

- 感覚のフィードバックを改善（切断者の中には義肢を「より軽く，より体の一部であるように感じる」者がいる）．

すべての断端がソケットにより全懸垂力が得られるわけではなく，従って，補助懸垂を必要とする．

▶ 使用される材料

プラスチック．ソケットの80％はプラスチックで作られ，異なる種類がある．

1. 熱可塑性プラスチック．通常，均一な厚みのポリプロピレン・プラスチックシートを使用する方法で，断端を覆いソケットを形成する．製作時間は速い．熱可塑性プラスチックの中にはサーリンのような柔軟で透明なものがある．できあがったソケットは柔軟で，容易に形を変えることができる．過度の圧力が加わる可能性があるときに，それらが必要である．このソケットは義肢の残った部分に連結する硬性のフレーム（例えば大腿切断のためのISNYフレーム（図8.4参照））の中で支えられる．
2. 熱硬化性プラスチック．通常「ラミネート製」のソケットと説明され，カーボンファイバーやナイロンなどのような補強材料とともに熱硬化性プラスチックを使用する方法．これらは個々の要求を満たすために使われる．

金属．英国では主に外骨格義足に使用される．
木材．世界中の外骨格義足で使用される．
革．従来型大腿義足の一部や稀に股離断，膝離断，サイム切断で使用される．

▶ 診断用（点検用）ソケット

これらは軟部組織を直接的に見ることができるように透明な材料で作られた一時的なソケットであり，断端に瘢痕や感覚脱失，感覚過敏，あるいはアライメントの異常のような特定の問題をもつ切断者のためのものである．それは義肢施設あるいは治療施設において監督下に歩行練習とともに荷重の制御の練習を行う間，診断の補助として使われる．

▶ ライナーと断端ソックス

ライナーはいくつかのソケット（膝離断や下腿切断ではほとんど）にとってなくてはならないもので

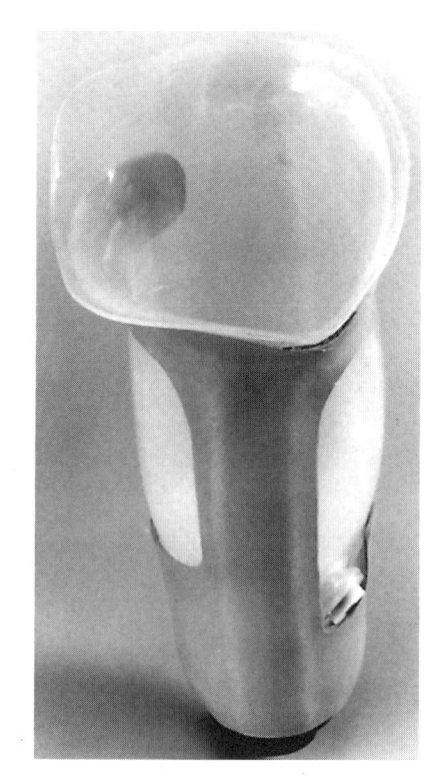

図8.4　内側から見た左側用のISNYソケット．内側構造を補強されたカーボンファイバーが力を伝達し，補強構造の上部はふたつの羽を伸ばし，柔軟性のある中側のライナーを支える．（CA Blatchford and Sons Ltdの許可を得て掲載）．

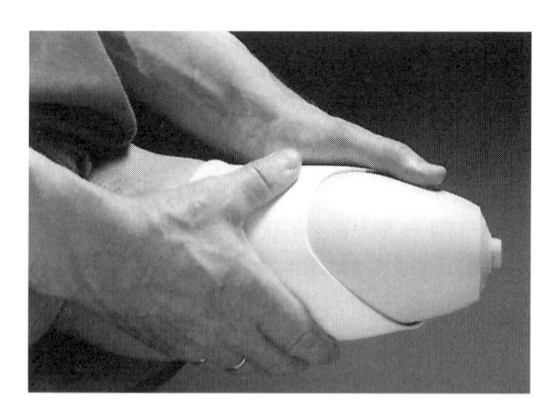

図8.5　大腿切断者の断端に適用されるIcerossソケットシステムのシリコンスリーブ（Ossür UKの許可を得て掲載）．

ある．それらは快適にするためにあり，義肢装具士が体積と形状の変化を伴う切断者や著しい骨性突起のある切断者のために調整を行いやすくする．それ

らはまた，懸垂システムの一部であり，シリコンで作られたり（Iceross ソケットシステムについては図 8.5 を参照），ゲルを染み込ませたネオプレンとの組み合わせで作られ（例えば Alpha ライナー），機械的にソケットに取り付けられる．

断端ソックスは，生理的な日内変動と快適さの両者を調整するために断端と義肢ソケットのインターフェイスとして使用される．これらは以下の素材で作られる：

- ウール，多種の異なる厚みで制作される
- 木綿，1 層あるいは 2 層で制作される
- ナイロン，最も薄いタイプであり，皮膚とソケットの間の摩擦を取り除いたり，ソケットを装着させやすくするために使用される
- 特に皮膚の保護が必要な場合に用いられる，異なる種類のゲルが染み込んだ特殊な断端ソックス．

断端の体積の萎縮が進んでいるときは断端ソックスの追加が特に役立ち，逆に断端の体積が増加しているときはより薄い断端ソックスの使用が役立つ．

■補助懸垂

補助懸垂の必要性は断端の形状とソケットのデザイン，義肢の取り外しに関する切断者の評価，併発する病態（例えば脳卒中）によって決まる．デザインは，単純なカフバンドから骨盤ベルトまで，加えられる必要な懸垂量によって異なるデザインがある．

上肢切断では，補助懸垂は「ハーネス」と同じ意味であり，これらは，しばしば自動的な運動の操作と懸垂の二重機能をもつ．懸垂のデザインは，各々の状況における生体力学と切断者の巧緻性と認知能力によって決まる．

▶使用される材料

構成材料には硬性のものと軟性のものがある：
1. 軟性．ネオプレンが大腿切断のための弾性のある全懸垂として使用され（158 頁，図 13.3 参照），帯ひもが上肢の懸垂と大腿切断のシレジアベルトに，柔らかい革が下腿切断と前腕切断のカフに，ランヤード（ひも）が下腿切断の Iceross と硬性ソケットの連結に使用される．
2. 硬性．硬い一枚革が大腿コルセットに使用され（192 頁，図 15.8 参照）プラスチックが下腿切断の関節の顆上部の懸垂に（186 頁，図 15.6 を参照），金属が大腿切断の骨盤ベルトに使用される（165 頁，図 13.10 参照）．

■義肢の継手

▶下肢

セラピーを必要とする切断者の人口の少なくても 50％かそれ以上を形成する股離断，大腿切断および膝離断に使用可能な義肢の膝継手は 100 種類以上ある．専門的な義肢センターで働くセラピストは継手の特性と機能を十分に理解しなければならない．義肢サービスの予算と地域的な処方を施行することは地域的に提供される範囲内で決定され，それゆえセラピストが十分によく知る種類となるが，しかし国の全市場での部品を個々のニーズを確実に満足させるために知っておく必要がある．自由診療の患者は彼らのニーズを満たすために最も幅広い選択肢をもっている．様々な股継手があるが，このレベルの切断のための必要性がより少ないため，総数は（膝継手より）少ない．

膝継手は固定（徒手的または自動的）か遊動であり，そして，単軸か多軸（後者は自然の膝関節の動きにかなり近い）のどちらかである．

遊動膝継手は支持性が得られ（幾何学的または荷重ブレーキのどちらか），遊脚相制御をもち（空圧，油圧またはマイクロプロセッサー制御など（図 8.15 参照）），それに加えてこれらの組み合わせのものがある．いくつかの別々の軸をもつ足継手があるが，それらの多くは足コンポーネントと結合している．

▶上肢

利用できる肩継手はほとんどないが，それらは他動的な運動性をもっており，ロックできるようになっているものもある．肘継手は通常遊動式で，かつ，健側手または肩の代償運動でロックできる．電動義手も肘のロックや運動に利用できる．

上腕骨の回旋は摩擦式継手によって可能となり，その継手はロックが可能で肘関節ユニットの一部で

ある．

　屈曲と伸展が可能な義手の手関節部はほとんどない．大部分の機能的義手は，手関節部で回内と回外ができる．それは可変摩擦をもつか，素早く解除できるように様々な肢位でノブによりロックできるようになっている．電動の手関節部回旋機構が筋電制御に接続されて使われている（詳細は19章を参照）．

■関節間セグメント

▶ 使用素材

1．カーボンファイバー．
2．金属（例えば，チタン，アルミニウム）．

▶ 大腿コンポーネント

1．股離断レベルでは床反力を吸収するために抵抗を伴って曲がるようにデザインされた柔軟性のあるコンポーネントによりある角度のバウンシング（跳ね返り）が与えられ，より自然な歩行が可能となる．切断者は，足指離地のときに骨盤を突き出す程度を変えることで，選択的にエネルギーを放出し，膝の推進スピードを調整する．その結果，足部のけり上げが調節され，立脚中期における効果的な義足の短縮がもたらされることで，足指クリアランスを様々に変化させることができる．
2．回旋用アダプターが大腿コンポーネントの遠位に設置され，膝を組んでの座位やしゃがみ込みの際に手動で360°の回転を可能としている（図8.6，図8.7参照）．

▶ 下腿コンポーネント

1．トルクアブソーバーは，例えばゴルフクラブを振るときのように足部を固定した状態で体を回旋させるときに，断端とソケット間の摩擦を減らすのに有用である．
2．ショックアブソーバーは，快適さと歩行を改善させるために垂直方向の衝撃を吸収し，剪断力を減少させる（図8.8参照）．

▶ 上肢

　上腕切断およびより高位の切断レベルにおける関節間セグメントは装飾用義手のために骨格構造となる．機能的義手の前腕部分は外骨格構造であり，注文生産ではないがいつでも「すぐに購入できる」ものから選択される．

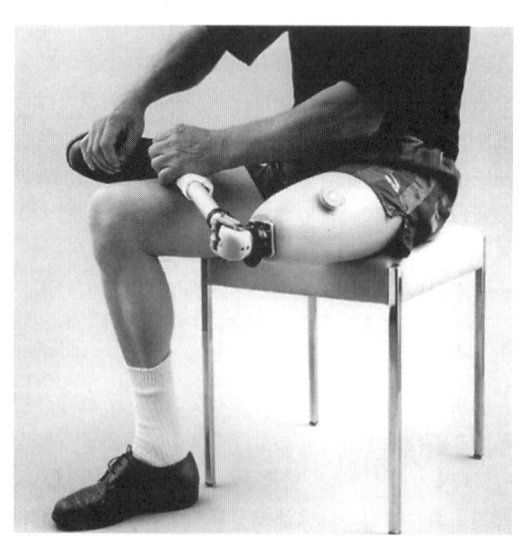

図8.6　大腿切断者が脚を組んで座るために回転用アダプターを使用しているところ（Otto Bock UK Ltdの許可を得て掲載）．

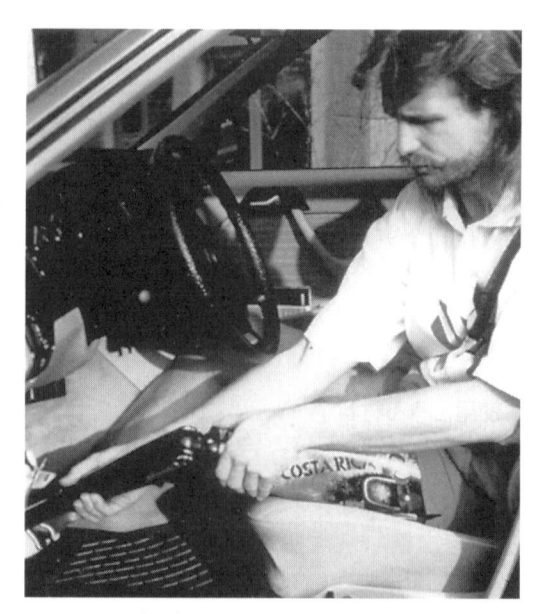

図8.7　大腿切断者が車の中に義足を容易に入れるための回転用アダプターを使用しているところ（Otto Bock UK Ltdの許可を得て掲載）．

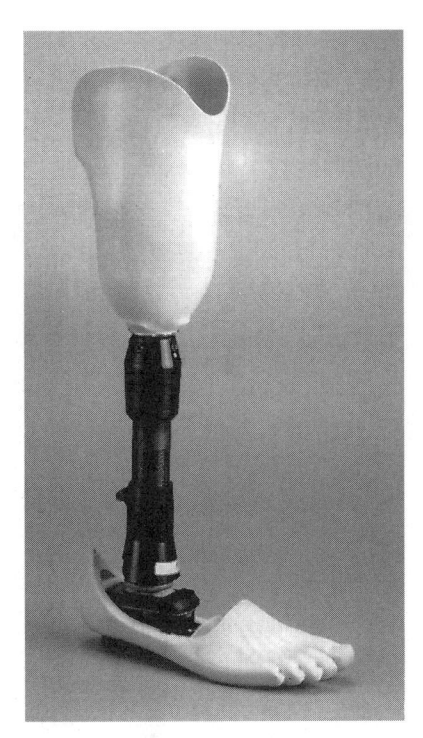

図 8.8　下腿セグメントにショックアブソーバーがついた下腿切断者用PTB義足（CA Blatchford and Sons Ltd の許可を得て掲載）.

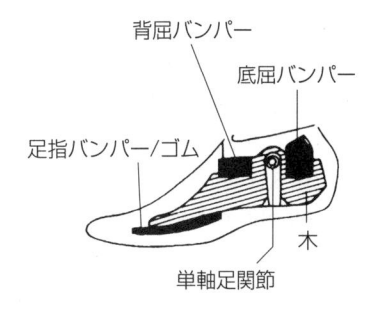

図 8.9　単軸足部の横断面.

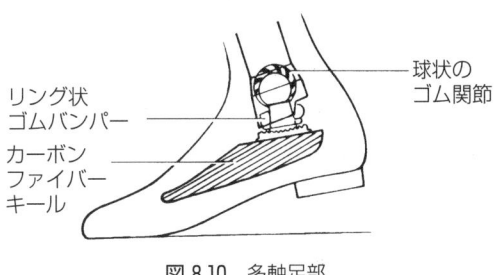

図 8.10　多軸足部.

■足部

足部デザインは切断者が歩行する際に必要とされるエネルギーを減らすため，あるいはアスリートがより高いパフォーマンスを発揮するために常に改善され，改良されている．下肢切断者に対して，数多くの足関節/足部の組み合わせがあり，足関節コンポーネントをもたない足部もいくつかある．主要な足部デザインについて以下に概説する．

▶関節付き足部

単軸足部. 足関節の動きは1つあるいは2つのゴム製バンパーで制御される．制御の一つは踵接地時の底屈の制御であり，もう一つは（もしついていれば）立脚相の最後の時期における背屈の制御である．足部は木で作られ革で覆うこともあるが，ウレタンで覆ったもののほうが多い．木製の前足部では足指離地時の屈曲ができる（図 8.9 参照）．

多軸足部. このタイプでは完全な関節運動範囲をもつ．すなわち底屈，背屈，内がえし，外がえし，回旋である．これらの動きは切断者一人一人のニーズ，体重および活動レベルに合わせて，足関節メカニズムにおけるゴム製コンポーネントとバンパーの硬さを増減することで調整される（図 8.10 参照）．

▶関節のない足部

これらは最も基本となるデザインか，あるいは最も洗練されたものかいずれかである．

Jaipur足. この足部はしゃがみ込んだり，裸足で歩いたり，脚を組んで座ったりするニーズに応えて発展途上国用にデザインされた．それは正常の足部を真似て，3つの部分より構成されている．前足部と踵部はスポンジゴム製で，足関節部は軽い木製である．3つのコンポーネントは互いに結合され，ゴム製の外皮で覆われ，本物の足部の型と装飾的外観を与えるために鋳型で硬化される．それは安価で，丈夫で，防水性で，軟らかいが，他の義足足部より重い．

SACH（solid ankle cushion heel）足. これは足関節のない単純な足部である．足部のプラスチックフォームラバーは踵部にウェッジ型で付いてい

るが，切断者の体重と活動性に合わせて密度が調整される．このウェッジは踵接地時に衝撃を吸収し，足関節の動きを行っている．足指離地では，足部の構成に使用されている材質が前足部での屈曲を可能としている（図8.11参照）．

Dynamic elastic response足． これは踵接地から立脚中期までにエネルギーを蓄積し，足指離地の間にエネルギーを放出するという考えを採用した足部に与えられた名称である．一体となったキールを採用している利用可能な多くの異なったデザインがある（図8.12，図8.13；183頁，図15.2参照）．蓄積・放出のエネルギー量は構成に用いられている材質，使用者の体重，歩行速度，靴に依存する．各人が速歩，走行，特殊な活動など自分のニーズに合わせる（例としては，Seattle Light足，Quantum足，Springlite，Dynamic Plus，Enhanced Dynamic Response足，Flex-Footシステム）．歩行分析とエネルギー消費に関して数多くの比較研究がなされている．特にアスリートや高齢使用者に対するもっと正確な使用適応が明らかになることが望まれる．

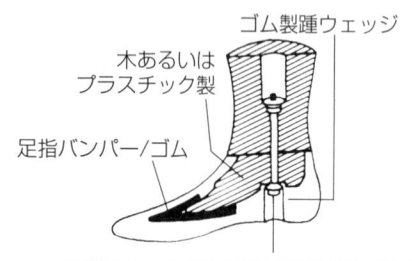

図8.11　SACH足の横断面．

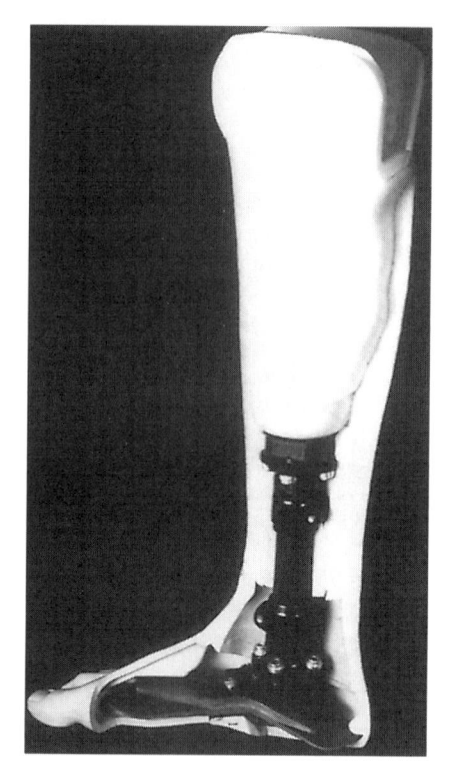

図8.12　Quantum足付き下腿義足（Vessa Ltd の許可を得て掲載）．

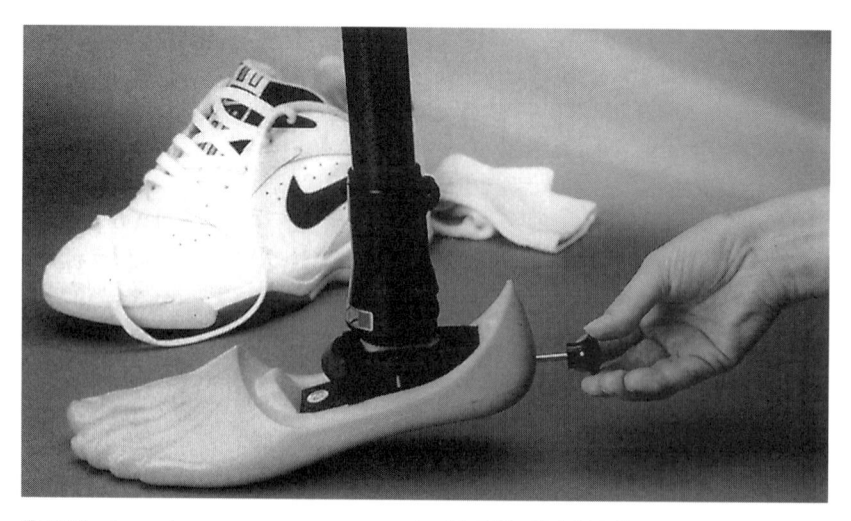

図8.13　dynamic response energy-storing足で踵の高さを調整しているところ（CA Blatchford and Sons Ltd の許可を得て掲載）．

現在利用可能な義足足部にはいくつか例がある．さらに特殊なデザインと変化をもつ多くの足部がある．足部のあるものは踵の高さを約 2cm 変化させることができる追加調整機能をもっている．このタイプでは切断者は異なった踵の高さの靴を使用できる（図 8.13 参照）．もし切断者が固定足部を使用していれば，異なった靴の使用に合わせて一つ以上の義足を必要とする．異なったデザインと材料が踵接地時の床反力と方向転換やひねるときの回旋力に影響を及ぼすため，ソケットの快適性を向上させるために足部の処方は別に行う．

■手先具

上肢切断者のために，装飾用および機能的手先具がある．機能的手先具は身体力源（最も一般的にはフック式）あるいは外部力源で動かす．もし機能的および装飾用手先具双方とも必要であれば，両者の中間のものがある（詳細は 19 章参照）．

■装飾

義足の美的外観への切断者一人一人の態度は様々である．健側上肢と全く同じ（形も色も）ものを望む人もいる一方，全く装飾用のカバーがなくても構わないし，多彩色ソケットを採用して義足に注意を引こうとしたがる人もいる．

▶内骨格義肢に用いられる材料

フォームカバー．これらは耐火性の材料を採用しており，義足では一体型あるいは2つに分かれた型となっている．あるいは装飾用義手の材料としても使用される．カバーは断端の形に合わせてストッキング，皮膚用スプレー，あるいは PVC にて仕上げられる（図 8.14）．新しいものでは一体型の装飾は特に膝関節の動きを邪魔してしまう．セラピストはカバーを何度か使えば，関節はもっと容易に動くようになることに注意する必要がある．

シリコン製装飾用カバー．Bespoke カバーで形を作り，爪，しみ，静脈，毛などを含め，より細かく健側肢の色に合わせられる．これらは実物そっくりの仕上げを望む切断者に用いられる．部分的足部

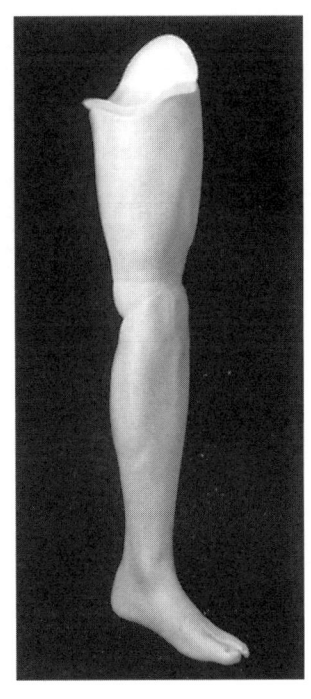

図 8.14 非連結性の装飾をつけた大腿義足（すなわち膝が包まれていない）（CA Blatchford and Sons Ltd の許可を得て掲載）．

や一本の指の代替も含め，義手および義足の処方に用いられる．それは高価であり，特に時間と熟練を必要とするため，公的健康サービスでは汎用的には用いられない．

簡単に引っ張り上げて着用できる薄皮様のシリコン皮膚が何種類もの色で利用できる．

熱可塑性プラスチックカバー，例えば Plastazote．この材料は足関節には適しており，軟性フォームカバーより耐久性がある．通常ストッキネットで覆ったり，あるいはシリコンスプレーを用いて完成される．

彩色したラミネートのソケット．切断者は様々な色やパターンから選択できる（図 8.15 参照）．義足コンポーネントも商品化されている．

▶外骨格義肢に用いられる材料

形作っている材料（プラスチック，木あるいは金属）を彩色したり，ストッキングをかぶせたり，プラスチック製のラミネートのカバーをしたりして，皮膚の色調にする．

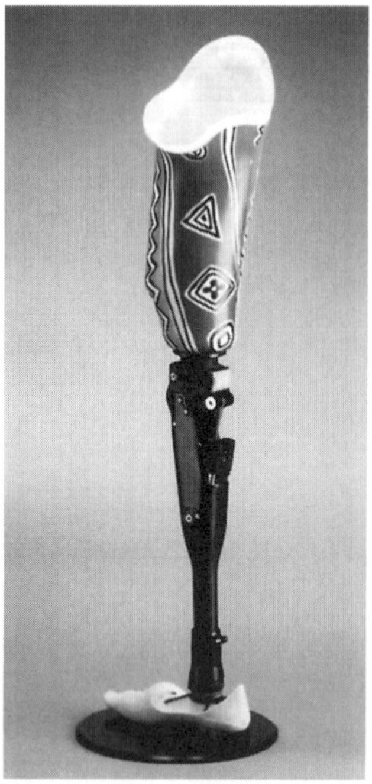

図8.15 彩色したラミネートを用いたソケットとマイクロプロセッサー制御膝コンポーネントを持つ大腿義足（CA Blatchford and Sons Ltd の許可を得て掲載）．

▶ 義手に用いられる材料

PVC は丈夫なためハードユーザーおよび積極的に装着する人用に選択される材料であるが，汚れやすい．シリコンは中等度に義手を使う人の，電動と他動ハンドの両方に用いられる．義手は目立つため，前後両方の色調は重要である．

セラピストは個々の切断者のニーズに関して義肢装具士とうまくコミュニケーションをとるために義肢コンポーネントの専門用語を学習する必要がある．

義肢の製造

■製造工場または中央製作所

義肢の最も重要なコンポーネントはソケットである．ソケットはギプス（圧を加えるときも加えないときもある）を使って作られるか，または前述したように断端の周径と長さを測定して作られる．

多くの義肢センターは各個人のソケットを作り，また処方されたモジュラー義肢のコンポーネントを最終的に組み立てる工場施設をもっている．しかし，義肢の中には，特に外骨格義肢では離れた中央製作所で作られているものがある．製造工場と中央製作所のどちらで作るかは国によって違い，それは義肢装具士によって次々と要求される技術と技能に影響を与え，また切断者個人に接触する時間や仕事の効率にも影響を与える．

■アライメント

これは部品相互と切断者における義肢のコンポーネントの位置関係を表すために使われる語句である（図8.16AとB参照）．

静的アライメントは，製作所のベンチ上で義肢だけのときと（ベンチアライメント），立位で装着したときの両方で視覚的に試験されるが，レーザーシステムを使って点検されることもある．動的アライメントは歩行周期の移動パターンを観察して評価する．アライメントを出すことが困難な場合は歩行研究所で十分な技術と専門技術を使うか，または診療所にあるビデオ/ベクトル機器を使用することによって解決される（9章，10章参照）．

アライメント不良は床反力と立脚相時間を著しく増やす．これは断端への圧の増加と健側肢の負荷を増やし，その結果，不同な歩行パターンと荷重関節への潜在的なダメージが起こる．血流不良の切断者では健側肢への潜在的ダメージが高い．

義手ではアライメントは調節できない．それは前もって決められ義手の中に組み込まれている．

■CAD-CAM（計算機支援設計/計算機支援製造）

義肢ソケット用モデルの製造におけるコンピューター化には成功したものもある．陰性モデルを断端から採型し，そのモデルの内側をセンサーで走査させて作るか，あるいはギプス採型をしないでデジタル化する方法が使用され（センサーを断端に直接付

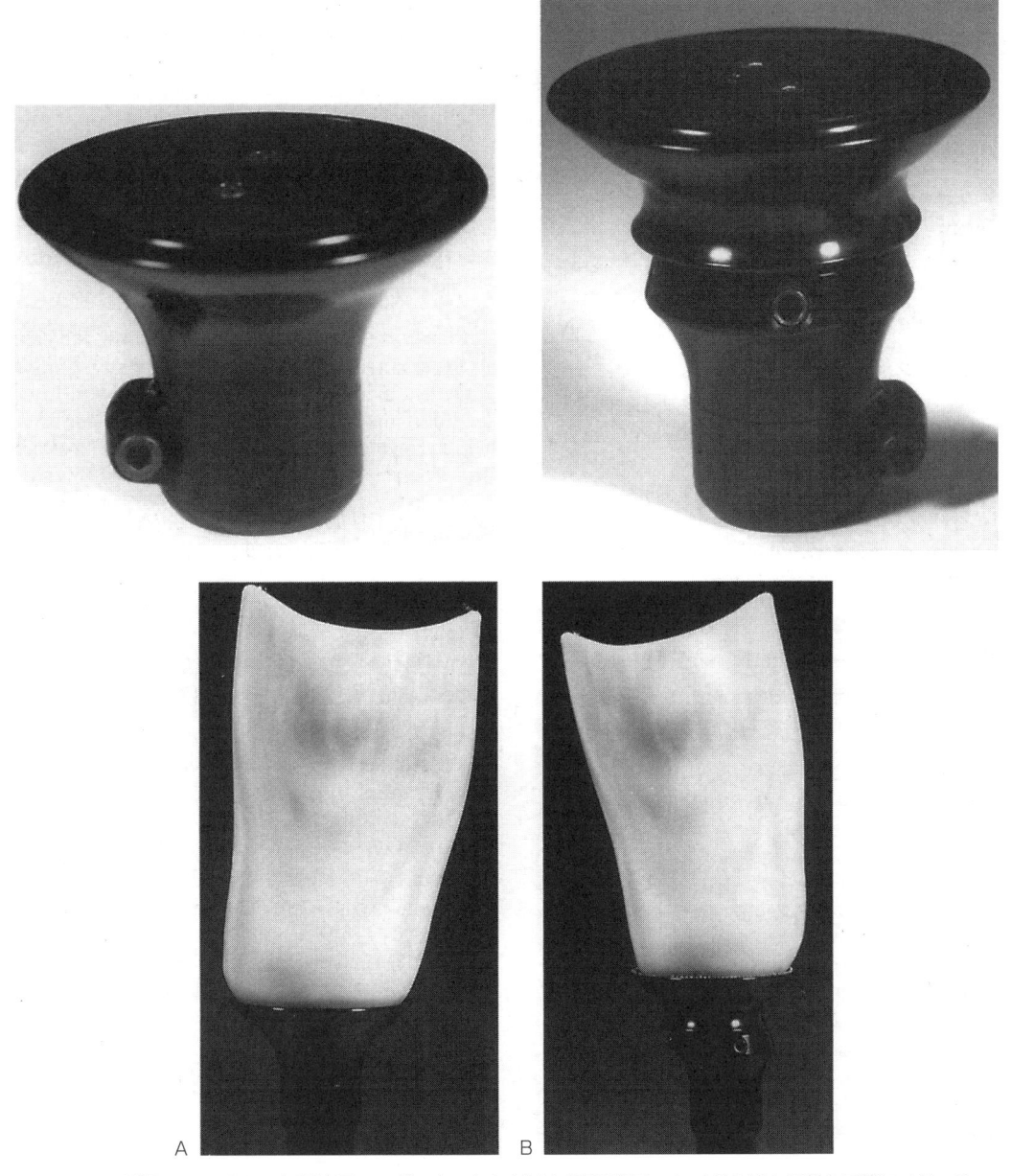

図 8.16　2 種類のアライメント調整用コンポーネントを付けたPTB義足．A：16°の最大傾斜を可能にする．B：最大に傾斜と水平方向の移動をさせた状態を示す．A の機能に加え前後方向および左右方向に全10mmの移動ができる（Orth Europe の許可を得て掲載）．

ける），この形状は義肢装具士がスクリーン上でソケットの形を必要に応じて変更できるソフトウエアープログラムに連動されている．正しい形状が作られるとカービングユニットに信号が送られ，陽性モデルの鋳型が必要とされる形状で作られる．カービングユニットは同一の工房に置かれることもあるし離れた場所にある中央製造ユニットに置かれることもある．データがコンピューターに貯められ，この方法によって義肢ソケットの再作製を可能にし，質を一定に保っている．

■義肢のシステム

同じような種類の義肢の品目に対して個々の製作所の商標がある．例として，ブラッチフォードのエンドライト，オットーボックモジュラーシステム，シアトルリムシステムがある．義肢装具士は同じシステムからコンポーネントを選択して製作できるが，システム間でコンポーネントの入れ替えを行い，義肢を組み合わせて作ることもできる．しかしながらすべてのコンポーネントが入れ替え可能ではなく，義肢装具士がこのことに精通しているわけではない．成人用と子ども用の別々のシステムがあり，それぞれ別のテスト基準をもっている．

研究と開発

専門的セラピストは機能に関する質問を理解しておくために義肢の研究に関わりをもつ必要がある．しかし，多くのコンポーネントは切断者に推奨される使用法についてのガイドラインが作られる前，あるいは切断者の使用結果に基づく研究が行われる前に市場で利用されるようになる．研究と開発（R&D）は商業的に敏感な領域であり，技術専門家は次の国内または国際会議で詳細に発表されるまで待たなければならない．そのため，この催しに出席し最近の文献を読むことは開発に遅れずについていくための肝要な方法である．

義肢製作所と大学の工学および生物医学の部門は材料とコンポーネントの強度を調査し，またコンポーネントの性能（エネルギー消費の客観的な結果）を比較研究して大規模な研究プログラムを実行する傾向にあるが，個々の義肢装具士や開発者もまた，臨床での義肢練習の観察と切断者の希望による必要性に応じて，いくつかの開発に取り組んでいる．

義足に高度の技術を使用することで，歩行における良好な制御と使いやすさ，努力の減少がもたらされる．義手の場合は，より強い握りと開く機能，またより繊細な手の巧緻性を確実にする．

■先進国に対する研究と開発

▶処方

義肢製作所は切断者の体重，切断高位，活動レベルに応じた義肢の安定性と機能的能力のパラメーターに基づくコンポーネントの処方基準を作り始めた．セラピストは義肢リハビリテーションに先立ち，治療評価に基づいた処方ガイドラインを準備するための作業を行っている（7章参照）．（A. Lambert の私信 1997，R McGregor の私信 1997）．

▶コンポーネント

1．動力歩行補助装置と手のコントロールデバイスは義肢の機能を改善し，変速スピードをもつ自然な動きができるように修正されている．
2．スポーツのような特に個人的な希望があるときはコンポーネントと新しいシステムを開発する．
3．心地よさと懸垂機能を改善するためにソケットの設計はよく研究された領域である．
4．手足の知覚フィードバックメカニズムは切断者にバランスと機能のための情報を与えるように圧を伝えることを開発した．
5．義手では，義手と断端の残存神経回路の間の連携を利用した制御システムが開発されている．
6．電池の寿命，大きさ，重量の改良は出力を増やしている．
7．義手の機械的な把握パターンも同様に発達している．
8．モジュラーコンポーネントを断端の骨に直接ネジで固定できるようになると，骨性接合術は義肢ソケットを不要化する（21章参照）．

▶材料

シート状またはゲル状のシリコンは近年心地よさ，装飾性，懸垂などに変化を及ぼし，この材料をさらに使用する研究がなされている．

▶設計

マイクロプロセッサーを内蔵した膝関節の設計，種々の幾何学や空圧と油圧の開発が急速に進んでい

▶ 歩行分析

切断者の歩行能力を決定するために，様々な種類の機能的コンポーネントと義肢足部に関しての歩行運動学が研究されており，より正確な処方が行われるようになっている．

■発展途上国のための研究と開発

発展途上国のための研究と開発の例は以下の通りである：

- 低価格で直接断端に適合可能なソケットの技術
- 国際的に供給でき，耐久性のある義肢システムとポリプロプリレンのような熱成形性プラスチックを使用した移動補助具．

必要なのは，質を犠牲にせずに非常に低価格の技術を発達させることである．コンピューターモデルと他の分析ツールを用い，様々な経済状態と身体状況に適切で効果的なシステムが検討されている．

2版までの文献

Buttenshaw P 1991 Amputees benefit from teamwork. Therapy Weekly 17(41):2
Canby T Y 1989 Reshaping our lives. National Geographic 176(6):746–760
English A W G, Gregory Dean A A 1980 The artificial limb service. Health Trends 12:77
Fernie G R, Halsall A P, Ruder K 1984 Shape sensing as an educational aid for student prosthetists. Prosthetics and Orthotics International 8:87–90
Fillauer C E, Pritham C H, Fillauer K D 1989 Evolution and development of the silicone suction socket (3S) for below-knee prostheses. Journal of Prosthetics and Orthotics 1(2):92–103
Foort J 1979 Modular prosthetics – a philosophical view. Prosthetics and Orthotics International 3:140–143
Hirons R R 1991 The prosthetic treatment of lower limb deficiency. Prosthetics and Orthotics International 15:112–116
Hughes J 1978 Education in prosthetics and orthotics. Prosthetics and Orthotics International 2:51–53
Kabra S G, Narayanan R 1991 Ankle-foot prosthesis with articulated human bone endoskeleton: force-deflection and fatigue study. Journal of Rehabilitation Research and Development 28(3):13–22
Limb M, Calnan M 1990 Artificial limbs: a real need. Health Service Journal 100(15 Nov) 5227:1696–1697
Menard M R, McBride M E, Sanderson D J, Murray D D 1992 Comparative biomechanical analysis of energy-storing prosthetic feet. Archives of Physical Medicine and Rehabilitation 73(5):451–458
Mensch G 1986 Aids and equipment. Prosthetic update. Physiotherapy Canada 38(6):369–371
Michael J W 1992 Prosthetic feet: options for the older client. Topics in Geriatric Rehabilitation 8(1):30–38
Murphy E F 1984 Sockets, linings and interfaces. Clinical Prosthetics and Orthotics S(3):4–10
Nielsen C C 1991 A survey of amputees: functional level and life satisfaction, information needs and the prosthetist's role. Journal of Prosthetics and Orthotics 3(3):125–129
Redhead R G et al 1991 Prescribing lower limb prostheses.
Royal College of Physicians 1986 Physical disability and beyond. Reprinted from Journal of The Royal College of Physicians of London 20(3) (complete report)
Southwell M 1983 The history and design development of artificial limbs. Thesis, Department of Industrial Design, Manchester Polytechnic
Taylor J S 1979 Modular assembly above-knee prostheses. Prosthetics and Orthotics International 3:144–146
Topper A K, Fernie G R 1990 An evaluation of computer aided design of below-knee prosthetic sockets. Prosthetics and Orthotics International 14(3):136–142
Torburn L et al 1990 Below-knee gait with dynamic elastic response prosthetic feet: a pilot study. Journal of Rehabilitation Research and Development 27(4):369–384
Van Jaarsveld H W L et al 1990 Stiffness and hysteresis properties of some prosthetic feet. Prosthetics and Orthotics International 14(3):117–124

3版の文献

Allard P, Trudeau F, Prince F, Dansereau J, Labelle H, Duhaime M 1995 Modelling and gait evaluation of asymetrical-keel foot prosthesis. Medical and Biological Engineering and Computing 33:2–7
Boonstra A M, Schrama J, Fidler V, Eisma W H 1995 Energy cost during ambulation in trans-femoral amputees: a knee joint with a mechanical swing phase control versus a knee joint with a pneumatic swing phase control. Scandinavian Journal of Rehabilitation Medicine 27:77–81
Buckley J G, Spence W D, Solomonidis S E 1997 Energy cost of walking: comparison of intelligent prosthesis with conventional mechanism. Archives of Physical Medicine and Rehabilitation 78(3):330–333
Casillas J-M, Dulieu V, Cohen M, Marcer I, Didier J-P 1995 Bioenergetic comparison of a new energy-storing foot and SACH foot in traumatic below-knee vascular amputations. Archives of Physical Medicine and Rehabilitation 76:39–44
Dewar M 1997 CAD/CAM systems in pedorthics, prosthetics and orthotics. International Society for Prosthetics and Orthotics UK Newsletter Summer:13–14
Datta D, Vaidya S K, Howitt J, Gopalan L 1996 Outcome of fitting an ICEROSS prosthesis: views of trans-tibial amputees. Prosthetics and Orthotics International 20:111–115
Esquenazi A, Meier III R H 1996 Rehabilitation in limb deficiency. 4.Limb amputation. Archives of Physical Medicine and Rehabilitation 77:S18–S28
Gailey R S, Lawrence D, Burditt C, Spyropoulos P, Newell C,

Nash M S 1993 The CAT-CAM socket and quadrilateral socket: a comparison of energy cost during ambulation. Prosthetics and Orthotics International 17:95–100

He P, Xue K, Murka P 1997 3-D imaging of residual limbs using ultrasound. Journal of Rehabilitation Research and Development 34(3):269–278

Köhler P, Lindh L, Netz P 1989 Comparison of CAD-CAM and hand made sockets for PTB prostheses. Prosthetics and Orthotics International 13:19–24

Korver A J H 1993 Amputees in a hospital of the International Committee of the Red Cross. Injury 24(9):607–609

Kristinsson O 1993 The ICEROSS concept: a discussion of a philosophy. Prosthetics and Orthotics International 17(1):49–55

Lake C, Supan T J 1997 The incidence of dermatological problems in the silicone suspension sleeve user. The Journal of Prosthetics and Orthotics 9(3):97–106

Lilja M, Öberg T 1995 Volumetric determinations with CAD/CAM in prosthetics and orthotics: errors of measurement. Journal of Rehabilitation Research and Development 32(2):141–148

McCurdie I, Hanspal R, Nieveen R 1997 ICEROSS – a consensus view: a questionnaire survey of the use of ICEROSS in the United Kingdom. Prosthetics and Orthotics International 21(2):124–128

Meanley S 1995 Different approaches and cultural considerations in third world prosthetics. Prosthetics and Orthotics International 19(3):176–180

Miller L A, Childress D S 1997 Analysis of a vertical compliance prosthetic foot. Journal of Rehabilitation Research and Development 34(1):52–57

Mullick S 1997 Efficacy of silicone-gel impregnated prosthetic sock in optimisation of interface problems of ambulatory trans-tibial amputees wearing patellar tendon bearing prostheses. Proceedings ISPO UK NMS Annual Scientific Meetings, England, 36–37

Narita H, Yokogushi K, Shii S, Kakizawa M, Nosaka T 1997 Suspension effect and dynamic evaluation of the total surface bearing (TSB) trans-tibial prosthesis: a comparison with the patellar tendon bearing (PTB) trans-tibial prosthesis. Prosthetics and Orthotics International 21(3):175–178

Pinzur M S, Cox W, Kaiser J, Morris T, Patwardhan A, Vrbos L 1995 The effect of prosthetic alignment on relative limb loading in persons with trans-tibial amputation: a preliminary report. Journal of Rehabilitation Research and Development 32(4):373–378

Postema K, Hermens H J, De Vries J, Koopman H F J M, Eisma W H 1997 Energy storage and release of prosthetic feet. Part 1: biomechanical analysis related to user benefits. Prosthetics and Orthotics International 21:17–27

Reynolds J P 1995 Prosthetics under management care. Magazine of Physical Therapy November 3(11):58–62

Sabolich J A, Ortega G M 1994 Sense of feel of lower-limb amputees: a phase-one study. Journal of Prosthetics and Orthotics 6(2):36–41

Sanders J E, Lam D, Dralle A J, Okumura R 1997 Interface pressures and shear stresses at thirteen socket sites on two persons with trans-tibial amputation. Journal of Rehabilitation Research and Development 34(1):19–43

Sharp M 1994 The Jaipur limb and foot. Medicine and war 10:207–211

Silver-Thorn M B, Steege J W, Childress D S 1996 A review of prosthetic interface stress investigations. Journal of Rehabilitation Research and Development 33(3):253–266

Simpson D, Convery P 1997 Aspects of prosthetic socket design. British Association of Chartered Physiotherapists in Amputee Rehabilitation, Newsletter 6:8–9

Snyder R D, Powers C M, Fontaine C, Perry J 1995 The effect of five prosthetic feet on the gait and loading of the sound limb in dysvascular below-knee amputees. Journal of Rehabilitation Research and Development 32(4):309–315

Taylor M B, Clark E, Offord E A, Baxter C 1996 A comparison of energy expenditure by a high level trans-femoral amputee using the intelligent prosthesis and conventionally damped prosthetic limbs. Prosthetics and Orthotics International 20:116–121

Torburn L, Powers C M, Guiterrez R, Perry J 1995 Energy expenditure during ambulation in dysvascular and traumatic below-knee amputees: a comparison of five prosthetic feet. Journal of Rehabilitation Research and Development 32(2):111–119

Zahedi S 1996 Advances in external prosthetics. Current Opinion in Orthopaedics 7(vi):93–98

第9章
正常移動と義足歩行
Nick Thompson 改訂

《この章の内容》

歩行専門用語 111
　歩行周期　112
　速度　112
　ケイデンス　112
　動作の面　112

歩行の臨床的特徴 113
　重心の垂直移動　113
　重心の外側移動　113
　重心速度　114
　上肢の振り　114

動作と力の解析 114
　矢状面での解析　115
　義足に関する考察　118

移動のエネルギー消費 119

正常歩行に必要なもの 120
　立脚相の安定性　120
　遊脚のクリアランス　120
　遊脚終期における足部接地前の適切な配置　122
　適切な歩幅　122
　エネルギー保存　122

歩行分析の技術 122

　人間の正常移動は体の内部で発生した力と体に働く外力による多くの複雑な交互作用による産物である．それは四肢と体幹に起こる一連の規則的な交互的動作であり，その結果，重心を前方に移動させる．この章では，移動の現実的な複雑性を説明するのではなく，切断者の歩行を理解するための基礎といくつかの義足のデザインを紹介するものである．歩行再教育は体の様々な部位の統合した動きについてそれぞれの歩行周期で分析する能力を必要とする．したがって歩行再教育の成功は正常移動の機能的特徴に対する正確な知識に依存する．正常移動における複雑な動作を考えると義足の技術は下肢における驚くべきほどよい歩行パターンをもたらしている．しかし切断者は義足の個々のデザイン，コンポーネント，アライメントに自らの歩行を適応させる必要がある．

歩行専門用語

　病的歩行を分析するとき，正常機能がそれを判断する材料となる．正常歩行周期の専門用語を多くの病的問題を抱えた患者に適応させるために，歩行周期の各相を表現する一般的用語が発展してきた．「踵接地」は「初期接地」として，「プッシュオフ」が「立脚終期」として広く適応されている．この一般的な用語を使用する一方，「踵接地」は義足歩行

の安定性に有意に影響を及ぼす重要な動作として使用している．

■歩行周期

歩行周期あるいは重複歩は，一側足部が地面に着いたときに始まり再度地面に接地したときに終わる（図9.1）．歩行周期におけるイベントは，歩行周期の特異的な割合に起こるものとして連続的に定義づけられている．例えば踵接地は歩行周期の0％と100％に起こる．正常歩行において足指離地は歩行周期の約60％で起こる．それゆえ立脚相は歩行周期の約60％を占め，遊脚相は約40％となっている．対側の足指離地と対側の踵接地は，それぞれ約10％と約50％で起こる．両脚支持期は，歩行周期に2回起こり，それぞれの両脚支持は歩行周期の約10％を占める．両脚支持期は歩行速度に直接関係し，歩行速度が増加すると両脚支持期は減少する．また両脚支持期がなくなることは，歩行というよりむしろ走行していることを示している．

▶立脚相

これは一脚の踵接地に始まり，同側下肢の足指離地に終わる．

初期接地（踵接地）．踵が接地した瞬間の動きである（フットクリアランスに問題がある患者では，接地の時間と位置の定義が難しい）．

荷重反応（0-10％）．体重は前方下肢上に移る．足部は地面まで下がり，膝は衝撃吸収のために屈曲する．

立脚中期（10-30％）．下肢と体幹は固定された足部の上部に前進する．

立脚終期（プッシュオフ）（30-50％）．支持脚の踵が地面から離れて，下腿三頭筋の力強い作用により体が前方に進む．

前遊脚期（足指離地）（50-60％）．体重は負荷されず，対側下肢に体重が移って，足指が床から離れ始める．

▶遊脚相

遊脚相は立脚相が終わったときに始まり，一側の足指離地から同側の踵接地までの期間を示す．

遊脚初期（60-73％）．足指が地面から離れた瞬間に下肢は体幹を前方に進ませるように加速させ，次の踵接地の準備をする．

遊脚中期（73-87％）．下肢前方振り出しおよびフットクリアランスを行う．

遊脚終期（87-100％）．下肢の前方への運動が踵接地によりその位置を制御し減速する期間である．

■速度

前方方向に沿った体幹の平均水平速度は，1つまたは複数の重複歩により測定される．

■ケイデンス

単位時間あたりの歩数で，一般には歩数/分で表される．

■動作の面

冠状面．対象を正面から見た場合，その面は体を前後に分ける．

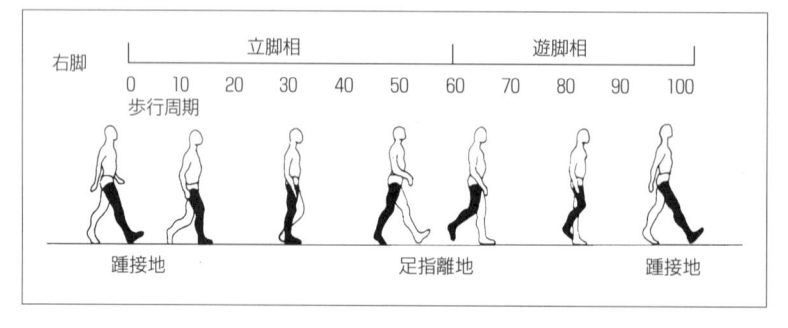

図9.1 歩行周期．

矢状面．対象を側面から見た場合，その面は体を左右に分ける．

横断面．対象を上方から見た場合でこの面は冠状面や矢状面と直交して体を上下に分ける．

歩行の臨床的特徴

体の重心は，全体重がある一点に集中していると仮定できる点である．その場所は固定された位置にあるのではなく動作に伴い移動する．正常な体幹を直立させたときには，その位置は第2仙椎椎体のやや前方に位置する．

歩行ではある場所から別の場所への体の重心の移動が見られる．エネルギー消費を最低限とした歩行では，瞬間歩行速度，重心の垂直および外側偏位の分散を最小化する必要がある．正常歩行時における重心の主要な動きと速度は観察できる歩行の特徴により決められる．

■重心の垂直移動（図9.2）

正常歩行で前進する場合，重心は規則的に上方および下方移動する．重心は両脚支持期に最も安定して低い位置となり，立脚中期に最も不安定で最も高い位置となる．

正常歩行時の重心の垂直移動は約5cmで，臨床的に最もその動きを制限する因子は膝関節と足関節の協調性である．荷重反応時に膝関節が屈曲し足関節が底屈し始めるので，支持脚の骨盤上での上方向への重心移動は最終的には減少する．大腿切断者の歩行において膝がロックされていると重心の垂直移動は大きくなり歩行のエネルギー消費は有意に増加する．

■重心の外側移動（図9.3）

一側下肢から他側下肢に体重が移動するときに荷重側の骨盤と体幹の方向に重心は移動する．前方に歩行しているときの重心はこれまで説明した垂直移動だけではなく左右方向にも移動が起こる．

平地での歩行時における重心の正常外側移動は約5cmであり，この移動は次の臨床的因子より制限される．

▶ 重複歩幅（図9.4）

正常歩行において，進行方向に足部が他側足部より前方で接地する．それぞれの踵接地部を結ぶ直線を引くとその2本の線の間隔が重複歩幅を示すことになる．健常人の場合，この幅は5cmから10cmとなる．重心の外側移動は支持脚上にあることが分かる．外転歩行をする切断者の歩行では重心の外側移動が多くなりエネルギー消費が多くなる．

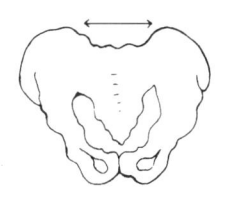

図9.3 重心の外側移動はそれぞれの重複歩で約5cm移動する．

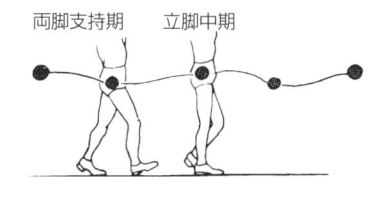

図9.2 歩行時における重心の垂直移動．

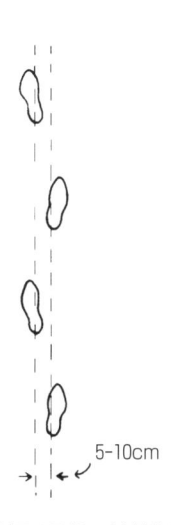

図9.4 重複歩幅は骨盤の外側移動を制御する．

▶ **骨盤傾斜**（図9.5）

冠状面における骨盤の運動角である．骨盤は立脚中期で荷重側が下方向に約5°傾斜する．

▶ **骨盤回旋**（図9.6）

骨盤の垂直軸に対する回旋は一側下肢が接地しているときに他側下肢の前方移動を補助するように作用する．またこのことは重複歩幅を最小化する．各股関節は立脚相に相対的外旋位から相対的内旋位に回旋する．大腿骨は骨盤に対して約10°回旋する．大腿骨にかかるトルクにより大腿骨と脛骨間の相対的回旋を生じる．

■重心速度

重心速度は重心の瞬間的速度と方向を示す．重心速度の変化は歩行周期において各下肢にかかる荷重状態に依存する．

正常人の歩行は平均速度が1.2m/sとなる（速度＝歩幅×1秒当たりのステップ数）．この速度のときにエネルギー消費が最小であり至適速度であると考えられる．最も重要な因子は四肢の重心分布であり，遊脚相には下肢は振り子のように働く．

制限や異常な機能である場合には，平均速度を維持するために重心の瞬間速度の変化が必要となる．

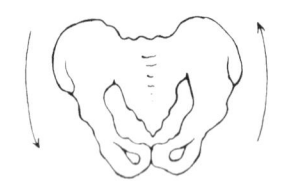

図9.5 非荷重側の骨盤傾斜は支持脚の股関節外転筋の収縮により起こり，重心の外側移動を制御する．

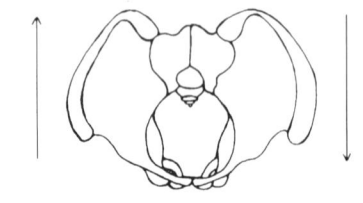

図9.6 骨盤の横断面上の回旋は立脚側で重心の外側移動を最小化させて遊脚の前方移動を可能とする．

下肢の重心分布が速度に影響を与える．例えば，大腿切断者で精巧な膝継手とSACH足を取り付けた大腿義足と，軽量で単純な膝継手と軽量なDER足を取り付けた大腿義足では，重心分布は異なる（8章参照）．

■上肢の振り

歩行時に体幹と肩は回旋するが，この回旋は骨盤の回旋より約180°の周期の相違があり，全体として体幹の前進を円滑に行う平衡効果として作用する．この体幹と肩の回旋は上肢切断や腕神経叢の障害により影響を受ける．

動作と力の解析

内的および外的な力は「運動力学」的に運動を生じさせ制御としても作用する．歩行における内的な力は筋活動と関節を安定させる靱帯から発生するものであり，外力は重力と足部からの床反力である．床反力は床反力計で計測され，荷重肢により発生する力と同じ大きさで向きが逆向きとなる．

力が回転軸中心や関節中心から離れているときに，この力は関節に対してモーメントを発生させ，反作用として同じ大きさで反対向きのモーメントが働く．反対方向に働く2つの力の差によるモーメントにより，反対方向に働くモーメントが抵抗として作用しないかぎり，関節角加速度を生じさせる．歩行時には荷重下肢に働く関節の外的モーメントは関節中心からの垂直距離と床反力により推測できる（図9.7）．この方法では関節に作用する相対的なモーメントを推測することはできるが，重力によるものか四肢の内部の力によるものかは分からない．力のすべての構成要素を説明するためには「逆ダイナミクス」の手順が必要で（Winter 1991），そこでは現代的な3次元歩行解析装置による関節モーメントを計算する方法がとられる．

図9.8–図9.15は，歩行周期中の荷重下肢における外的関節モーメントを床反力計のベクトルの長さと方向で視覚化している．正常歩行では床反力は股関節，膝関節，足関節の中心に近くに働き，これらの

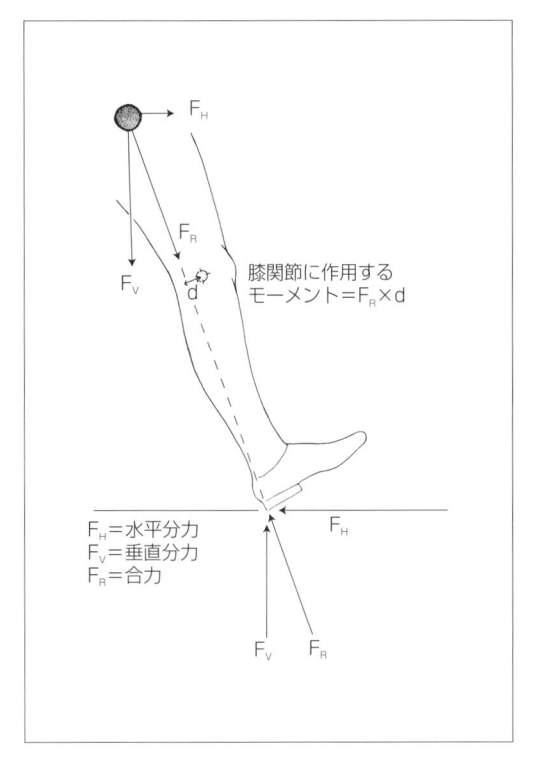

図9.7 踵接地時の動作と荷重反応.

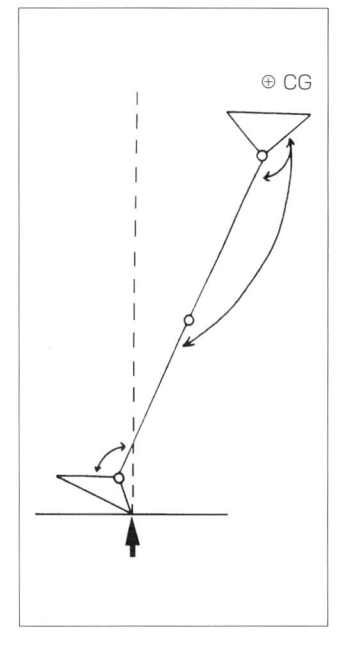

図9.8 初期接地（Hughes J, Jacobs N 1979 Normal human locomotion.Prosthetics and Orthotics International 3:4-12 より許可を得て転載）.

モーメントを最小とすることでエネルギー消費を少なくしている．

■矢状面での解析

▶ 初期接地（踵接地）（図9.8）

踵接地は地面に踵が接地した瞬間を示し，立脚相の開始を意味する．下肢は前進と膝関節の安定性に適した位置となる．足関節は中間位背屈にあり，膝関節は伸展し股関節は約30°屈曲する．踵が床に接地する衝撃は瞬間的で急峻な垂直床反力を発生させ，垂直床反力が側方から見て足関節より後部に発生するときには足関節を底屈し，膝関節よりも前面にあるときには膝関節を伸展させ，股関節より前であるときには股関節を屈曲するモーメントとして作用する．ただし足関節は足関節背屈筋により中間位に保たれる．この時に膝関節伸展は床反力ベクトルが膝関節前面となることで他動的に起こり，股関節伸展筋であるハムストリングスと大殿筋は大腿の動きを減速させる．

▶ 荷重反応（図9.9）

荷重反応は両脚支持の初期に立脚肢側上に体重が移動する反応である．前足部が床に着くことは足関節が底屈し，膝関節が屈曲することを示す．膝関節屈曲により急速な体重移動の効果を少なくして衝撃を吸収し，外的膝関節屈曲モーメントは膝関節の安定性を維持しながら大腿四頭筋の遠心性収縮により制御される．足関節に働く外的膝関節底屈モーメントは足部を地面に接地させるために足関節背屈筋が遠心性収縮することにより制御される．荷重反応時に起こる股関節伸展は股関節伸展筋群の求心性収縮により開始される．

▶ 立脚中期（図9.10）

立脚中期では支持脚の足部上に下肢が進行することにより足関節の背屈が起こる．足関節底屈筋の遠心性収縮により立脚中期の終わりまでに足部上を脛骨が進み，足関節が約5°背屈する．前進は対側の遊

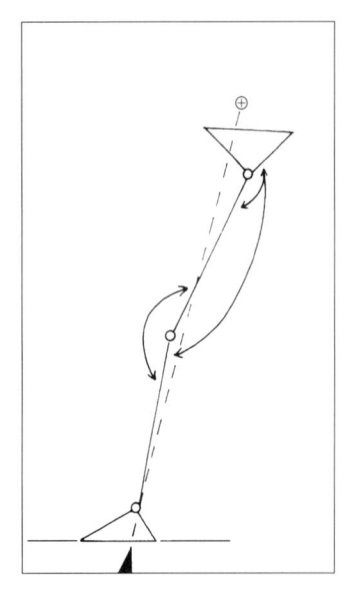

図 9.9 荷重反応（Hughes J, Jacobs N 1979 Normal human locomotion.Prosthetics and Orthotics International 3:4-12 より許可を得て転載）．

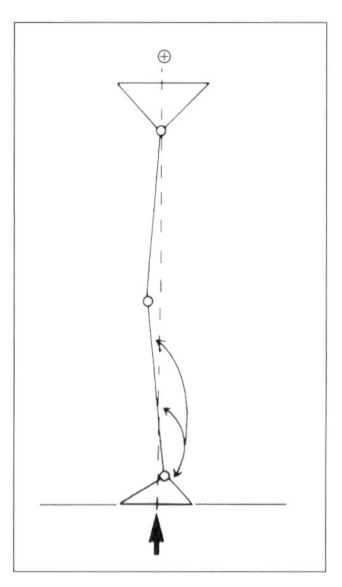

図 9.10 立脚中期（Hughes J, Jacobs N 1979 Normal human locomotion.Prosthetics and Orthotics International 3:4-12 より許可を得て転載）．

脚下肢のモーメントにより補助される．床反力ベクトルは足関節と膝関節の前方となり，「足関節底屈・膝関節伸展のペア」として知られる前進のための膝関節伸展を助ける．立脚中期の終わりまでに床反力ベクトルは股関節の後方となり，股関節屈曲30°から10°まで伸展するための筋活動を最小化する．反対側の足部が床から離れるにしたがい股関節の安定性を維持するために股関節外転筋を収縮させる．

▶ **立脚終期（プッシュオフ）**（図 9.11）

立脚終期の間には体は支持脚の足部上を進行し，足関節は最大背屈となり，踵が上がってくる．他動的な股関節と膝関節の伸展は体幹を前進させ，床反力ベクトルを中足骨頭方向に前進させ大きな足関節背屈モーメントを発生させる．このモーメントは体の前進加速を助ける力強い足関節底屈筋の拮抗モーメントである．腓腹筋は膝関節屈曲としても作用し，立脚終期に起こる2度目の膝関節屈曲を始める．

▶ **前遊脚期（足指離地）**（図 9.12）

前遊脚相は歩行周期の 50-60 ％時に起こる．この

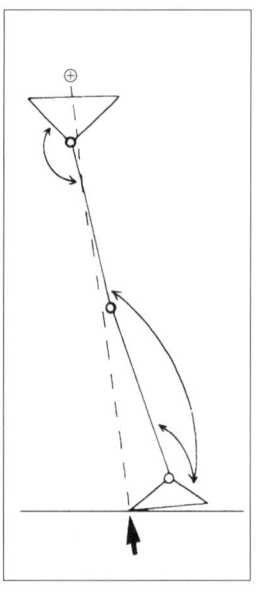

図 9.11 立脚終期（Hughes J, Jacobs N 1979 Normal human locomotion.Prosthetics and Orthotics International 3:4-12 より許可を得て転載）．

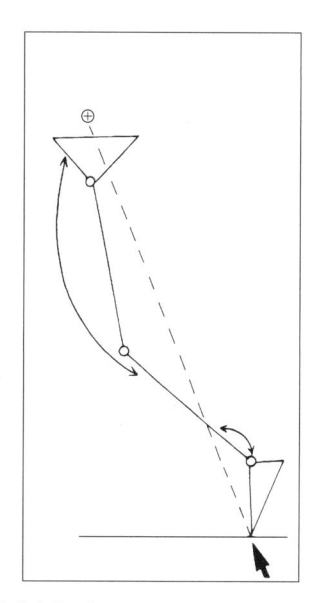

図9.12 前遊脚期（Hughes J, Jacobs N 1979 Normal human locomotion.Prosthetics and Orthotics International 3:4-12 より許可を得て転載）．

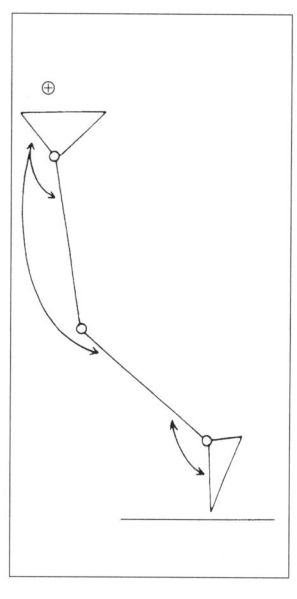

図9.13 遊脚初期（Hughes J, Jacobs N 1979 Normal human locomotion.Prosthetics and Orthotics International 3:4-12 より許可を得て転載）．

時期に荷重量が減少し対側下肢に重心が移動することに伴い，床反力は減少する．この時期において遊脚相における下肢の振り出しのための膝関節屈曲が急に始まる．最大足関節底屈はこの時期の最後に約20°となり，下肢の荷重がなくなると足関節底屈筋の活動は急激に減少する．

▶ **遊脚初期**（図9.13）

足指離地のモーメントは遊脚相開始を示し，遊脚初期に起こる活動は下肢の進行を促通する．前遊脚期に発生したモーメントは遊脚初期にも持続し，股関節および膝関節屈曲活動を促通する．フットクリアランスを確保するために遊脚期に膝関節屈曲して最大で約60°となり，足関節は急速に背屈し始める．

▶ **遊脚中期**（図9.14）

遊脚中期では下肢の前進とフットクリアランスを保ちながら続ける．股関節屈曲と膝関節伸展は本質的に他動的に運動する．股関節は屈曲し続け，膝関節は膝関節屈曲筋が弛緩すると重力の介助により伸展し始める．足関節は中間位まで自動的に背屈を続ける．

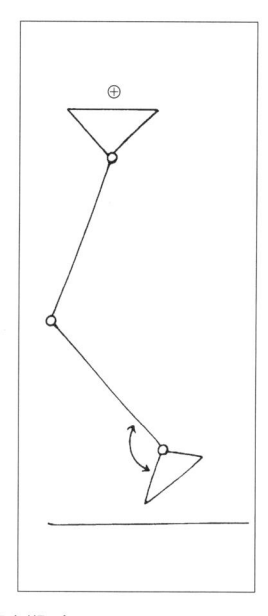

図9.14 遊脚中期（Hughes J, Jacobs N 1979 Normal human locomotion.Prosthetics and Orthotics International 3:4-12 より許可を得て転載）．

▶遊脚終期（図9.15）

この時期は遊脚から立脚への移行期であり筋活動は大きい．下肢の前進は膝関節が中間位まで伸展することにより完了する．大殿筋とハムストリングスの遠心性収縮は股関節と膝関節の運動を減速させて踵接地を容易にして足関節背屈を維持する．

■義足に関する考察

すべての運動が義足のコンポーネントにより代償可能となるわけではない．またすべての切断者が洗練された義足コンポーネントを管理できるとはかぎらない．義肢装具士は手に入る義足のコンポーネントを切断者の能力に合わせて選択し，セラピストは切断者の身体能力と義足のデザインを考慮に入れて歩行再教育を行う．表9.1と表9.2は矢状面での歩行周期に関連して現在手に入れることができる義足のコンポーネントを示している．

歩行解析の技術は義足歩行における補償機能の量的評価が可能であり，リハビリテーションプログラムと密接な関係がある．例えば大腿切断の患者を対象にした研究では，Seroussiらは立脚初期に股関節伸展筋の求心性収縮が有意に増加することを示し，健側の足関節底屈力を増加させ，義足側の足関節のけり出しを補償すると報告している．また彼らは，これら股関節伸展筋群の活動は筋力増強運動による効果でもあることを示唆している．

▶冠状面での分析（図9.16）

冠状面におけるモーメントは支持脚から重心まで移動する床反力の産物である．すべての外的モーメントは股関節と膝関節の内転方向と足関節内がえし方向となる．

股関節では足底全面接地直前に垂直荷重が最大となり骨盤帯の外側移動が最大となるときに，内転モーメントが最大となる．切断者はこの内転モーメントに打ち勝つために強力な股関節外転筋力がなければ，トレンデレンブルグ歩行になる．膝関節の内転モーメントは筋力というよりも靱帯により制御される．足関節においては内がえし外がえしの動きは主に距骨下関節で起こり，この面における足の位置を制御する．

義足に関する考察． 股関節では大腿ソケットのデザインと懸垂が内転モーメントを制御することを助ける．

足部では履き物のタイプと同様に，多軸足とDER足（8章参照）が内がえし外がえしを吸収する．

▶横断面の解析

骨盤，股関節，大腿骨および脛骨の複雑な横断面

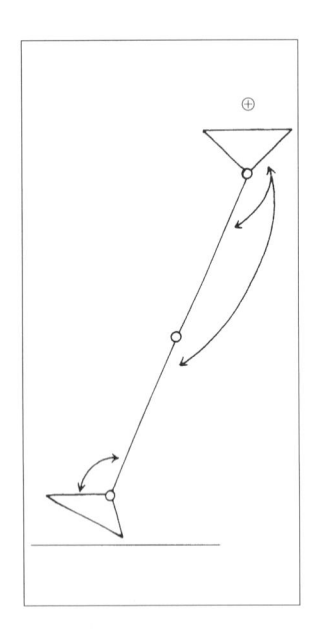

図9.15 遊脚終期（Hughes J, Jacobs N 1979 Normal human locomotion.Prosthetics and Orthotics International 3:4-12 より許可を得て転載）．

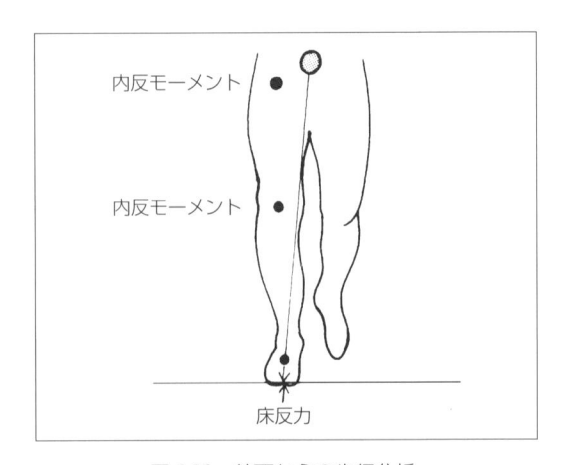

図9.16 前面からの歩行分析．

表 9.1 立脚相に関連する義足コンポーネント

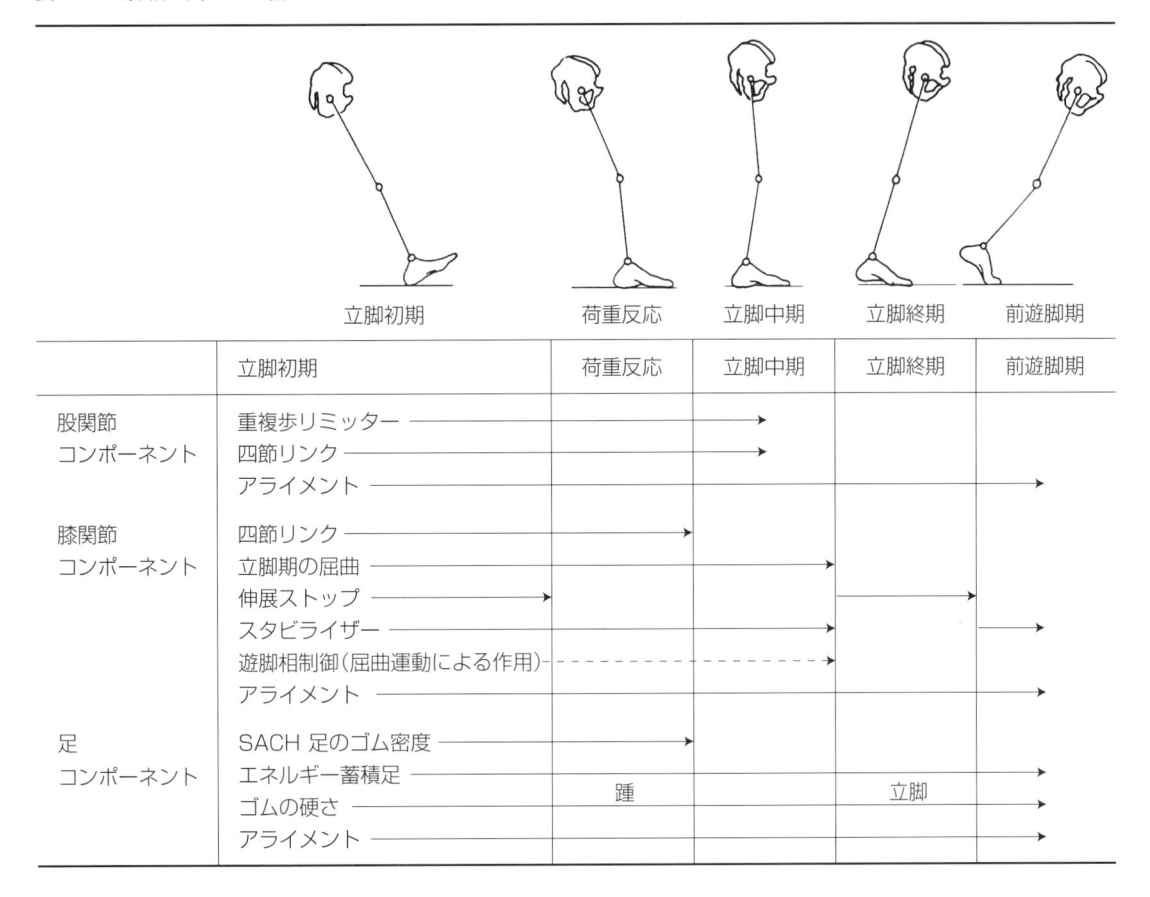

		立脚初期	荷重反応	立脚中期	立脚終期	前遊脚期
股関節コンポーネント	重複歩リミッター	→→→→→→→→→→→→				
	四節リンク	→→→→→→→→→→→→				
	アライメント	→→				
膝関節コンポーネント	四節リンク	→→→→→→→→→→→→→→→→→→→→→→→→				
	立脚期の屈曲	→→→→→→→→→→→→→→→→→→→→→→→→				
	伸展ストップ	→→→→→→→→			→→→→→→→→→→→→	
	スタビライザー	→→→→→→→→→→→→→→→→→→→→→→→→				
	遊脚相制御（屈曲運動による作用）	-------------------------				
	アライメント	→→				
足コンポーネント	SACH 足のゴム密度	→→→→→→→→→→→→→→→→				
	エネルギー蓄積足		踵		立脚	
	ゴムの硬さ	→→→→→→→→→→→→→→→→				
	アライメント	→→				

上の回旋が起こる．遊脚相には長軸に対する外旋が起こり，全荷重時または足底全面接地時に急激に内旋が起こる．

遊脚相は下肢の肢節において外旋が起こる．下肢の外旋は骨盤の回旋に伴って起こる．

踵接地から足底全面接地にかけての立脚相では，下肢の内旋が起こる．

義足に関する考察． 回旋要素はすべての切断者にとって大変重要である．股関節離断でも股関節に運動力学的要素が現れる．切断者が義足をつけて歩くときにはこれらの力は義足を介して床に伝えられて横断面における回旋力となる．この力は断端とソケット間に働き，摩擦は不快感と皮膚損傷の主要な原因となる．切断者は様々な異常歩行を行い，このソケット不適合による不快感を減少させようと試みる可能性がある．したがってソケットのデザインが最も重要となる（8 章参照）．

回旋力を吸収する義足コンポーネントとして，シリコンソケット，トルクアブソーバー，多軸足と DER 足がある．

移動のエネルギー消費

身体的に健康な人々を対象として歩行時のエネルギー消費に関する多くの研究が行われており，切断者が同じ距離を歩いたときのエネルギー消費の比較が行われている．エネルギー消費は健常者に比べて切断者で大きく，切断のレベル，断端の長さ，切断の理由，義足のコンポーネント，患者の年齢と歩行速度により変化することが知られている．一般成人の歩行速度は約 1.2m／s である．障害者が同じ距離を同じ速度で歩行するときにはより多くのエネルギーが必要で，切断者も他の障害者と同様に健常者の

表 9.2 遊脚期に関連する義足コンポーネント

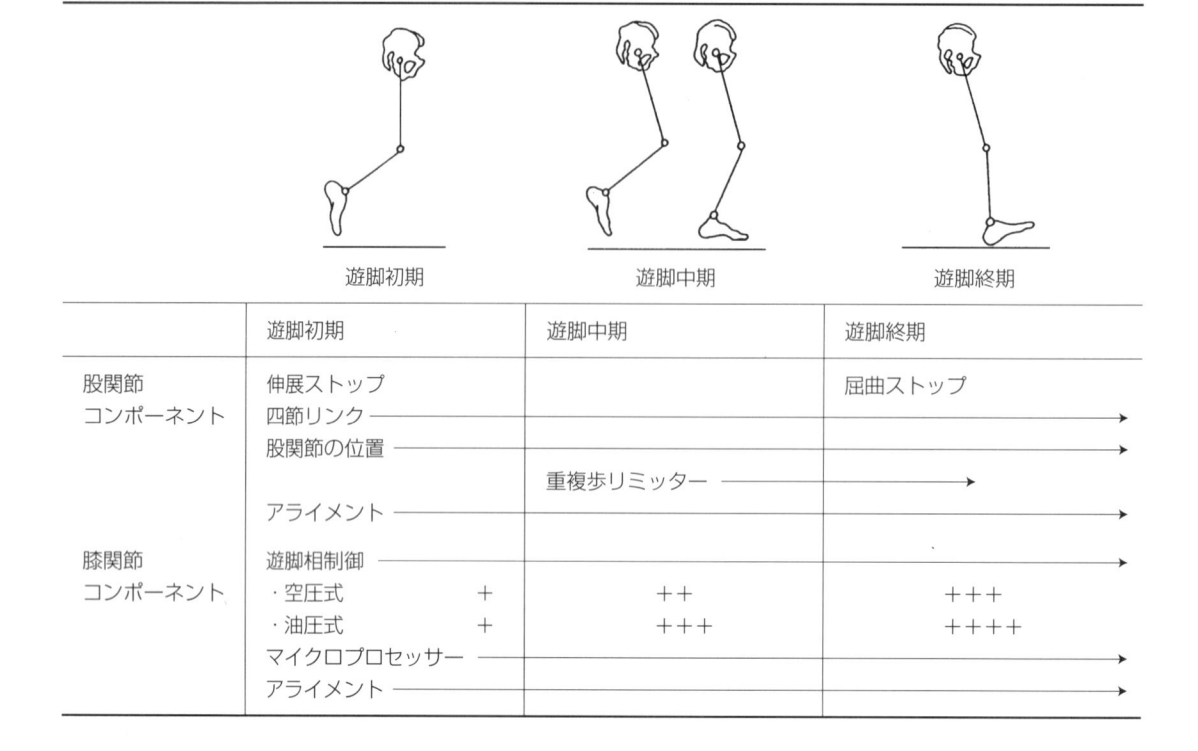

		遊脚初期	遊脚中期	遊脚終期
股関節コンポーネント	伸展ストップ 四節リンク 股関節の位置 アライメント		重複歩リミッター ──────→	屈曲ストップ ──────→ ──────→ ──────→
膝関節コンポーネント	遊脚相制御 ・空圧式 ・油圧式 マイクロプロセッサー アライメント	 ＋ ＋	 ＋＋ ＋＋＋	 ＋＋＋ ＋＋＋＋ ──────→ ──────→

歩行よりもよりゆっくり歩行し，エネルギー消費を少なくしている．切断レベルが高くなり断端が短くなると平均歩行速度は減少しエネルギー消費は増大する（Waters ら）．両側下肢切断者は一側下肢切断者よりもよりエネルギーを消費する．興味深いことには，義足を装着した一側下肢切断者が杖なしで歩いたときには，切断なしの者が杖を使ったときよりもエネルギー消費は少なくなる．

切断レベルごとのエネルギー消費は多くの研究で見られるが，その結果は対象や方法に依存している．しかしながら一般には次のことがいえる：

- 一側下腿切断者は健常人に比べて最大 9％平均酸素消費量が多い
- 一側大腿切断者は健常人に比べて最大 49％平均酸素消費量が多い
- 両側大腿切断者は健常人に比べて最大 280％平均酸素消費量が多い（Huang ら 1979）．

正常歩行に必要なもの

正常歩行に必要なものは以下の通りである（Gage 1991）．

■立脚相の安定性

立脚の足部は床に対して安定である必要がある．主要な下肢は振り出し，バランスをとり，前進するために正常に近い機能を必要とする．立位時に重心は支持面にあり，歩行時には一足毎に重心が前方に移動する．立脚相の安定性は体幹の安定性と適切なバランスが必要となる．

■遊脚のクリアランス

遊脚のクリアランスには支持足の安定性，適切な位置，立脚側の下肢関節の力と適切な足関節背屈，遊脚側の股，膝関節屈曲が必要である．

第9章 正常移動と義足歩行

表 9.3 歩行解析の技術

解析方法	技術	コメント
視覚	観察	主観的で臨床家の技能に依存する．急激，複雑，小さなイベントは見逃される．永続的な記録はできない．
	ビデオ	描写的で，2次元の矢状面あるいは冠状面での映像であり，複雑な回旋を理解することは難しい．時間をかけて運動解析することが可能である．標準化した方法は再現性を改善する．
時間と距離の因子	ストップウォッチ	歩行速度＝測定時間当たりに移動した距離により算出． ケイデンス＝単位時間当たりの歩数により算出． 被験者の年齢と性別に考慮して解釈する．
	足の位置	足部にインクまたはタルカムパウダーをつけて歩かせる． 歩幅，重複歩距離，重複歩幅と足の接地パターンを計測する．
	フットスイッチ	足底または靴底に取り付けてコンピューターを用いて記録する． ケイデンス，立脚および遊脚時間，単一および両脚支持時間を計測する．位置不良，特に患者が異常足接地パターンのときにはスイッチは歩行パターンを反映することができる．
足底圧分布	静的	Harris-Beathマットのように圧分布の半量的記録を行う低技術システム．
	動的	多くの量的力センサーがある．靴の中で圧測定が可能であるが，技術的には裸足よりも難しい． 足圧の計測は，糖尿病やリウマチの患者のように圧が過剰である場合には有効である．
運動学	電気角度計	装置を四肢に設置することで関節角度を一軸または多軸で持続的に計測する． アライメント誤差が生じやすい．
	マーカーシステム（図 9.17 参照）	軽量なマーカーを解剖学的ランドマークに設置して複数台のカメラで撮影することで2次元や3次元解析を行う現代的なシステム．
筋電図（EMG）		歩行周期における筋活動電位を計測する動作筋電図． 力ではなく動的筋活動量の指標となる． 筋移植を考慮している神経障害者に有効である．
	表面筋電図	大きな表層筋の記録のため皮膚上に表面電極を設置する．周囲筋からの「雑音」が問題となる．
	ワイヤー筋電図	小さい筋や深層の筋に対して注射針を介して刺入される．刺激により電極位置を確認できる．
運動力学	床反力計	荷重肢の床反力を計測する．力のデータは運動学のデータと合わせると内的モーメントが計測可能である．
	ビデオ／ベクトル作製装置	ビデオと床反力計によるリアルタイムな床反力ベクトルにより外的関節モーメントの視覚化ができる．装具や義肢の調節に有効である．
エネルギー消費	心拍数	制限された信頼性の下で歩行の間接的なエネルギー消費を算出する．
	酸素消費量と二酸化炭素排出量	歩行におけるほぼ直接的なエネルギー消費量を算出する．

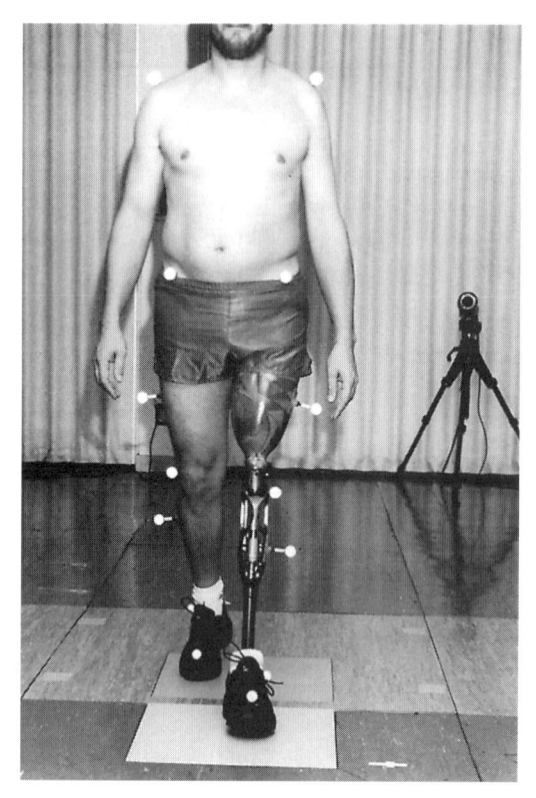

図 9.17 歩行実験室で歩行路を歩く大腿切断者．解剖学的ランドマークに取り付けられたマーカーと複数台のカメラにより 3 次元解析を可能とする（Oxford Gait Laboratory の許可を得て掲載）．

伸展と足関節の中間位背屈が必要であるが，立脚では安定で適切な配置が必要である．

■エネルギー保存

エネルギーを浪費しないためには，体は靱帯や床反力による関節安定性を含めた生体力学的機構を使用する．前にも記述した通り最小のエネルギー消費となるように重心移動はすべての 3 つの面で最小である．

歩行分析の技術

「臨床歩行分析」は被験者の歩行パターンを評価するために様々な方法がとられる．しかしながら伝統的に忙しい臨床家は視覚観察により歩行分析を行うが，複雑な歩行障害では簡単な観察はしばしば無力で治療に対する量的判断材料とはならない．最近の技術進歩は歩行のより精密な測定とビデオテープ，運動学，運動力学，筋電図，エネルギー学を含めた方法による分析を可能としている（表 9.3）．現代的な歩行解析は測定によるこれらの構成要素を統合して，歩行に問題のある患者の外科的，義肢的，装具的治療の決定を支援するために用いられる．そして治療結果を文書化することに役立っている．

歩行解析は多くの疾患に対して有効であり，たぶん現在は臨床的に神経学的分野において最も発展し，3 次元的に複雑な歩行異常が同時に起こり補償姿勢がより強調される脳性麻痺や成人片麻痺などを対象に行われている．歩行解析による科学的な評価はこの領域における新しい治療方法の発展につながっている．歩行評価は義足の効果，アライメントと歩行能力，義足のデザインを改善するためにも広く使用されている．

■遊脚終期における足部接地前の適切な配置

立脚ではこのときに適切な安定性と力，位置が必要である．遊脚では適切な足関節背屈と適切な膝関節と足部の位置が必要となる．

■適切な歩幅

遊脚では適切な股関節屈曲，比較的完全な膝関節

2版までの文献

Bard G, Ralston H J 1959 Measurement of energy expenditure during ambulation with special reference to the evaluation of assistive devices. Archives of Physical Medicine and Rehabilitation 40:415–420

Fisher S V 1978 Energy cost of ambulation in health and disability. A literature review. Archives of Physical Medicine and Rehabilitation 59:124–133

Gailey R, Kirk N 1991 Energy expenditure of below-knee amputees during unrestrained ambulation. WCPT 11th International Congress Proceedings Book II:650–652

Ganguli S, Datta S R, Chatterjee B B, Roy B N 1974 Metabolic cost of walking at different speeds with patellar tendon-bearing prosthesis. Journal of Applied Physiology 36(4):440–443

Huang C T, Jackson J R, Moore N B et al 1979 Amputation: energy cost of ambulation. Archives of Physical Medicine and Rehabilitation 60:18–24

Hughes J, Jacobs N 1979 Normal human locomotion. Prosthetics and Orthotics International 3:4–12

Little H 1981 Gait analysis for physiotherapy departments: a review of current methods. Physiotherapy 67(11):334–337

Netz, Weisen, Wetterberg 1981 Videotape recording – a complementary aid for the walking training of lower limb amputees. Prosthetics and Orthotics International 5:147–150

Nowroozi F, Salvenelli M 1983 Energy expenditure in hip disarticulation and hemipelvectomy amputees. Archives of Physical Medicine and Rehabilitation 64(7):300–303

Patla A E, Proctor J, Morson B 1987 Observations on aspects of visual gait assessment: a questionnaire study. Physiotherapy Canada 39(5):311–316

Robinson J L, Smidt G L 1981 Quantitative gait evaluation in the clinic. Physical Therapy 61(3):351–353

Rose G K 1983 Clinical gait assessment: a personal view. Journal of Medical Engineering and Technology 7(6):273–279

Saunders J B de C N, Inman V T, Eberhart H D 1953 The major determinant in normal and pathological gait. Journal of Bone and Joint Surgery 35-A:543–548

Sethi P K 1977 The foot and footwear. Prosthetics and Orthotics International 1(3):173–182

Smith D M, Lord M, Kinnear E M L 1983 A video aid to assessment and retraining of standing balance. In: Perkins W J (ed) High technology aids for the disabled. Butterworths, London

Winter D A 1980 Overall principle of lower limb support during stance phase of gait. Journal of Biomechanics 13:923–927

3版の文献

Bohannon R W, Andrews A W, Thomas M W 1996 Walking speed: reference values and correlates for older adults. Journal of Orthopaedic and Sports Physical Therapy 24(2):86–90

Czerniecki J M 1996 Rehabilitation in limb deficiency. 1. Gait and motion analysis. Archives of Physical Medicine and Rehabilitation 77(3):S3–S8

Czerniecki J M, Gitter A, Weaver K 1994 Effect of alterations in prosthetic shank mass on the metabolic costs of ambulation in above-knee amputees. American Journal of Physical Medicine and Rehabilitation 73(5):348–352

Engsberg J R, Lee A G, Tedford K G, Harder J A 1993 Normative ground reaction force data for able-bodied and trans-tibial amputee children during running. Prosthetics and Orthotics International 17:83–89

Gage J R 1991 Gait analysis in cerebral palsy. MacKeith Press, London

Gailey R S 1997 Prosthetic and orthotic assessments: lower extremity prosthetics. In: Van Deusen J, Brunt D Assessment in occupational therapy and physical therapy. WB Saunders Company, Philadelphia

Gitter A, Czerniecki J, Meinders M 1997 Effect of prosthetic mass on swing phase work during above-knee amputee ambulation. American Journal of Physical Medicine and Rehabilitation 76(2):114–121

Gitter A, Czerniecki J, Weaver K 1995 A reassessment of center-of-mass dynamics as a determinate of the metabolic inefficiency of above-knee amputee ambulation. American Journal of Physical Medicine and Rehabilitation 74(5):332–338

Hurley G R B, McKenny R, Robinson M, Zadravec M, Pierrynowski M R 1990 The role of the contralateral limb in below-knee amputee gait. Prosthetics and Orthotics International 14(1):33–42

Seroussi E, Gitter A, Czerniecki J M, Weaver K 1996 Mechanical work adaptations of above knee amputee ambulation. Archives of Physical Medicine and Rehabilitation 77: 1209–1214

Waters S R L, Perry J, Antonelli D, Hislop H, Downey P 1976 Energy cost of amputees: the influence of level of amputation. Journal of Bone and Joint Surgery 58A:42–46

Winter D A 1991 The biomechanics and motor control of human gait, 2nd edn. University of Waterloo Press, Waterloo, Ontario

第10章
歩行再教育と義肢の機能的活動

《この章の内容》

ゴールの立案 126
　初期の段階　126
　義足の機能的活動　127
　若年片側切断者の適合　128
　高齢片側切断者　129
　虚弱高齢切断者と
　　多数の医学的問題をもつ人　129
　両側切断者　129

観察による歩行分析 130
　異常歩行の原因　130
　代償パターン　136

　より成功した機能結果と完全な身体像を得て退院できるように，理想的には義肢リハビリテーションは入院患者のケアの一部として行われるべきである．しかし，多くの病院ではベッドに拘束し，義足のリハビリテーションは基本的に外来患者に行われている．

　切断者はPpam aidのような早期歩行補助具を使用して移動すると，補助具の制限内で歩行再教育ができる．初期から義肢の段階まで継続して行うことが重要である．計画が遅れると切断者が義足の使用を試みるため，後にたとえ専門家が教えても修正が難しいような悪い歩行パターンを得てしまう．高齢の切断者の中には座り込んで指図を待つ者がいるが，リハビリテーションの遅れが身体機能を悪化させ，義肢はもはや適合しなくなる．切断者がまだ入院中か自宅にいるか，また義肢の予約や引き渡し日を知っているかどうか，病院のセラピストは切断者と絶えず連絡をとらなければならない．

　練習施設への交通手段の計画を作る必要がある．歩行再教育のためにすべての練習施設に行けるわけではないので（通常は移送困難なため），その時は他の場所の施設へ紹介する．このような手配は時間を消費し大変なことではあるが精力的に行わなければならない．調整が必要がなければその時は地域にいるセラピストに紹介される．実際，機能的活動の再練習には自宅が最も適切な環境となりうる．

　治療は日々の状態によってなされるべきであるが，

セラピーは訪問地域サービスや診療所の指示に合わせて行われなければならない．運動や歩行，休憩時間，他の切断者との社会活動，他のリハビリテーションに関してセラピストや相談員から助言を得るための十分な時間をもてるように，切断者は午前，午後，または一日すべてを使うべきである．治療は基本的に1対1でなくてもよい．例えば数人の切断者が同時に練習可能な部屋があるようなリハビリテーションの環境も好ましい．

毎日治療を行う利点：
1. 治療の継続は切断者の義肢の再教育と受容を促進させる．
2. 切断者は新しい身体像に，より早く適応する．
3. 皮膚は新しい荷重に耐えられるよう，より早く丈夫になる．
4. 歩行以外の機能的活動が練習される．例えば義肢の着脱，食事会に出席し種々の椅子へ着席，洗面所の使用，仕事の実行，実際の治療領域以外の歩行などがある．すべての活動は切断者個人のニーズに関連していなければならない．
5. 義肢使用での自立がより早く得られる．例えば片側下腿切断者は歩行の再教育に1週間を要するのみである．片側大腿切断者でも2週間であるが両側切断者，特に膝関節を失った者は十分な歩行の自立までに1ヶ月以上要する（7章参照）．

ゴールの立案

各自が示す歩行パターンは最少の努力と適切な安定性，受容できる外観をもって特定の場所から他の場所へ移動するための問題解決を表している．このような各側面に付随する関連問題は個人個人で異なっている．

9章に述べられているように，正常歩行の姿は人間の移動に際して種々の特徴をまとめた総合的結果である．切断者の歩行は残存部の状態，例えば関節，骨の結合，筋肉，体型と体重，義肢による置換の元の体の部位への類似度および義肢と断端間のインターフェイスなどで決まる．

歩行再教育を開始する前にセラピストは現実的な目標を心の中に抱き，目標について切断者と話し合うことが重要である．切断者を最初の治療時に評価する際，次の点を考慮するべきである（2章，7章参照）：
― 診断
― 併発する医学的問題
― 平均余命
― 年齢
― 身体的状態と機能的能力
― 心理的受容状態
― 社会的状況と家庭環境
― 義肢供給に関する切断者の期待．

■初期の段階

セラピストは切断者の再教育を組織的に継続して行い，義肢装着前に義肢を詳細に観察しなければならない．

▶切断者の検査

初回の検査項目をすべて検査するが（2章参照），切断者がセラピストにとり初めての場合は十分に行う．特に強調することは体幹の可動性に注意することであり，それは対称的な歩行パターンの維持に大きな役割を担っている．

▶断端の観察

関節可動域と筋力の一般的検査に加えて，断端の形状と筋肉の被覆，骨端の傾斜，皮膚発赤や損傷の範囲を観察するべきであり，どんな瘢痕でも十分に調べることである．断端の瘢痕が治癒していないとき，または下層の軟部組織か骨に癒着している場合，義肢ソケットの密着により傷ができるので義肢装着時間を制限しなければならない．このことは下腿切断でPTB義足の場合に特に重要である（15章参照）．

▶義肢の点検

切断者が義肢を装着する前に義肢を自分自身で点検する．セラピストが義肢のすべてを理解していないと，正しい歩行訓練ができない．以下の点につい

て注意深く観察する必要がある：
- 懸垂と関節，ソケット（切断レベルに関する詳細は12-16章を参照）
- 静的アライメントと靴．義肢は平面に支えなしで垂直に立つ．靴の踵の高さが義足が作られた踵の高さと一致しない場合，靴の踵の高さによって義足の足部の踵部は適切なバランスをとれなくなるので，義肢は前方または後方へ傾斜する．

▶ 断端ソックス

様々なタイプのソックスがあり（8章），初回切断者に対する初回の義肢は1枚のソックスで適合することが理想的であるが，初期の段階では断端の体積はかなり変動するので，種々のソックスが供給されるべきである．セラピストはソケットの正しい適合がなされるように様々なソックスを試みるようにする（詳細は12-16章を参照）．

▶ 義足適合の点検

歩行再教育にあたり荷重面，懸垂，長さ，アライメント，不快感を点検すること（詳細は12-16章を参照）．

▶ 平行棒内歩行

歩行再教育はすべて平行棒内で始める．切断者が自宅にいるため平行棒を利用できない場合，固定されている物か椅子を反対向きにして支えるような，安全で適切な支持物を利用することもある．

通常の歩隔（5-10cm）で立ち，両手で棒を握り，義足に体重移動を行う．この目的は支持する下肢が体の正中線上になるようにすることである．このときセラピストは骨盤と肩の動きを徒手で誘導し，そして抵抗運動へと進めていく．次にこの左右への体重移動を対側の手で棒を握って行い，上手になれば困難なことではあるが同側の手のみで練習を行う．正常歩隔で立ちながらリズミック・スタビリゼーションを行い，前後に足を開いて立つことは平衡を得る練習となる．

これらの準備運動の後，必要なら頻回に休憩し，その後両側の棒を把持して健側下肢より振り出して歩行を始める．この目的は対称的な歩行パターンを獲得するためである．すなわち骨盤が支持側の下肢より前方へ動き，一定の重複歩距離が作られ，正しい代償的な体幹運動が発生し，両手は正しいリズムで前進するようになる．セラピストは平行棒の中で切断者の前方か後方に立つ．セラピストはキャスター付きの調節式椅子に座ることにより，切断者の歩行速度に合わせて容易に移動し，骨盤と肩または義足の動きを誘導し，移動を援助したり抵抗を加えたりすることができるので，快適に仕事ができ，背中を使いすぎて痛めることを防ぐことができる．

多くの切断者は対称的歩行パターンを獲得することが困難であると分かるし，早期に十分な時間とセラピストによる誘導がないと歩行の欠点が現れる．体幹の代償的回旋に特に注意を払いながら，平行棒の中で前方や側方，後方へ歩行練習を行う必要がある．

▶ 平行棒外への進展

平行棒からの前進は切断者個人の総合的能力に依存する．すべての高位における初回切断者は2本の杖での歩行から始め，荷重面の皮膚が十分な耐久性と強度がみられるようになり，さらにバランスと自信が得られれば1本杖か杖なし歩行を目的とする．松葉杖が使われているときは上に述べられているような進歩が少なく，切断者の歩行練習の進行が妨げられる．しかし松葉杖は有痛性の断端には必要である．歩行器は股関節屈曲を強制してソケットに不適切な荷重を作るので，切断者には最後に頼る歩行補助具である．つまり骨盤は支持脚上を垂直に動かず，体幹が回旋できず対称型な歩行ができない．

リハビリテーションの早期に適応した歩行パターンは切断者に定着するようになる．そこで早期に良好な杖歩行を獲得するために，すべての時間と方策を費やすことは価値のあることである．切断者が松葉杖か歩行器に慣れて，後に杖を使用して再練習することは非常に難しくしばしば成功しないことがある．

■ 義足の機能的活動

切断者が平行棒から出て歩いたら立位動作と機能的歩行練習を始める．台所の仕事は多くの切断者に

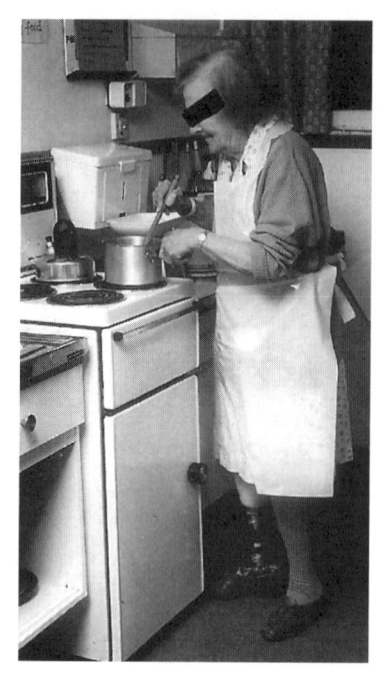

図 10.1 機能的家事動作を行う下腿切断者（Richmond の Twickenham and Roehampton Healthcare NHS Trust の許可を得て掲載）.

必要で，日常のまたは必要な動作の練習が自信を築くことになる（図 10.1）．上肢を伸ばさず腰を曲げないように，初めはすべての道具を作業場面に揃えてから練習する．自信がつくにしたがい作業をさらに複雑にしていく．

切断者は自分の歩行よりも作業について考えるようになると，歩行がさらに無意識で自然な状態になるか，逆に歩行パターンを悪化させることもある．最善の歩行パターンを獲得させ，体重が両側下肢に均等に分散して立つことが重要である．切断者が歩行補助具を使用している場合，自宅の台所周囲や他の部屋へ物を移動するのにワゴンを使用しなければならず，またその使い方を教えてもらう必要がある．

より多く歩く，上肢を伸ばす，腰を曲げる，持ち上げる，狭いところを歩く，戸口を抜けて別の床面を歩く等，種々の動作に難易度がつけられる．すなわちこの多くの動作は切断者の日常生活における義足使用のための準備である．

さらに活動性の高い切断者は均等な体重移動，下肢の上げ下ろし，床座位，ひざまずき，起き上がり，物の持ち上げなどを含めた木工作業か園芸により活発な活動を行うことが有効である．舗道上歩行や道路の横断，商店と建物への出入り，公共の乗り物，階段とエスカレーターの使用など外の公共での歩行をセラピストと一緒に練習すると，切断者が単独で行う前に危険性が認識され克服できる（18 章参照）．

■若年片側切断者の適合

この切断に対する再教育の目的は常に正常な歩行パターンを得ることにある．全筋群の十分な力と体幹や全関節の最大可動域を得ることが肝要である．練習計画は義足教育と同時に行われるべきである．

切断者の観察は腕，体幹，脊椎，股関節と膝がはっきりと見えるように適度に服を脱いで行われる．頭から足まで，前から両側そして背側と体全体を観察する．

切断者はその後 2 本杖の使用へと進む．この目的は荷重面の皮膚の痛みによる歩行偏位を必ず防ぐことである．杖をあまり早く止めると悪い歩行パターンとなるので行うべきではない．

セラピストの指導を補足する目的で鏡かビデオ装置の使用により歩行パターンの視覚的フィードバックを行う．

リハビリテーションの計画は切断者の生活の重要な側面，例えば学校，大学，職業などに対応しなければならない．切断者を訪問し経過を追うことの重要性が話し合われ，歩行パターンの点検が継続される．すなわち若年切断者は義足使用早期に正しくない歩行パターンになりやすいからである．また，適切な時期に余暇活動やスポーツに移行することが助言される（18 章参照）．

しかし治療が終了すると歩行パターンが悪化する切断者がいる．これは他の人に明らかな障害を示すための心理的ニーズが原因と考えられている．このような人達はしばしば全く正常に歩けるが歩こうとしない．経過観察の訪問時に強調すべき点は，観察された歩行を批判するよりはむしろ臨床心理士またはカウンセラーとともに行う心理的支援が重要なことを知っていなければならないことである．このことは切断者が新しい状態に順応するにしたがい徐々に改善される．

■高齢片側切断者

この切断者における目的は，屈曲拘縮，間歇跛行，心肺系の制限などの身体的問題が正常な歩行パターンを制限する可能性があることを銘記し，最善の歩行パターンを得ることにある．毎日の練習計画は身体的問題を少なくする．

初めに切断者が義足の着脱が可能かどうかを点検し，更衣動作が困難であれば助言する．切断者は初めはセラピストから教えてもらい安全に歩行が可能となってから，短期間一人で歩行練習ができるようにする．休憩が要求されたら許可する．必要時に指示と矯正を行う．この段階での鏡を使用は歩行パターンの視覚的フィードバックを与えるため役に立つ．

このような切断者では，練習の進行は遅いが着実である．歩行再教育に毎日参加すると運動性は早められ，1本または2本杖の使用ができるようになる．次に社会活動と日常生活活動が促進される．自宅の環境と自信の程度を考慮することは身体能力と同様に重要である．

退院後，義足の処方が変わるか医学的状態が変化したら再評価と治療が必要となる．切断者がさらに自信をもつようになると，適切なスポーツか社会活動を考えてゆくことができる（18章参照）．

■虚弱高齢切断者と多数の医学的問題をもつ人

このような切断者に対するリハビリテーションの目的は安全性と機能である．獲得される実際の歩行パターンは正常パターンとは異なり正式な歩行練習は有益でない．最も重要な仕事は自宅の環境を見て個人のニーズを明らかにすることである．

治療部門において，切断者は最初に義足の着脱の仕方を学ぶ．この方法は時間を要するので義足の懸垂へ順応することには役に立つ．切断者が自宅で支援がなく義足装着を自立して行えなければ，義足使用を続けることへの指導の要点はほとんどない．

切断者は歩行を学ぶだけではなく，バランスを失うことなく椅子からの立ち上がりと座位をとることができなければならない．移乗は安全になされなければならない．このような切断者は転倒が悲劇的な結果につながるため転んではいけない．

一日の中で，単純で繰り返しの動作を短時間行う治療が最もよい結果を得ることが分かっている．このグループは症状に合わせて治療される必要がある．高齢切断者がたまたま練習時に気分不快のときは休ませるべきである．しかし多少の活動は毎日試みるべきである．

セラピストはこの切断グループでは義足の使用がうまくいかないことを知らなければならない．かなり練習しても自立が得られる見通しがないときは，歩行再教育を中止するように切断者とケアする人が一緒になって前向きに決断しなければならない．車椅子の教育は続け，個人の余暇活動に必要な機能的活動を探るようにする．

練習が進行している切断者の場合，自宅の周囲においては選定された歩行補助具の使用が安全である．多くは歩行器である．

一度使い心地のよい義足が得られ歩行中に安全であれば，地域のセラピストは自宅内で機能的活動のために再教育を行う．それには他のヘルスケアチームが支援できる．治療施設における治療が終了しても地域からの照会があれば短期間集中的な再治療が行われる．この例として胸部感染症，腹部手術または転倒後の不動など短期間の病気により義足の使用を中断される患者である．

進行性の病気のある者や虚弱高齢者は，義足が機能的に使用されず，QOLを高めるのに役に立たなくなることがある．義足を義肢センターへ返却する前に，切断者の思考と感情に対して慎重な評価が行われるべきである．ある期間使用していた義足の感覚は体の真の一部となっており，切断者の希望に反して義足が取り去られると，そのことで苦しむことになる．

■両側切断者

歩行再教育の目的は次の事柄に左右される：
- 正常の膝関節の存在
- 義肢を装着する能力
- 関連する病気
- 適切な心肺系状態
- 自宅の環境とケアする人

● 切断者の動機づけ．

両側下腿切断者は正常な歩行パターンになるが他の切断レベルの切断者は常に苦労する．歩行パターンが得られ義足がうまくいくかどうかは切断レベルによる．

理学療法施設において，切断者は義足の着脱法を教わる．これには時間，根気，忍耐と多くの練習が必要となる．それから切断者は義足を着用し平行棒で歩くことを始める．起立と座位動作が難しく相当な練習と様々な形の椅子を使う体験が必要とされる．両側切断者はバランスをとるのに時間がかかり皮膚の耐性ができるまで時間を要するので，多くの時間平行棒内での練習に留まる．

両側切断者は絶えず断端で体重荷重するため立位が困難となる．初め介助で短時間立つ練習を行い，片側の単純な動作を行い，さらに複雑な両側の運動へと進める必要がある．

2本の義足使用には多大なエネルギーを要し，切断者が体力を徐々に増強するには時間が必要となる．切断レベルが高いほど，歩行の消費エネルギーは大きくなる．

一度バランスが得られると，両側切断者は歩行補助具の使用へと進む．補助具の選択は四点杖か歩行杖である．歩行器の底面が十分に広くはないので両側切断者が歩行器を使用することは必ずしも安全でない．両側切断者が歩行器を持ち上げている間は後方へ転倒する傾向があり，遊脚相の初期に必要とされる体幹の強い左右への揺れにより歩行器が横向きとなる．四点杖の利点は安定し杖そのものが立つことであり，切断者が立つ前に正しい位置をとれることである．欠点は両側切断者と四点杖を合わせた幅がかなり広いことである．これは小さな家屋に住む際には考慮すべき点である．また外見が気に入らない切断者もいる．

歩行再教育でかなりの練習をしても両側切断者が平行棒の外を補助具で歩けない場合には，義足の使用がライフスタイルを改善することはない．義足使用を止め，適切な車椅子でリハビリテーションを続け，余暇活動を探すためには，切断者とともに前向きの決断を行うことが必要とされる．

補助具で歩ける切断者のためには，限られた空間や様々な床の上での機能的な作業の練習がなされるべきであり，セラピストは作業ができるかどうかをみるために自宅を訪問する必要がある．切断者が理学療法施設でたとえうまく歩けても，自宅での義足使用に支障をきたすことが明らかになるかもしれない．

義足を上手に使える切断者には，義足の処方が変更されるか健康状態が変わり新しい社会活動を試みたいとき継続した練習が必要となる．

両側切断者は一回の練習に2-3時間かかる．セラピストは治療の場所と時間を計画する際にこのことを考慮に入れなければならない．練習プログラムは義足教育と同時に進めるべきである．

観察による歩行分析

歩行は最初平行棒内で視覚的に分析するべきである．切断者全体を前，横，背後からすべて観察する．セラピストが骨盤と下肢を観察するために低い台に座ることが時々役に立つ．次に立脚相と遊脚相の分析に移る．この分析は練習のたびに行われる．前額面と矢状面におけるスローモーションでのビデオが歩行分析に役立つ．詳細な歩行分析は9章に載せてある．一般的な異常歩行は表10.1と表10.2に記載されている．

観察されるどんな異常でも注意されるべきである．これらの異常は義肢装具士は標準的な用語として用いるので，セラピストと義肢装具士の間の討論が容易に理解される．

■異常歩行の原因

以下に挙げる：
1．切断者の全身状態
2．断端の形状，長さと大きさと何らかの存在する不快感
3．適切な機能をもたない義足
4．不適切または不適当な再教育
5．心理的，社会的または経済的理由．

歩行の異常とその原因を検証する目的は歩行パタ

表 10.1 PTB 義足を使用した下腿切断における異常歩行

異常歩行	切断者における原因	義足における原因
1. 立脚相での**過度な膝の屈曲**	1. 膝関節と股関節の屈曲拘縮 2. 代償パターン 3. 疼痛	1. 義肢足部の過度な背屈 2. ソケットの不適切なアライメント：初期屈曲角の不足，足部に対するソケットの前方への偏り 3. ソケットの不適合 4. カフ懸垂の欠陥 5. 義肢足部の底屈の硬化
2. 立脚相における**膝屈曲の不足や過伸展** 注意．PTB ソケットは初期屈曲角 5°で設定	1. 膝屈曲位で支持するための大腿四頭筋の低下 2. 膝関節の動揺 3. 断端の不快感 4. もし切断者が大腿コルセット付き義足を常用していた場合にはこの新しい膝のパターンを覚えることは困難である	1. 足部の過度な底屈 2. 底屈力が強すぎる 3. ソケットの不適合：屈曲角が強すぎるか足部に対するソケットの後方への偏り
3. **足部の回旋**	1. 股関節周囲筋の筋力低下 2. 膝周囲筋の筋力低下を伴う膝関節の動揺 3. 疼痛	1. 過度な底屈力 2. ソケットの不適合 3. 不良な懸垂
4. 立脚相における**義肢の外側への移動**	1. 断端痛 2. 膝関節の動揺	1. 不適切なアライメント：ソケットが外転しているか足部の内側への偏り
5. 立脚相における**体幹の側屈** （切断者は義足側に体幹を傾ける）	1. 断端あるいは健側下肢の疼痛 2. バランス能力の低下 3. 自信の低下 4. 股関節の筋力不均衡や筋力低下 5. 代償動作	1. 義肢が短すぎる 2. 不適切なアライメント：ソケットが内転しているか足部の外側への偏り
6. **沈み込み**：立脚相の早い時期にみられる膝の屈曲	1. 特定の原因なし	1. 足部の過度な背屈 2. 不適切なアライメント：ソケットの前方への偏り
7. 遊脚相における**膝屈曲の遅れ**	1. 骨盤と股関節の運動を伴う問題 2. 膝関節の硬直 3. 大腿コルセット付き義足を使用していた後の代償運動	1. 不適切な懸垂 2. 足部の過度な底屈
8. **一般的な異常歩行**	1. 手の振りの不同 2. 時間の不同 3. 歩幅の不同 4. 切断者が疲れすぎて良好な歩容を維持できない	

表10.2 大腿切断と膝離断における異常歩行. 各個人の能力内での歩行が期待される. 義足はとても複雑であるので歩行パターンに差が生じることがある. 適正な歩行再教育の試みを実施しても問題が残存するときには, セラピストは義肢装具士と連絡をとり, 処方の修正か変更を提案するべきである.

異常歩行		固定膝歩行		遊動膝歩行	
	切断者における原因	義足における原因	切断者における原因	義足における原因
1. 歩隔が広く義足が正中線から離れた外転歩行	1. 断端の外転拘縮 2. 内転筋ロール	1. 義足が長すぎる 2. ソケット内側縁が高すぎることによる坐骨枝の不快感 3. ソケットの外壁が与える大腿骨の支持の不足 4. 骨盤ベルトのアライメントが不適切 5. 義足の不適切な組み立て：ソケットの不適切な過度な内転	固定膝歩行と同様	固定膝歩行と同様
2. 立脚相における体幹の側方移動と側屈		患側方向に生じる場合			
	1. 断端の内転拘縮 2. 極短断端 3. 有痛あるいは敏感な断端 4. 断端の股関節外転外転の筋力低下	1. ソケットの外壁が与える大腿骨の支持の不足 2. 義足が短すぎる 3. 義足の不適切な組み立て：ソケットの内転が強い 4. ソケットの内側縁の不快感の回避	固定膝歩行と同様	固定膝歩行と同様
		健側方向に生じる場合			
		1. 義足が長すぎる 2. 義足の不適切な組み立て：ソケットの外転が強い			
3. 踵接地期の足部の回旋（通常は外旋）	1. 断端の伸展筋と内旋筋の不良な筋コントロール	1. 足部の強い底圧力 2. ソケットがゆるい 3. 義足の不適切な組み立て（足部の外旋が強い）	固定膝歩行と同様	固定膝歩行と同様

第 10 章　歩行再教育と義肢の機能的活動

4. ぶん回し歩行：遊脚相における義足の広い弧を描いた振り出し

原因：
1. 断端の外転拘縮
2. 筋の不均衡：断端の外転筋の筋力低下と骨盤の引き上げの不足

（義足が長すぎる）
1. 義足が長すぎる
2. 不適切な懸垂

（固定膝）
1. 固定膝歩行と同様
2. 筋力低下
3. 膝を屈曲する自信の欠如

（遊動膝）
1. 固定膝歩行と同様
2. 膝継手における強すぎる支持性あるいは強すぎる摩擦

---

5. 伸び上がり歩行：切断者は義足の足指離地から踵接地における振り出しの時に健側下肢のつま先立ちを行う

原因：
1. 義足の足先の引きずりに対する恐怖感
2. 極短断端
3. 不良な筋コントロール（骨盤の引き上げ）

（義足が長すぎる）
1. 義足が長すぎる
2. 不適切な懸垂

（固定膝）
1. 固定膝歩行と同様
2. 股関節屈曲の不良な筋コントロール

（遊動膝）
1. 固定膝歩行と同様
2. 膝継手における過剰な支持性や摩擦

---

6. 歩幅の不同

義足の歩幅が長すぎる（最も一般的）
1. 股関節の屈曲拘縮や股関節及び背部の伸展筋の筋力低下によって遊脚相において股関節を伸展させて義足を健足より前方に出すことができない
2. 自信の不足
3. 代償運動、特に初期歩行リハビリテーションで補助の為に歩行器を使用していた場合

義足の歩幅が短い
1. 不快感を引き起こすソケットの不適合
2. 不適切なアライメント：ソケットの屈曲が強い

義足の歩幅が長すぎる（最も一般的）（固定膝）
1. 固定膝歩行と同様
2. 義足を確実に伸展させて振り出すための習慣

義足の歩幅が短い（最も一般的）（遊動膝）
1. 膝継手に対する切断者の不安感
2. 不適切なアライメントあるいは調整（ソケットの屈曲が強い）による義足の膝折れ

---

7. 立脚相の時間の不同：歩幅の不同は通常義足側の立脚相の時間が短くなることで生じる

原因：
1. バランスの低下
2. 自信の不足
3. 断端、体幹、そして健側下肢の筋力低下
4. 代償運動
5. 坐骨結節の疼痛

（不適合）
1. 不快感を引き起こすソケットの不適合

（固定膝）
1. 異常歩行6の遊動膝歩行と同様

（遊動膝）
1. 異常歩行6の遊動膝歩行と同様

表10.2（続き）

異常歩行	固定膝歩行 切断者における原因	固定膝歩行 義足における原因	遊動膝歩行 切断者における原因	遊動膝歩行 義足における原因
8. 手の振りの不同：通常は義足側の手の振りが少なくなり、体側から離れかない。自然な振りがなくなる	1. バランスの低下 2. 自信の低下	1. 不快感を引き起こすソケットの不適合	1. 異常歩行6と7の遊動膝歩行と同様	1. 異常歩行6の遊動膝歩行と同様

注意：歩幅の不同、立脚相の時間の不同、手の振りの不同は時に同じ原因や組み合わせで見られる。

異常歩行	切断者における原因	義足における原因	切断者における原因	義足における原因
9. 腰椎前弯：立脚相における腰椎の過度の前弯	1. 股関節屈曲拘縮 2. 股関節伸筋の筋力低下 3. 腹筋の筋力低下 4. 安定性をよくするために重心を中心から前方へ移動させようとする	1. 初期屈曲角の不足 2. 坐骨支持部の不快感 3. 義足の踵が高すぎる	固定膝歩行と同様	1. 同様な理由 2. 膝継手における安定性不良
10. 体幹前方屈曲	1. 股関節屈曲拘縮 2. 股関節伸筋の筋力低下 3. 姿勢不良 4. 脊椎の後弯 5. 代償動作、足部を見ながら歩行器での歩く、または視力低下が原因	1. 初期屈曲角の不足 2. ソケットの不快感	固定膝歩行と同様	1. 固定膝歩行と同様 2. 膝継手における安定性不良
11. 沈み込み：重心が前方に移動して義足部に移るときに体が下方へ沈み込む運動	1. 踵の高さが不適切な靴を着用	1. 義足の前方バンパーが弱すぎる 2. ソケットが足部の前方に設置されている	固定膝歩行と同様	固定膝歩行と同様

第 10 章　歩行再教育と義肢の機能的活動

			固定膝歩行と同様
12. **フットスラップ**：踵接地時に義足の前足部が床に過度にたたきつけられる	1. 膝の不安定を恐れるため踵を床面に過度に押し付ける 2. 義足に履いた靴が適切でない	1. 後方バンパーが弱すぎること 2. 重心が義足に移るときには抵抗が得られない	固定膝歩行と同様
13. **けり上げの不同**：遊脚相の初期における膝屈曲時の義足の踵が過度に上方へ上がる	―	1. 股関節屈筋が強すぎるため義足の膝を屈曲させる	1. 義足の膝が容易に屈曲しすぎる 2. 遊脚制御が不適切に調節されている
14. a. **内側ホイップ**：遊脚相初期における膝屈曲時に踵が最初の屈曲時に内側に動く	―	**内側**： 断端の不快感または健側肢の問題による習慣化された歩行 **外側**： 上記と同様	**内側**： 義足の膝が過度に外旋 **外側**： 義足の膝が過度に内旋 **全体として**： 1. ソケットの適合がきつい 2. ソケットが緩すぎる 3. 足指離地時の不適切なアライメント 4. 義足の膝が過度に内反または外反位にある
b. **外側ホイップ**：遊脚相初期における膝屈曲時に踵が最初の屈曲時に外側に動く	―		
15. **遊脚相終期のインパクト**：踵接地前に膝が過度に速く伸展位になる	―	1. 安全を確保するために断端が強く屈曲し膝の完全伸展を生み出す 2. 代償パターン 3. 自信の欠如 これは義足の歩幅が過度に長いときに見られる	1. 遊脚制御の不適切な調節

ーンを正常へ改善させることである．これは内科的または外科的治療，治療上の測定，心理的援助，義足の変更，または歩行再教育により達成される．この治療は正常な歩行パターンに近づくほどエネルギー消費が少ないため切断者に有利となる．そのため練習耐久力が伸びることにより切断者は障害者と感じることが少なくなる．しかしセラピストは断端がまだ成熟中の早期の段階で切断者をしばしば扱っており，異常歩行の多くは単なる断端の不快感や体積変化が原因であることを承知している．

■代償パターン

各切断者の歩行は個人差があり，また自分自身の代償パターンをもっている．個人差は切断以前にあったかもしれないが，早期の段階で適切なリハビリテーションを受けず不適切な義足で歩行したことが原因であるかもしれない．切断前の代償パターンは通常評価できないが，義足装着後の代償パターンを起こすことは避けるべきである．例外的に，切断者の中には歩行再教育のために紹介されたことがなく，自分自身で学び，できる範囲内で最良に使いこなす者もいる．

謝意

著者らはグラスゴーの University of Strathclyde, New York University とシカゴの Northwestern University の教材に感謝する．

2版までの文献

Breakey J 1976 Gait of unilateral below-knee amputees. Orthotics and Prosthetics 30(3):17–24
Buttenshaw P Dolman J 1992 The Roehampton approach to rehabilitation: a retrospective survey of prosthetic use in patients with primary unilateral lower limb amputation. Topics in Geriatric Medicine 8(1):72–78
Culham E G, Peat M, Newell E 1984 Analysis of gait following below-knee amputation: a comparison of the SACH and single-axis foot. Physiotherapy Canada 36(5):237–242
Day H J B 1981 The assessment and description of amputee activity. Prosthetics and Orthotics International 5:23–28
Foort J 1979 Alignment of the above-knee prosthesis. Prosthetics and Orthotics International 3:137–139
Friberg O 1984 Biomechanical significance of the correct length of lower limb prostheses: a clinical and radiological study. Prosthetics and Orthotics International 8:124–129
Ishai G, Bar A, Susak Z 1983 Effects of alignment variables on thigh axial torque during swing phase in AK amputee gait. Prosthetics and Orthotics International 7:41–47
Kay J 1991 Domiciliary rehabilitation of elderly amputees. Physiotherapy 77(1):60–61
Klenerman L, Dobbs R J, Weller C et al 1988 Bringing gait analysis out of the laboratory and into the clinic. Age and Ageing 17:397–450
Lord M, Smith D M 1984 Foot loading in amputee stance. Prosthetics and Orthotics International 8:159–164
May D R W, Davis B 1974 Gait and the lower-limb amputee. Physiotherapy 60(6):166–171
Murray M P et al 1983 Gait patterns in above-knee amputee patients: hydraulic swing control vs constant-friction knee components. Archives of Physical Medicine and Rehabilitation 64:339–345
Patrick J H 1991 Movement analysis improves diagnostic ability. Medical Audit News 1(6):91–92
Saleh M, Murdoch G 1985 In defence of gait analysis: observation and measurement in gait analysis. Journal of Bone and Joint Surgery 67B(2):237–241
Stillman B 1991 Computer-based video analysis of movement. Australian Journal of Physiotherapy 37:219–227
Wall J C, Charteris J, Turnbull G I 1987 Two steps equals one stride equals what?: the applicability of normal gait nomenclature to abnormal walking patterns. Clinical Biomechanics 2:119–125

3版の文献

Cobb J W 1992 Models for delivery of prosthetic services to geriatric patients. Topics in Geriatric Rehabilitation 8(1):59–63
Collin C, Collin J 1995 Mobility after lower-limb amputation. British Journal of Surgery 82:1010–1011
Dingwell J B, Davis B L, Frazier D M 1996 Use of an instrumented treadmill for real-time gait symmetry evaluation and feedback in normal and trans-tibial amputee subjects. Prosthetics and Orthotics International 20:101–110
English R D, Hubbard W A, McElroy G K 1995 Establishment of consistent gait after fitting of new components. Journal of Rehabilitation Research and Development 32(1):32–35
Hunter D, Smith Cole E, Murray J M, Murray T D 1995 Energy expenditure of below-knee amputees during harness-supported treadmill ambulation. Journal of Orthopaedics and Sports Physical Therapy 21(5):268–276
Jaegers S M H J, Arendzen J H, de Jongh H J 1995 Prosthetic gait of unilateral trans-femoral amputees: a kinematic study. Archives of Physical Medicine and Rehabilitation 76:736–743
Lemaire E D, Fisher F R, Robertson D G E 1993 Gait patterns of elderly men with trans-tibial amputations. Prosthetics and Orthotics International 17:27–37
Lemaire E D, Fisher F R 1994 Osteoarthritis and elderly amputee gait. Archives of Physical Medicine and Rehabilitation 75:1094–1099

Powers C M, Boyd L A, Fontaine C A, Perry J 1996 The influence of lower-extremity muscle force on gait characteristics in individuals with below-knee amputations secondary to vascular disease. Physical Therapy 76(4):369–377

Rossi S A, Doyle W, Skinner H B 1995 Gait initiation of persons with below-knee amputation: the characterization and comparison of force profiles. Journal of Rehabilitation Research and Development 32(2):120–127

Sener G, Yigiter K, Erbahceci F, Uygur F 1995 The effect of the prosthetic training based on proprioceptive feedback on weight bearing and gait biomechanics of above knee amputees. Proceedings of the 12th International Congress of the World Confederation of Physical Therapy, Washington

Shephard R J, Kavanagh T, Campbell R, Lorenz B 1994 Net oxygen costs of ambulation in normal subjects and subjects with lower limb amputations. Canadian Journal of Rehabilitation 8(2):97–107

Ward K H, Meyers M C 1995 Exercise performance of lower-extremity amputees. Sports Medicine 20(4):207–214

第11章
切断者への実用的な指導

《この章の内容》

断端のケア　139
　衛生面　139
　断端の合併症　140
　義肢が装着されていない場合　140

健側肢のケア　140
　衛生面　140
　末梢神経障害　140
　足の治療/足の病気　141
　履き物　141
　背部のケア　141
　強さと動き　142

義肢のケア　142
　清潔　142
　体重　142

断端ソックスのケア　143

全身的健康状態　143

車の運転　143

陸，海，空の交通手段　143

その他の情報　143

　以下は新たな切断者に対する治療からの解放と生活に適応するための指導である．

断端のケア

■衛生面

　切断者は義肢に覆われる断端部の発汗増加に気づくものである．厳密な衛生管理が行われないと皮膚に問題が生じる可能性がある．
　特に皮膚の皺には注意し，断端を毎日中性石鹸と水で洗い清潔なタオルで拭いて全体を乾かすこと．一日の始めからソケットの中に挿入することで断端が蒸れ，皮膚の障害を引き起こしやすいので，夜には断端の点検を行うとよい．暑い日には，断端を一日に数回洗う必要がある．
　断端の皮膚の傷の有無を毎日調べ，必要であれば鏡を使う．皮膚に傷害のある場合，例えば水疱あるいは他の問題があるときには，セラピストあるいは義肢装具士にすぐに報告すること．方針が決まるまで義肢を装着してはならない．
　医師の指示なしに断端に絆創膏，アルコール，クリーム，オイルあるいは薬品を使用してはならない．
　皮膚の問題を回避するために下記の事項を考慮すること：

断端ソックス： 清潔に保ち，ソケット内で皺にならないようにきちんと引っ張り上げること．切断者の中にはウールなどの素材に敏感な人もいる．

義肢： 正しく適合していることが基本である．

皮膚： 皮膚に問題が生じた場合，切断者は医学的な指導を受けること．単純な治療が成功する場合もあるが，時には皮膚科の医師による指導を受ける必要がある．断端が義肢ソケットで覆われたときに発生しやすい皮膚のアレルギーや寄生菌に感染したときには特に必要である．

■断端の合併症

具体例は以下の通りである：
- 開放創
- ろう孔
- 骨の感染
- 外骨腫
- 皮膚炎
- 病的な浮腫
- 軟部組織の障害
- 壊死
- 神経腫．

合併症は義肢の不適合を引き起こすことがある．セラピストは断端とソケットを適合させるために，正しく計測する（例えばソックスの枚数を変更するなど）．しかし，大幅な調整や新しい義肢を作製するためには，義肢センターの医師と義肢装具士による必要がある．セラピストと切断者はごくわずかな断端の問題でもただちに処置しなければ大きな問題となりうることを認識しなければならない．時には切断者を病院の担当外科医に再度診せる必要がある．

■義肢が装着されていない場合

断端を，弾性のある断端ソックスを履かせて断端ボードにのせて挙上させておくこと．

健側肢のケア

すべての下肢切断者は歩行能力が健側肢の状態に影響されることに気づく必要がある．これは末梢循環障害と糖尿病の患者にとっては極めて重大な問題である．喫煙が，肺に対する影響と同じくらいに健側肢に障害を与えることにも気をつけるべきである．

■衛生面

下肢と足部はお湯と中性石鹸で毎日洗うこと．十分に濯いだ後，注意深く乾かし柔らかいタオルで足指の間を拭き取る．皮膚は勢いよく擦ってはいけない．下肢と足部の衛生管理ができない切断者に対しては地域看護婦やケアする人が行う．

足の爪は注意して切ること．入浴後は爪が軟らかくなるため，処理しやすくなる．爪の先端はつま先の形に沿って切り，角が巻き爪にならないように切る．爪をあまり短く切りすぎないこと．特に糖尿病患者は問題が生じた場合，足の専門治療医に診てもらう．

切断者が家で座るとき，浮腫を予防するために椅子の上に足を挙上するとよい．足は組まないこと．圧力が集中して潰瘍を形成しないように踵を保護する．健側肢を暖めるには毛布を使うとよい．暖房の近くで座り続けないようにする．

付属品付きの義手を装着している上肢切断者は，ループが走行する健側の腋窩の衛生に特に注意を払う．また手指の爪を切るのが難しいため，断端を使って，台に固定された爪切りを使用する．

■末梢神経障害

糖尿病患者にとり重大な問題の一つに末梢神経障害がある．セラピスト，看護婦，あるいは足専門の治療医は患者の感覚がなくなることによる危険性をよく認識するべきである．

▶ 次の指導をする

- 毎日，健側肢を視覚的に点検する．切断者が視覚障害であれば家族あるいは地域看護婦が点検

を行う
- 風呂の温度は温度計を用いて測定し，40℃を超えないようにする
- 湯たんぽを使ってはならない．布団の中で足を暖かい毛布でくるんでおく．暖房の側に座ってはならない．代わりに毛布を使用する
- 下肢の日焼けを防ぐ
- 靴の中の異物や，鋲，釘が突き出ていないかを毎日調べる
- たとえオーダーメイドで作られていても，最初は新しい靴を2時間以上は履かない
- 新聞で宣伝されている「治療用」商品はほとんど用をなさないため，使用してはならない
- もし足が濡れたらきちんと乾かし，乾いた靴下と靴を履く
- 鶏眼（うおの目）用パッドや足指保護材などは足専門医の指示なしに使用してはならない．

■足の治療/足の病気

足専門医は足の障害を診断し治療計画を実行する．足の痛みを軽減し，靴や靴下，足の管理について指導する．

切断者は国民健康保険または開業医の中で認定された足専門医（SRCh）からのみ指導を受けるべきである．糖尿病，末梢循環障害，リウマチ，関節炎の患者は，定期的に足専門医に診てもらう．自分で動けない高齢者もまた足専門医か地域看護婦により定期的な足の検査を受けなければならない．

多くの大病院には足専門医がいて危険性の高い患者を治療したり，相談員に紹介された患者を診ている．これらの患者の中には糖尿病や末梢循環障害などが含まれている．地域社会において足の治療は一般的に健康センターで行われ，外出できない患者には訪問サービスがある．切断者の家庭医は一般に地域施設についての詳細を提供できる．足治療医により一般的に行われる足の治療には下記の項目が含まれる：

- 鶏眼（うおの目）
- バニオン（滑液包腫脹）
- 胼胝（たこ）
- 巻き爪

- 角のように硬い爪
- 足の皮膚障害
- つま先や足部の変形．

足治療医は健側肢に上記のような異常が見られた場合，切断者の家庭医や病院の医師に連絡をとる．

■履き物

靴下やストッキングはつま先が動くものを履き，きつく引っ張って締め付けないようにする．ゴムで締め付けたり，ガーターやゴムバンドで留めてはいけない．毎日洗濯しておく．ナイロンよりも天然繊維のものが望ましい．

靴はサイズが合い，手入れをきちんと行い，靴底が楽に折れ曲がるものがよい．革や布などの天然素材が「通気性」がよいので望ましい．低い踵の靴が望ましく，編み上げが浮腫の調整には有効である．サンダルは特に夏場では足部に汗をかきストラップの部分が障害を引き起こす場合があるので避けたほうがよい．幅や深さ，重さなど個人の必要性に応じて広範囲にわたる靴が靴屋や矯正靴専門店などで取り扱われている．サイズが合い履き心地もよく，見た目のよい履き物を見つけることは切断者，セラピスト，義肢装具士，足専門治療医にとって容易なことではない．よい履き物を得るためには多大な努力が必要である．

切断者やセラピストが健側肢に不都合な症状を発見した場合，すぐに医師に相談すること．

■背部のケア

履き物と踵の高さは義足のアライメントを変えてしまう．特に大腿部以上の切断においては腰椎に影響を与える．靴の手入れは欠かさずに行う．靴の底や踵が減るとアライメントが変わる．義足は靴の踵の高さに合わせて設計されているため，調節可能な足部でないかぎり靴の高さを変えてはいけない．高さの変化はアライメントも変えてしまう（8章参照）．切断者が背部の痛みを訴えた場合，骨格筋と義肢に問題がないかを調査する．

上肢切断者は対象的な姿勢を維持し，背部と肩甲帯の可動性を保つようにする．

■強さと動き

切断者は健側肢の股，膝関節および足部の維持的運動を知っておく必要がある．高齢者は，毎日これらの運動を行う．その他の切断者が，病気や義肢の不適合などの理由でしばらくの間休養をとることを余儀なくされた場合には，再びこの運動を開始する必要がある．地域セラピストが切断者の家庭を訪問するか，切断者が治療施設に通う必要がある（5章参照）．上肢切断者の中には，健側肢の使いすぎに苦しむ人もいる．彼らにとって休養をとることは非常に難しいが，休養をとることが軟部組織の不快感を和らげる唯一の方法である．健側肢を過度に使用して増悪が懸念されれば，義手の使用が制限されることもある．

義肢のケア

義肢は特に広範囲にわたって使用される場合，定期的な手入れを必要とする．

切断者が義肢の適合，長さ，懸垂，機械的機能，一般的な手入れに関して質問があるときは，いつでも義肢装具士に相談するとよい．切断者は調節や修理，潤滑剤の使用などを行ってはならない．切断者は義肢サービスのケアを受けなくてはならない．

もし足部，膝の部分に埃や異物が詰まったり，濡れたりして機能的な働きが鈍くなった場合，義肢を点検する必要がある．切断者はシャワーや水中用の義肢を使用せず，特殊な保護用カバーを使用しないで水の中を歩いてはいけない（18章参照）．

切断者が特に義肢装着中に転倒したら，たとえ義肢に破損が見られなくても，すぐに義肢装具士に義肢の安全を確かめてもらう．

特に重労働や活動的な使用者の場合，靴下や靴を脱いで義肢の足部を定期的に点検する．義肢は暖房や火から必ず遠ざけるようにする．

■清潔

金属やプラスチックのソケットは，夜間に濡らした布で拭き取り，きれいに乾かすべきである．石鹸は使用してはならない．

革のソケットは洗浄ができないため定期的に交換する必要がある．特に大腿部のコルセットは切断者が清拭を怠ったときや極度の汗かきで汚れた場合には交換する必要がある．

PTB（patellar tendon bearing）の金具とPTS（prosthèse tibiale supracondylienne）ソケットのライナーは濡らした布で拭くことができるが，定期的に交換する必要がある．ピーライト製のライナーは粉石鹸で洗ってよく濯ぎ，直射日光を避けて干す．シリコンスリーブとTECライナーは毎日温かい石鹸水で洗い，濯いでよく乾かす．

自己懸垂ソケットのバルブは，小さな柔らかいブラシで粉や埃から守る（13章参照）．糸で編んだ布は使用しない．

外装用カバー（ストッキングやPVC）はわずかに石鹸のついた布できれいにする．汚れシミが落ちなかったり，カバーに破損が見受けられた場合は義肢センターへ連絡する．

特に断端ソックスを着用していない上肢切断者はソケットの衛生管理に注意する．濡れたタオルやベビータオルを使用したり，時には使い古した歯ブラシで落屑を取り除く必要がある．

■体重

切断者の体重の増減はソケットの適合の変化を引き起こす．特に体重の増加によりソケットがきつくなる場合に問題が生じる．

肥満の切断者にとって，上手にかつ効果的に義肢を使用することはやや困難である．例えば内転筋部の脂肪組織が膨れることによって不快感が生じたり傷を作ったりする．

体重が減少した人はソケットがゆるくなりすぎて調整を必要とする．懸垂の方法を変更する必要がある．骨張って骨が隆起したすべての部位を擦れないようにしたり，ソックスを重ね履きしたりする．

断端ソックスのケア

清潔で乾いた断端ソックスを毎日着用する．暑い時期は断端ソックスは一日に何度か取り替える．活動的な人は涼しい季節でも，断端ソックスの交換を一日に何度か行う．

セラピストは切断者が続けて行えるように確実に行えるソックスの洗濯方法を教えること．天然の洗剤は皮膚にアレルギー反応が生じた場合には使用を中止する．

ソックスは縮みを防ぐために，直射日光を防ぎタオルの上で乾燥させる．また，乾燥機の使用はソックスの縮みと繊維のもつれにつながる．

切断者は数種類の断端ソックスを使用するべきである．時には異なった素材の組み合わせを試して，快適な適合を見つけだす必要がある（8章参照）．

全身的健康状態

健康を維持することは切断者にとって極めて重要である．循環系の障害や糖尿病による切断者ではさらに重要である．喫煙と油っこい食べ物を摂ることは避けたほうがよい．バランスの取れた日常の食生活（高繊維，低脂肪）は，最適な体重を維持するために一般的に推奨されている．そして食生活に問題のある人は栄養士からの指導を受けるようにする．

できるかぎり運動をすることも体重のコントロールを助ける．特別に処方された運動を続けて，必要に応じてセラピストにより再診査を受ける．

車の運転

切断者が再び車の運転を希望する場合，特別に法的許可を国家機関から取得しなければならない．英国の場合：
- 家庭医に相談する
- 運転免許センターに切断部位を書面にて報告する
- 地域の義肢サービスからの指示により切断者に合わせて車を改造する
- 切断者の保険会社に切断の状態と車の改造状況を報告する（18章参照）．

陸，海，空の交通手段

旅行などのその他の交通手段，レジャー活動とスポーツに関する内容は18章を参照．

その他の情報

地域の義肢センターでは，切断者のためにパンフレットで様々な情報を提供し，またあらゆる見地からアフターケアに対するアドバイスを提供する．

2版までの文献

Barnett A, Odugbesan O 1987 Foot care for diabetics. Nursing Times 83(22):24–26
Brooks A P 1981 The diabetic foot. Hospital Update May: 509–514
Disabled Living Foundation 1991 Footwear: a quality issue. Disabled Living Foundation, London
Finlay O E 1986 Footwear management in the elderly care programme. Physiotherapy 72(4):172–178
Hoile R 1981 Managing the ischaemic limb in the community. Community View 10:10–12
Levy S W 1980 Skin problems of the leg amputee. Prosthetics and Orthotics International 4(1):37–44
Stokes I A F 1977 The effect of shoe inserts on the load distribution under the foot. Chiropodist January:5–12

3版の文献

Ahmed A, Baylol M G, Ha S B 1994 Adventitious bursae in below knee amputees. Case reports and a review of the literature. American Journal of Physical Medicine and Rehabilitation 73(2):124–129
Ibbotson S H, Simpson N B, Fyfe N C M, Lawrence C M 1994 Follicular keratoses at amputation sites. British Journal of Dermatology 130:770–772
Levy S W 1995 Amputees: skin problems and prostheses. Cutis 55:297–301
Ravidran N D, Sreenivasan A, Marks L J 1997 Skin lesions in residual limbs following amputations. Proceedings of the Annual Scientific Meeting of ISPO UK NMS, England

第12章
片側骨盤切断と股関節離断

《この章の内容》

義足　146
　ソケット　146
　懸垂　146
　股コンポーネント　146
　関節間のセグメント　147
　膝コンポーネント　147

義足の点検　147
　ソケット　148
　懸垂　148
　長さ　148
　アライメント　149

義足の機能的再教育　149
　装着　150
　取り外し　151
　更衣　151
　トイレの使用　151
　椅子からの立ち上がり　151
　着席　151
　立位訓練　152
　歩行　152
　階段　153
　段差/縁石　154
　傾斜/坂道　154
　床からの起き上がり　154

　片側骨盤切断と股関節離断の多くは，下肢の悪性骨腫瘍に対して行われる．その他に重症循環障害，骨髄炎，ごく稀に重症外傷に対して行われることもある．例外的に外傷により両側股関節離断となることがある．

　これらは骨盤周囲の大きい筋群を切離する大規模な切断術である．義足を制御するレバーアームの役割を果たす断端が残らないため，移動は遅く，機能の獲得は難しく，エネルギーの消費量は高い．このような手術では創治癒が遅れ，二期的に皮膚移植を要することがある．化学療法や放射線療法を行っている患者であれば，創治癒の問題も起こりうるし，疲労感や気分不快を感じやすい．

　これらは大規模な切断術であるため，多くの切断者は心理的適応が難しい．悪性腫瘍により切断した人は治療中すべての過程で，十分な心理的支えが必要である．身内やケアする人にはさらに多くの支えが必要な場合がある（3章参照）．

▶ 片側骨盤切断

　通常，片側骨盤と下肢全体を切除する．骨切除の範囲を X 線で確認する必要がある．

▶ 股関節離断

　真の股関節離断は寛骨臼から大腿骨を切離し，下肢全体を除去し，骨盤を完全に残すものである．大腿骨頭を残す術者もいるが，ソケットの適合が非常

に難しいことがある．これは本来の股関節離断とはいわないが，義肢学的には股関節離断として扱う．

義足

切断者の創が治癒すれば，なるべく早く義肢リハビリテーションチームはギプスを巻けるかどうか評価する．もし断端が良好であれば，義肢装具士が断端部にギプスを巻く．この処置を行うには少なくとも 30 分間の立位保持能力が必要である．図 12.1 と図 12.2 は軽量の股関節離断義足である．

■ソケット

ソケットの形は常に切断者の骨盤のギプスに合わせる．通常全体を包み込む形のソケットで，股関節離断では両側の腸骨稜を取り囲み（片側骨盤切断では残存する腸骨稜と骨盤を取り囲み），プラスチックラミネート，熱可塑性ドレープ，皮革など様々な材質が用いられる．片側骨盤切断ではソケットは腹部骨盤内臓器を包み，支える役目がある．

ソケットの荷重面は切断レベルにより異なる：

片側骨盤切断： 荷重は健側の坐骨結節と殿部にかかる．

股関節離断： 荷重は切断側の坐骨と殿部にかかる．

■懸垂

ソケットの懸垂は腸骨稜に固定した全面接触式である．時には肩ストラップを併用することもある．

■股コンポーネント

▶股リミッター

股コンポーネントはソケットの前面に設置され，

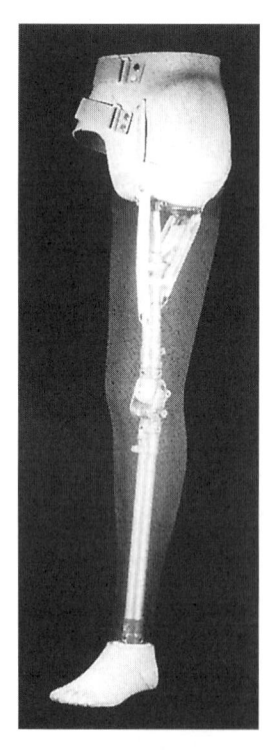

図 12.1　モジュラー型股関節離断義足（Otto Bock UK Ltd の許可を得て掲載）．

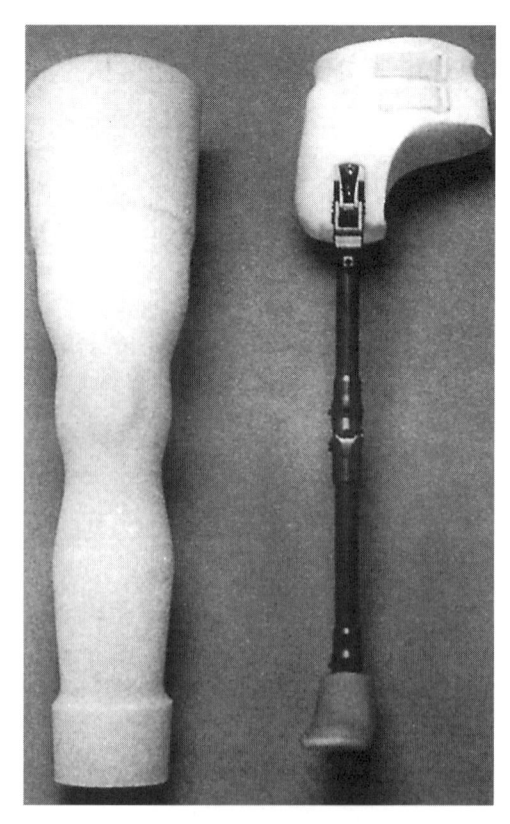

図 12.2　子ども用モジュラー型股関節離断義足（Otto Bock UK Ltd の許可を得て掲載）．

遊脚相の間，股関節運動を可能にする．リミッターにより動きを調節することで，切断者がより活動的になっても，重複歩距離を増減することができる．この機構にロック機構をつける場合とつけない場合があり，切断者の機能的能力に応じて決める．

▶ 四節リンク式股継手

この継手の幾何学的デザインの特長は，本来の股関節レベルで生じている回転の一瞬的な中心の役割を果たすことである．そのため遊脚相で義足が短くなり，滑らかで楽な歩行パターンが得られ，足が安全に離床することに役立つ．コンポーネントはソケットの前面に設置され，座位時に邪魔にならないようにうまく適合し，非常に快適なデザインになっている（図12.3参照）．

■ 関節間のセグメント

股関節離断義足はエネルギー蓄積構造を用いることができる．屈曲時におけるエネルギーは，荷重の間，股関節を支える合力に変換される．切断者は，足指離地のときに骨盤を突き出す程度を変えることで，選択的にエネルギーを放出し，膝の推進スピードを調整する．その結果，足部のけり上げが調整され，立脚中期における効果的な義足の短縮がもたらされることで，足指クリアランスを様々に変化させることができる．

支柱機構では，義足を健側とほとんど同じ長さに作るが，跳躍は不可能である．

■ 膝コンポーネント

この機構については13章に詳しく説明している．

これらの切断レベルの切断者にとって，立脚相の安定性は非常に重要であり，多中心性デザインは遊脚相における義足の効果的な短縮化に役立ち，地面からの踏み切りが向上する．処方される義足には，股コンポーネントと膝コンポーネントが組み込まれている．セラピストは切断者を正しく指導できるように，様々なコンポーネントを理解し，細部までよく見ることが重要である．

義足の点検

義足の適合性は初回の歩行再教育の際にセラピストが点検し，その後も一定の間隔で点検する必要がある．

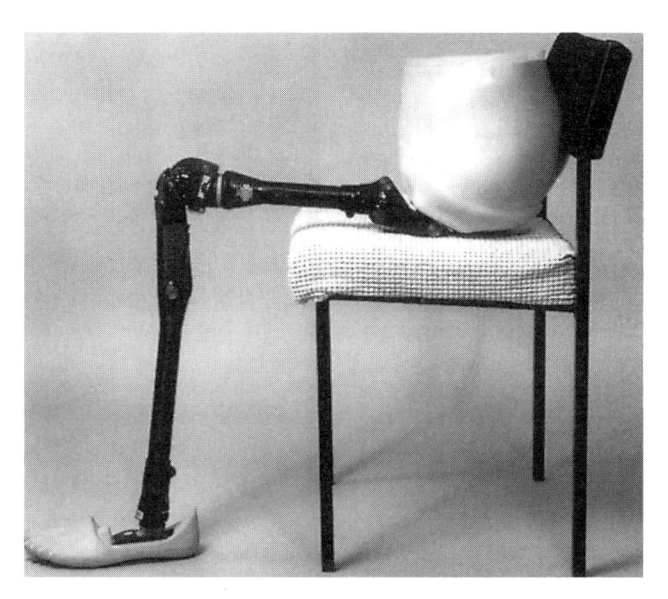

図12.3 四節リンク式股継手での座位（C.A.Blatchford & Sons Ltd の許可を得て掲載）．

断端の皮膚は各運動の前後で点検しなければならない．これは化学療法や放射線療法を受けていれば特に重要である．体重は変わる可能性があるが，このような大規模な切断ではソケットの適合性に直接影響する．

義足コンポーネントの部品は，切断者に装着する前に検査を行い，使用方法を理解しておく．靴も義足に合わせたものであることを確認しておく．

■ソケット

セラピストは切断者を義足をつけたまま立位にして，適宜服を脱がせてソケットの適合性を以下のように点検する：
- 腸骨稜はソケットの中に収まっていること
- 坐骨の荷重面は正しい位置にあること，すなわち片側骨盤切断では健側の坐骨と殿部で，股関節離断では切断側の坐骨が荷重面である
- ソケットが余分な肉を縁からはみださず骨盤を包み，ソケット壁と断端の間に隙間がないこと
- 切断者は適切な肌着（149頁参照）と靴を履いていること．

立位におけるソケットの適合性の点検が終われば，次は座位にして点検する：
- ソケットの上縁が肉にくい込まないこと
- ソケットの上縁が下位肋骨にあたらないこと
- 健側の大腿から離れていて不快感を与えないこと
- 殿部や会陰部に不快感がないこと
- 外装用のフォームカバーが膝関節の屈曲を制限しないこと．

▶ソケットに生じる問題点

ソケットが大きすぎる場合． ソケットと断端の間に過度の動きがある．これは健側の下肢に荷重し，義足を浮かせることにより調べることができる．もし義足のみが思ったよりも下に下がれば，ソケットが大きすぎることになる（ソケットは組織を包むだけでなく，義足の懸垂の役目があるため，このテストは重要である）．ソケットと断端の間の隙間があること，および断端皮膚の過度の擦過傷は，ソケットが大きすぎることを示している．

セラピストの点検ポイントは：
- 義足は正しく装着されていること
- ぴったり適合するのに必要な力で固定されていること
- 体重が減少していないかどうか
- どんな種類の肌着をつけているか．

ソケットが大きい場合には，セラピストは義肢装具士に至急会うために連絡をとるべきで，パッドやスポンジを詰めて修正すべきではない．

ソケットが小さすぎる場合． ソケットの縁が肉にくい込み，非常に不快感が強く，特に座位で強い．しかも骨盤がソケット内に入り込んでいないことがある．これは特に切断側の外側面に顕著である．留め具がいっぱいに締められていることもある．

もしソケットが小さいようであれば，セラピストは次のように点検する：
- 義足が正しく装着されていること
- 留め具がそれ以上緩められないこと
- 体重が増加していないかどうか
- どんな種類の肌着をつけているか．

もしソケットが小さすぎれば，セラピストは義肢装具士に至急連絡をとらなければならない．

ソケットの適合が著しく不良であれば，義足のアライメントも当然影響を受ける．

■懸垂

懸垂はソケットに付いているので，ソケットを正しく装着することが必要である．肩ストラップのような補助懸垂を要する切断者もいる．これは切断肢と反対側の肩に掛け，立位の状態でしっかり吊るせるように調節する．

■長さ

本来の下肢長より少し短く義足を作製する．仮合わせの時期に修正を加え，切断者の能力と，でこぼこの道や歩道などの環境因子に応じ，安全で円滑な脚の運びを確保する．

▶義足が長すぎる場合

セラピストは以下を点検する：
- ソケットの適合性
- 靴は一対をなしていること
- 切断者の姿勢（高位の切断では姿勢の異常や骨盤傾斜が起こりうる）
- 義足の懸垂は保たれていること．

一時的な目安として健側の靴を補高する．義足の長さはできるだけ早く義肢装具士の点検を受ける必要がある．

▶義足が短すぎる場合

セラピストは以下を点検する：
- ソケットの適合
- 靴は一対をなしていること
- 切断者の姿勢．

一時的な目安として義足の靴を補高する．義足はできるだけ早く義肢装具士の点検を受ける必要がある．

■アライメント

義足のアライメントは，立脚相において股，膝，足関節メカニズムを制御でき安定性があり，座位でよい姿勢となるように義肢装具士が調節する．側面からみると義足の膝は過伸展位である（図12.4）．

切断者が立脚相で不安定感を覚えたり，遊脚相で不均衡であるなど，義足のアライメントが不良のような場合は，セラピストは以下を点検する：
- ソケットの適合
- しっかりとした懸垂が維持されていること
- 切断者が靴を変えていないか（踵の高さを変えていないか）
- 義足の長さが合っていること．

座位時に義足の膝中心の位置と下腿軸のアライメントを調べる．アライメントが正しくないと考えられれば，義肢装具士に連絡する．

義足の機能的再教育

多くの片側骨盤切断者と股関節離断者は，容易にバランスを再獲得する．大きくかさばる義足の心理的適応と受け入れ，遅い歩行速度，機能的動作速度の欠如（例えば，方向転換，座ること，階段や坂の昇降）が，義肢リハビリテーションの大きな要素を占めるので，彼らのリハビリテーションの多くはセラピストの自信と経験に依存することになる．

このレベルの切断では，断端ソックスを装着しないことが多い．ソケットは組織支持の表面積が大きいため，皮膚は汗ばむことが多い．そのため運動中に時々義足を外し，皮膚の状態を調べるべきである．縫い目やひだのない滑らかな肌着をつけるとよい．長いシャツ，滑らかなパンツ，パンティストッキング（タイツ）いずれでもよい．しかし若い切断者では，ナイロンのブリーフの代わりに長い綿のシャツを着用するのを嫌がることが多い．

切断者は機能的再教育のすべての段階において，

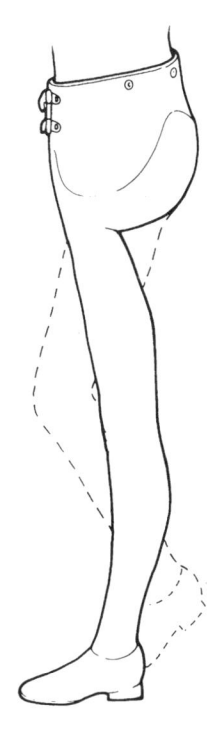

図12.4 股関節離断義足の正しいアライメント．床反力が膝の前方を通るので，膝に伸展モーメントを引き起こし，立脚相で安定化する．

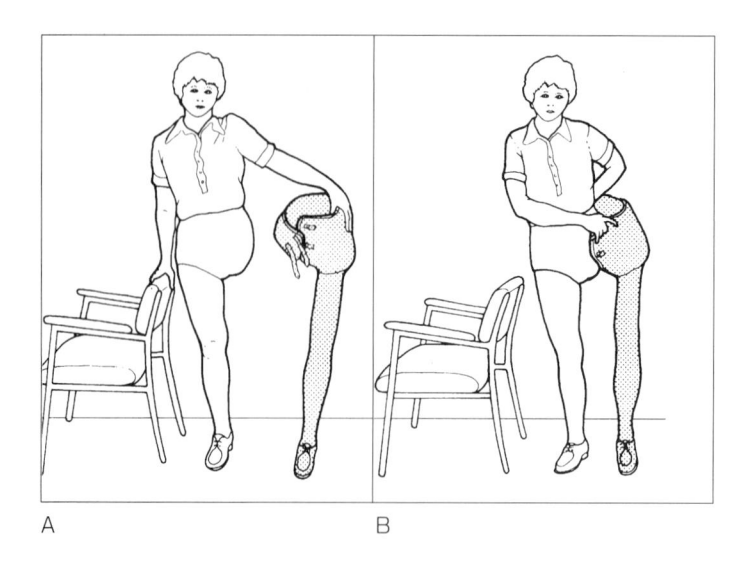

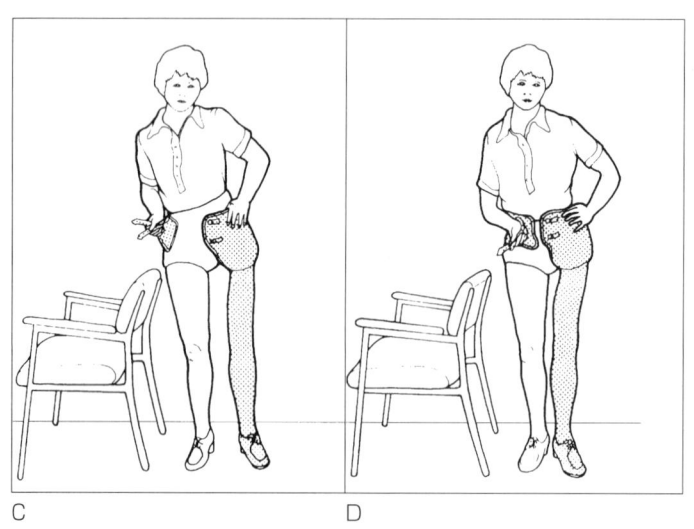

図 12.5 股関節離断義足の装着．A：股義足装着の準備，B：義足をつけ始める，C：義足を合わせる，D：ストラップを締める．

短く明確な指示が与えられるべきである．各段階の教育を順に受けると義足使用能力がより一層早く獲得される．

■装着 （図 12.5 参照）

切断者は独力で義足装着を行えるように訓練しなければならない．以下の手順で行われる：

1. 壁を背もたれにして，手すり，柵，家具などを支えにして立つ．
2. ぴったり合った肌着を正しく身につける．
3. 義足のソケットをつかみ，骨盤を外側に動かしソケット内に押し込む．この段階では義足はやや外旋させておく．骨盤をソケットに全面接触させる．
4. ソケットのストラップを締める．このとき義足をやや内旋させる．
5. 肩ストラップを使う場合，立位に合わせてしっかり締める．

■取り外し

切断者は以下の手順で義足を取り外す：
1. 立ち上がり，ストラップを外す．
2. ソケットをつかみ，義足を外し，骨盤をゆっくり義足から離す．
3. 鏡を用い，皮膚の発赤，擦過，斑点を調べる．

■更衣

1. ズボンをはくのであれば，まず義足をズボンに通す．
2. 健側の下肢をズボンに通す．
3. 義足を装着する．
4. 靴が正しい組み合わせで，義足に合わせた踵の高さかどうか調べる．
5. 上半身の服を着る．

骨盤のサイズはソケットのためにひとまわり大きくなることを忘れてはならない．洋服を買うとき，適切な肘掛け椅子を選ぶとき，車椅子の採寸をするときにこのことを考慮する必要がある．

■トイレの使用

男性は義足のまま，立って排尿するのにほとんど問題を生じない．

座位式では，便座に座るのが落ち着かず，肌着を脱ぐのが不便なことが多いため，通常トイレの使用前に義足を外す．

■椅子からの立ち上がり

1. 両手と健側下肢を用い殿部を浮かせる．
2. 直立して骨盤を前方へ突き出し，歩行前に膝の安定性を確認する．

■着席

これは立ち上がりや歩行よりも難しい．リミッターがあれば，解除の仕組みが見えるように，服を脱いで練習するのがよい．

▶ 股リミッターがついている場合の着席（図 12.6）

1. 股リミッター機構を解除するために股関節中間位で直立する．ボタンまたはレバーを解除位置にロックする．ロックをしないと股関節伸展位で再びリミッターが作動してしまう．殿部を後

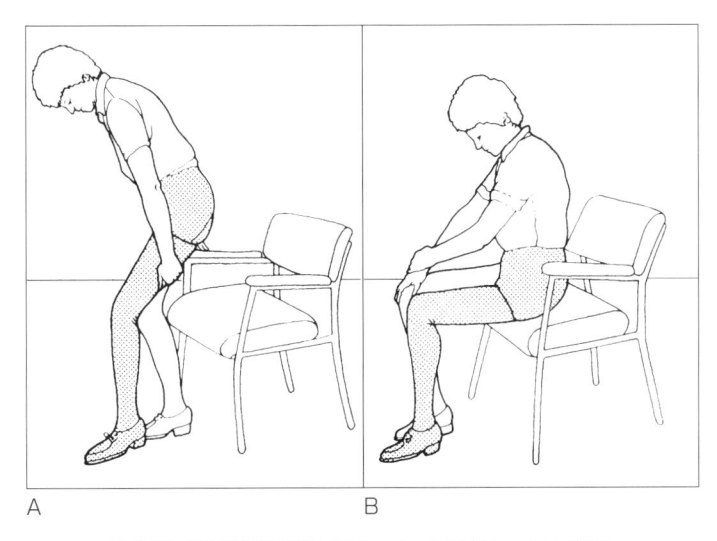

図 12.6 股関節離断義足での，A：座る準備，B：着席．

方に突き出しながら体幹を前方に曲げ，両膝を屈曲して座る．義足の大腿部を手で支えながら前方に押し出すことが必要かもしれない（図12.6参照）．
2．ロック機構がついていない場合，股リミッターを外すために体幹を軽く伸展し，義足の大腿部を手で支えて前方に押し出しながら座る．

▶ 股リミッターがついていない場合の着席

腰椎を伸展したまま骨盤を後方に傾斜させ，その後股関節を屈曲させて座る．この滑らかなS状の動きは慣れが必要で，座る動作のために心の準備が必要である．

■立位訓練

足の間を約15cm離して立つ．セラピストは以下の指導をする：
1．股関節の引き上げ（これは片側骨盤切断では無理かもしれない）．
2．骨盤の傾斜または振り出し．
3．股関節の引き上げと骨盤の傾斜の組み合わせ．
4．健側下肢での踏み出し．
5．股関節の引き上げ，骨盤の傾斜，そして足指離床から踵接地までの義足での振り出し．

義足使用の初期段階では安定性を獲得するために最初は重複歩距離を大きくならないようにすべきである．股リミッターがついていれば，義肢装具士が調節し，重複歩距離を変えることができる．ある程度経験のある切断者は自分で股リミッターを調節できるように教育される．

■歩行

セラピストの指導は：
1．小さな歩幅で均一に歩くよう指導し，健側下肢から踏み出して義足に荷重をかけるように促す．切断者が健側での片脚跳びに慣れていると，最初は義足に荷重するのが難しいことが時としてみられる．
2．立脚相では直立姿勢を維持するために，脊柱起立筋と健側下肢の股関節伸筋を使うように促す．これは歩行周期での上部体幹と肩の過度の動きを防ぐためである．
3．歩いているときに健側下肢で跳ぶことを止めさせる．しかし骨盤切断者の中にはこれを止めさせるのは困難で，歩くスピードを速めたり，地面からの踏み切りを強くするためにある程度跳びはねてしまう者もいる．

▶ 歩行補助具

平行棒内での安全な歩行パターンと，着席，起立を習得すれば，歩行補助具の使用に進む．

義足は大きくかさばるが，関節コンポーネントを容易に制御することを学び，通常杖歩行訓練に進む．片手に杖，片手に平行棒の使用から始め，平行棒内での2本杖歩行訓練に進む．毎日練習すると通常約1週間で1本杖歩行になる．

義足の使用時に見られる問題は，歩行スピードが遅いことである．ロフストランド杖を用いて片脚跳びで素早く動ける若い切断者は，特にこの問題を実感する．セラピストはこのことを理解して，よく話し合う必要がある．2本杖では確かに速いが上肢の自由が利かなくなり，また長時間健側下肢での立位保持は疲れ，荷重関節の早期変性や軟部組織の不快感の原因となることを，切断者は理解しておくことが重要である．2本足で立つほうが，快適さの上でも姿勢にも望ましい．

▶ 日常生活活動

高位切断者では家の中でも家の周辺でも機能的な動作を行うことが歩行再教育の最も適切な方法である．

▶ 様々な路面での歩行

セラピストの監督のもとで，院内および院外で練習する．リノリウム，つやのある木の床，様々な厚みのカーペット，舗道，芝生，砂利，起伏の多い地面などすべて試してみる．一人でも，あるいは人通りの多い道や店の中など混雑していても，切断者はこれらの路面の歩行に自信をもたなければならない．

異なる路面はソケットを通して異なる感覚を伝えてくる．これらの新しい感覚を認知して，それぞれ

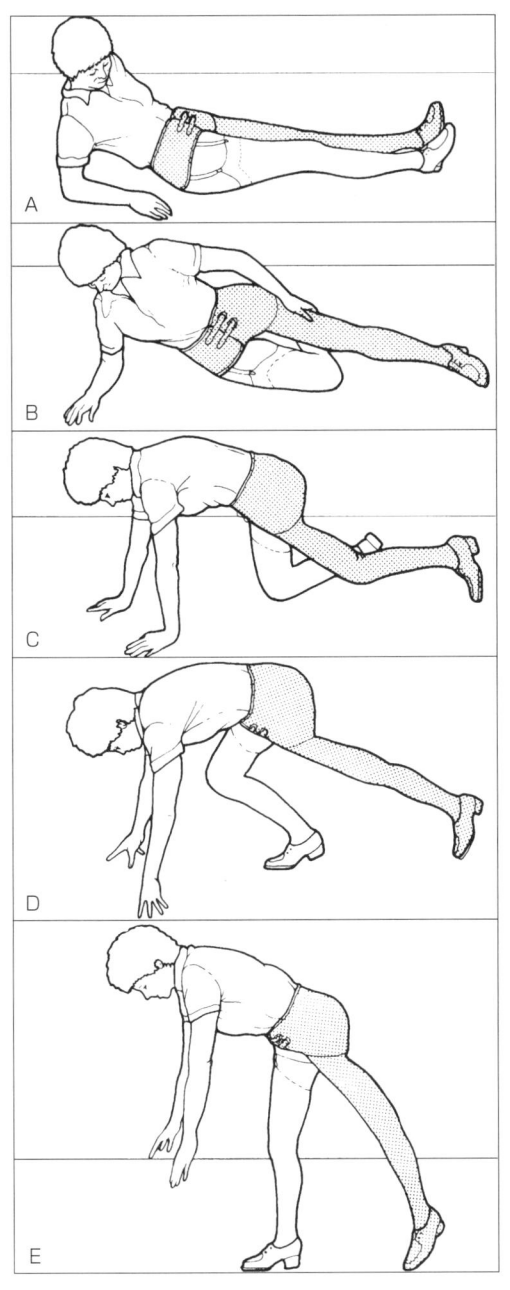

図 12.7 股関節離断者の床からの起き上がり（方法 1）．

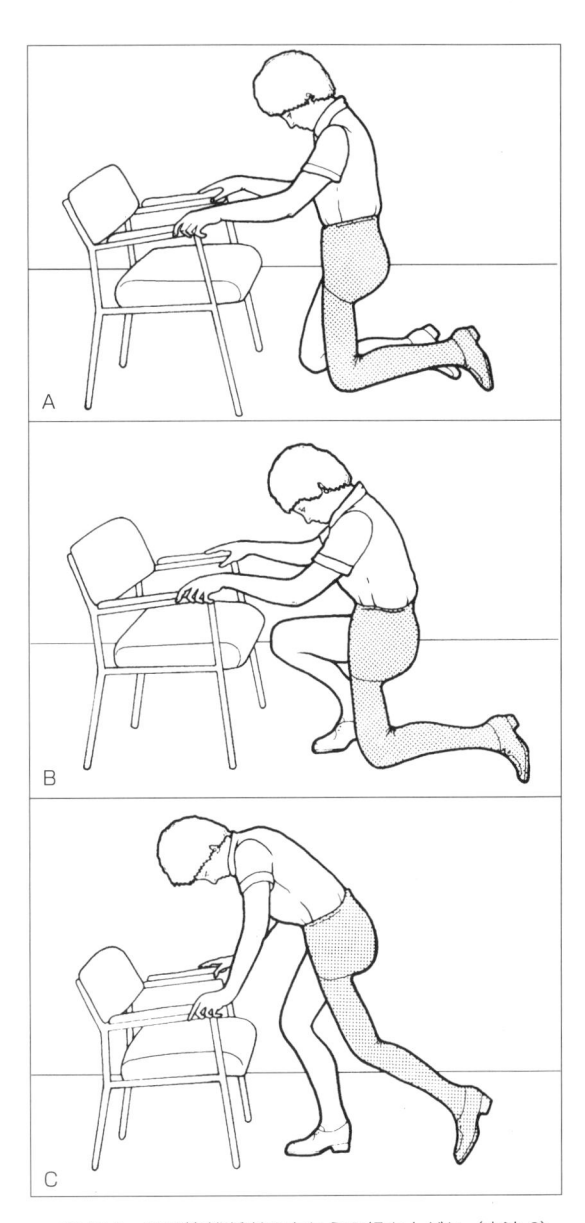

図 12.8 股関節離断者の床からの起き上がり（方法 2）．

の路面に適応できなければならない．義足の遊脚相における股関節の引き上げや骨盤の傾斜の度合は，各々の路面で異なり，バランスを保つ反応も異なる．

■ **階段**

階段昇降に関しては大腿切断と同様な方法を用いる（13 章，166-167 頁参照）．昇りは健側から先に，下りは義足から先に踏み出す．

■段差/縁石

同様に段差を乗り越えるときも，昇りは健側から先に，下りは義足から先に踏み出す（13章，168頁参照）．

■傾斜/坂道

昇りは健側から先に踏み出し，健側の足の位置まで義足を引き上げる．下りはまず杖を前に出し，次に義足を踏み出し，その後義足の足の位置まで健側の足を揃える（13章，168頁参照）．

勾配がきついときは，股関節の動きを制御しなければならず，下りでは，立脚相の間は股関節の伸展位を継続する．坂道を下るのに問題があれば義足の足部に十分な柔軟性が足りないためかもしれない．底の平らな靴が明らかに有用である．横歩きで坂を昇降するのも安全な代替手段といえる．

勾配の昇降方法を明確に説明されていても，傾斜をうまく歩けるとはかぎらない．そばに手すりのある階段昇降のほうがはるかに容易なことがある．

■床からの起き上がり

このレベルの切断者は，歩調は遅く，歩行を注意深く調節しているので転倒することは少ない．しかし床に座ることもあり，床からの起き上がりの練習は必要である．

▶ **方法1**（図12.7参照）

1. 仰臥位で，もし使用していれば歩行杖を引き寄せる．
2. 股リミッターがあれば解除する．
3. 義足を引き寄せながら健側の膝を下にして，寝返りを行う．
4. 両手で体をプッシュアップするか，あるいは杖や健側下肢でしっかり支える．
5. まっすぐに立ち上がる．

▶ **方法2**（図12.8参照）

プッシュアップするために椅子を使うこと以外は方法1と同様．

義肢情報

英国において使用可能な義肢に関する詳しい情報は，製作者から得られる．住所は付録1に記載されている．

2版までの文献

Shurr D G, Cok T M, Buckwalter J A, Cooper R R 1983 Hip disarticulation: A prosthetic follow-up. Orthotics and Prosthetics 37(3):50–57

van der Waarde T 1984 Ottawa experience with hip disarticulation prostheses. Orthotics and Prosthetics 38(1):29–35

Walden J D, Davis B C 1979 Prosthetic fitting and points of rehabilitation for hindquarter and hip disarticulation patients. Physiotherapy 65(1):4–6

3版の文献

Lawless M W, Laughlin R T, Wright D G, Lemmon G W, Rigano W C 1997 Massive pelvis injuries treated with amputations: case reports and literature review. The Journal of Trauma: Injury, Infection and Critical Care 42(6):1169–1175

第13章
大腿切断

《この章の内容》

義足ソケット　156
　自己懸垂ソケット　156
　補助懸垂を要するソケット　156

補助懸垂　156
　軟性懸垂　156
　硬性懸垂　157

膝コンポーネント　157
　立脚相の制御　159
　遊脚相の制御　159
　遊脚相と立脚相両者の制御　159

足コンポーネント　160

大腿義足の点検　160
　義足ソケット　160
　長さ　161
　補助懸垂　161
　膝コンポーネント　162
　アライメント　162

大腿義足の機能的再教育　162
　義足の装着　162
　更衣　165
　義足の取り外し　166
　トイレの使用　166

歩行再教育　166
　様々な路面の歩行　166
　階段　166
　段差/縁石　168
　傾斜/坂道　168
　床からの起き上がり　169

　大腿部は切断がよく行われる部位である．その大きな利点として循環障害の患者でも，短期間で完治することがあげられる．このため手術の合併症が少なく，早期に自宅へ退院できる．より遠位の切断に比べると死亡率が高く，人工の膝関節を動かすためにエネルギー消費量が多い―健常者に比べ，酸素消費量が平均49％多い．小児では，顆部の骨端線が切除され断端が成長しないため，このレベルの切断は適していない．

　極短断端に義足を適合させることは可能であるが，長断端であれば筋の制御とてこの作用は有利で，義肢装具士はコンポーネントに関して多様な選択肢をもっている．また座位で膝が突出しないためには，断端遠位端と本来の膝関節までの距離が成人では少なくとも13cm必要である．13cm以下であれば膝コンポーネントの処方が制限される．

　股関節においてある程度の屈曲拘縮があっても断端を義足内に収めることができるが，自然な歩行パターンは得られない．格好が悪くなりがちで，拒否されることもある．体のプロポーション，腰椎の柔軟性，機能と外観の重要性により，このような切断者にとって個人で容認できる股関節屈曲拘縮角度が異なる．これらの理由で，決まった角度を述べるのは難しい．しかし約25°屈曲位であれば，義足内に収められる．25°から50°屈曲位でも作製可能であるが，明らかに大腿部で突出するため更衣が難しくなる．

義足ソケット

■自己懸垂ソケット

自己懸垂ソケットは断端が安定に成熟し，筋の制御が良好で，股関節の可動域制限がなく，浮腫や大きな瘢痕がない場合に用いられる．このソケットの利点は：
- 断端の皮膚は密着しているので，知覚のフィードバックが高まる
- 時間的なずれやピストン運動を起こさずに，筋収縮により即時に義足を動かす．

懸垂を強めるには Iceross などのシリコンソケットを使用する．

▶全表面荷重（TSB）ソケット

TSB ソケットは柔軟性の有無の点で多様なプラスチックから作られる．

切断者の体重はソケット全体と同様に坐骨の荷重部にもかかる．断端組織はソケットの全面に接触している．接触は厳密であり，断端ソックスはつけない．バルブの空気の流れはソケットから外に向かう一方向である．空気が入らず，断端の筋が収縮するため，義足が懸垂される．懸垂のために陰圧は用いない．遠位の組織で支持されている．シレジアベルトなどの補助懸垂が必要な場合もある．

▶吸着式ソケット

体重は主に坐骨の荷重部にかかり，ソケットの壁により組織は支えられる．バルブは空気の流れが二方向で，このソケットの装着により，懸垂を維持するのに必要な陰圧が十分にかかり，また断端部の筋収縮も懸垂を助ける．バルブはねじ込み式または押し込み式がある．補助懸垂が必要な場合もある．

▶CAT-CAMソケット

これはソケット内に坐骨枝を含み，肛門から1.5cm の部位まで覆う，密着性のソケットである．米国オクラホマ州の John Sabolich により開発され，1970 年代後半から広まってきた．型取りは義肢装具士の特別な技術を要し，他のソケットに比べ時間もかかる．

ソケットは骨格と筋群の輪郭の形状をなし，荷重は全面接触式である（図 13.1 参照）．外壁は高く，大腿骨大転子の近位まで延びている．内壁も高いため，坐骨結節はソケット内に固定される．大腿骨は著明な内転位に保持され，大腿骨の外側シフトを防ぐ．荷重はソケット全体だけでなく，転子下の型取られた部位にもかかる．

■補助懸垂を要するソケット

▶四辺形およびヘルス型（H-type）ソケット

この 2 種のソケットはいくぶん異なるが，坐骨に体重の大部分がかかる同じようなデザインになっている．形状は，断端が下方に滑り「差し込み式」になるのを防止している．前壁と外壁は，後方の荷重部より上方の組織を支えられるように十分高くなっている．しかし立脚相では，股関節外転筋が大腿骨遠位をソケット外壁方向に引くので，坐骨結節はソケットの坐骨受けの内側へ移動してしまう．

四辺形ソケットでは（図 13.2 参照）ソケットの後縁が荷重部となる．H-typeソケットではソケットの後内側縁が荷重部となる．

▶在来型ソケット

このソケットは定義が難しい形状であるが，坐骨部でもソケットの縁や壁でも荷重がかかる．これを差し込み式と呼ぶ．この種のソケットは，断端の形状がはっきりしない肥満患者や，断端が短く，屈曲位の断端をもつ切断者に適応される．自立した義足装着者の代替ソケットとしてのみ用いられる．

補助懸垂

■軟性懸垂

軟性懸垂はすべて立位で装着する．そのためよいバランス，握り，手と目の協調性が必要である．

第 13 章 大腿切断　157

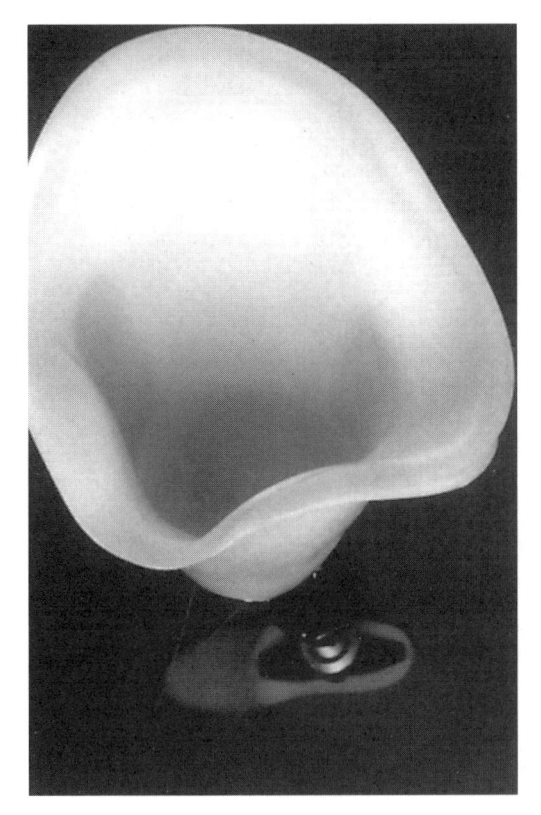

図 13.1　CAT-CAMソケット（Redhead et al 1991 より許可を得て転載）.

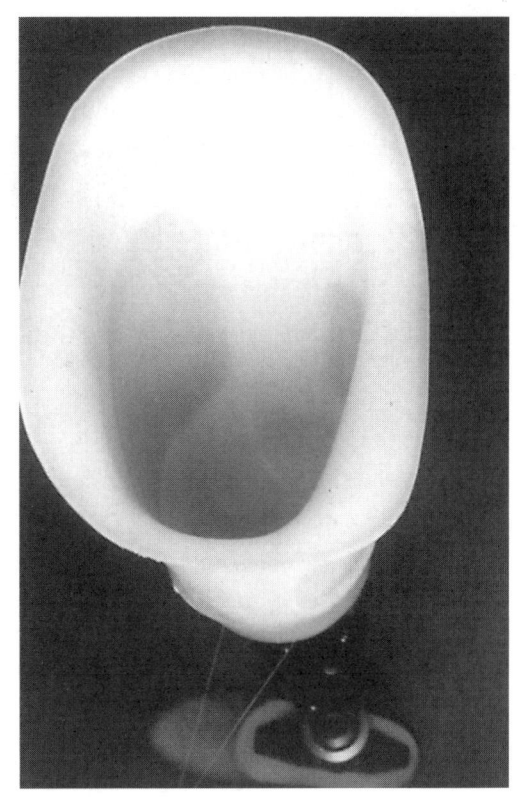

図 13.2　四辺形ソケット（Redhead et al 1991 より許可を得て転載）.

個人のニーズに応じて，様々な製作所が多種の軟性懸垂を作製している．

▶完全弾性懸垂
(Total elastic suspension; TES)（図 13.3 参照）

ネオプレンまたは類似の材質から作られ，装着すると暑い．義足の回旋やソケットの外側偏位のコントロールは難しいが，装着感は快適である．ネオプレンに対するアレルギー反応は稀にしかない．

▶シレジアベルト

これはソケットの前面と外側面に取り付け，単純に巻き付けるストラップである．吸着式または自己懸垂ソケットの補助懸垂として通常使われる．

▶Roehampton軟性懸垂（RSS）（図 13.4 参照）

これは革の腰ベルトに斜め下に走る 2 本のストラップが付いているもので，ソケットの前面と外側面にストラップが付く．腰がくびれている必要がある．

■硬性懸垂

▶骨盤ベルト（RPB）（図 13.10 参照）

これは骨盤の形に合わせぴったりと装着する．RPBとソケットの外側縁に付けたアタッチメントの間は単軸関節でつながり，股関節は屈曲と伸展のみ可能である．ほとんどの症例で，肩ストラップを対側の肩に掛け，補助懸垂とする．

膝コンポーネント

膝関節の機能は，大腿切断のすべての動きにおいて，極めて重要である．立脚相では膝の安定性が最も重要である．踵接地からその後の荷重において膝

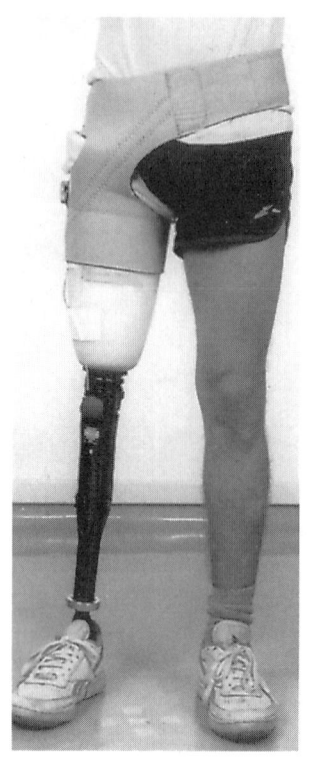

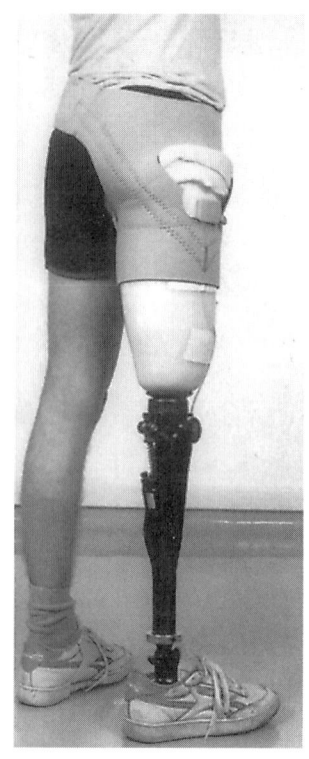

図 13.3 完全弾性懸垂（TES）（Richmond の Twickenham and Roehampton Health Authority Medical Photography Department の許可を得て掲載）.

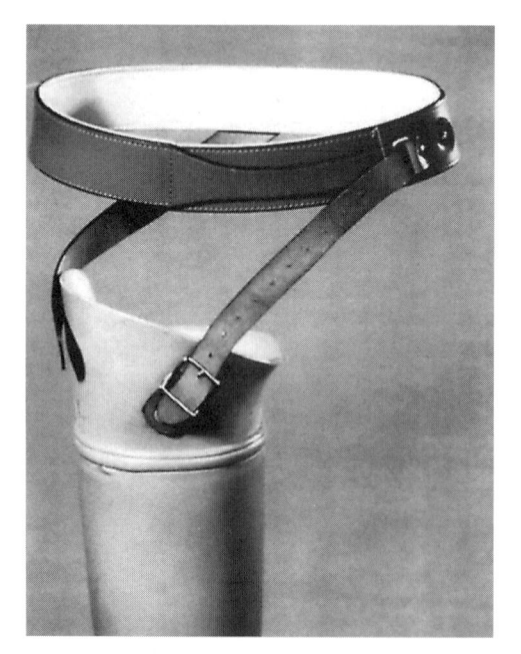

図 13.4 Roehampton軟性懸垂（C.A.Blatchford & Sons Ltd の許可を得て掲載）.

関節は曲がってはならない．遊脚相では義足下腿部の前方移動は，滑らかで自然な歩行に見えるように調節されなければならない．

体重，機能的能力，歩く場所の地形や環境，娯楽やスポーツの必要性に応じ，各個人にコンポーネントのデザインを選ぶ．コンポーネントを付け加えれば，そのため義足が重くなることを忘れてはならない．膝関節は単軸で動きが自由な最も単純なタイプから，マイクロプロセッサーで遊脚相，立脚相を制御する最も洗練されたタイプにまで進化してきて，着実に進歩を続けている．セラピストはこの進歩に遅れてはならない．

■立脚相の制御

▶ロック

半自動膝ロック（SAKL）．このバネ仕掛けの構造は，伸展位で自動的にロックされる．座位で屈曲位となるように，手でロックを解除する．これが最も単純な膝関節メカニズムである．また最も安全な膝関節メカニズムであるため，不安定なあるいは病弱な患者には最適である．

手動膝ロック．この構造は，他の膝コンポーネントに付加して用いる．

▶安定化

膝を安定化したデザインは種類が多く，すべて0-25°屈曲位にて荷重した場合には「ロック」がかかる（各個人およびコンポーネントの必要性に応じて）．踵接地時にクッションとなり，正常歩行に近いため安心感がある．

様々な遊脚相の制御がこのデザインに付け加えられる．例えば空圧遊脚相制御や，下腿内蔵スプリングなどがある．

多軸膝．4-6個の軸をもつ膝で，デザインは種類が多い．その形状により伸展位で安定性をもつ．遊脚相制御も付け加えることができる．長断端や膝関節離断に適しており，解剖学的膝中心の，近位後方に回転中心が動くため，下肢の荷重軸は後方に維持される．これは膝に伸展モーメントを及ぼし，義足の膝折れの危険性が減少する（175頁，図14.1参照）．

■遊脚相の制御

遊脚相における下腿の振り出しのスピードは，断端の筋力と，回転モーメントにより制御される．

空圧制御は，歩行のケイデンスを限られた範囲で調節する．

油圧制御は，広い範囲で歩行のケイデンスを調節する．例えばMauchやOtto Bockの装置がある．これらは屈曲と伸展をそれぞれ調節するバルブがある（図13.5参照）．

回転式膝制御および伸展装置は，旧式の義足にみられる単純な遊脚相制御である．

■遊脚相と立脚相両者の制御

これらは自然の歩行に最も近づけることができる．例えばC-LegやCaTechの油圧式がある．

マイクロプロセッサー制御．高度のテクノロジーを導入することにより，下肢義足は制御しやすく，使いやすく，移動時の負荷が軽くなった．

これらのデザインは，油圧式または空圧式シリンダーの電子制御よりなる．積載されたセンサーが即時にデータを集積し，様々な歩行速度に対し自動的に膝を制御するようにデザインされている．完成した義足は調節しやすく，実際の屋外のどんな地形でも歩けるようにプログラムできるので，最も現実的

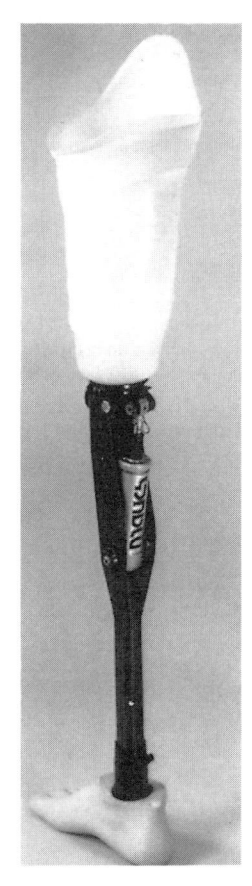

図13.5 Mauch製遊脚-立脚膝制御装置付き大腿義足と坐骨枝を含んだソケット（C.A.Blatchford and Sons Ltdの許可を得て掲載）．

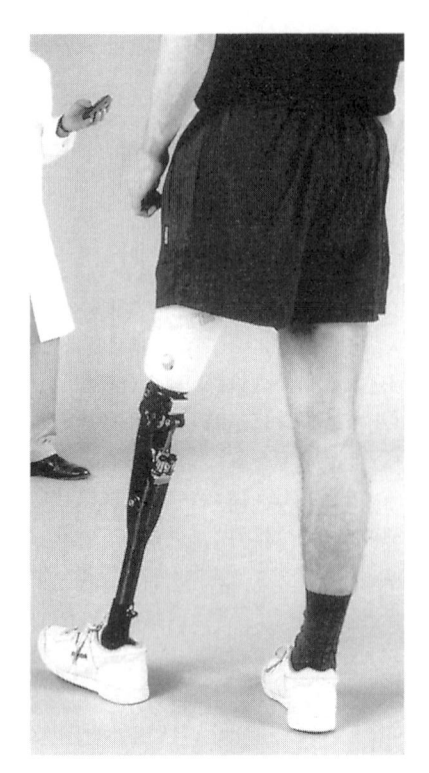

図 13.6 義肢装具士にあらかじめプログラムされたマイクロプロセッサー制御の膝コンポーネント付き大腿義足（C.A.Blatchford and Sons Ltd の許可を得て掲載）.

な状態に設定できる．

　これらの膝は高価で，バッテリー交換の必要があり，メンテナンスに義肢センターへ行く必要がある．例えば Intelligent Prosthesis Plus（遊脚相制御，図13.6 参照）と C-Leg（遊脚相，立脚相制御）などがある．

足コンポーネント

詳細は第 8 章参照（103 頁）．

大腿義足の点検

　セラピストは義足を装着させる前に自分で義足を調べなければならない．ソケットの型，継手や足部の機能を完全に理解しなければ，義足の装着の指導やよい機能の獲得は不可能である．外観上コンポーネントは見えないので，もし義足の情報がなければ，義肢装具士に処方とコンポーネントの特徴を聞かなければならない．義足の適合性は，初回の歩行再教育の際，セラピストが判定し，その後も一定の間隔で点検する必要がある．切断者が義足をうまく使えるかどうかは，正しい適合による．

　義足の作製と最初の外来通院との間が長くなると，身体や断端の形，大きさが変化しているかもしれない．義足の点検の際は，常に服を脱いでおくことが望ましい．

■義足ソケット

▶四辺形およびH-typeソケット

　坐骨部．　坐骨結節とソケットの正しい位置関係は，健側下肢に全体重をかけて立ち，点検する．セラピストは患側の坐骨結節を 2 本の指の掌側で確認しながら，義足にゆっくりと荷重させる．坐骨結節とソケットの坐骨受けとの間が完全に接触する感覚が指に伝わればよい．坐骨結節が内側に滑り落ちれば，ソケットが大きすぎる．坐骨結節が坐骨受けより上方にあれば，ソケットが小さすぎる．

　ソケットが大きすぎる場合：セラピストは厚さの異なる断端ソックスを付け加えることができる．

　ソケットが小さすぎる場合：セラピストはソックスの枚数や厚みを減らすことができる．この方法でソケットの適合が修正できない場合，セラピストは調整のために義肢装具士に連絡する必要がある．

　内転筋部．　感じやすい部位なので不快感があってはならない．切断者が不快感を訴える場合：

- ソケット内に「沈み込んで」いないこと，坐骨結節に正しく荷重がかかっていることを確かめる
- 断端ソックスがソケットの縁より上方までしっかり引き上げられていることを確かめる
- 患側股関節の屈曲拘縮を調べ，ソケットの取り付け角度と比べてみる
- 患側股関節の伸筋の筋力と機能を調べる
- 正しく立った状態でソケットの内転筋部のフレアを調べる．義肢装具士による調節が必要かも

しれない．

断端末． この部位に不快感があってはならない．断端の前面に発赤が出現すれば，股関節の屈曲拘縮があり，ソケット内にうまく収まっていないためかもしれない．

断端に浮腫が出現すれば，柔らかいパッドにより軟部組織の支持が必要かもしれないし，あるいはソケットが狭すぎてリンパや静脈の還流を妨げているからかもしれない．いずれの問題の場合にもセラピストは義肢装具士に連絡する必要がある．

▶ CAT-CAMおよび自己懸垂ソケット

最初このソケットは装着感がつらく，断端部の組織がソケットに慣れる必要がある．

起こりうる問題としては，不快感と懸垂の不足感である．これは断端とソケットの接触面が適切でないためである．ソケットがきつすぎる場合，ゆるすぎる場合，装着法が正しくない場合などがある．

セラピストは切断者の体重，全身状態，義足装着の能力を調べる．不快感の発生要因が上記の問題でなければ，義肢装具士に連絡する必要がある．

■長さ

義足の長さを点検するには，セラピストは切断者の背後に立ち，腸骨稜に手をそえる．脊柱の回旋や側弯が分かるように服を脱ぐのが望ましい．両足に均等に体重をかけて立ったとき，腸骨稜はほぼ同じ高さでなければならない．

さらに重要な義足の長さの点検は，歩行時の動的な状態で判断できる．異常歩行が起こらずに，安全に足部が離床できなければならない．

義足が長すぎる場合，セラピストの点検するポイントは：

- 正しい組み合わせの靴を履き，義足を調整した際の高さと同じであること
- 健側膝関節が屈曲していないこと
- ソケットが小さすぎて断端がソケットから押し出されていないこと

それでも義足が長すぎるようであれば，補高調節用サンダル（図13.7）を用いて正しい長さを評価できる．それにより，一時的に健側の靴を高くするこ

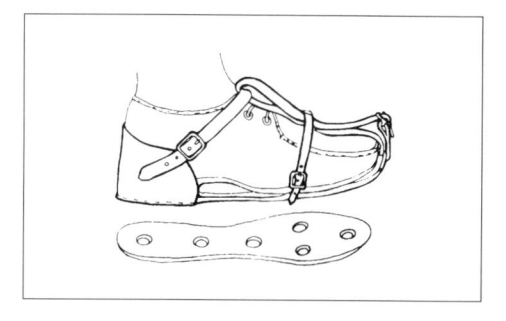

図 13.7 上は，補高調節用サンダル．下は，インソールで正しい下肢長が得られるように切断者の靴とサンダルの間に付け加えられる．

とができる．

義足が短すぎる場合，セラピストの点検するポイントは：

- 靴は正しい組み合わせであること
- ソケットが大きすぎないこと．

補高の程度を評価するために，義足の靴に補高調節用サンダルを用いることができる．どちらの場合も，長さの調節のため義肢装具士に連絡するのが望ましい．

■補助懸垂

▶ TESベルト

TESベルトをつけていれば，セラピストはベルトが対側の腸骨陵の上を通り，前方が十分な強さで締められていることを点検する．

▶ 軟性懸垂

できれば切断者が服を脱いだ状態で，起立や歩行しているとき，セラピストは腰ベルトかシレジアベルトが正しい張力をもち，下方ストラップも正しい角度と張力であることを点検する．

▶ 骨盤ベルト（RPB）懸垂

これは骨盤の形に合わせぴったりと装着すべきである．ここに不快感があるときセラピストは次のことを行う：

- RPBと皮膚の間に着ている衣服を点検すること

- 義足を取り外し再度装着すること．

それでも不快感が持続するときは，RPBの方向と位置を修正する必要があるため，義肢装具士に連絡する．RPBが正しくない場合，義足の内外旋の原因ともなりうる．

▶ 肩ストラップ（もし使用するならば）

肩ストラップの張力は，切断者が起立した状態で点検する．強すぎる場合は切断者を前傾させることになる．弱すぎる場合は適切な懸垂とならない．

■膝コンポーネント

セラピストは膝コンポーネントの安定，屈曲，（ロック機構があるときは）ロック，解除が効果的に作動するか点検する．切断者は膝コンポーネントの機能の理論を十分に理解するべきである．

■アライメント

歩行周期の中で，種々の不良アライメントの原因が見つけられる．セラピストと切断者は歩行が偏位することにより，問題点に気づくことが多い．切断者は新しい義足から伝わる感覚に慣れ自信がつくまで時間を要するため，義肢装具士にアライメントの問題を通告する前に，平行棒で歩行を試す期間が必要である．

ソケットの装着は股関節のどんな屈曲拘縮にも適応しなければならない．屈曲拘縮角度は切断者をThomas肢位で測定すれば点検できるし，装着したソケットの角度とこの測定角度を比べ，点検する（17頁，図2.3参照）．切断者の腰椎の可動性により股関節の屈曲拘縮を代償できるため，ソケットをより中間位に近いアライメントで装着でき，義足を外見的に受け入れやすくなり，歩行パターンも改善する．

ソケットの適合が不良なときあるいは補助懸垂が適切でないときはアライメントが影響を受ける．

アライメントの問題は一般的に膝関節に見られるが，問題を股関節で常に修正できるとはかぎらない．

足の部品と使用される靴の形もまたアライメントに影響する．アライメントを修正するために義肢装具士に連絡をとらなければならないが，セラピストと切断者はどこか悪いところがあると決めつける前に，少し時間をかけて練習する必要がある．

大腿義足の機能的再教育

切断者は機能的再教育のすべての段階において，短く明確な指示が与えられるべきである．各段階の教育を順に受けると義足使用能力がより一層早く獲得される．

■義足の装着

▶ 軟性懸垂

義足は座位で断端に装着してもよいが，懸垂の固定は立位でのみ行われる．手の支持を使わず立位バランスをとる必要があるが，切断者は壁または丈夫な家具にもたれることでバランスをとりやすいだろう．ストラップを厳密な角度と正しい張力で付けなければならない．何らかの問題があれば，修正すべき詳細について義肢装具士は連絡を受けなければならない．

▶ 自己懸垂ソケット

切断者は義肢装具士からこのソケットをつける方法を最初に教わる．セラピストが切断者を助けることは難しく，この方法を正確に行うように促し，練習に時間をかけることしかできない．

義足をうまく使用するためには，特に最初の数週間は切断者が良好な調整力，立位バランス，強い忍耐力をもたなければならない．

基本的な被覆法を行う際（図13.8参照），切断者は次のことが指示される：

1. 椅子または壁を後ろにして，義足を近くに置いて立つ．
2. 15cm幅の弾性包帯または伸縮包帯を使い，断端の後部近位から始め内側から外側へ2-3周（断端の長さにしたがい）軽く巻いてゆく（図13.8A）．
3. 包帯の長い端で前後に2回折り曲げタックを作

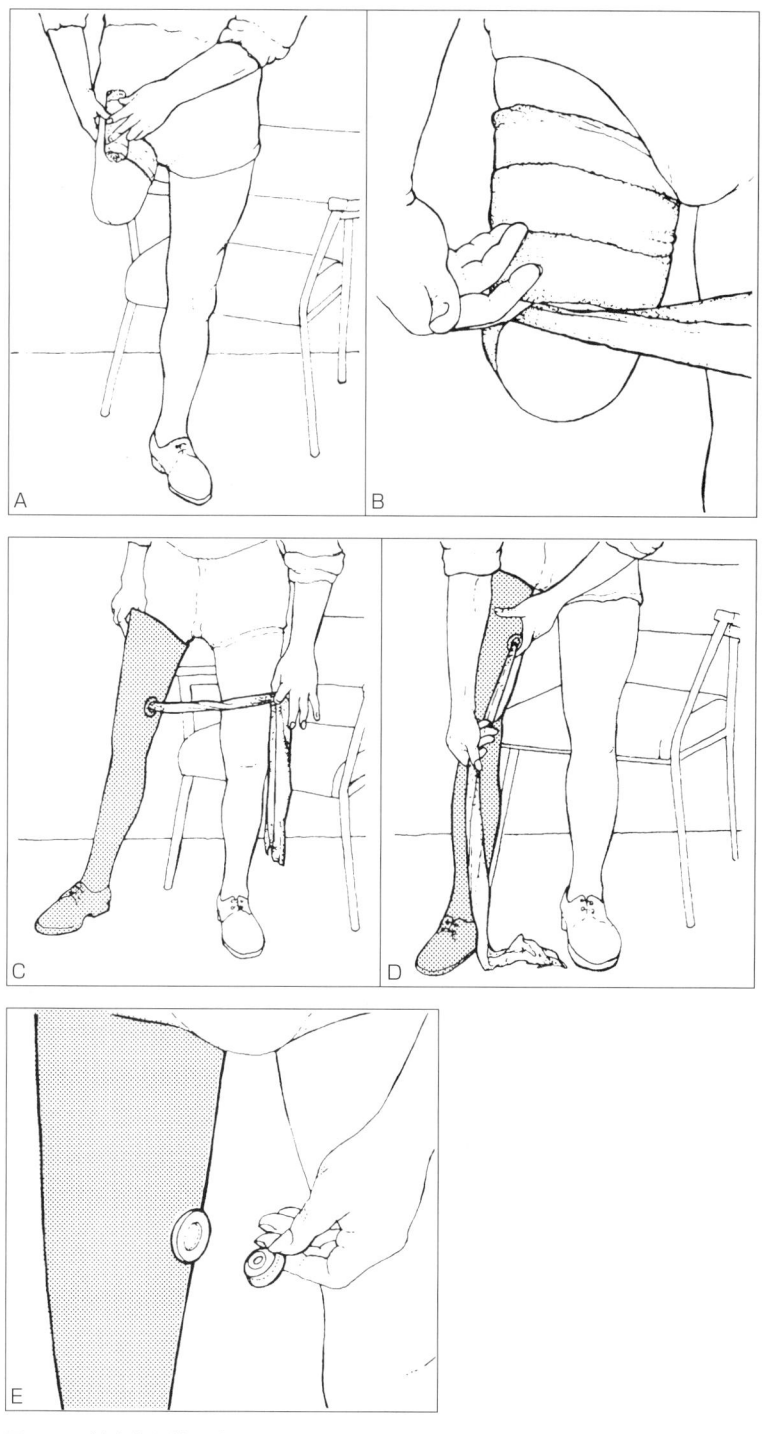

図13.8 基本的な被覆法による自己懸垂ソケットの装着．A：断端を包帯で覆う．B：断端に包帯を固定する，C：バルブ孔から包帯を引く，D：包帯をソケットから引き抜く，E：バルブを閉める．

り，断端に包帯を固定して，長い部分は巻かないでおく（図 13.8B）．
4．ソケットの中にある包帯の長端を探し当てバルブ孔からそれを取り出す（図 13.8C）．
5．断端をソケット内に差し込み，義足を正しいアライメントにする．
6．バルブから包帯をゆっくりと引き出し，ソケットの奥に向かい，断端組織をやさしく引っ張り入れる（図 13.8D）．この操作の間，断端をソケット内にやさしく差し込む．どの段階でも包帯が引っ掛かったら，包帯の引き出しを中断する．これは断端組織が動くための時間を与えるためである．もし可能なら，不快な部位から断端を引き離すようにゆっくり動かし，ソケットの縁を交互に引っ張りながら包帯の引き出しを再開する．
7．包帯全部をバルブ孔から引き出す．断端はこの段階でソケット内の正しい位置におかれていなければならない．TSB ソケットでは，断端とソケットの間に隙間があってはならず，吸着式ソケットでは，約 2cm の小さな隙間があるべきである．
8．バルブ孔にバルブを入れ，閉める（図 13.8E）．

▶ 2 本ループ法

これは自己懸垂ソケットのもうひとつの装着方法である（図 13.9）．2 本の 10cm 幅の弾性包帯が図に示されている位置で使用される．包帯の 4 つの端が前，後，内，外面のソケット縁に掛けられている．掛けられる長さは切断者によって決まるが，少なくとも断端と同じ長さにしておく．切断者は健肢を前に少し出して立つ．断端を入るところまでソケットに入れ，その後，包帯をバルブ孔からほとんど同時に引き抜く．これにより断端の各部位をソケット内に同時に入れることができる．

被覆法では断端の周径の最上部の組織を入れることしかできないが，この方法では殿部の組織までソケット内に入れることができ，CAT-CAM ソケットにおける唯一の方式である．また，この方法はとても強く組織をソケット内に引き込むので，断端体積が変動する切断者にも有用である．

切断者の中には包帯の代わりに断端ソックスか絹のスカーフを好む者もいる．

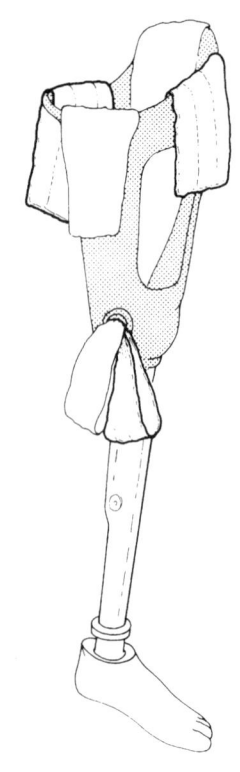

図 13.9　2 本ループ法における 2 本の包帯の開始位置．

▶ 骨盤ベルト（図 13.10 参照）

これは座位で簡単に装着できる唯一の懸垂である．切断者に次のような指示が出される．

1．硬いベッドに座り，下着以外の服を脱ぐ．
2．断端ソックスを断端の上に円滑に引き上げる（図 13.10A）．
3．義足の膝関節を曲げて足部を外旋させ，ソケットを差し込む（図 13.10B）．
4．RPB を下着の上からゆるく固定する（図 13.10C）．
5．座位時に（もし使うならば）肩ストラップを固定し，立位時に正しい張力に調整する（図 13.10D）．
6．皺が寄らないように断端ソックスを上に引き上げソケットの縁にかぶせる（図 13.10E）．股関節の金属支柱の周りにはソックスを留めるための大きな安全ピンがあるため，この位置を保持できる．

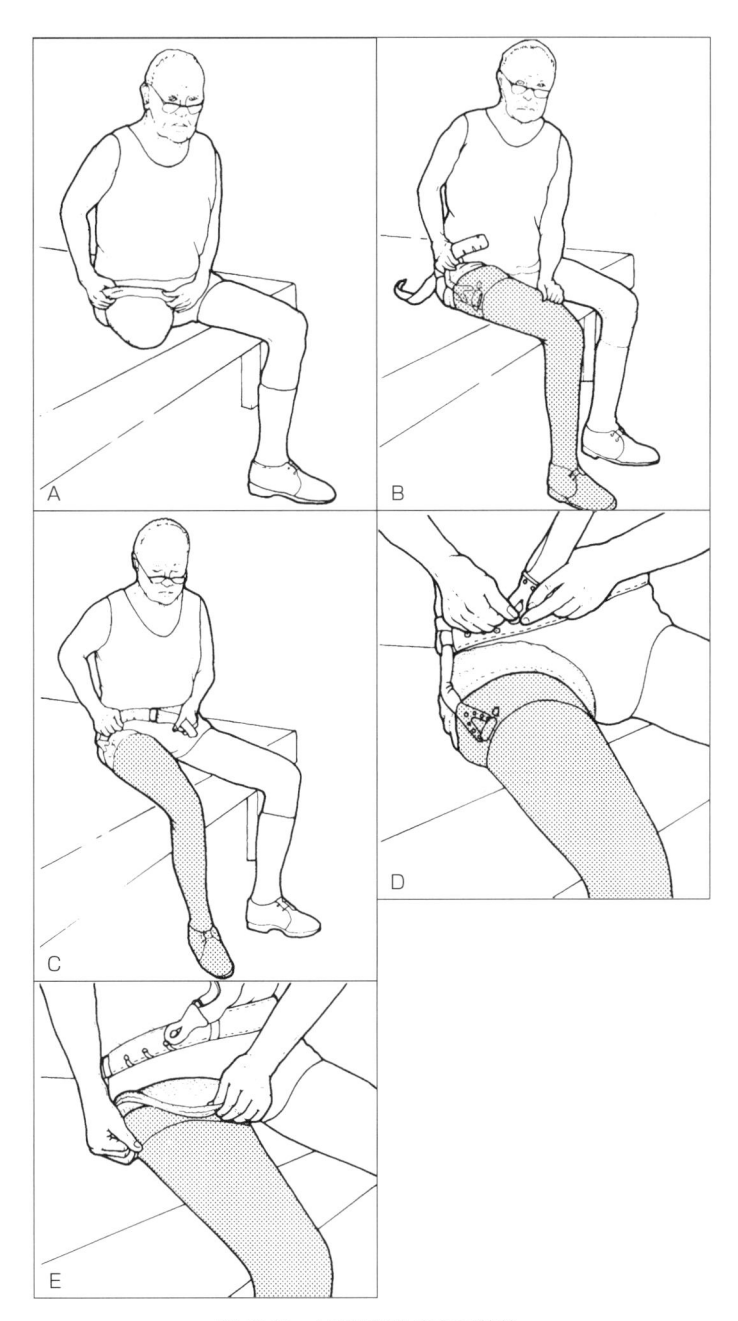

図 13.10　大腿切断者のRPB装着.

7．立ち上がりRPBをしっかりと固定する．この際，足部を正しい位置に回旋する．

　良好なバランス能力のある切断者の中には立ったままソックスをつけ，断端を義足ソケットに差し込むことができる人もいる．RPBをしっかりととめるまでは，膝関節をロックし，義足を外旋しておかねばならない．

■更衣

切断者は次のことが指示される：

1. 断端に義足を装着する前に，（もし着用するなら）義足に下着とズボンを通し，引き上げる．
2. 義足を装着する．
3. 下着とズボンを健側に通し，懸垂の上で固定する．下着が懸垂の中につけられると，トイレの使用が不可能となる．ソケットは生来の大腿より広いのでズボン，特にジーンズは脚の筒の部分に三角形の挿入用自助具を用いて広げる必要がある．
4. 義足の足部は一定の踵の高さに合わせてあるので，義足の靴を点検する．同時に適した靴を健側に履いているか点検する．
5. 通常の方法で上半身の服を着る．肩ストラップはシャツまたはブラウスの下に付ける．

■義足の取り外し

すべての切断者はこれを座位で行うことができるが，立位バランスの良好な人は立位での義足の取り外しを好む：
1. 懸垂を外し，断端をソケットから外し，（もし使用していたら）断端ソックスを取る．
2. 断端の発赤，擦過または斑点を調べる．すべての切断者にこのようにすることを教えるべきである．鏡は断端の後面と内側面を見るために必要である．

■トイレの使用

1. 男性は立位で問題なく排尿できる．
2. 座る前に衣服を脱ぐには良好なバランスが必要である．リハビリテーションの早期には手すりが必要である．
3. 座るとき，切断者は断端ソックスとソケットの内側縁を汚さないように股関節を外転させることを好む．
4. 切断者の中にはトイレを使用する前に義足を取り外すことを好む者がいる（特に女性）．

歩行再教育

セラピストは歩行再教育を始める前に義足の適合を点検しなければならない．切断者は初めに平行棒の中から始めるべきである．通常の筋力強化と可動域の練習がこの段階のリハビリテーションで継続して行われることが重要である．

初めの歩行再教育と歩行補助具への進行プログラムは10章に詳しく述べてある．大腿切断者はほどよい歩行パターンを習得し，膝コンポーネントの利点を十分利用した使い方を理解するまでにかなりの時間を必要とする．歩行を試す場合は平行棒が最も安全である．切断者の年齢，切断の原因および合併症の存在がリハビリテーションプログラムの強度に最も強く影響を及ぼす．

■様々な路面の歩行

これはセラピストの監視の下で屋内と屋外の両方で練習する．リノリウムの床や，つやのある木の床，石の床，異なる厚さの絨毯，舗道，芝生，砂利，起伏の多い地面などすべて試してみる．切断者は一人でも，混雑した屋外でも，これらの路面の歩行に自信をもたなければならない．

異なる路面はソケットを通して断端へ異なる感覚を伝える．切断者はこの新しい感覚を認知し，歩行パターンをそれぞれの路面に適応するよう学ばなければならない．より若い切断者は治療施設でバランスボードまたはコンピューター化されたバランス動作モニターの上で反応速度を変える練習が可能である．

■階段

切断者は最初2本の手すりを使い階段を昇ることを教わる．昇るときは，健側を先に出す．降りるときは，義肢を先に出す．次に1本杖と片側の手すりの使用へと進める．降りるときは，切断者は義足を踏み出す前に1段下に杖を置く．

たとえ切断者の自宅に階段がなくても，階段はセラピストと一緒に必ず練習しなければならない．切

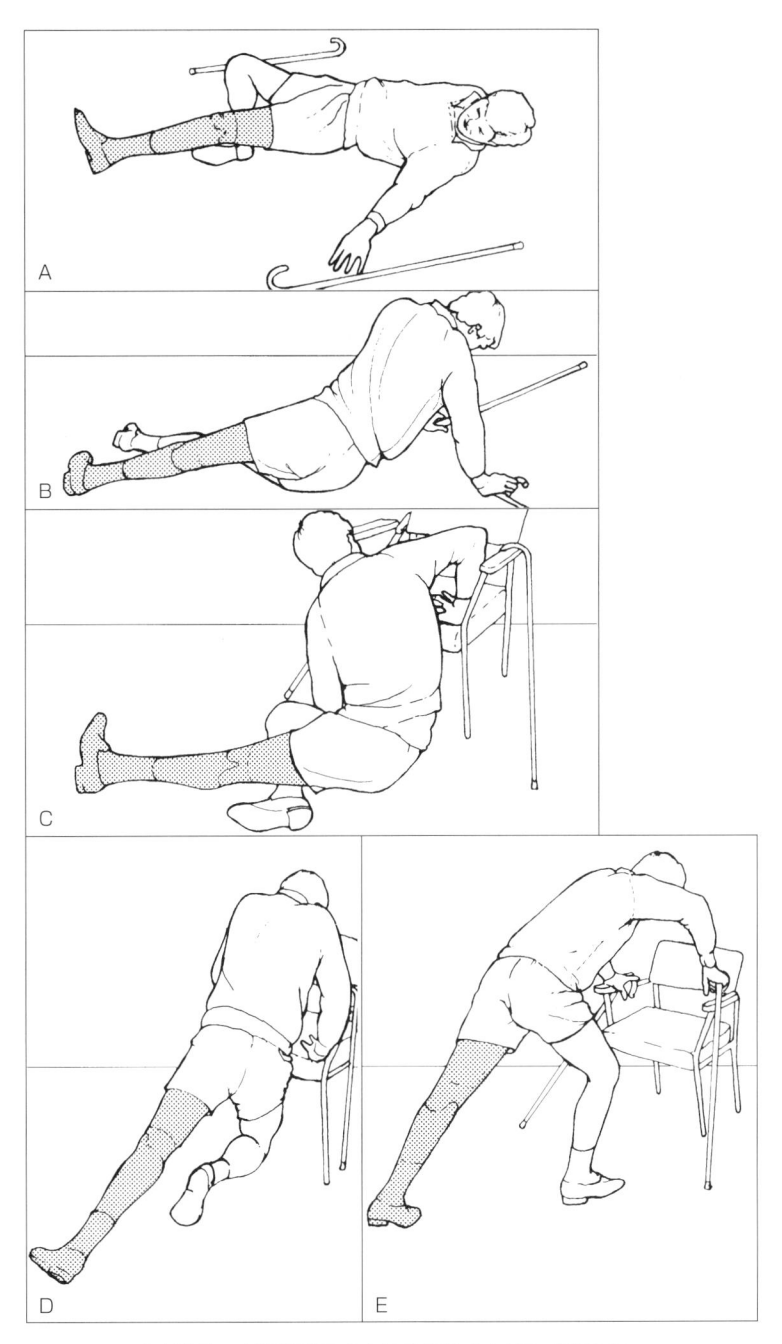

図 13.11 大腿切断者の床からの起き上がり（方法1）.

断者の生活は当面の環境により制限されるべきではない．切断者が歩行器で歩くときは，階段では1本の杖と片側の手すりを使う．これが難しいか安全に行えないときは，切断者は手すりに向かい両手で握り，横向きに昇降する．2つの歩行器を用意し，1つは上の階に1つは下の階におく．最新の遊脚相と立脚相の油圧制御機構を使用して歩行が確立した切断者は階段を正常な交互パターンで降りることができる．

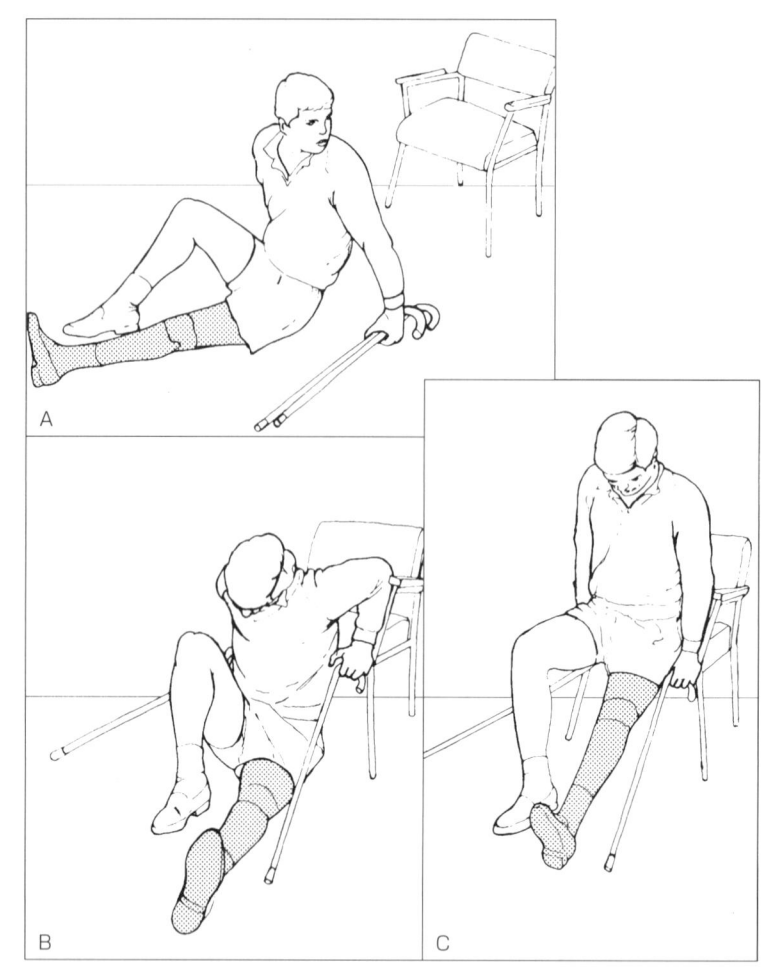

図 13.12　大腿切断者の床からの起き上がり（方法２）．

■段差/縁石

切断者が監督下に治療施設の外にある段差または縁石を通り抜ける練習をしたことがなければ，屋外歩行を自信をもって行うことは難しい．

切断者は足をできるだけ縁石に近づけておき，昇るときは健側から先に，降りるときは義足から先に踏み出す．

■傾斜/坂道

これは階段より難しく，安全に行うには，横歩きにて，昇りは健側を先に，下りは義足を先に踏み出すことで達成できるであろう．

前を向いて昇るとき切断者は前傾し，十分前へ杖を出し健側下肢から踏み出す．義足は健側下肢の位置に揃える．

前を向いて降りるとき，最初杖を前に出し次に義足を踏み出す．健側の足を義足に揃えて前方へ出すが，この時点で斜面と義足は完全に接触していない．

急勾配のとき，立脚相では義足の上でバランスをとるために断端側の股関節伸筋は強く収縮しなければならない．勾配が極めて急なときは横向きで昇降することが必ずより安全である．もっと能力のある切断者や昇降可能な膝コンポーネントをもつ切断者は坂道を同じ重複歩距離で歩行できる．

第 13 章 大腿切断

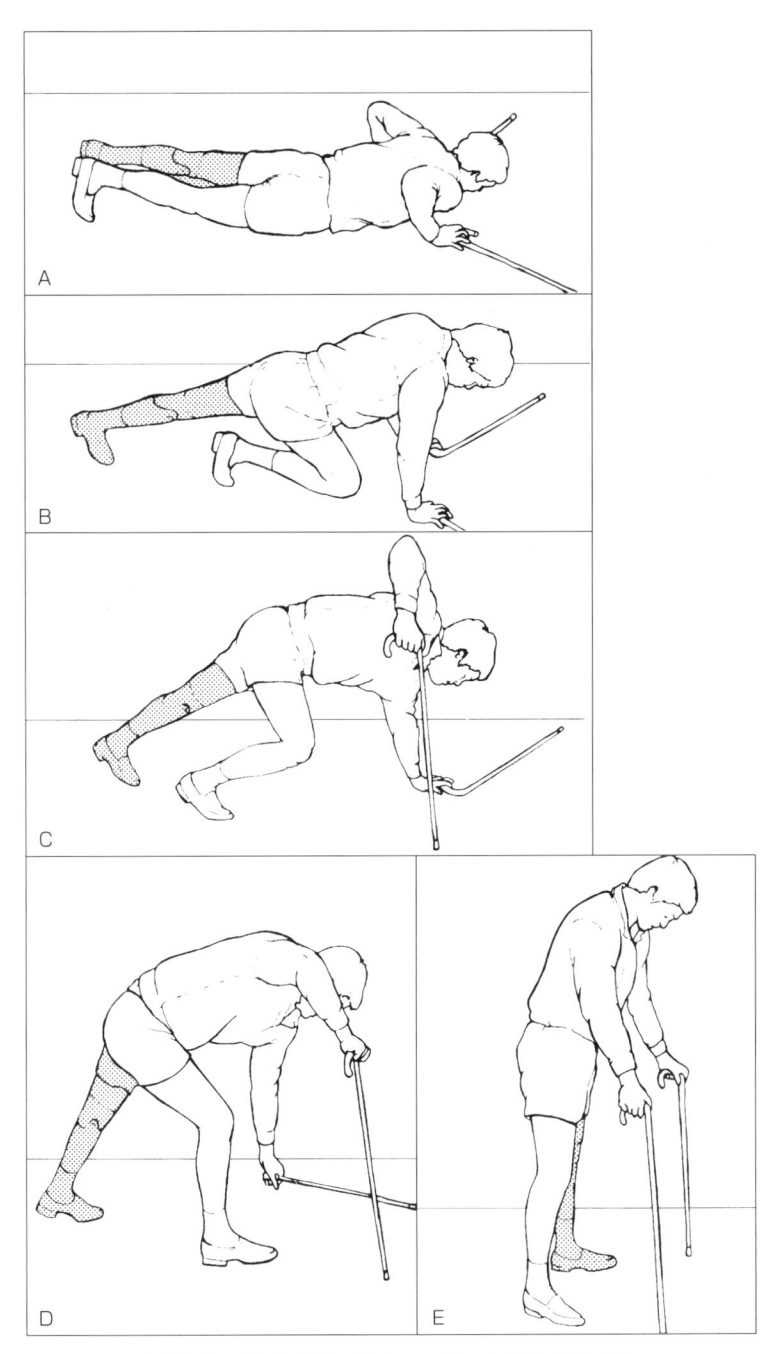

図 13.13 大腿切断者の床からの起き上がり（方法 3）．

■床からの起き上がり

　切断者に転倒を教えることは危険でありまた必要ない．教えて練習すべきことは起き上がる方法である．切断者は転倒後ショックから回復しまた歩行補助具の取り戻しと起き上がりの方法を考えるために，数分間地面にそのままいるように常に指導される．
　椅子が利用できるならば，切断者は歩行補助具を忘れずに引き寄せ，転がるか殿部で進むことにより

椅子まで移動する．セラピストは高齢切断者に対して起き上がりの3方法（以下に記載）を説明し実際に行ってみせるべきである．ケアをする人，身内と友人にもこの3方法を見せ正しい対処手順を教えるべきである．もし可能ならば，彼らにリハビリテーションの一部としてこれらの手順を練習してもらう．すべての切断者は介助に駆けつけてくれた一般の市民に対する依頼の仕方や指示の出し方をよく理解しておく必要がある．切断者側の主張を通すことが，切断者，ボランティア双方の安全のために必要である．

▶ **方法 1**（図 13.11）

1．体をひねり，座席に顔を向ける．
2．座席の上に両手をつく．
3．健側で膝立ちし，義足はその後方で伸ばしておく．
4．両手でプッシュアップし健側下肢でまっすぐに立つ．
5．バランスがとれれば椅子から手を離し，歩行補助具を使用する．

▶ **方法 2**（図 13.12）

1．背中で座席に触れながら椅子の近くに座る．
2．両手を椅子の座席に置く．
3．健側の膝を最大屈曲する．
4．強くプッシュアップして両側の殿部を座席に滑り込ませる．

▶ **方法 3**（図 13.13）

（この方法は椅子が使用できないときに利用される．）

1．歩行補助具を集める．
2．健側下肢を先に動かし腹臥位に回転する．
3．前腕でプッシュアップし健側下肢を屈曲する．
4．健側下肢を伸ばし始め，1本の杖を立て，バランスを再獲得してから2本目の杖で起き上がる．

もし切断者がこの3種類の方法のいずれも利用することができなければ，自分ではどんな救済処置もとれないが，全体重を持ち上げるような介助は切断者と介助者の両方に身体的な害を及ぼす可能性があり，また，マニュアルハンドリングの規則に反するため，行ってはならない（4章，49頁参照）．このために機器による方法がとられるべきである．頻繁に転倒する者や施設に入居している者に対し，昇降機やスリングなどの設備を正しい操作で使わねばならず，ケアする人はそれらの使用訓練を要する．

義肢情報

英国において使用可能な義肢に関する詳しい情報は，製作者から得られる．住所は付録1に記載されている．

2版までの文献

Gailey R, Newell C 1991 Metabolic cost of unilateral above-knee amputees walking: a comparison between the quadrilateral socket and the CAT-CAM socket. WCPT 11th International Congress Proceedings Book II:641–643

Judge G W, Fisher L 1981 A bouncy knee for above-knee amputees. Engineering in Medicine 10(1):27–31

Kristinsson O 1983 Flexible above-knee socket made from low density polyethylene suspended by a weight transmitting frame. Orthotics and Prosthetics 37(2):25–30

Radcliffe C W 1977 The Knud Jansen Lecture. Above-knee prosthetics. Prosthetics and Orthotics International 1(3):146–160

Redhead R G 1979 Total surface bearing self suspending above-knee sockets. Prosthetics and Orthotics International 3(3):126–136

Sabolich J 1985 Contoured adducted-trochanteric controlled alignment method (CAT-CAM): introduction and principles. Clinics in Prosthetics and Orthotics 9(4):15–26

Schuch C M 1988 Report from: International workshop on above-knee fitting and alignment techniques. Clinical Prosthetics and Orthotics 12(2):81–98

Simpson D 1980 Prosthetic replacement of knee function. Physiotherapy 66(8):262–265

Watts H G, Carideo J F, Marich M S 1982 Variable-volume sockets for above-knee amputees. Managing children following amputation for malignancy. Inter Clinic Information Bulletin 18(2):11–14

3 版の文献

Boonstra A M, Schrama J M, Eisma W H, Hof A L, Fidler V 1996 Gait analysis of trans-femoral amputee patients using prostheses with two different knee joints. Archives of Physical Medicine and Rehabilitation 77:515–520

Farber B S, Jacobson J S 1995 An above-knee prosthesis with a system of energy recovery: a technical note. Journal of Rehabilitation Research and Development 32(4):337–348

Foerster S A, Bagley A M, Mote D, Skinner H B 1995 The prediction of metabolic energy expenditure during gait from mechanical energy of the limb: a preliminary study. Journal of Rehabilitation Research and Development 32(2):128–134

Jaegers S M H J, Vos L D W, Rispens P, Hof A L 1993 The relationship between comfortable and most metabolically efficient walking speed in persons with unilateral above-knee amputation. Archives of Physical Medicine and Rehabilitation 74:521–525

Jaegers S M H J, Arendzen J H, de Jongh H J 1995 Changes in hip muscles after above-knee amputation. Clinical Orthopaedics and Related Research 319:276–284

Lee V S P, Solomonidis S E, Spence W D 1997 Stump-socket interface pressure as an aid to socket design in prostheses for trans-femoral amputees – a preliminary study. Proceedings of the Institution of Mechanical Engineers 211(part H):167–180

第14章
膝離断および周辺レベルの切断

《この章の内容》

膝離断義足の構造　174
　義足ソケット　174
　補助懸垂　174
　膝コンポーネント　174

膝関節離断義足の点検　175
　ソケット　175
　長さ　176
　補助懸垂　176
　膝コンポーネント　176
　アライメント　176

膝関節離断義足による機能の再教育　176
　義足装着　176
　取り外し　178
　着衣　178
　トイレの使用　178

歩行再教育　178

膝関節周囲では4つの切断レベルがある：
1．膝離断
2．グリッチ・ストークス切断
3．顆部切断
4．顆上切断

▶ 膝離断

　これは大腿骨と脛骨間の離断である．膝蓋骨は元の部位におさめ，膝蓋腱は大腿屈筋腱と十字靱帯とともに大腿骨末端の周囲に縫合される．この断端は十分に末端での体重支持能力をもち，正常の固有感覚が維持される．

　股関節周囲のすべての筋肉が正常であれば，レバーアームの長い断端によって強力なコントロールが可能である．断端の球根状の形状は，ソケットと断端の間の回旋に対する安定性をもち，自己懸垂ソケットにとって適している．ソケットに膝関節部品が付くので自然の膝より常に遠位となり，外見上特に女性には好まれない．座る際には義足が突き出た格好となり，歩行時には下腿部が短く見え，両方とも目立つことになる．しかし軽量の内骨格義足と最近の膝関節デザインは，機能と外見を大いに改善した．

　膝離断は高齢者や両側の切断者には理想的な切断レベルといえる．さらに，断端が義足の中で全体重を負荷することが可能である．義足による再教育ができない場合でも，長いレバーアームで断端支持を行うこの切断レベルの特性により車椅子での良好な

座位バランスが得られ，断端が移乗動作の際に支えとして使用される．

大腿の遠位骨端が無損傷のまま残されるため正常な骨の成長を遂げることができ，子どもにとっても適切な切断レベルである．この切断レベルは先天性下肢欠損の不要な下腿の切断を目的として選択されることもある．

股関節屈曲拘縮があるときはこの切断レベルは勧められない．この場合には義足が巨大に見え，外見上好まれないものとなる．さらに，体重支持の部位は近位の坐骨に移動するときもある．従って，この切断レベルは断端での体重支持という特性を除けば生体力学的には大腿切断レベルと同じであるといえる．

▶ グリッチ・ストークス切断

グリッチ・ストークス切断では大腿骨遠位端は内転筋結節の高さとなる．膝蓋骨は保たれるが関節面の表面は除去され大腿骨の切断端に縫合される．これが古典的なグリッチ・ストークス切断であるが，めったに行われない．

▶ グリッチ・ストークス変法/顆部切断

大腿骨遠位端は顆上部で切断する．これは古典的なグリッチ・ストークス切断より一般的である．

▶ 顆上切断

大腿骨遠位端は内転筋結節付近の高さで切断する．髄腔は開放状態のままである．これは，極長断端の大腿切断（13章参照）として治療される．

グリッチ・ストークス，顆部と顆上それぞれの切断レベルの確認にはX線が必要になることもある．この3つのレベルは断端に強力な股関節周囲筋の制御を可能とする長いレバーアームを与える．球根状の断端は縮小しているので，必ずしもソケットの自己懸垂は可能でない．また何らかの補助懸垂が必要となることもある．これらの切断レベルでは固有感覚と断端末での体重支持性が失われるため，体重支持を近位で行う必要がある．膝蓋骨が残されている場合，歩行中に膝蓋骨が脱臼を起こし，疼痛を引き起こすことがある．

■膝離断義足の構造

■義足ソケット

▶ 全面接触型

これは軟らかいライナーと外側のプラスチックの硬い外枠をもつ全面接触ソケットである．ピーライトライナー（高密度のフォームラバー材）は断端からとられた石膏の型で作られるため適合が良好である．ライナーには小さな溝があり，球根状の大腿骨顆部を入れる際に開くようになっている．断端が末端部のパッドに接触するとき，その切り込みは完全に閉まる．末端部は革か金属で作られることもある．

この型のソケットは一般的には切断者の全体重を断端末で支える自己懸垂型である．末端での体重支持を減らす必要があれば，大腿義足のように坐骨支持型の形状（例えば四辺形またはH-型）を取り入れる．また，時には「差し込み式」ソケットが使用される．

▶ 従来型

前方編上げの付いた固定用の硬い一枚革または金属ソケットを用いて切断肢を安定させるように覆う．補助懸垂が必要なこともある．

■補助懸垂

13章に記載されているように3種類の補助懸垂，すなわち骨盤ベルト，肩懸垂と軟性懸垂が時折使用される．

■膝コンポーネント

最も一般的には膝コンポーネントは多軸であり，それがよりよい装飾上の外見を与える．13章の中で記述したような他の膝関節メカニズムも，供給されるかもしれない（図14.1参照）．

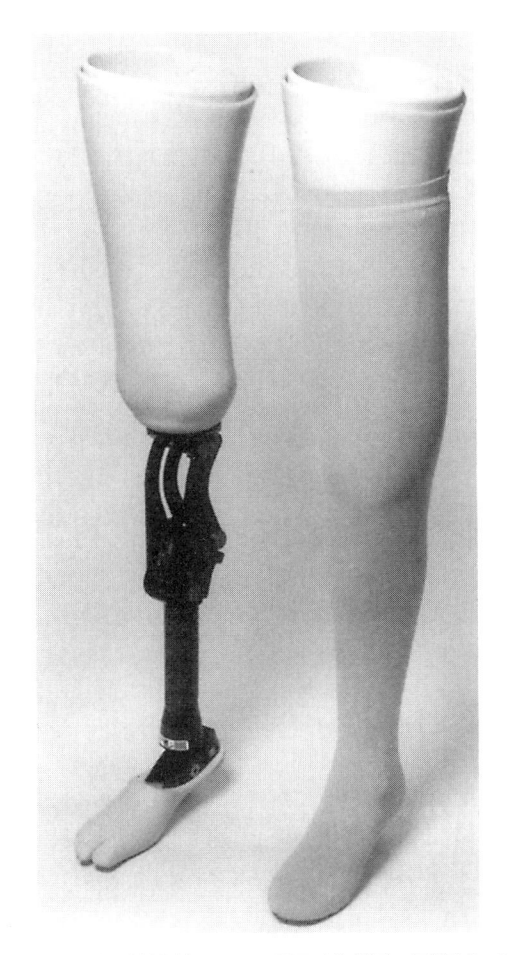

第 14 章　膝離断および周辺レベルの切断　175

図 14.1　膝関節離断用のエンドライト義足．四節リンク膝メカニズムと多軸足部メカニズムをもつ（C.A.Blatchford & Sons Ltd の許可を得て掲載）．

膝関節離断義足の点検

　義足の適合はセラピストによって歩行再教育の初回時と，その後一定の間隔で点検されなければならない．その切断者の機能は適合の調整具合に左右される．切断者は常にこの処置のために適度に服を脱がなければならない．

■ソケット

▶断端末パッド

　断端の遠位端は遠位の浮腫を防ぐためにこのパッドで支えられなければならない．しかし，体重支持の程度は切断のタイプと治癒時期に左右される．
　プラスチックのソケットがある場合，ライナーを通して断端を触診することにより適合を点検することが重要であり，弛みがなくまた快適な適合でなければならない．
　切断者が不快感を訴えるときには，体重が遠位にかかりすぎていることもある．この理由として以下のことが考えられる：
- ソケットが大きすぎる
- 断端ソックスが断端と断端末パッドの間で皺となっている
- 活動のしすぎ．

　一時的な処置として，遠位の圧力を減少させるために，セラピストは断端末パッドを除去して，その代わりに多層の軟性フォームラバーを挿入することもある．
　不快感の別な理由は，近位部が狭く遠位での体重支持が少なすぎる場合である．セラピストは切断者に断端の末端が冷たく，青く，まだらの状態になっていないか注意深く観察することを教えなければならない．

▶ソケットが大きすぎる場合

　ソケットが大きすぎる場合，ピストン現象と回旋が起こり，懸垂とアライメントが損なわれる．これは一般に義足再教育の初期に断端遠位の浮腫が減少し大腿筋萎縮が起こることによる．切断者の体重が 4kg 以上減少することによっても起こりうる．
　断端ソックスを多く重ねて強い圧が遠位の顆上に加わる際には，十分な注意が必要である．応急的な処置として大腿中央部だけにカットしたソックスを用いてもよい．ピーライトライナーと硬いプラスチックの外枠の間に装着するソックスは，応急的な処置として十分な懸垂作用をもたらす可能性がある．

義肢装具士は新しいライナー，ソケット，あるいは両方の評価のために連絡を受けることが必要である．

▶ ソケットが小さすぎる場合

ソケットが小さすぎるときは，断端は滑り込まず断端末パッドに接触しないだろう．断端遠位部の萎縮が起こって，この状況では切断者が機能の獲得に至りそうにない場合，「虚血性」の断端痛と報告される．切断者の体重が明らかに増加したときに，このことは起こりうる．

義肢装具士は，新しいライナー，ソケット，あるいは両方を評価するために連絡を受けなければならない．

■長さ

▶ 立位

長さに関しての定型的な点検は静的と動的に行われる（13章参照）．

▶ 座位

切断者が両膝を屈曲して座るとき，ソケットは本来の膝関節より前方に突き出る．断端末パッドとソケット，膝コンポーネントが本来の膝関節より遠位にあるため，このことは必ず生じる．

■補助懸垂

補助懸垂は使用の際に快適でありながら，しっかり固定するものでなくてはならない（13章参照）．

■膝コンポーネント

セラピストはその切断者が初めて義足を使う前に，入手した膝コンポーネントの機能と働きを点検すること．このことにより確実に正確な使用法を教えることができる．疑問点があれば，セラピストは与えられたコンポーネントの機能を点検するために義肢装具士と連絡をとる必要がある．

■アライメント

股関節屈曲拘縮があれば，膝関節離断では断端が長く，膝コンポーネントを入れる余地がないので大腿切断より大きな問題となる．ソケットを屈曲位に適応させることは義肢装具士にとってかなり難しいことで，外見的にも機能的にも好ましくない結果になりやすい．セラピストがそのような拘縮を治療して，軽減することは大切である（5章参照）．アライメントに関する詳細は13章を参照すること．

膝関節離断義足による機能の再教育

セラピストは機能再教育の時期に簡単で明確な指示を与えなければならない．

■義足装着（図14.2参照）

切断者は次の通りに指導されるべきである：
1．安定したベッドか椅子に座り肌着以外は脱ぐ．
2．断端にかぶせた断端ソックスを円滑に引き上げる（図14.2A）．
3．プラスチックの外枠からピーライトライナーを引き抜いて，断端にかぶせて引き上げる（図14.2B）．ライナーがきつければ難しいが断端の遠位端がフォームラバー・断端末パッドと接触していなければならない．ナイロンソックスをピーライトライナーにかぶせる（図14.2C）．
4．義足の膝関節を屈曲位にしてプラスチックのソケットに入れる（図14.2D）．
5．肌着の上に（もしあれば）補助懸垂を固定する．
6．皺が寄ることを防ぐため，断端ソックスを引き上げてソケットの縁にかぶせる．
7．立ち上がり，必要に応じて懸垂（固定）を再び調整する（図14.2E）．

バランスのよい切断者は立位で義足を装着することができるが，義足の膝関節は伸展位にしておく．要注意：
●差し込み式ソケットの装着は大腿切断と同様で

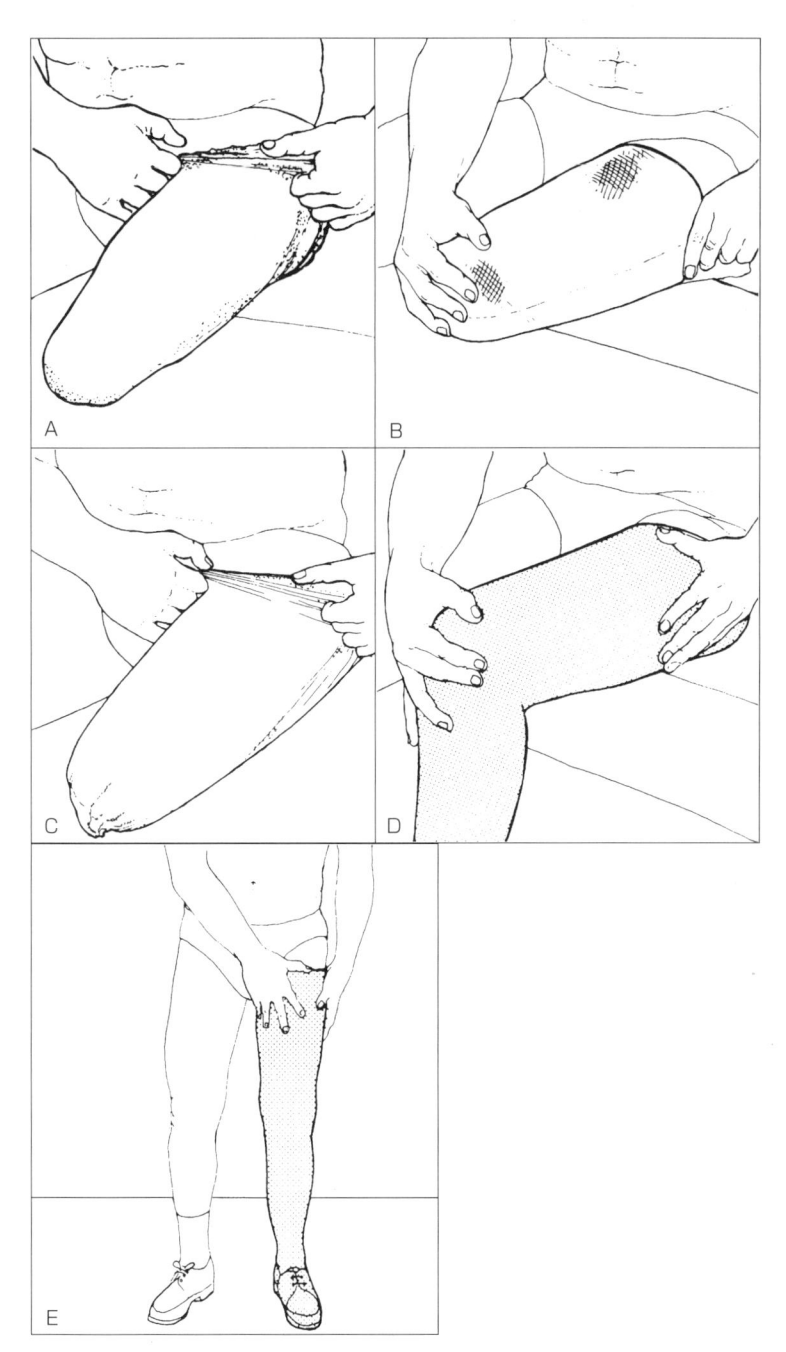

第 14 章 膝離断および周辺レベルの切断 177

図 14.2 プラスチックソケットとピーライトライナーを用いた膝関節離断義足の装着.

ある
- ソケットを安全に固定する前に断端末パッドを入れた状態での断端の密着した接触を確保するために，装着した硬い一枚革のソケットの手入れが必要となる．

■取り外し

義足を取り外すことは装着することより簡単であり,あまり要領のよくない切断者では最初にこのことを試すべきである.以下の指示を与える:
1. 安定したベッドか椅子に座る.
2. 補助懸垂があればこれを元に戻す.
3. ソケットを緩めて断端を抜く.初めに外枠を外し,次にピーライトライナーを外す.
4. 断端ソックスを脱ぐ.
5. 特に大腿顆部で,発赤,擦傷,斑点などがないか断端を徹底的に調べる.末端と後面をチェックするために鏡を使用したほうがよい.

■着衣

大腿切断の切断者に用いられるのと同じ手順(13章参照)が膝関節離断に用いられる.義足の膝関節の幅は本来の膝関節より広いかもしれないので,半ズボンまたはゆるめのズボンが必要なこともある.

■トイレの使用

切断者によっては便がしやすいため義足をつけないで便座に座ることを好む.

歩行再教育

歩行再教育は大腿切断者と同様である.しかし,主な相違は義足を制御している長い,強力なレバーアームがあるということである.固有感覚と皮膚感覚を用いた膝関節メカニズムと重複歩距離の円滑な制御が,義足の長い重複歩と左右不均等な歩行パターンを避けるために必須である.股関節伸展強化運動は過度の股関節屈曲を制御するため継続すべきであり,また負荷歩行は有効なトレーニング方法である.

本来の膝関節離断者は断端の遠位端での十分な体重負荷が可能である.グリッチ・ストークス切断者も十分遠位に体重負荷できる.しかし,もし切断者が断端末に不快感を訴えたときには,膝蓋骨が大腿骨から遊離して歩行中に動いている可能性がある.このような事例では,セラピストは義肢装具士か外科医と連絡をとるべきである.

グリッチ・ストークス切断変法と顆上レベルの切断者は,十分に断端末での体重負荷ができないため,坐骨支持型ソケットを必要とする.従って,機能は大腿切断者と同様である.

義肢情報

英国において使用可能な義肢に関する詳しい情報は,製作者から得られる.住所は付録1に記載されている.

2版までの文献

Baumgartner R F 1979 Knee disarticulation versus above-knee amputation. Prosthetics and Orthotics International 3(1):15–19

Baumgartner R F 1983 Failures in through-knee amputation. Prosthetics and Orthotics International 7:116–118

Houghton A, Allen A, Luff R, McColl I 1989 Rehabilitation after lower limb amputation: a comparative study of above-knee, through-knee and Gritti-Stokes amputations. British Journal of Surgery 76:622–624

Jendrzejczyk D J 1980 Prosthetic management for children with knee disarticulations. Inter Clinic Information Bulletin 17(7):9–16

Jensen J S 1983 Life expectancy and social consequences of through-knee amputations. Prosthetics and Orthotics International 7:113–115

Jensen J S, Poulsen T M, Krasnik M 1982 Through-knee amputation. Acta Orthopaedica Scandinavica 53:463–466

Martin P, Wickham J E A 1962 Gritti-Stokes amputation for atherosclerotic gangrene. Lancet ii:16–17

Mensch G 1983 Physiotherapy following through-knee amputation. Prosthetics and Orthotics International 7:79–87

Moran B J, Buttenshaw P, Mulcahy M, Robinson K P 1990 Through-knee amputation in high-risk patients with vascular disease: indications, complications and rehabilitation. British Journal of Surgery 77:1118–1120

Thyregod H C, Holstein P, Jensen J S 1983 The healing of through-knee amputations in relation to skin perfusion pressure. Prosthetics and Orthotics International 7:61–62

3版の文献

Ayoub M M, Solis M M, Rogers J J, Dalton M L 1993 Thru-knee amputation: the operation of choice for non-ambulatory patients. The American Surgeon 59:619–623

Hagberg E, Berlin Ö K, Renström P 1992 Function after through-knee compared with below-knee and above-knee amputation. Prosthetics and Orthotics International 16(3):168–173

Pinzur M S 1993 Gait analysis in peripheral vascular insufficiency through-knee amputation. Journal of Rehabilitation Research and Development 30(4):388–292

Yusuf S W, Makin G S, Baker D M, Hopkinson B R, Wenham P W 1997 Role of Gritti–Stokes amputation in peripheral vascular disease. Annals of the Royal College of Surgeons England 79:102–104

第15章
下腿切断

《この章の内容》

PTB義足 182
 義足ソケット 182
 ソケットライナー 184
 補助懸垂 185
 PTB義足の点検 185
 PTB義足による機能の再教育 188
 PTB義足による歩行再教育 190

大腿コルセット付き義足 191
 大腿コルセット付き義足の構造 191
 大腿コルセット付き義足の点検 192
 大腿コルセット付き義足による
  機能の再教育 193

 国際的な文献情報によると，ほとんどすべての下腿切断者は年齢にかかわりなく義足の使用に成功している．膝関節を残すことによって切断者であっても正常歩行に近い歩行が可能となる．
 この切断レベルでは高位の切断者に比べエネルギー消費が少ない．その理由は高位の切断者では制御すべき義足の足部と足関節までのレバーアームが長くなるためである．正しい手術により多くの筋肉が残されて断端形状がよく保たれるので，術創の位置と義足が正しく適合され快適であるならば，義肢装具学的には大多数の下腿切断者を再教育することができる．下腿切断者のPTB義足は外見上非常に受け入れがよい．そして正常の歩行パターンとの違いはほとんど見分けがつかない．下腿切断の適当な長さは様々である．断端長は関節から断端遠位端まで膝関節90°屈曲位で測定する．義足はどの長さの断端でも適合する．例えば膝関節直下の下腿三頭筋の筋腱移行部でも可能である．しかし歩行の対称性と義足の制御に少し影響を及ぼす．
 子どもの場合，下腿切断は脛骨骨端線に影響を及ぼさないため，下腿の断端は大腿断端と異なり成長していく．
 循環障害の患者では断端が治癒するのに時間を要することがあり，次のように注意しなければならない．切断者は義足再教育までしばらくの間待たされることがあり，その間に意欲を失うかもしれない．しかし運動と早期歩行補助具を使用し続けることは

(5章と6章参照），この治癒遷延期間中の機能と可動性を維持するのを助ける．

文献によると循環障害が主要な原因である切断者のおよそ30％が2-3年以内で健側肢も失うが，下腿切断レベルであれば，機能性と移動能力は十分得られる．

切断をこの高位に決定する際いくつかの禁忌がある：
1. 片麻痺患者の患側の切断の場合，下腿切断を決して選ぶべきではない．手術前に神経学的な異常反射がわずかでも見られることもあり，手術後に屈曲パターンが出現するか増強するかもしれない．以上のことは義足のリハビリテーションを難しくする．このような患者は膝関節離断か大腿切断が適している．
2. 下腿切断のより高位切断に至る例で以下の問題に直面する場合，義肢再教育は不適当と評価される：
   - 膝関節屈曲拘縮による筋不均衡
   - 車椅子操作中の家具への衝突などの原因による断端の著しい傷害と組織損傷．
3. 手術前の膝関節の状態は注意深く評価しなければならない．強い不安定性や痛みがあるとき，あるいは屈曲した関節では簡単に義足を制御することはできない．慢性関節リウマチや重度の変形性関節症，靱帯性の不安定な状態では，下腿切断の初期には制御が十分に安定して見えても，時が経つにつれて悪化していくことを忘れてはならない．膝関節の運動範囲が狭いか関節固定術を行っている患者は，下腿切断レベルで恩恵を得ることは少ない．

下腿の筋力低下や癒着性の瘢痕，滑らかでない骨輪郭，植皮，感覚低下などは義肢装具学的にはリハビリテーションの適応となる．以上のことは外科医が熟練し断端部の形状が予測できることおよび新しい材料を提供する専門的義肢サービスが利用できるかどうかによる．

PTB義足

以下に述べるように，広範囲な種々のソケットデザインがある．PTB義足は義足再教育の当初から切断者に本来の自由な膝関節の動きをもった歩行を与える．また断端にわずかな浮腫がある切断者に適している．

利点は装着が簡単であること，使いやすいこと，外見上好ましいことである．不利な点は密着した適合が必要であることと，糖尿病か心臓異常，利尿剤の服用，腎臓の代償療法を受けている場合で，断端の大きさが変化する切断者においては難しいことである．切断者はよい適合を維持するために，異なる厚さのソックスを加えたり外したりすることを学ばなければならない．

密着した適合を維持するためにはソケットの頻繁な調整が必要であることを意味する．この場合，移動困難あるいは切断者が地理的に義肢装具士から遠く離れていることが問題となる．ソケットが原因で皮膚に問題があれば，切断者は義足の再教育を続けることができない．代償としての移動法（例えば車椅子か松葉杖）が用いられる．このことは切断者の自宅での機能的自立を妨げる可能性がある．

PTB義足での歩行再教育の初期には，セラピストと義肢装具士の間での綿密な連携が必要である．適合性や皮膚に問題のある断端に利用する補助懸垂および交換可能なソケットデザインは数多くある．セラピストと義肢装具士には高度の技術と想像力が必要であり，「理想的」ではない断端によい適合を達成するために，少しでも時間をとり努力することで切断者に安心感と困難に打ち勝つ力を与える．

■義足ソケット

いくつかの自己懸垂と必要な補助懸垂などのソケットデザインの種類がある．しかし多くは下腿断端の耐圧性と圧感受性の領域を適応させるために設計される．

以下の体重支持領域が強調される（図15.1A参照）：
- 膝蓋腱領域

- 脛骨と脛骨内果部における内側フレア（外側フレアはいくぶん小さい）
- 後方の筋の大部分.

体重支持は，以下の領域（図 15.1B）で軽減される：
- 脛骨の遠位端
- 脛骨の稜と脛骨粗面
- 腓骨の頭部と遠位端
- 内外側大腿屈筋腱付着部.

▶ PTBソケット

このソケットは圧を感じる部分の荷重を減少させるとともに密着させる．膝蓋骨下端と脛骨結節の間の空間を膝蓋腱バーが満たしている．ソケットが脛骨内果の下でしっかりと密着すると断端の膝窩部表面がしっかりと固定され，フレアが大腿屈筋腱に適合する（図 15.2 参照）．

▶ PTB顆上ソケット

このソケットは基本的にPTBソケットと同じものであるが，内側と外側の壁は十分に高く，大腿の内外側の顆部を適切に囲むように作られる．このように特に短断端と靱帯のゆるみによる膝の過伸展に対しては懸垂性を強くする（図 15.2 参照）．

▶ PTSソケット

これはPTB/顆上ソケットと同様である．しかし，ソケットの前壁が高く膝蓋骨を覆うように形成されており，さらに懸垂性を増している．

ほとんどの場合，ソケットの後壁上部に圧迫を加え膝蓋腱で正しく体重支持が得られるように，わず

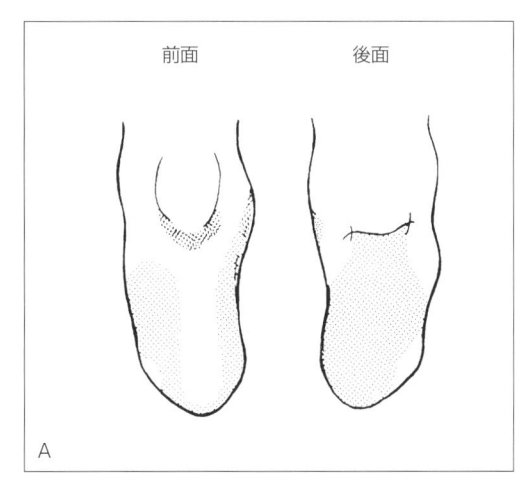

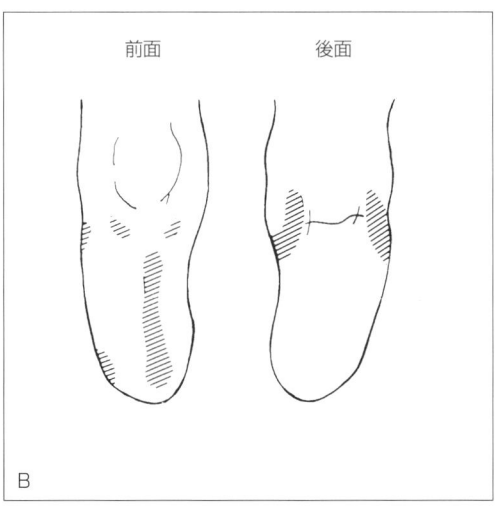

図 15.1　A：下腿の断端の圧に耐えうる部位，B：圧に敏感な部位，を示す．

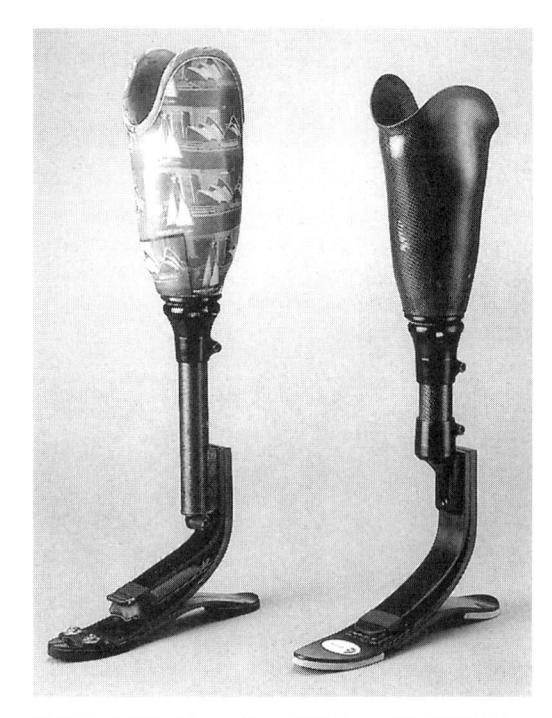

図 15.2　下腿切断のスポーツ用義足．左側はPTB顆上ソケット；右側は標準的なPTBソケット．弾力性の反応をする足部（Flex足）に注目（C.A.Blatchford & Sons Ltdの許可を得て掲載）．

かに屈曲と内転の角度をつけることに留意する必要がある．

▶ KBMソケット

このソケットでは体重はより脛骨内側部のフレアで受けるため，膝蓋腱バーはそれほど重視されない．このソケットはダイナミック・キャスティング（立位で加重しながら採型する方法）で作製し，切断者が採型用ジグに立って行う．

▶ シリコンソケット（例えば Iceross）

これらはシリコン材料から作られるしなやかな閉鎖式のスリーブの形をしている．懸垂は皮膚とシリコンの間の粘着性によってなされ，スリーブの弾性は断端の皮膚の輪郭に適応し，動きに追随することを可能にする．それらは快適さと懸垂を改善するために用いられた巻き上げ式（ロールオン）スリーブである（図15.3参照）．シリコンスリーブはひも式かラチェットロックによって硬い外ソケット（PTB型）に固定する．ピーライトライナーは使う場合と使わない場合がある．長い爪や鋭い物でスリーブに傷をつけないよう注意が必要である．このソケットの禁忌は断端の潰瘍形成や治癒してない傷，切断者の不衛生，繊細な材料を扱えない場合，使用目的が理解できない場合などである．

これらのソケットは，他の切断レベルにも使われる（8章参照）．

▶ Icex

これは採型，製作と適合を一度に行う義足ソケットの製作方法である．この義足は硬いカーボンを組み合わせた外ソケットをもつシリコンスリーブからなる．この外ソケットは切断者に直接 Icecast 装置を使い作り上げる．これらは，全表面荷重ソケットである（図15.4参照）．

■ソケットライナー

▶ ピーライトライナー

これは断端で型をとった石膏を基に作られるライナー，高密度フォームラバー素材である．ピーライトライナーを装着する前に，断端には断端ソックスか他のライナーをつけて，これらの上に硬い外ソケットを装着する．

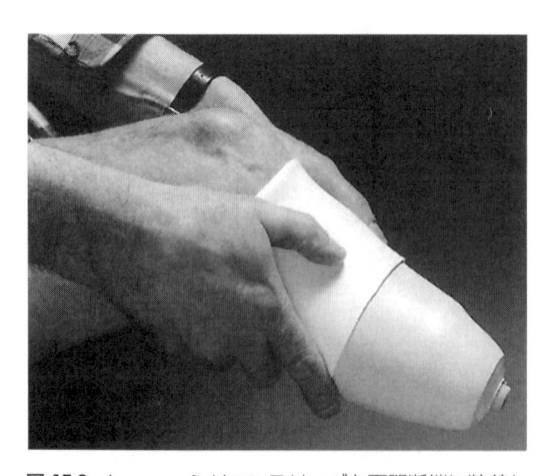

図 15.3 Iceross シリコンスリーブを下腿断端に装着しているところ（Ossür UK の許可を得て掲載）．

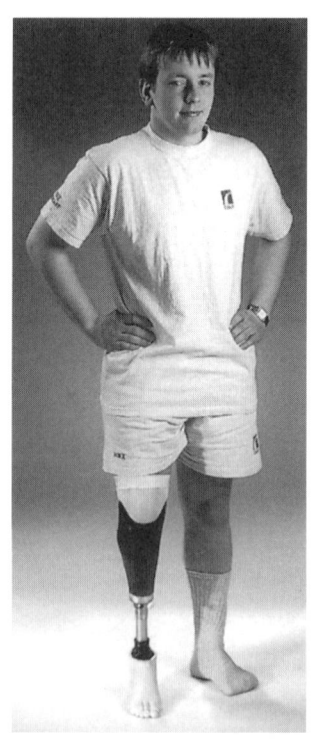

図 15.4 Icex 義足を示す（Ossür UK の許可を得て掲載）．

▶ TECライナー

TECライナーのインターフェイスは，断端の圧感受性の高い領域をウレタン素材で作る．これはオーダーメイドで作製されており，特に癒着性の瘢痕と植皮部に有用である．ピーライトライナーを使う場合とそうでない場合がある．

▶ Alphaライナー

内側のライナーは鉱物性オイルベースのゲルからなり，特別な当たりのよさと快適性を提供する．これには2つのタイプがある．(1)クッションライナーのみ，(2)ロック機構を加えたクッションライナー（シリコンソケットに関する記述と同様）．これもピーライトライナーを使う場合とそうでない場合がある．

■補助懸垂

▶ 皮革製カフ

膝蓋骨の直上を通りぴったりと大腿骨顆部の周囲に適合し，通常バックルで固く後外側で締める．角度のある側方ストラップによりカフがソケットに固定される（図15.7E参照）．顆上カフの実際のデザインは変わってもよい．これらの中間の部分は柔軟性があり，膝周囲の外形が不鮮明な切断者には特に役に立つ．

▶ シリコンソケットあるいは
　　ゲルを染み込ませたネオプレンライナー

これらはソケットあるいは懸垂装置として記述されることもある．

▶ 弾性スリーブ懸垂

これは大腿骨遠位からソケットの近位まで適合する．これは弾性ストッキング素材（例えばJuzo懸垂スリーブやネオプレン）から作られる．切断者はこれらのスリーブを使用するにあたっては巧緻性に優れ強い握力の手が必要とされる．

▶ 弾性ストッキング

女性の切断者は義足を懸垂ベルトに付けられた特別の弾性ストッキングで懸垂してもよい．

▶ ピックアップ・ストラップ

カフ懸垂に加え腰ベルトに付着させたピックアップ・ストラップが，切断者の膝関節の外形が不鮮明なとき，あるいは短断端の場合に必要となるだろう（図15.5参照）．

▶ 顆上切断用義足

ソケットに付いている硬性の広い顆上カフにより懸垂力が増す（図15.6参照）．

■PTB義足の点検

適切な体重支持部について，セラピストは切断者に十分に説明しなければならない．この義足では密着した適合が必要であり，十分に理解されなければならない．日中義足をはき始めたときには少なくても5分毎に皮膚のチェックを行うことが重要である．皮膚の点検は切断者の責任である．発赤やひりひり

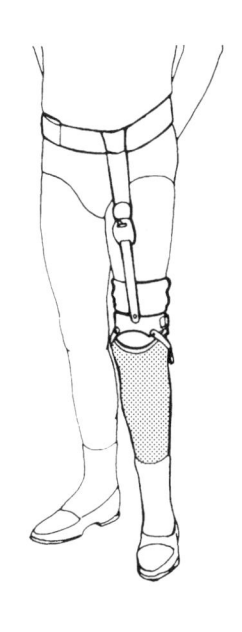

図15.5　ピックアップ・ストラップをPTB義足の顆上カフに取り付け懸垂を改善させた．

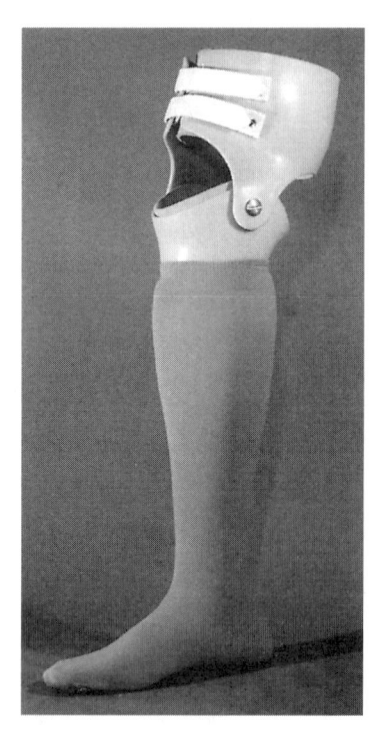

図 15.6 関節付きの顆上義足（Rehabilitation Services Ltd の許可を得て掲載）．

とした痛みなどが現れたら歩行を中止し，ただちに義足を脱がなければならない．セラピストは断端に義足を装着するときがソケットの適合を最もよくチェックできる．

▶ 座位

切断者を座らせ，患肢を適切に脱衣させ，断端は膝関節約 40°屈曲位に保持する．

断端ソックス（もし用いるなら）は本人が適切に調節することで断端の皺をなくし形状を整えることができる．

ソケットライナーを装着することで以下のように改善できる：

- ピーライト製ならば正しい位置を感じることが可能である．すなわち，ソケットの体重支持バーが切断者の膝蓋腱と直接接触しているからである．断端はこのライナーによって十分に支えられるはずである．すなわち，ライナーの遠位あるいは縁の部分と顆部の両方に明らかな隙間なしに全表面荷重ができるからである．断端末の固定を良好にするにはライナーの末端にカットしたフォームラバーかほどいた糸（例えば古い断端ソックスから）の断片をつめる．
- シリコンか TEC, Alpha スリーブを用いた場合，セラピストはつけやすいかどうかに注意しながら断端にそれらを巻き上げる．問題が生じた場合，製作者が推奨している方法であれば潤滑剤かタルカムパウダーを用いてもよい．全表面荷重になっていること．

硬性ソケットはライナーの上に用いる：

- ピーライトライナーを用いる場合は，セラピストは硬性ソケットの中にピーライトライナーを滑らせる必要がある．そして 2 つの間で完全に適合されること．
- もしシリコンか TEC, Alpha スリーブを用いる場合には，硬性の外ソケットを使用し，ロック機構（もしあれば）を点検する．

すべての患者は膝関節 90°まで屈曲できることが必要で，セラピストは大腿屈筋腱が後方の縁のフレアに適合しているかどうかを点検すべきである．軟部組織の過度の膨隆が膝窩部にあってはならない．

補助懸垂（もし用いるなら）をしっかり固定する：

- 顆上カフの位置は膝蓋骨を閉じ込めるように，カフとソケットの間におく．顆上カフはしっかりと固定されるが，カフの下に指 2 本が十分に入る空間が必要であり，駆血による影響を避けなければならない．切断者はカフを正しく，またしっかり固定するためには十分な器用さが必要である．バックルが扱いにくく目障りな場合にはマジックテープを用いてもよい．セラピストは側方ストラップが膝屈曲位の際にはわずかに緩み，膝伸展位ではゆるみがないようにしっかりと固定すべきである．
- 弾性スリーブか弾性ストッキング，ピックアップ・ストラップが用いられる場合には切断者は正しく装着し，セラピストは懸垂を点検すること．

ソケットの使用が困難ならば，以下の方法を試してもよい：

1. セラピストは断端ソックスの数と厚さを減少させる．セラピストと切断者が皮膚の点検を慎重

に続ければ，ナイロンソックスだけを履いた状態でPTBソケットを用いてもよい．断端が落ち着き浮腫が減少するまで，数日間種々のタイプのソックスを試す必要がある．
2. ライナーの適合を行うときに硬性の外ソケットが窮屈な場合，すなわちライナーを緩めることができないか時に困難な場合である．このようなことは断端遠位の形が球根状のときに起こりうる．ナイロンソックス（あるいはタルカムパウダー）をライナーと外ソケットの間で使用すれば脱着が容易となる．
3. 断端が強い浮腫のため義足を装着することができない場合，以下の方法で浮腫を軽減することができる：
   a．切断者を仰臥位にさせ，断端を持ち上げ断端用包帯や弾性断端ソックスを断端に装着する（4章参照）．切断者にこの肢位で1時間断端を保持した後，再び義足を装着する前に断端の筋収縮を行うように指示する．
   b．利用可能ならば断端を挙上させた状態で可変気圧機器（例えばFlowtron, Jobst, その他）を用いる（4章参照）．
4. ソケットの窮屈さには他の理由もあるだろうが，セラピストは常に丹念に断端の浮腫を調べること．健肢にも浮腫がある場合，切断者は調節不完全なうっ血性心不全か糖尿病を有している可能性がある．また，2.5 kg以上の体重増加は断端容積に影響を及ぼす．その際は医学的な判断が必要となる．
5. ソケットがゆるすぎる場合，セラピストは皮膚とピーライトライナーの間につける断端ソックスの種類を変えたり数を増やす必要がある．ソックスの最大数は厚いもので3枚までが望ましい．IcerossやAlpha, TECのようなシリコン「ライナー」を用いた義足の場合，ソックスをライナーと硬い外ソケットの間に加えてもよい．これらの調整が無効で義足か新しいソケットの作製が必要となるような場合には，セラピストは義肢装具士に連絡をとる必要がある．

▶ 立位

切断者を立位で義足での部分荷重を行わせ，さらに義足の点検を行う．セラピストは義足をつけた状態で健肢と同じ靴を履いてアライメントを整えたときに，踵の高さと径が同じであるか点検する．

ピーライトライナーを装着しているときはライナーの約0.5 cmはソケットの縁から外に出すようにし，前壁は膝蓋骨の中央まで延ばす．ロック式のシリコンか他のタイプのスリーブをつけるときは，セラピストはロック機構が働いていることを点検するべきである．

感覚低下やうまく表現できない切断者に立位をとらせて不快感を訴える場合には，セラピストは断端の遠位端とライナーが十分に（しかし過度ではなく）接しているかどうか点検する必要がある．このようなときは義足の装着前にBlu-Tacかプラスチシン（工作用粘土）をピーライトライナーの内側に付着させておくことで判断ができる．切断者は2, 3分間立った後に義足を脱ぎ，Blu-Tacかプラスチシンの断端ソックスにできるくぼみを調べる．断端組織による支持のために「接触」圧は必要不可欠である．それがない場合，断端の軟部組織で支持するためにフォームラバーかほどいた糸（例えば古い断端ソックスから）の断片をライナーの中に挿入すべきである．これは脛骨切断端の瘢痕部への直接的な過度の負荷や断端末の浮腫を防ぐために時には必要である．

Blu-Tacにできるくぼみが強いときは断端をソケットの中に沈めすぎた状態である．このことはソケットが大きすぎる際によく見られる．このような場合，セラピストは次のことを行う：
- 断端の形状を保ちながらソケットに合うまでソックスを加えて履く．また，ソックスをライナーと硬性の外ソケットの間に加えてもよい
- 懸垂の点検
- 屈曲位のソケットが適切な部位で体重を支持しているか点検する
- 断端を膝蓋腱バーに押し付けるためには，ライナーと硬性の外ソケットの間に膝窩パッドを加える．

▶ 歩行

平行棒での歩行時に動的な適合を点検する．断端に明らかな不快感や断端と義足の間に少しでもピストン現象があってはならない．切断者を後方から観

察し，ソックスかスリーブの後方に線ができていたらピストン現象の点検に有効な判断材料となる．ピストン運動は1cm以下であること．ソケット（さらに補助懸垂があれば）は歩行サイクル中に十分な懸垂を維持すること．ピストン運動があれば，補助懸垂を調整するかソケットあるいは補助懸垂のデザインと使用素材を変える必要がある．

　PTB義足の訓練の初期に，すべての下腿切断者は適切な体重支持部に圧が加わっていることを訴える．皮膚が圧に慣れるには時間を要し，セラピストは不快感は時が経つにつれて軽快することを話し切断者を安心させなければならない．PTB/顆上やPTS，KBMソケットを装着した際に，膝蓋骨下縁と外側縁および大腿骨顆部に発赤またはひりひりした痛みがみられることがある．「新たなひりひりした痛み」の容認できるレベル（ソケットの良好な懸垂が良好な適合によって得られているとき）から，実際の褥創形成までの範囲の中で，バランスをとりながら技術を進めていく．快適性改善のためには以下の処置が用いられる：

- 摩擦を減らすには断端の皮膚と断端ソックスの間にナイロンソックスを着用する．特別なゲルを注入したものや別の「快適」なソックスを，その代用として用いることもある．さらなる詰め物が必要ならば，普通のウールか木綿のソックスを快適なソックスの上に「重ねて」つけてもよい．
- 皮膚を保護するために小さくなめらかな詰め物を膝蓋腱の上につけてもよいが，歩行再教育後は取り去ること．
- いかなる皮膚損傷の発生も防ぐために，セラピストと切断者は常に断端の皮膚の状態を点検しなければならない．初期の段階の歩行再教育は，短時間にとどめておくべきであろう．皮膚の擦り傷は特に糖尿病と著しい末梢循環障害をもつ人には大変厄介な問題である．

　PTB型義足の点検の際に，セラピストは末梢循環障害のある切断者が断端の虚血性疼痛がないか気をつけるべきである．このようなときは義足の適合を変化させることでは解決しない．虚血は，以下のように検出される：

- 断端の皮膚が青/赤のまだらで，触った際に冷たいか挙上すると白くなる
- 激痛の訴え
- 無痛性の創傷でかさぶたの存在．

ケースによってはさらに手術が必要となることがある．従って，関連する医学的検査を行わなければならない．セラピストから十分な経過報告書を，外科医に送るべきである．

▶ アライメント

　歩行周期を完全に近づけるために，ソケットと懸垂装置，足部を視覚的に点検すること．

■ PTB義足による機能の再教育

▶ 義足の装着

　ソックスとピーライトライナーを用いる場合（図15.7参照）．

1. 切断者を座らせ，下着以外の切断側の服を脱がせる．
2. 断端ソックスを円滑に断端の上に引き上げる．複数のソックスを用いるときは一枚一枚つけること（図15.7A）．
3. ピーライトライナーは断端の膝関節屈曲約40°の状態でゆっくりと挿入する（図15.7.B,C）．
4. 顆上カフを使用している場合，義足装着前に顆上カフを外ソケットの前面にかぶせておく．
5. 外ソケットは膝関節屈曲位で装着する．断端をソケットにまっすぐに滑らせるには床に義足の踵を押し付け断端を通して下方へ圧を加えることが必要である（図15.7D）．
6. カフを用いる際は膝の上に引き上げ，安全に固定する必要がある（図15.7E）．
7. 断端ソックスをしっかりと引き上げる（切断者によってはカフを隠すようにその上にソックスをつけるのを好む者もいる）．
8. 弾力性のあるスリーブかストッキングを用いると，切断者は立位でしっかりと装着できる．

　PTB/顆上とPTSソケット．切断者は顆上フレアに引っ掛かって後縁で断端が「せり上がら」ない

第 15 章　下腿切断　189

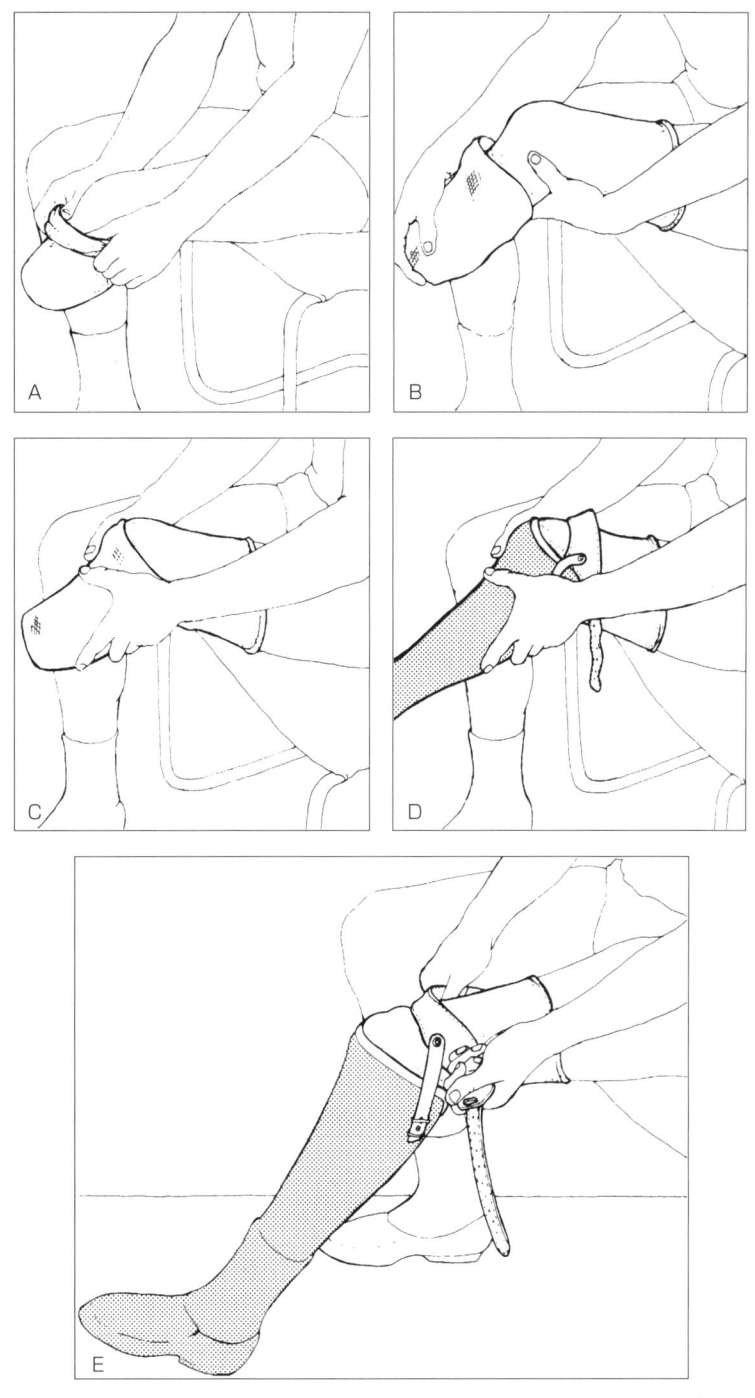

図 15.7　PTB義足の装着．

ように断端をソケットに滑り込ませる．膝関節はほぼ伸展位となりうるが，装着時にはソケットは45°屈曲位ではくこと．

KBMソケット．　断端上に断端ソックスを着用し，筒状のストッキングをかぶせる．ライナーの底部の開口部を通して筒状のストッキネットを引き抜くこ

とによって，断端が引き下ろされる．それからストッキネットはライナーの上に折り返し，その状態のまま硬性の外ソケットを装着する．

義肢装具士はKBMソケットを装着するための正しい方法を決める．また，その方法をセラピストに知らせることが重要である．

PTBライナーでも太い断端で適合がきついときにはこの方法がよい．太い断端を装着するときには，組織をピーライトライナーの溝に挟まないように注意する．

シリコンスリーブ（図15.3参照）．シリコンスリーブは，装着前に裏返しに巻いておくこと．外ソケットを装着するために，少量のタルカムパウダーか水をスリーブに（外壁に）付ける．その後，スリーブの遠位端に断端の遠位端を押し付け，断端の上へ転がすように引き上げる．切断者が簡単にできるようになるまで，多少時間がかかるであろう．断端の皮膚に接触するスリーブの内壁にタルカムパウダーや水を使用してはいけない．

シリコンスリーブに付いているピンとスロットそしてロック機構からなるカップリング装置を音がするまでしっかりと外ソケットの中にはめ込む．これは切断者が座位で，膝関節を約60°屈曲位にして義足の踵から圧を加える（必要であれば，膝を下方に押し下げるように手で圧を加える）か，立位で義足から圧を加えるか，いずれかの方法で行う．

ひもを用いる際は，切断者が断端を外ソケットに押し込むと同時にそれをしっかりと引っ張ること．ライナーを完全に中まで引き入れ，ひもを止める巻き止め（thumb wheel）にしっかりと固定すること．ひもは義足のまわりか巻き止めのどちらかに巻き付ける．止めた後，セラピストと切断者はひもをきつく締める必要の有無を点検する．

TECライナー．このライナーを装着するためには潤滑剤を断端に付けライナーを引き上げる．時にはライナーを内側に入れたり断端上に巻き上げることが必要となる．断端ソックスはTECインターフェイスシステムでは通常使用されない．ライナーが適切で，ライナーと断端間に空気がわずかに残った場合にはマッサージをしてしぼり出す．それから，ライナーを硬性の外ソケットにはめ込む．

Alphaライナー．このライナーは厚い層と薄い層が2色で色分けされている．膝関節が屈曲しやすいように厚い部分を前方，薄い部分を後方にして装着する．ライナーはドーナツ形になるように巻き，底が直接断端に押し付けられるように置く．さらに，断端に巻き上げていき，最上部の高さをそれぞれの切断者に合わせる．また，ピーライトライナーを用いて硬性の外ソケットに入れることもある．ロッキングピンがあるときは外ソケットをシリコンスリーブと同じように装着する．

▶ **義足の取り外し**

1．切断者は座って補助懸垂を外す．
2．膝関節を30-40°屈曲させ断端を義足から引き抜く．ロッキングピンがない場合はソケットとライナー，ソックスを通常は同時に外す．ロック機構がスリーブにある場合は，硬性の外ソケットから断端を引き抜くとき，解放ノブを押す（またはひもを緩める）必要があり，スリーブを徐々に巻き戻し（装着の逆）皮膚から外す．
3．断端の皮膚は必要に応じて鏡を用いて点検する．義足の設計上，適切な体重支持部は赤くなる場合があるが正常である．しかし，除圧部には発赤や擦り傷があってはならない．もしそのようなことが続けば義足を修正することも必要である．断端末に浮腫がないこと．

▶ **着衣**

スカートの場合は，着衣の前であっても後であってもこの種類の義足の装着は難しくない．きついズボンかジーンズをはくときは，服をPTBに先につけてから装着したほうがよい．

歩行再教育の初期に断端の皮膚の頻繁な点検が必要なときには，半ズボンか先の細くならないズボンを着用することが望ましい．

■**PTB義足による歩行再教育**

セラピストが考慮すべき重要な点は，PTB義足の装着時間である．初期には断端の皮膚の耐容能によって制限される．皮膚の状態が回復するまで活動を中断しなければならないとき，セラピストは絶えず切断者に断端の点検を覚えさせる責任がある．長距

離を歩き続けたいと頻繁に熱望する場合には，説得して休ませなければならない．一般に歩行再教育の初期には，歩行時間は午前，午後それぞれ1時間未満である．切断者にはっきり言うべきことは，自宅での歩行は体重支持部の皮膚耐容能が十分になるまで行わないこと，および，一人で歩く場合は理学療法施設にある適切な歩行補助具を用いるということである．

　義足の歩行再教育の目的は正常の歩行パターンを獲得することで，平行棒から始める．大部分の切断者は早期歩行補助具（EWA）を用い，それがPpam aidの場合には骨盤を引き上げて膝を固く伸ばして歩くことに慣れてしまうだろう．したがって，足指離地に先立ち股関節と膝の円滑な屈曲を練習させる必要がある．踵接地時に膝関節屈曲を制御することは過伸展や突然の膝折れを防ぐために必要で，この制御を行いやすくするために踵の軟らかい別の型の靴が必要なときもある．

　均一な重複歩距離とリズムを奨励する．鏡とビデオはとても有用な視覚教材である．セラピストは前方，側面と後部から歩行パターン観察すること．

　平行棒内で正常に近い歩行パターンが得られたら歩行補助具の使用を始める．ほとんどの例が非常に早く杖を使用できるようになるが，高齢で虚弱な切断者には完全な支持と自信を得るために歩行器または四点杖が使用される．

　初期には階段や傾斜路で正常の歩行パターンを得ることは困難であるが，膝関節制御と皮膚耐容能，筋力が改善すれば能力は高まる．その後，高齢者と病的状態を合併する人以外の多くの人は普通に階段が昇れるようになる．

　転倒後起き上がるための特別な方法はない．しかし，切断者が起き上がる前に短時間床に座ったままでいることは，ショックを克服することや歩行補助具を持ち直すため必要なことである．

大腿コルセット付き義足 （図15.8参照）

　この種類の義足は旧式のデザインに慣れている人やPTB義足が禁忌である場合に，切断者に継続して供給される．大腿コルセット付き義足が用いられるのは，以下の通りである：

- 不安定な膝関節．キャリパーとしても作用する側方の金属支柱によって安定が得られる
- 25°以上の膝関節屈曲拘縮
- 膝蓋骨の先天性異常，膝蓋骨切除または骨折により生じた膝関節領域の形成異常・変形
- 切断者の職業または趣味が重労働の場合．農業，登山，オイルを使うような労働者などでは，大腿コルセット付きのデザインが作業上必要になるが，PTB義足を社会活動用に供給してもよい．

　大腿コルセット付き義足からPTB義足へ変更する必要のある切断者は，適応するための十分な動機と時間が必要で，セラピストとともに筋力強化，歩行および機能の再獲得のプログラムに準備が必要である．切断者が高齢になると末梢循環障害となり，大腿コルセット付き義足が断端の動脈血流を阻害し，間欠跛行を起こすこともある．

■大腿コルセット付き義足の構造

▶大腿コルセット

　前方留め具のある硬い一枚革で作られ，坐骨か殿部で体重が支持されることもある．そのコルセット自体でも体重の何割かを支えている．

▶膝関節

　関節のある側方の金属支柱は，下腿義足まで大腿コルセットから両側に延びている．ごく稀に，ロック機構をつけることもある．

▶ソケット

　下腿の断端は金属か木材，プラスチックのいずれかで作られた下腿受け皿に入れられる．ソケットは通常断端の近位で体重支持を行い，膝蓋骨の下端から3cm程度の断端上半分の周径に適合させる．

　断端からギプス採型されて作られた金属性の下腿受け皿には硬い一枚革のスリップソケットがたいていついている（図15.8参照）．スリップソケットは，下腿部の中に入れられ，切断者が座っているときは断端の動きを許容することにより，下腿部への衝突か

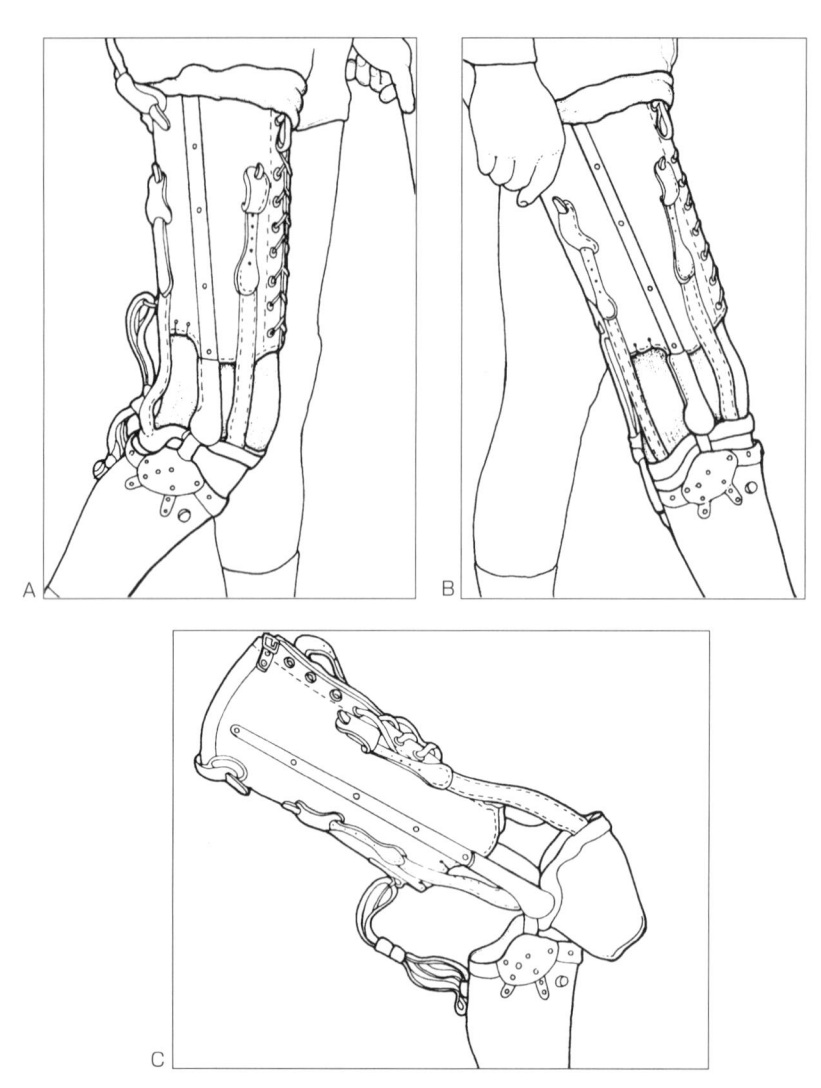

図 15.8　大腿コルセット付き義足の硬い一枚革のスリップソケットを示す．AとBは歩行中に下腿切断の断端がどのように動くかを示している．Cは金属製下腿部からスリップソケットを外したところ．

ら断端を保護する．歩行時と座位時に断端で安定した接触を維持するために，時には，弾性ストラップを大腿コルセットからスリップソケットまで付ける．

▶後方ストラップ

革後方ストラップは，膝関節の過伸展を防ぐために大腿コルセット付き義足の後方に付ける．

▶懸垂

この種類の義足は自己懸垂であるが，以下の補助懸垂が用いられることもある：

- 膝関節の下まで延び，振り出しを補助する前方ストラップと大腿コルセットまで延びている後方ストラップ付き腰ベルト懸垂
- 切断側から対側の肩に交差して掛けた肩ストラップで前方と後方を締める．

■大腿コルセット付き義足の点検

セラピストは切断者が断端ソックスの下に何も着

用していないことを点検する．

▶ 立位

切断者は膝関節を完全に伸展し，体重を左右均等にかけて立つこと．義足が坐骨支持の場合，セラピストは大腿義足と同じように点検するべきである（13章参照）．大腿コルセットは正しく固定する．循環障害が生じないように，あまりにきつく固定してはならない．義足の長さは大腿義足と同じ方法で点検する（13章参照）．

体重が断端上部と膝蓋腱部にかかるように，スリップソケットは正しい位置に置くこと．ゆるいときは短い断端ソックスを加えてもよい．

切断者が立位をとったとき，補助懸垂は安定しているべきで，歩行周期を通して義足の正しい位置を維持するべきである．

▶ 座位

義足の膝関節は，本来の膝関節に合わせる必要がある．スリップソケットがあるときはセラピストは切断者が座る際に断端とともに動くことを点検するべきである．スリップソケットを大腿コルセットに付けている弾性ストラップ上の締め具を必要に応じて調節する．

スリップソケットがなくて切断者が膝関節を90°に屈曲して座る際，断端に不快感を感じたならば，セラピストは修正を行うために義肢装具士と連絡をとるべきである．

切断者が座っているとき不快感が持続した場合，セラピストは義足を取り外し正しい位置に調整し大腿コルセットの締め具合を点検して，つけ直すべきである．切断者は義足の中で断端を「外」方または「内」方に自分自身で「固定」する．

▶ 歩行

硬い一枚革でできた大腿コルセットは体熱でわずかに柔らかくなるので，約1時間の歩行再教育の後に再固定することが必要である．しかし，このことが駆血を引き起こすことがあるため，切断者はあまりきつく固定するべきでない．

ピストン現象は歩行を後方から観察することで点検できる．セラピストは大腿コルセットと補助懸垂の締め具，断端ソックスの数と厚さを点検した後に，さらに懸垂を増すためには義肢装具士と連絡をとること．

鼠径部での内転筋部は快適でなければならない．セラピストは義足が正しい角度で装着されていること，および断端ソックスが十分コルセットの縁から引き上げられていること，切断者が踵接地で股関節伸筋を最大限に使っていることを点検する．膝関節に屈曲拘縮があるときは股関節にも屈曲拘縮が存在することもあり，その状態では大腿コルセットの中に収まらないこともある．調整が必要なときは，義肢装具士に連絡をとるべきである．

セラピストは点検とともに，必要であれば踵接地時の過伸展を防ぐために膝関節機能を再教育すべきである．もしそれが持続するならば後方ストラップをしっかりと締めてもよい．歩行周期の間を通して義足のアライメントを観察すべきであり，明らかな異常があれば，義肢装具士に連絡をとる必要がある．

■大腿コルセット付き義足による機能の再教育

▶ 義足装着

切断者は義足の荷重を少なくして座るが，コルセットを固定する前に足部に向かって下方に押し付けるようにして立ち上がること．かなりの巧緻性とバランスが必要である．座っている間に補助懸垂は固定する必要があるが，立位で正しく締め具合の調整を行う．

もし，切断者が大腿コルセットのひもを結ぶことができなければ，ストラップと締め具またはマジックテープに変更してもよい．このことは指の感覚低下と視力障害をもつ切断者にとって特に重要である．

▶ 歩行再教育

義足を制御するためには膝関節周囲筋よりも股関節周囲筋が使われるが，勢いのよい遊脚相と強い踵接地を伴った左右不均等な歩容を作り出すことにもなる．セラピストは切断者がより円滑な歩行を獲得できるように鏡かビデオをフィードバックの補助として用いるべきである．

PTB義足に関しては歩行補助具を用意すること．

この義足は切断者の大腿筋の廃用性筋萎縮を遅かれ早かれ起こしやすい点に注意すべきである．

義肢情報

英国において使用可能な義肢に関する詳しい情報は，製作者から得られる．住所は付録1に記載されている．

2版までの文献

Boldingh E J K, Van Pijkeren T, Wijkmans D W 1985 A study on the value of the modified KBM prothesis compared with other types of prosthesis. Prosthetics and Orthotics International 9:79–82

Donn J M, Porter D, Roberts V C 1989 The effect of footwear mass on gait patterns of unilateral below-knee amputees. Prosthetics and Orthotics International 10:139–141

Enoka R M, Miller D I, Burgess E M 1982 Below-knee amputee running gait. American Journal of Physical Medicine 61(2):66–84

Fleurant F W, Alexander J 1980 Below knee amputation and rehabilitation of amputees. Surgery, Gynaecology and Obstetrics 151:41–44

Isakov E, Mizrahi J, Susak Z, Onna I 1992 A Swedish knee cage for stabilising short below-knee stumps. Prosthetics and Orthotics International 16:114–117

Kegel B, Burgess E M, Starr T W, Daly W K 1981 Effects of isometric muscle training on residual limb volume, strength, and gait of below-knee amputees. Physical Therapy 61(10):1419–1426

Renstrom P, Grinby G, Larsson E 1983 Thigh muscle strength in below-knee amputees. Scandinavian Journal of Rehabilitation 9:163–173

Robinson K P 1972 Long-posterior-flap myoplastic below-knee amputation in ischaemic disease. Lancet Jan 22:193–195

Robinson K P, Hoile R, Coddington T 1982 Skew flap myoplastic below-knee amputation: a preliminary report. British Journal of Surgery 69(9):554–557

Saadah E S M 1988. Bilateral below-knee amputee 107 years old and still wearing artificial limbs. Prosthetics and Orthotics International 12:105–106

Vittas D, Larsen T K, Jansen E C 1986 Body sway in below-knee amputees. Prosthetics and Orthotics International 10:139–141

Weiss J, Middleton L, Gonzalez E, Lovelace R E 1983 The thigh corset: its effect on the quadriceps muscle and its role in prosthetic suspension. Orthotics and Prosthetics 37(3):58–62

Wilson A B 1979 Lightweight prostheses. Prosthetics and Orthotics International 3:150–151

Wirta R W et al 1990 Analysis of below-knee suspension systems: effect on gait. Journal of Rehabilitation Research and Development 27(4):385–396

3版の文献

Anderson S P 1995 Dysvascular amputees: what can we expect? Journal of Prosthetics and Orthotics 7(2):43–50

Blumentritt S 1997 A new biomechanical method for determination of static prosthetic alignment. Prosthetics and Orthotics International 21(2):107–113

Boonstra A M, van Duin W, Eisma W 1996 International forum. Silicone suction socket (3S) versus supracondylar PTB prosthesis with pelite liner: trans-tibial amputees' preferences. Journal of Prosthetics and Orthotics 8(3):96–99

Cortés A, Viosca E, Hoyos J V, Prat J, Sánchez-Lacuesta J 1997 Optimisation of the prescription for trans-tibial (TT) amputees. Prosthetics and Orthotics International 21(3):168–174

Dasgupta A K, McCluskie P J A, Patel V S, Robins L 1997 The performance of the ICEROSS prostheses amongst trans-tibial amputees with a special reference to the workplace – a preliminary study. Occupational Medicine 47(4):228–236

Gailey R S, Nash M S, Atchley T A et al 1997 The effects of prosthesis mass on metabolic cost of ambulation in non-vascular trans-tibial amputees. Prosthetics and Orthotics International 21:9–16

Humzah M D, Gilbert P M 1997 Fasciocutaneous blood supply in below-knee amputation. The Journal of Bone and Joint Surgery 79B(3):441–443

Isakov E, Burger H, Gregoric M, Marincek C 1996 Stump length as related to atrophy and strength of the thigh muscles in trans-tibial amputees. Prosthetics and Orthotics International 20:96–100

Johnson V J, Kondziela S, Gottschalk F 1995 Pre and post-amputation mobility of trans-tibial amputees: correlation to medical problems, age and mortality. Prosthetics and Orthotics International 19:159–164

Johnson W C, Watkins M T, Hamilton J, Baldwin D 1997 Transcutaneous partial oxygen pressure changes following skew flap and Burgess-type below-knee amputations. Archives of Surgery 132:261–263

Kaufman J L 1995 Alternative methods for below-knee amputation: reappraisal of the Kendrick procedure. Journal of the American College of Surgeons 181:511–516

Liao K I, Skinner H B 1995 Knee joint proprioception in below-knee amputees. The American Journal of Knee Surgery 8(3):105–109

Pinzur M S, Cox W, Kaiser J, Morris T, Patwardhan A, Vrbos L 1995 The effect of prosthetic alignment on relative limb loading in persons with trans-tibial amputation: a preliminary report. Journal of Rehabilitation Research and Development 32(4):373–378

Powers C M, Boyd L A, Torburn L, Perry J 1997 Stair ambulation in persons with trans-tibial amputation: an analysis of the Seattle Lightfoot. Journal of Rehabilitation Research and Development 34(1):9–18

Saleh M, Datta D, Eastaugh-Waring S J 1995 Long posteromedial myocutaneous flap below-knee amputation. Annals of the Royal College of Surgeons England 77:141–144

Smith D G, Horn P, Malchow D, Boone D A, Reiber G E, Hansen S T 1995 Prosthetic history, prosthetic charges, and functional outcome of the isolated, traumatic below-knee amputee. The Journal of Trauma: Injury, Infection and Critical Care 38(1):44–47

第16章
サイム切断および足部部分切断

《この章の内容》

サイム切断　195

サイム義足　196
　在来式金属製サイム義足　196
　全プラスチック製サイム義足　196

サイム義足の点検　196
　断端末全荷重義足　197
　断端部分荷重義足　197

足部部分切断　197
　靴部充填材　198
　足部部分義足　198

サイム切断と足部部分切断の機能的再教育　198
　義足装着　198
　歩行再教育　198

中足骨部切断と足指切断　199
　末梢部切断の義足　200

サイム切断

　この切断は1842年にEdinburgh市のJames Symeにより初めて行われた．切断は足関節離断である．つまり踵骨を除去し，脛骨は遠位の足関節表面で切除され，足関節内果も切除される．外果も内果と同様の高位で切除される．踵骨部の軟部組織と強靱な皮膚は脛骨と腓骨の遠位端を覆うために保存され前方に翻転される．従って縫合線は前方にくる．術後重要なことは踵骨部の軟部組織と骨端との強固な結合を生じさせるために，踵骨部の軟部組織と皮膚をそのままの位置で包帯固定して維持することである．踵骨部が後方へ移動してはならない．この部位での切断でよく見られる失敗は，踵骨部の軟部組織の位置や固定あるいは生着の問題に関連している．理想的な断端では義足の有無にかかわらず断端での全荷重が可能であり，通常の靴に合う大きさの義足足部が十分つけられる長さであることが必要である．つまり断端と地面との間隙（健側との脚長差）は最低4cm必要である．断端での全荷重ができなければ，ソケット近位ではPTBの形状が必要となる．

　この残存肢は膝関節離断と同様の特徴をもっており，断端は長く，固有感覚機能のある断端荷重が可能である．この手技の適応は以下の通りである：
1．外傷
2．先天性下腿短縮症

3．慢性足部感染症

▶ 外傷

前足部における重度の外傷でも足底の踵部軟部組織が健常であれば，この切断レベルで治療できる．寒冷外傷すなわち凍傷は，この切断を選択するもうひとつの原因である．

▶ 先天性下腿短縮症

足部は形状だけが正常であっても機能が有効でない場合もある．足部の切除により延長可能な義足による義足管理が容易となる（21 章参照）．

▶ 慢性足部感染症

糖尿病性と思われる開放性の潰瘍やニューロパチー（糖尿病，らい病，二分脊椎）による二次的感染症のある患者は，踵部の知覚が正常に保たれていれば，この切断レベルから得るものは大きい．高品質な薬剤が容易に使えない国々では，この切断レベルは足部の潰瘍や二次的感染治療の第一選択となる．

末梢に糖尿病性循環障害があるとき，しばしばこの切断レベルが選択されるが，アテローム性動脈硬化症がある場合には稀にしか成功しない．

サイム義足

早期の創傷治癒により切断者は非常に早く義足での移動が可能になる．ソケット作製に使用される材料は，皮革と熱可塑性プラスチックである．

■在来式金属製サイム義足

この義足は外見的には受け入れられ，このレベルでの切断を受けた一部の女性たちは，この義足を好む．後方開放フラップ付きの皮革ソケットがあり，それは金属製脛骨部に内部で適合し接続している．足部は単軸あるいは高さが低い SACH 足である（8 章，103 頁参照）．

■全プラスチック製サイム義足

（図 16.1，図 16.2 参照）

この義足は滑らかな輪郭および絞り込んだ足関節部により外見的に改善した．ピーライトライナーは硬性プラスチック製外側ソケットに適している．開窓部がなく「押し込んで適合させる」．これは膝関節離断用プラスチックソケットと同様である（14 章参照）．しかしカナダ式有窓型サイム義足では，マジックテープのストラップや弾性カフにより保持された後方または内側の開窓部（ソケット遠位部）がある．足部には Quantum 足を装着した在来式金属製サイム義足，あるいは Spring Lite 足や Flex 足の Low Profile Symes のようなカーボンファイバーブレードがある（8 章，104 頁参照）．

サイム義足の点検

セラピストは作製した義足について断端の荷重範囲が正しく調整されているかどうかを点検しなけれ

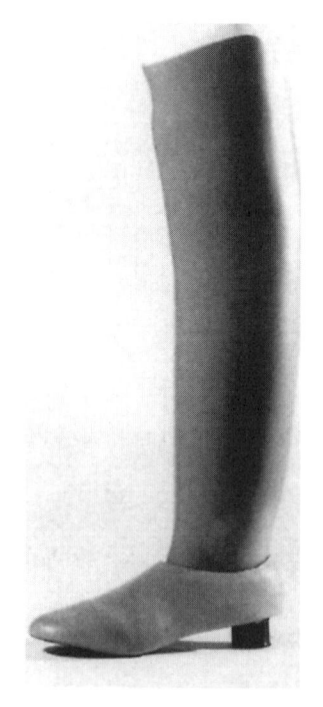

図 16.1　全プラスチック製サイム義足．

第 16 章　サイム切断および足部部分切断　197

る．例えば厚地の綿製の断端ソックス
- 断端が過度に動いてしまうソケットのゆるみ
- 循環を妨げるソケットのきつさ
- ソケットが断端の骨輪郭でうまく適合しない
- 義足足部部品は過度の剪断力を防止するために調整が必要であり，特に踵接地と足指離地のときに重要である．

セラピストはフォームラバーを用いて断端荷重パッドを作り変えたり，断端ソックスの種類と厚さを変更して，義足が正しく適合されるかどうか点検する．

■断端部分荷重義足

切断者の中には次のような部位に荷重を分散する必要がある人がいる．それは，断端の断端末，断端の全長，脛骨内果部と膝蓋腱部である．しかし近位部で全荷重の人もいる．

早い段階での義足再教育は近位荷重部位の皮膚硬化を促進するため，1回の訓練期間を短く制限しなければならない（15 章参照）．

もしセラピストが適合問題を解決することができなければ，義肢装具士に連絡し必要な変更をしなければならない．

骨端上の踵部軟部組織の位置は，義足使用の後で移動しているかもしれない．この領域で訴えられる不快感は義足変更のヒントになる．断端の修正手術の必要があれば，整形外科医に連絡すべきである．

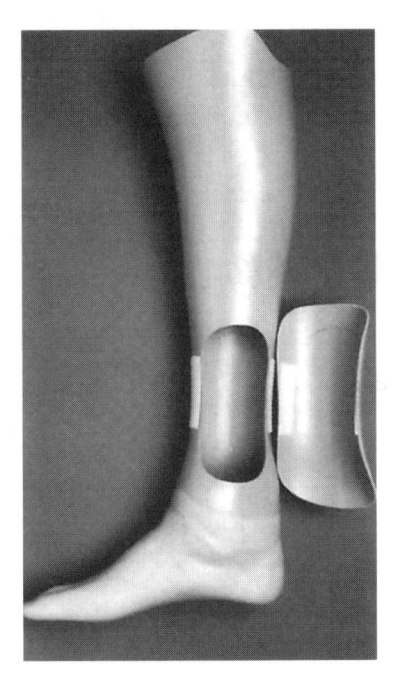

図 16.2　カナダ式有窓型サイム義足（Redhead et al. より許可を得て掲載）．

ばならない．

■断端末全荷重義足

すでに述べたように断端は断端末での全荷重が可能である場合もあるが，別の場合では近位に荷重をかけることが必要となる．踵部の軟部組織には歩行中に発赤や痛みがあってはいけない．義足の使用開始早期には手術瘢痕線を慎重に観察する．

断端感覚が低下している切断者は，皮膚が耐えられる範囲内で歩行再教育をすべきである．セラピストは頻繁に義足を取り外し，発赤，摩擦，または斑点があるかどうか断端を観察しなければならない．切断者には踵部軟部組織を点検するために鏡を使用して，断端を観察することを教育しなければならない．断端末全荷重義足を使用している切断者が踵部軟部組織に不快を訴える場合，原因は次のようなことが考えられる：
- 断端ソックスが断端の上まで正しく引き上げられず，場合によっては荷重範囲上に皺を作っている可能性がある
- 異なった種類の断端ソックスが必要なこともあ

足部部分切断

▶横足根部切断（ショパール切断）

この切断は中枢側が距骨と踵骨で末梢側が舟状骨と立方骨での関節離断である．

▶中足骨部切断（リスフラン切断）

この切断は中足骨と足根骨との間の前足部関節離断である．これらの切断は稀にしか行われない．唯一の適応は前足部の重度圧挫滅による外傷と凍傷である．時に前足部の感染症において実施されること

がある．この切断レベルの欠点はアキレス腱の不均衡な牽引により尖足位に引かれ，前脛骨筋により内がえしになることである．創部が治癒した後にでも，断端の前下方面の皮膚は，義足との摩減によって皮膚肥厚や鶏眼を生じる傾向にある．これらは有痛性であり問題となることがある．

足関節の可動性とアキレス腱の長さを維持することで尖足変形を予防するために，術前と術直後の治療が必要である．

■靴部充填材

セラピスト，足治療医あるいは義肢装具士は，熱可塑性プラスチック素材を使って一時的な荷重靴を作製することができ，Drushoe も使用可能である（19頁，図2.4 参照）．

靴部充填材を使用する際は，断端の皮膚は定期的にセラピストと切断者本人によって点検されなければならない．

■足部部分義足

この部位での切断にはいくつかの義足がある．その中で3種類について以下に説明する：
1. 短皮革製足関節コルセットは木製の足部に付属し，普通の靴の中に履くことができる．切断者は踵部軟部組織を通して荷重でき，コルセットは断端の滑りを防止するために安全に装着されなければならない．足関節可動域は完全に維持される．
2. 注文生産のシリコンソケットまたはスリッパは，外見上許容できる選択肢のひとつである（図16.3 参照）．この種類の義足の利点は，靴を履く履かないにかかわらず装着できることである．欠点は少し汗をかきやすく，重く，前足部のレバーアームがやや硬いことである．このデザインは足部部分切断者には非常に一般的である．シリコン製足部が使用される場合には足部に減りがないか注意が必要となる．
3. 簡易靴部充填材は，皮革を張ったオルセレンで作られ普通の靴の中に収まる．

ショパール切断とリスフラン切断に対する義足のデザインは，個々の断端の荷重特性と形状により規定される．

サイム切断と足部部分切断の機能的再教育

■義足装着

サイムおよびほとんどのショパール切断では，荷重部位に皺ができないように滑らかに引き上げられるような断端ソックスが必要である．

足部部分義足では普通の靴下が履ける．義足装着のために特別な教育は必要ない．

すべての足部部分切断者は，義足に適合している靴が必要であり，適切な組み合わせを見つけるまでにいくらか努力が必要である．

■歩行再教育

このような末梢部位での切断者は，中枢部位での切断者よりもより大きな機能的損失感を経験する．

バランストレーニングは特に前足部および母指の切断者には最も重要であると考えられる．早期の立位練習ではリズミック・スタビリゼーションやバランスボードが用いられ，セラピストは切断者に対し砂利道，でこぼこした地面，丘など種々の地面の上を歩行するように促す．このような特別な地面の上であれば，切断者は自分の変化したバランス反応に気づくようになる．

歩行時のプッシュオフの消失は次第に明確となり，末梢部切断者のほうが著しい．外見上は小切断であっても，非常に左右不均等な歩行パターンを示す．

サイムおよびショパール切断の利点の一つは，断端荷重の点であり，義足を装着しなくても切断者は歩行できる．しかし切断の当初の原因が神経障害であることが多く，断端の感覚が減弱していることがある．このため義足なしで切断者が家を歩き回るときに皮膚の損傷が起こっても，すぐには気づかないことがある．もし開放創ができ，感染すれば再切断

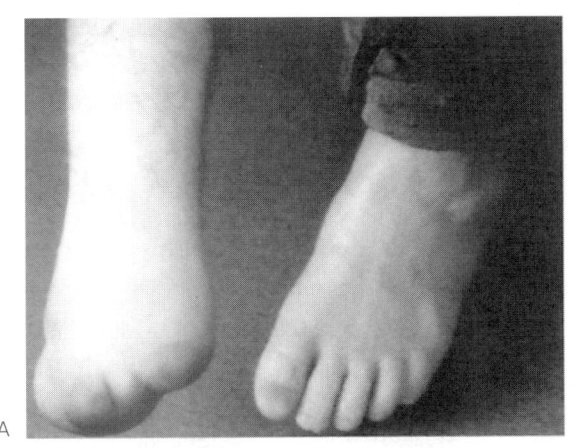

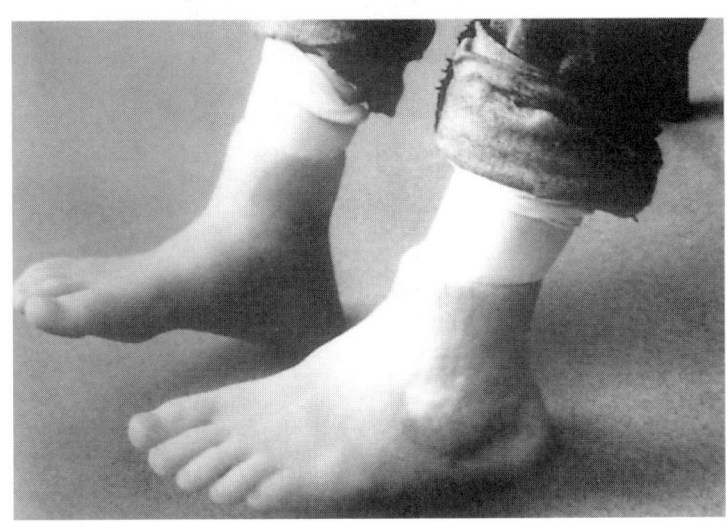

図 16.3 両側足部切断者．A：切断範囲を示す．B：装飾用シリコン部分足部義足を示す（Hugh Steeper Ltd の許可を得て掲載）．

が必要となる．セラピストは断端の全末梢部の感覚を検査しなければならない．セラピストは切断者に対して損傷の危険性とこれを避けるための簡単な処置を十分に説明しなければならない．床の状態，緩んだカーペットの現状，鋲などを点検するために家庭訪問が必要である．

中足骨部切断と足指切断

中足骨部切断レベルとは，足指の中枢部から中足骨頭までの切断を含む．適応は以下の通りである：
- 外傷
- 微小外傷により生じた進行が緩やかな限局した壊疽．これらの患者は糖尿病である可能性が高い
- 末梢循環障害のため大血管の再建術後に足部の末梢部が血管再生せず切断が必要となるとき
- 変形．

全足指切断は広範な外傷，凍傷あるいは慢性関節リウマチなどの多発性変形に対して適応がある．

個々の足指の中足骨での切断は，「趾列」切断と呼ばれる．

たとえ足指の切断が適応ありと考えられても，残存足指の安定性，生体力学および組織活性が考慮さ

れなければならない．例えばもし第1足指の趾列切断（最安定な趾列切断）が行われ，荷重が足部の外側縁に移動する場合，特に第4と第5足指の種々の状態が悪ければその部位は頻回に潰瘍化し組織破壊に陥る．しかしもし第2足指の趾列切断ならば，安定した状態であり足部はより温存できる．

足治療医らによる床反力計を用いて行われる完全な生体力学的評価は，この部位での切断にとって有用である．

■末梢部切断の義足

セラピストはしばしば靴の足底挿板あるいは靴を作製するように依頼される．熱可塑性プラスチック素材で靴を作製するか，あるいは代わりに一時的な手段として，切断者自身の靴への適合を行う．これらの靴を作製するときは，大きくなった足部を収納させて，荷重再配分に必要な外部緩衝材挿入用の適当な空間を与えるために，十分な深さが必要である．

病院施設，義肢装具部門と足治療部門は，より永久的で快適な靴を作製することができる．注文生産の靴の足底挿板あるいは靴に挿入する足指ブロックはこれら部門で製作され，靴と密着した適合が得られるようにする．第1足指切断の場合では足指ブロックの付いた足底挿板は，簡単に潰瘍化する第1中足骨頭部上の摩擦を防止するのに必要である．個々の足指切断には単独足指ブロックが足部形態の変形防止に必要である．これはシリコンゴムで作製される．

義肢情報

英国において使用可能な義肢に関する詳しい情報は，製作者から得られる．住所は付録1に記載されている．

2版までの文献

Anderson L, Westin G W, Oppenheim W L 1984 Syme amputation in children: indications, results and long-term follow-up. Journal of Pediatric Orthopaedics 4:550–554

Bahler A 1986 The biomechanics of the foot. Clinical Prosthetics and Orthotics 10(1):8–14

Baker W H, Barnes R W 1977 Minor forefoot amputation in patients with low ankle pressure. American Journal of Surgery 133:331–332

Hayhurst D J 1978 Prosthetic management of a partial-foot amputee. Inter Clinic Information Bulletin 17(1):11–15

Lange T A, Nasca R J 1984 Traumatic partial foot amputation. Clinical Orthopaedics 185:137–141

Millstein S G, McCowan S A, Hunter G A 1988 Traumatic partial foot amputations in adults: a long-term review. Journal of Bone and Joint Surgery 70B:251–254

Mustapha N M, McCard F, Brand A T 1980 Case note – a combined end-bearing and patellar-tendon-bearing prosthesis for Chopart's amputation. Prosthetics and Orthotics International 4(3):156–158

Oppenheim W L 1991 Fibular deficiency and the indications for Syme's amputation. Prosthetics and Orthotics International 15:131–136

Pearl M, Johnson R J 1983 An air-ventilated Syme's leg prosthesis. Inter Clinic Information Bulletin 18(5):5–6

Rubin G 1984 The partial foot amputation. Journal of the American Podiatry Association 74(10):518–522

Sarmiento A 1972 A modified surgical-prosthetic approach to the Syme's amputation. Clinical Orthopaedics June 85:11–15

Wagner F W Jr 1977 Amputation of the foot and ankle – current status. Clinical Orthopaedics 122:62

3版の文献

Balkin S W 1995 Lower limb amputation and the diabetic foot. Journal of the American Medical Association 273(3):185

Chang B B, Bock D E M, Jacobs R L, Darling III R C, Leather R P, Shah D M 1994 Increased limb salvage by the use of unconventional foot amputations. Journal of Vasular Surgery 19(2):341–349

Chang B B, Jacobs R L, Darling III R C, Leather R P, Shah D M 1995 Foot amputations. Surgical Clinics of North America 75(4):773–782

Choudury S N, Kitaoka H B 1997 Amputations of the foot and ankle: a review of techniques and results. Orthopedics 20(5):446–457

Giurini J M, Rosenblum B I 1995 The role of foot surgery in patients with diabetes. Clinics in Podiatric Medicine and Surgery 12(1):119–127

Habershaw G M, Gibbons G W, Rosenblum B I 1993 A historical look at the transmetatarsal amputation and its changing indications. Journal of the American Podiatric Medical Association 83(2):79–80

Heim M 1994 A new orthotic device for Chopart amputees. Orthopaedic Review March:249–252

Lieberman J R, Jacobs R L, Goldstock L, Durham J, Fuchs M D 1993 Chopart amputation with percutaneous heel cord lengthening. Clinical Orthopaedics and Related Surgery 296:86–91

Mueller M J, Allen B T, Sinacore D R 1995 Incidence of skin breakdown and higher amputation after transmetatarsal amputation: implications for rehabilitation. Archives of Physical Medicine and Rehabilitation 76:50–54

Mueller M J, Salsich G B, Strube M J 1997 Functional limitations in patients with diabetes and transmetatarsal amputations. Physical Therapy 77(9):937–943

Mueller M J, Strube M J, Allen B T 1997 Therapeutic footwear can reduce plantar pressures in patients with diabetes and transmetatarsal amputation. Diabetes Care 20(4):637–641

Pinzur M S, Izquierdo R 1997 Reconstruction of the heel pad in ankle disarticulation with a free muscle transfer. The American Journal of Orthopedics July:491–493

Santi M D, Thoma B J, Chambers R B 1993 Survivorship of healed partial foot amputations in dysvascular patients. Clinical Orthopaedics and Related Research 292:245–249

Stuck R M, Sage R, Pinzur M, Osterman H 1995 Amputations in the diabetic foot. Clinics in Podiatric Medicine and Surgery 12(1):141–155

Vitti M J, Robinson D V, Hauer-Jensen M et al 1994 Wound healing in forefoot amputations: the predictive value of toe pressure. Annals of Vascular Surgery 8(1):99–106

Vowden K, 1997 Diabetic foot complications. Journal of Wound Care 6(1):4–8

Wagner F W 1994 Letter to the Editor. Clinical Orthopaedics and Related Research 313:293–294

第17章
両側下肢切断

《この章の内容》

術前治療 204

術後治療 204
 運動プログラム 205
 義肢リハビリテーションの手順 206

両側大腿切断者 206
 早期歩行補助具（EWAs） 206
 早期歩行補助具と義足の装着 206
 早期歩行補助具と義足の点検 209
 歩行再教育 209
 椅子からの立ち上がり 210
 着座 210
 トイレの使用 211
 階段 212
 スロープ 212
 段差/縁石 212
 床からの立ち上がり 212

両側膝関節離断者 214

**下腿切断と膝離断あるいは
 大腿切断との組み合わせ** 215

両側下腿切断者 215

両側股離断者 216

　両側下肢切断者のリハビリテーションがうまくいくかどうかは，切断に至った病理や，その他の合併症，その状況に適応しているかどうかによる．両側下肢切断は精神的に打ちのめされるような経験であり，切断者の治療を行い身内やケアする人に話をするときには，治療チーム全体はかなりの気配りと思いやりをもって接する必要がある．

　切断を受け入れるには時間がかかり，臨床心理学者やカウンセラーの援助が必要となり，リハビリテーションが遅れることもある（3章参照）．この切断を受容する期間は重要である．切断からの回復と受容に至るまでの間に，治療にあたるチームは切断者の将来的な治療方針について計画を立てていくべきである．

　末梢循環障害による一側切断者の約30％は，3年以内に両側下肢切断となることはよく知られている．片側切断者は二度目の切断に至る数週間前まで上手に歩行できているとその後のリハビリテーションもうまくいくことが多い．片側切断者が健側肢の痛みのために椅子に座りっぱなしになっていると体力が低下しリハビリテーションに長期間を要する．また両側下肢を同時に切断される末梢循環障害を有する切断者も少数存在する．明らかな精神的ショックを経験することは別として，切断者は全身的な疾患を患っており，回復するのに幾週もかかる．この両側下肢切断者に対するリハビリテーションにはより長い期間を要する．

大きな外傷で両側下肢切断に至る切断者はごく少数である．このような切断者には進行性疾患による全身的な問題は存在しないが，同時に起こる外傷のため，循環障害の患者と同じような問題に遭遇することがある．いったん回復し，リハビリテーションがきちんと行われ，心肺機能障害による制限がなければ切断者の回復の可能性は大となる．ごく少数の外傷患者では髄膜炎菌性の敗血症のようなひどい感染により，同時に両側下肢が切断されることもある．この重篤な状態については21章で記載されている．

術前治療

末梢循環障害があり血管系あるいは糖尿病の検査のために入院した片側切断者は，病棟セラピストにより観察される．切断者の体調はセラピストが前回にみたときから明らかに悪くなっていくであろうし，健側肢の関節拘縮や筋低下，状態の悪化といった問題が発生する可能性がある．できるだけ長い間切断を片側だけに留めるためには，ベッド上に限定した運動プログラムを開始する必要がある．また一般的な動きを評価し，できるかぎり専門家に履き物（例えばプラスタゾーテで作った靴）を作ってもらい，歩行補助具を与えたり，義足の適合を調整する必要がある．

もし明らかに2回目の切断が行われそうなときはさらに評価が必要である．ここで最も重要な点は自宅の状況である．この点は片側切断者の評価とは違う観点から考えなければならない．自宅は車椅子の使用が可能か，または改造できるのか，近い将来に家庭で援助を受けるのか？　最もよい方法は最初に評価を行うときに車椅子を持って自宅を訪問することである．切断者はこの段階では一緒に訪問する必要はない．将来を見据えた上で適したケアプランを見つけることや，もしケアの上で不都合があれば身内に新しい住居に同居させケアに参加させるために，ソーシャルワーカーやケアマネージャーにすぐに連絡をとる必要がある．

現実的なスケジュールの中で適切な目標を設定することが両側下肢切断者において治療の鍵となる．多くの人は機能的に自立した状態で歩けるようになることは難しいので，誤った希望はもつべきではない．リハビリテーションは専門家やケアする人，身内から構成される大きなチームが参加して，しばしば何ヶ月も長い時間かけて行われる．術後に十分な入院期間と資源を提供できる専門施設に切断者を移すことは，より現実的である．

すべての両側下肢切断者には車椅子が必要であり，年齢，状態，切断のレベルにかかわらず，義足を装着しない場合，唯一安全な方法である（6章参照）．両側下肢がないために起こる車椅子での体重分布の変化を補正するために，後輪を7.5cm後方に付ける．もし切断者がこれらの必要条件を満たさない車椅子を持っていたら調整すべきである（6章参照）．

この段階での治療方法は自立した移乗の指導と（49頁，図4.12；50頁，図4.13参照），切断者の全身状態に応じて痛みに耐えられ，機能的に動かせる範囲で上肢と体幹の筋力強化を行うことである．

術後治療

術後の数日間，両側下肢切断者はベッド上を移動するのは難しい．ストレッチャー，monkey poleや除圧補助具と一緒に標準的な高さ調節可能ベッドを術前より用意しておく（2章参照）．セラピストが術後第1日目から教える必須の動作は：

1．ベッド上の起き上がり
2．バランス
3．ベッド上動作
4．移乗．

▶ベッド上の起き上がり

この動作は切断者が上肢をベッドに一度に押し下げ，体幹を一方向に4分の1回旋させ，反対側へ4分の1捻るようにする（44頁，図4.4参照）．

Monkey poleは両側下肢切断者にとって，差し込み便器に乗るのに身体を持ち上げたり，圧迫部位のケアをするために便利である．

▶バランス

一般的に両側下肢切断者（特に高位切断者）は後方へ過剰にバランスが偏位する．支えなしの座位で

のリズミック・スタビリゼーションは最も有効な訓練である．初めは徒手的な抵抗を体幹に加えこの方法でバランスが得られると，次第に上肢を外側に広げ，遠位部に抵抗を加える．

▶ベッド上動作

この動作を最もうまく行うには垂直に座り股関節を引き上げ，殿部を交互に動かすことである．前進，後進，横移動など殿部で「歩く」練習が行われる．多くの両側下肢切断者はこの動作を身につけるためにプッシュアップ台を必要とする（58頁，図5.2参照）．患者の上肢が短い場合やベッドの表面が柔らかい場合には，プッシュアップ台はなおさら必要となる．

▶移乗

ベッドの縁まで後進して適切な車椅子へ移乗することが教えられる（49頁，図4.12参照）．

早期にこれらの動きを獲得し，将来自立する可能性は次の4つの身体的状態による．
1. 筋力：バランスと同様に上肢および体幹の筋力が良好であれば，移動は容易である．
2. 体幹の動き：関節可動域に制限がなく，全身的な柔軟性が必要である．
3. 身体的調和：両側下肢切断者の体幹が長く上肢が短い場合や腹部が大きい場合は移動が困難となる．
4. 医学的状態：循環器系および脳機能の状態，進行性病態の悪化も移動能力に影響を与える．

■運動プログラム

硬くて広い台を用いてより簡単に評価して治療するために，5章に述べられているような治療施設での運動プログラムに移行する．この段階では切断者は服を着用する．更衣訓練は極めて重要な活動である．特に下半身と衣服のサイズが合っていることが必要である．更衣能力は切断者の義足装着能力を示す明らかな指標となる．切断者が自立して下半身の更衣動作が行えるようになるには5週間は必要である．

寝返りは機能的にも運動としても非常によい活動である．筋力と自信が得られた後にマット上で運動を行う（図17.1参照）．ここでさらに体力をつけて活動的となった切断者は，転倒を恐れずに自由で活動的な運動が素早く力強くできるようになる．このことは運動に親しんでいる開放的な性格の切断者では，より一般的である．競技は面白さと競争心を生み出す．切断者用のバドミントン，ホッケー，ネットボールなどはいずれも価値がある．水治療法も有用な治療的活動である．

十分に義足を使いこなす片側の下腿切断者は，両側下肢切断となった後でも移乗や限られた移動のために現在の義足を使用することは可能である．立位でのピボット移乗の際に，この義足を正常な下肢と見なすことができる（4章参照）．両側切断になる前に義足を使用していた片側膝離断または大腿切断者は，膝がないために，可動性を出すために現在の義足を使うことはできない．彼らは車椅子乗車の際にこの義足が安楽で，装飾性に富み，あるいは精神的安心を得るために使用する．

両側下肢切断者が早期歩行補助具（EWAs）を使用する際は，大きな注意が必要である．もし初回が下腿切断で義足の使い方がうまい場合，後の切断側に早期歩行補助具をつけ，今までの義足と併せて使用する．立位および歩行はセラピストの近監視下に平行棒内において，許容範囲内で試みることができる．歩行がうまくいかないときは，切断者の背が高すぎるため，てこ作用を働かせることが難しいのかもしれない．早期歩行補助具は両側下肢切断者の浮腫の調整よりもむしろ義足装着前の断端や歩行の評価用具として有用である．Ppam aidは両側同時に使用すると安定性を欠如させたり，ピストン現象を起こしたり，創部を損傷する可能性があるため，行ってはならない．Ppam aidの使用がうまくいかないことは切断者が義足に適していないことを意味しているわけではない．Femurettはより支持性があり，義足装着の能力評価に適している．義肢リハビリテーションにおける適性は，7章で述べられている一般的な考え方が参考となる．しかし切断者の状態や環境が変われば，この決定はいつでも変えうることを覚えておかなければならない．

■義肢リハビリテーションの手順

病院のリハビリテーションチームによるすべての評価が終了した後（7章参照），両側下肢切断者は地域の義肢サービスを訪問する．患者によっては片側切断者としてすでに経験した手順である．他の者にとって最初の訪問は非常に大変である．

義肢サービスチームが切断者の状態を把握するため，詳しい医学的評価，リハビリテーション評価，家庭訪問の報告書を含めた社会的評価が行われる．

両側下肢切断者に給付される義足はバランス能力を失わないように重心を下げ，長さを短くする．これについては注意深く説明しなければならない．

両側義足でのリハビリテーションにはかなりの時間と治療施設での定期的なセラピーが必要である．ソケットに対しても多くの微調整を行う必要があり，両側下肢切断者は義肢装具士と一緒にリハビリテーション施設に行くことが望ましい．

義肢リハビリテーションは何ヶ月もかけて行う．一ヶ月後の定期的診察で向上する徴候が見られなければ，セラピストと医師と切断者はこのまま歩行練習を継続するかを真剣に考えなければならない．両側下肢切断，特に高位切断者は将来義足を使用できる可能性について非現実的である．両側下肢切断者が挑戦する機会をもつことは重要であるが，もしうまくいかない場合にはチームと切断者はいつ止めるかを決めるべきである．それから車椅子に乗るときに使う装飾用の義足を給付し（90頁，図7.1参照），他のリハビリテーション目標を探す．自立と活動性は義足の使用にのみ関連するものではない．

■両側大腿切断者

■早期歩行補助具（EWAs）

両側大腿切断者は重心を下げて安定性を増すために短いFemurettを使って歩き始める（図17.2参照）．Femurettには膝継手がなく，切断者は坐骨結節で体重を受ける．肩ストラップで懸垂され，TESベルトで補助されている．FemurettにはSACH足がつけられているので普通の履き物が履ける．Femurettは評価用具として最初に使用され，義足が給付されるまでの間，初期の歩行トレーニングに使用される．

いくつかのセンターでは短い舟底足付きパイロン（SRPs）が使用される（図17.3参照）．そのソケットは個人に合わせて作り，坐骨支持で2本の骨盤ベルトで懸垂されていて，それは舟底足基部の後方に付けられる．

義足の給付は早期歩行補助具をつけた状態での切断者の移動能力によって決められる．

■早期歩行補助具と義足の装着

義足をどのように装着し，どのように脱ぐか理解

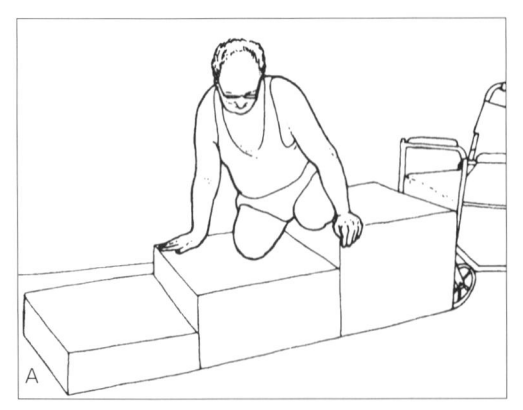

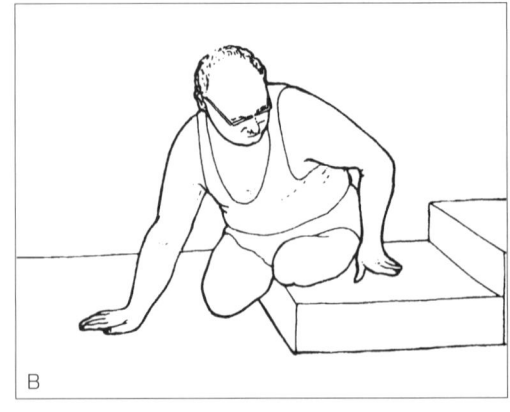

図17.1　両側大腿切断者の高さの違う訓練用ブロックを用いた車椅子から床への移乗．

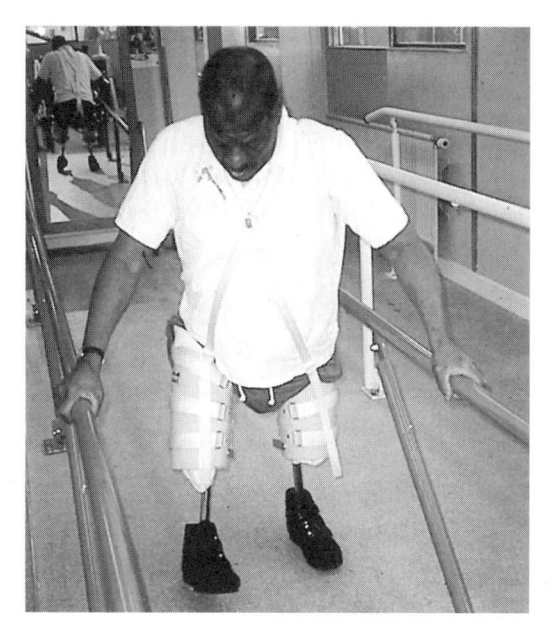

図17.2 両側大腿切断者がFemurettを使用している様子（Oxfordの義肢装具の理学療法サービスより許可を得て掲載）．

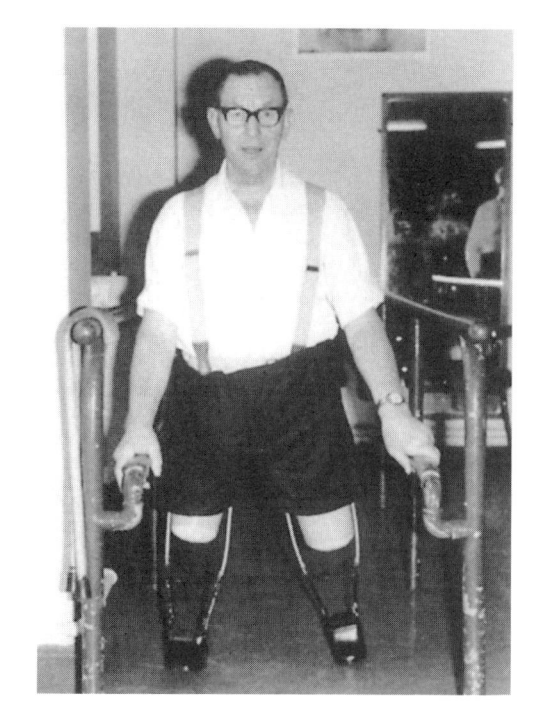

図17.3 両側大腿切断者が舟底足付きパイロンを装着している様子．平行棒の高さに注意．

するまでには時間が必要である．両側下肢切断者は自宅で自立してこの動作を行わなければならない．もしこの動作があまりにも難しいか疲れるならば，切断者は義足を使用するすべての過程でうんざりしてしまい，おそらく諦めてしまうだろう．TESベルトかあるいは2本の骨盤ベルトでの懸垂は，肩ストラップで補強されており前後でしっかり固定されている．

以下の指導が行われる（図17.4参照）：

1. 車椅子の座面と同じ高さの大きな硬いベッド，例えばBobath台へ移乗する．狭くて高いベッドは危険で恐ろしいので決して使用しない（後にリハビリテーションが終了する前に家のベッドと同じような高さで，この練習を繰り返し行わなければならない）．
2. 長い上着のみを着る（男性は下着を着たままであり，女性はトイレ使用時に義足の上から下着をはくか，またははかないときもある）．
3. 切断部のソックスを引き上げる（図17.4A参照）．
4. ベッド上で手の届く範囲内に義足を置いておくこと．もし使用するなら肩ストラップと骨盤ベルトは後方にしっかり止めておく．
5. 股関節の上の殿部までTESベルトあるいは骨盤ベルトを引き上げるのと同時に断端を徐々にソケットに入れる（図17.4B,C参照）．これは切断者が左右の殿部へ交互にTESベルトや骨盤ベルトを引き上げることで達成される．あるいは切断者は両手でプッシュアップし，体幹を持ち上げてTESベルトまたは骨盤ベルトをしっかり固定し，それから殿部まで引き上げる方法をとることもある（図17.4D参照）．
6. TESベルトあるいは骨盤ベルトを正しい位置に付け前方をしっかり締める（図17.4E参照）．
7. 断端ソックスを引き上げてソケットの縁で裏返す（図17.4F参照）．断端ソックスは安全ピンを使用して股関節のすぐ上で固定するか，あるいはTESベルトの大腿部分に押し込むことが必要である．
8. 肩ストラップは前方で固定する（図17.4G参照）．立位で適切な緊張度が得られるので肩ストラップは背中で交差させる（13章参照）．
9. ベッドから立ち上がるより，上肢を使い車椅子

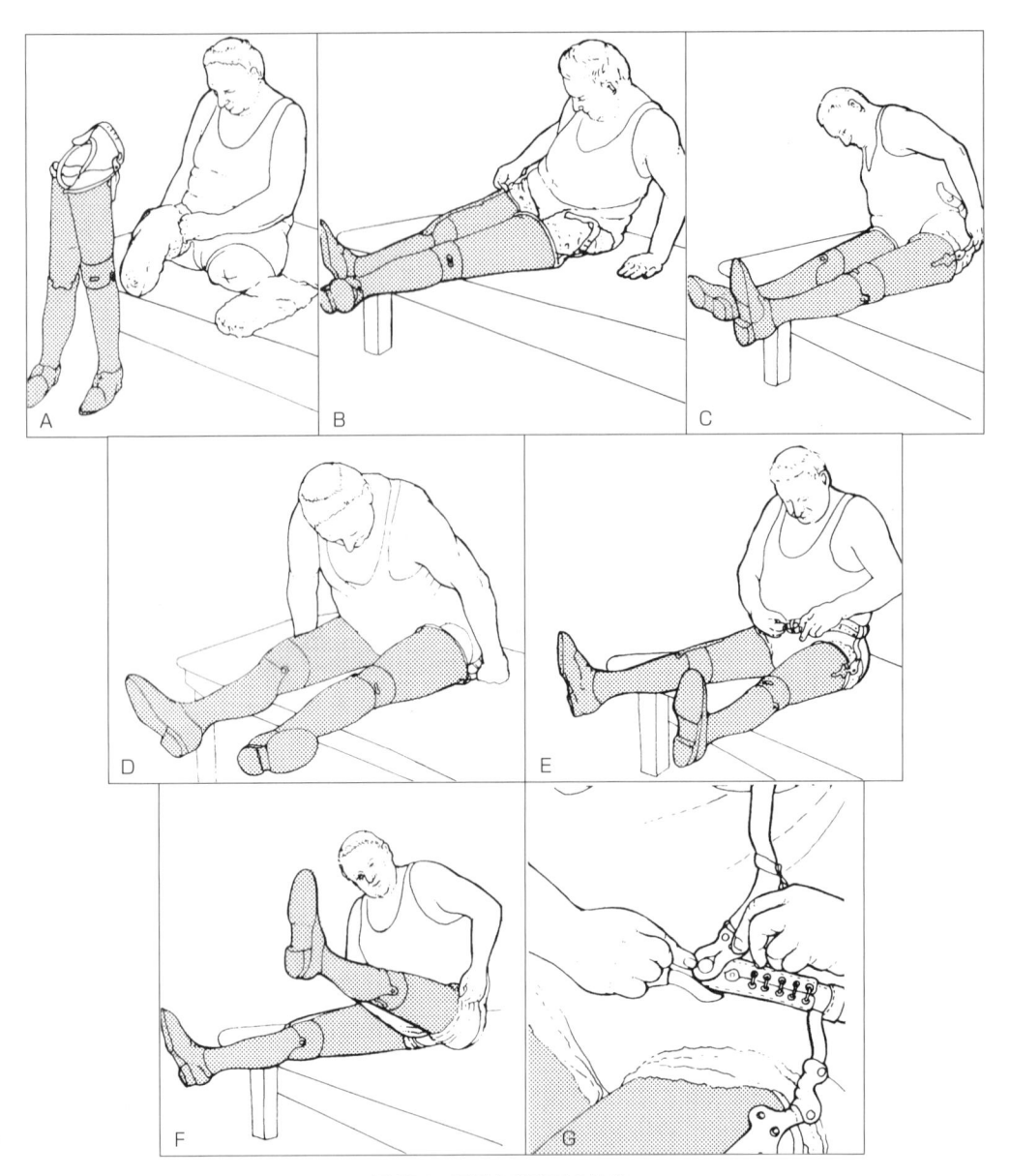

図17.4 両側大腿義足の装着.

から立ち上がるほうがより楽なので，車椅子に後ろ向きで移乗する．

義足の装着を何回か試した後に切断者はズボンと一緒に義足を装着する方法を教育される．義足を装着後はズボンをはくのは非常に難しい．

肥満な両側下肢切断者では骨盤ベルトで後方が固定された義足を装着することができない．この場合，左右の義足を分けて装着した後，骨盤ベルトを後方で固定する．固定するところにマジックテープ，D-リングまたは大きなバックルが付いていれば固定は可能であるが，それでも自分一人で固定することはできないかもしれない．義足のアライメントが適切であるためには後方部がいつも同じように正しく固定されていなければならない．

短いFemurettや舟底足付きパイロンを使っている段階の切断者では，椅子やベッドに座りながら，立てたソケットに断端を滑り込ませて装着すること

ができる．この場合，他人がこの手順の間しっかり義足を支えなければならない．この方法はあまり安全な方法ではなく，自立して義足をはめる方法を学べない．しかもこの方法は後の段階になって，長い義足を装着する段階では不可能になる．

快適にするために，男性の中には両側のソケットの内側が近いので睾丸を支持するサポーターを装着することもある．

■早期歩行補助具と義足の点検

最初座位で行われる．TESベルトあるいは骨盤ベルトをつけるが，心地がよく，ソケットの前方の縁は腹部を圧迫してはならない．切断者は平行棒を支持して立つ．ソケットの適合，懸垂，アライメント，長さが適切であるか点検する（13章参照）．足部または舟底足基部の回旋程度はソケットあるいは骨盤ベルトの留め具との調整で決定される．

新しい両側下肢切断者が2つの硬性ソケットの着用に慣れるためには数日かかるので，その後調整を試みたり，電話で義肢装具士の援助を求める前に，数回の間は様子をみる価値がしばしばある．切断者は直立することを学習するためには幾度もの治療が必要であり，セラピストによる義足の長さが適切かどうかに関する意見と直接関係する．義足の長さの間違いは，義足の振り出しができないので明確である．切断者は股関節を引き上げる能力がなくなったと混乱するかもしれない．

■歩行再教育

義足調整はどの段階でも，歩行はいつも平行棒内で始めなければならない．特に低くした平行棒は短い舟底足付きパイロンを使用するときに必要となる（図17.3参照）．初めにセラピストは切断者の背後に立ち練習中に振り子運動ができるように，前方と後方からやさしく押す．セラピストはこの運動をしている間は切断者にできるだけ直立するよう励ます．2つのFemurettあるいは義足を使用するとき，セラピストは平行棒内で切断者と一緒にいなければならない．キャスターのついた腰掛けに座れればセラピストは切断者のバランスおよび直接荷重運動を，心地よく安全に行うことができる．セラピストは横方向への振り子運動を行うよう切断者を促し，荷重しないほうの義足を交互に引き上げる方法を徐々に学習させる．その後前方に足を踏み出す．そして歩行を開始する．歩隔を広くとる歩行パターンは切断者に安定性をもたらす．すべての切断者にみられる傾向は股関節の前方屈曲である．これは体重負荷がかかるとき，できるかぎり切断者に股関節と体幹下部を伸展するように教えて直す．しかし切断者とセラピストが同時にこれを正そうとしても改善されずに残ることがあり，切断者は股関節屈曲位で歩くようになり，荷重不十分のために歩行補助具にかなり依存するようになる．これはバランスと可動性の問題であり，多くの場合は股関節の屈曲拘縮とは関係ない．

義肢リハビリテーションの段階では，両側大腿切断者は始めの頃には膝を固定した歩行パターンをとる．これは股関節を交互に引き上げ歩隔を横に広くとるためで，しばしば遅くて労力を要する．ある程度のぶん回しは避けられない．

後の段階では切断者の歩行パターンは切断者の能力と処方された膝コンポーネントに大きく左右される．

▶歩行補助具への移行

切断者が平行棒内で移動できるようになり，バランスをとれるようになったらすぐに患者に合った歩行補助具を使用する―歩行用杖または四点杖が使用される．バランス感覚がよく適切な動きをする切断者は2本杖を使用できる．体幹や股関節が屈曲しており歩くことが困難な場合は2本の四点杖が必要である．切断者は杖と四点杖で歩くこともある．ともかく，前進するのに必要な横幅を減らすことができるので好ましい．

両側大腿切断者が歩行器を使用するのはとても勧められない．フレームを持ち上げ前に出す動作は重心が変わりバランス感覚を崩すため後ろに転倒する傾向となる．フレームの幅は歩隔を制限し，切断者の振り子動作はしばしばフレームの横をかする．フレームは支持には使えるが，もし切断者が転倒したら危険なものとなる．

■椅子からの立ち上がり

　椅子の選択は重要である．切断者が押して立ち上がれるくらいの十分な高さのある丈夫な肘当てが椅子の脇にある必要がある．立ち上がるときに椅子が後ろに滑らないように，安全が確保できるまで介助しなければならない．両側大腿切断者自身の車椅子はブレーキと安定性の面で優れており，最も適したものとなっている．椅子の肘掛けに懸垂ベルトやソケットを引っ掛けないで，切断者が立ち上がることができるよう十分な座幅の広さがなければならない．切断者が太っている場合は，この問題を解決するため特に幅の広い椅子を用意するか，肘当ての前方部を外側に広げる必要がある．もし義足の高さが変わったら椅子の高さを変えなければならない．

▶短いfemurettあるいは舟底足付きパイロンの装着

　以下のような指導を行う．
1. 足部の後縁あるいは舟底足基部が床に触れるまでゆっくりと殿部を前方に移動させる．
2. 椅子の肘当てでプッシュアップして肘を伸ばす．このとき，足底が床に全面接地するまで足部を後方に引く（この段階で切断者の殿部を椅子から離す）．
3. 直立姿勢がとれるまで舟底足基部を支点にしながらプッシュアップを持続する．注意点：椅子から上肢で立ち上がった瞬間に切断者は体重を肘当てから歩行補助具に移動させる．この動作は椅子よりも前方または斜め前で行われる．切断者はこのとき非常に不安に感じる．

　両側大腿切断者が杖を使っているときには，このプッシュアップ動作の開始はどちらの手を使ってもできるようにしなければならない．四点杖はそれ自体が立ったままで置けるため握り直すことができるので，切断者は立ち上がるのが容易になることに気がつく．

▶義肢装着（図17.5参照）

1. 一方の膝をまっすぐ伸ばす．
2. 椅子の座面上で，膝を曲げた義足側へ体幹を回旋する（図17.5A）．
3. 身体を前方に移動させ，膝を曲げた義足の足部の全面を床につける．
4. 肘当てに手を掛けてプッシュアップして立ち上がる．身体を一方向に少し傾けたまま，殿部を椅子の座面から離す（図17.5B）．
5. このとき，膝を曲げていた側の義足の膝を伸展させる．初めに膝が伸びていた義足側の手を肘当てで押し離し，杖を使って体を前方に移動させる（図17.5C）．
6. バランスが獲得されたらすぐに肘当てからもう一方の手を離し，2本目の杖を使用する．しっかりと直立姿勢をとる（図17.5D）．

　これはかなり難しい方法であるが，切断者にとって義足が長すぎるため，前方へ向いたままプッシュアップして立位をとることができないときは，この方法を利用しなければならない．

　どちらの手順でもできるようになるかどうかは，義足の長さに左右され，これは切断者の上肢や体幹の長さと関係がある．切断者がどちらの方法でも行うことができなければ，セラピストは義足があまりに長すぎないかどうか判断しなければならない．肘掛けの高さと長さを変えなければならないことも多く，義足を短くするために義肢装具士と連絡をとる必要がある．

　自立して椅子から簡単に安全に立ち上がることができなければ，両側下肢切断者は歩くことはできない．

■着座

　ここでは上記の方法を利用するが，逆のことを行えばよいというわけではない．ここで重要なのは切断者が椅子の上で身体の位置を正しく調節することである．多くの両側切断者が肘当てを掴んで斜めに座るために椅子にぶつかることが避けられず，全体の手順を危険にする．多くの両側大腿切断者は椅子に近づきすぎるため，脚がつっかえ，無理に腰を下ろすようになる．これは非常に不快であり，切断者には椅子との距離を正確にはかる方法を教えなければならない．

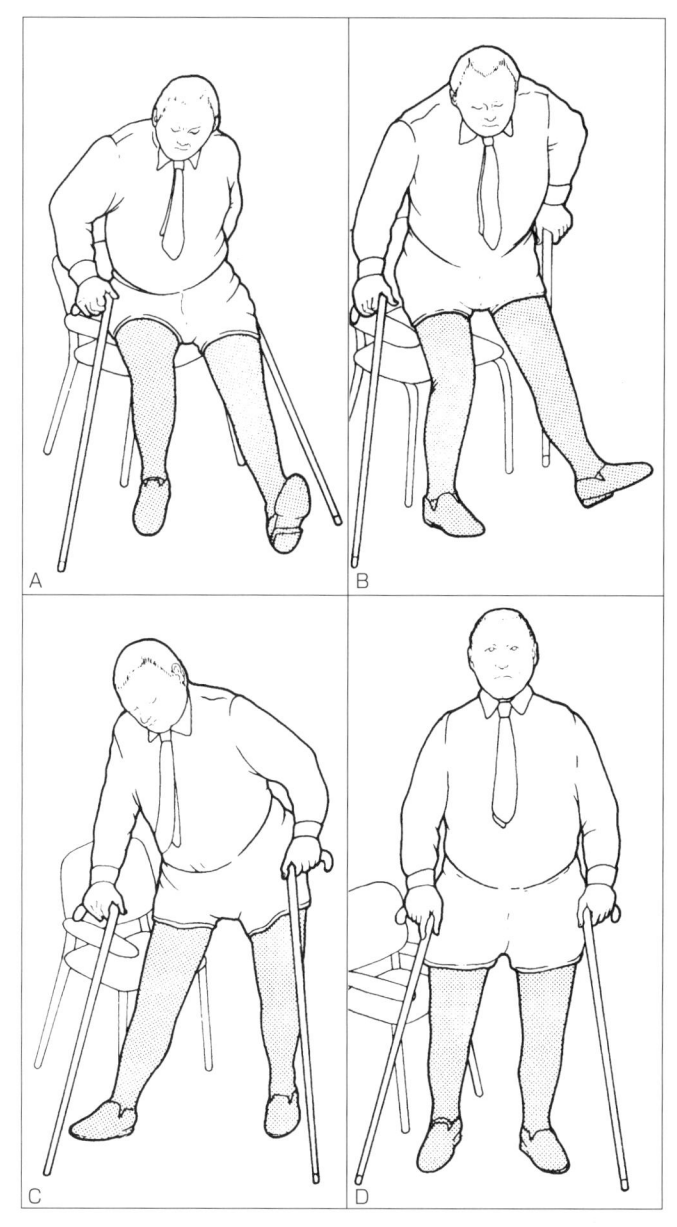

図 17.5　両側大腿切断者の一側膝伸展位，他側膝屈曲位での椅子からの起立動作．

■トイレの使用

両側大腿切断者は排尿，排便習慣の訓練計画を立てる必要がある．義足をつけてのトイレの使用は難しく，不衛生で，不快なものとなる．

男性は立って排尿することを好み，多くは義足を使用したまま行うことが可能である．しかし，排便の場合は義足を取り外したがる．女性は一般的に排尿，排便どちらの場合も義足をつけたがらない．そして女性の中には，この不便さにより義足を使用し続けるかどうかを決める人もいる．

義足適応者の自立とは椅子から立ったり，歩くことやトイレの使用ができることを基本的な目標とし

ており，義足の使用が可能であれば両側大腿切断者はこの目標に到達しなければならない．多くの場合，すべての面で努力し，強い意志をもち，一生懸命頑張れば，セラピストと切断者にとって達成できる望みである．

以下に述べる活動は若くて，体力のある，機敏な，決意をもった切断者だけが達成できるものである．

■階段

図 17.6 と図 17.7 に示されている 2 つの方法があるが，能力や自宅の階段の種類は異なるため，個別に考えて練習する必要がある．

まず初めに，筋力と安全性が確保されるまで，2本の手すりを使用する方法を教える．1本杖と1本の手すりに移行することは可能であっても，両側大腿切断者が 2 本の杖で階段昇降を行うことは難しい．手すりには多大な力がかかるので，理学療法施設あるいは自宅のどちらで使われるにしても，手すりの安全性を確認すべきである．

■スロープ

これは階段よりさらに難しい．歩隔はとても広くなる（図 17.8 参照）．ゆるやかな傾斜から始めるのが理想的であるが，リハビリテーションのプログラムの後半では進展具合に合わせて傾斜をより急にしていく．

■段差/縁石

これは両側大腿切断者には最も難しい障害である．適切な開始位置が重要である．すなわち切断者はできるだけ段差のそばに立つ（図 17.9，図 17.10 参照）．協調性，体重移動，バランスそして上肢の筋力のすべてが必要である．一つの段差を越えることは段差の高さや義足の長さや膝コンポーネントの種類に左右される．

路上の縁石を乗り越えて通過することは簡単ではない．車が通り過ぎるときや，他の歩行者が通り過ぎるときに不安を感じるのと同様に，溝の勾配や配水管のカバーや道路上の表示（これらは盛り上がっていて滑りやすいため）は，縁石をうまく乗り越えるのを一層難しいものにしている．

■床からの立ち上がり

図 17.11 に示した方法は特別に体力のある両側大腿切断者のみ利用することができる．この方法でうまくいかないときは，二人の人手を借りる，介助者が一人なら滑車や他の機械的に持ち上げる道具の助けを借りる，あるいは，義足を外して上肢の力と家具を使ってゆっくりと起き上がろうとするかのどれかである．

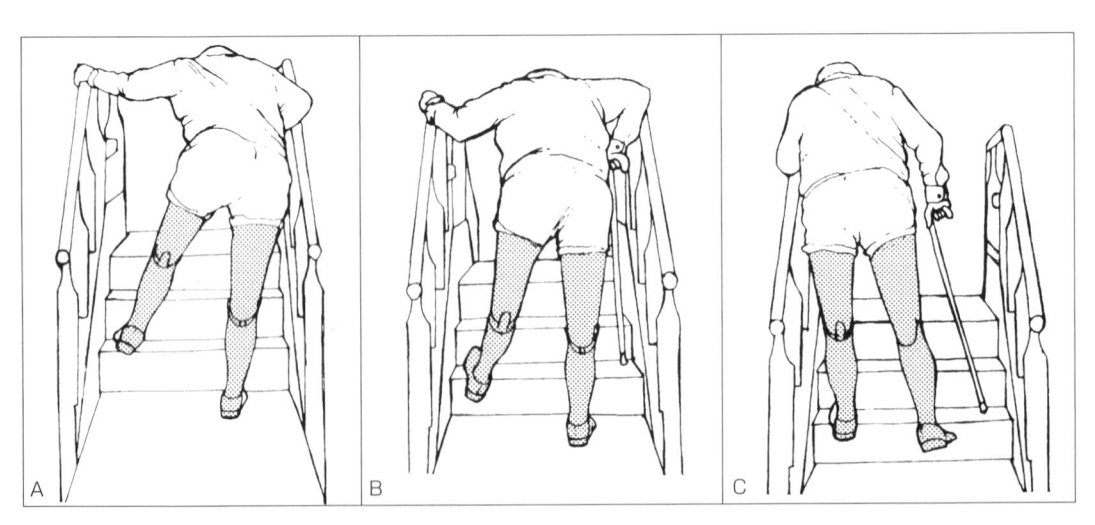

図 17.6 両側大腿切断者の手すりと 1 本杖を使用した昇段．骨盤と体幹が幅広く弧を描くのに注目．

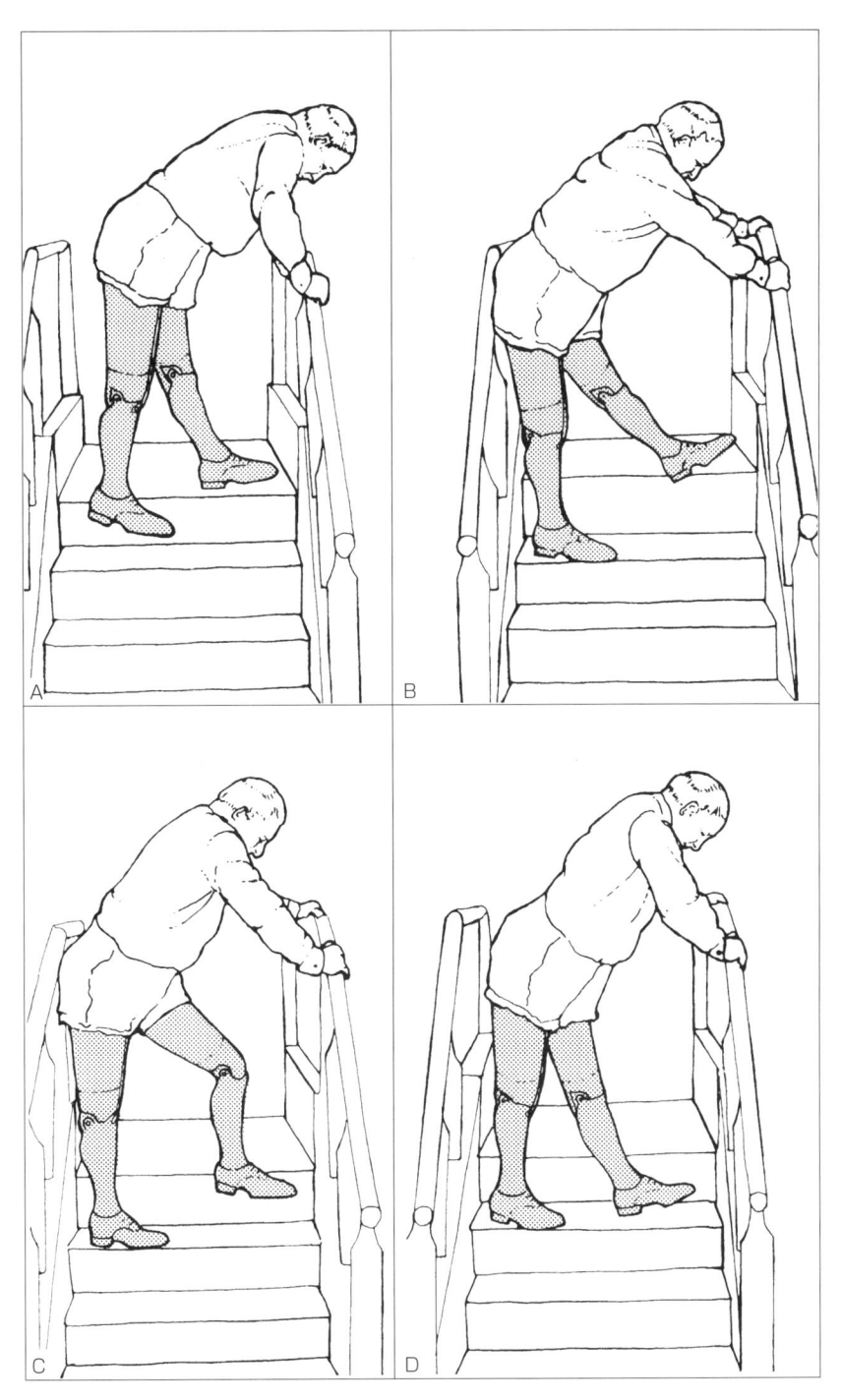

図 17.7　両側大腿切断者の手すりを使用した降段.

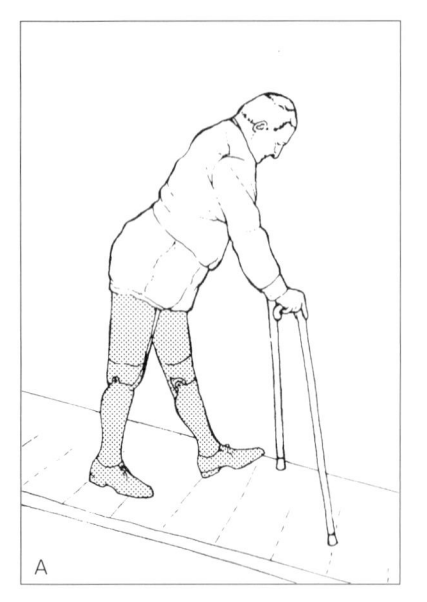

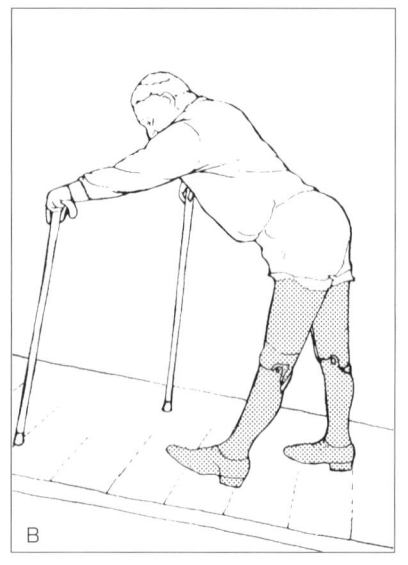

図17.8 両側大腿切断者が斜面を，A：下る，B：上る様子．Bで上るときに体幹が前方に屈曲しているところに注目．

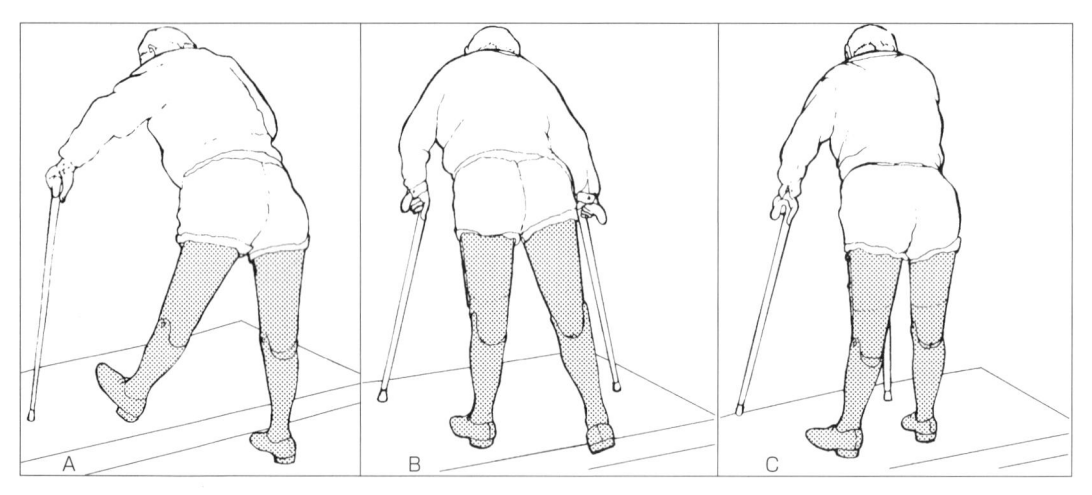

図17.9 両側大腿切断者の両膝関節伸展位での昇段．この方法は低い段差のみに可能．

両側膝関節離断者

股関節屈曲拘縮は切断者にとって悲惨なことであり，義足使用の妨げになる（13章参照）．

義足適応は両側大腿切断者と類似しているが，ソケットと懸垂は明らかに異なる（14章参照）．リハビリテーションは両側大腿切断者と同様の方法で行う．

両側膝離断者は断端に熱可塑性の「ブーツ」を履き，直接荷重をかけて歩くことが可能である．これらは義肢装具士が作ることが勧められる．創が十分に治っていることが重要であり，切断者が歩き始める前に，断端が直接の圧迫に耐えられるかどうかが重要である．問題がなければ，切断者は家の中では歩くことは可能であるし，トイレや風呂場など車椅子が通り抜けることができない程度の狭いスペース

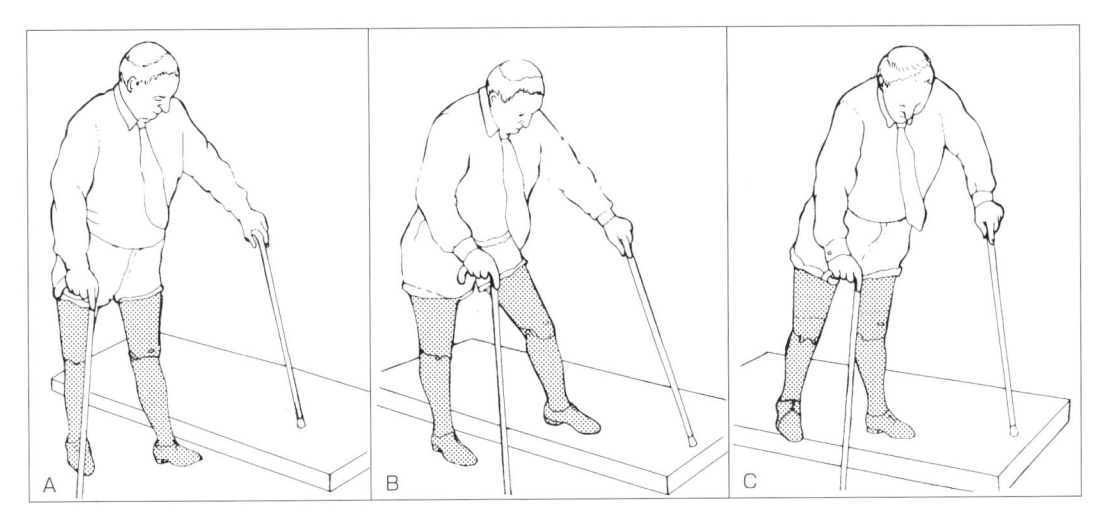

図 17.10　両側大腿切断者の横からの昇段.

を通ることができる．切断者はこのブーツを履いて外を歩き，車へ移乗することができる．

下腿切断と膝離断あるいは大腿切断との組み合わせ

　一方の膝関節が温存されていればリハビリテーションは早め，促進することができる．この両側切断者はより高いレベルでの活動性と可動性を得ることができる．しかし温存されている膝関節に問題があるか，または断端が治癒せず，断端に負荷が加わり損傷した場合には，リハビリテーションは遅れる．
　義足を装着する前にこれらの切断者がベッド上でバランスをとり動くことは，他の両側下肢切断者同様に難しいはずである．下腿の断端はマットレスに強く押し付けられると，その結果疼痛や傷ができる．
　リハビリテーションの速度は下腿切断が最初に行われるか二度目に行われるかに依存する．もし最初に下腿切断が行われて義肢リハビリテーションが終了していれば，リハビリテーションの進行はより容易になる．もし二度目に下腿切断が行われた場合は，義足使用前後で大腿切断側より下腿断端側を使用する傾向にあるので，大腿切断側より下腿断端のほうが重篤な損傷を受けやすい．
　切断者は車椅子と同じ高さの幅広い台を使って義足の装着の仕方を学ぶが，それぞれの義足は別々に装着する．
　義肢リハビリテーションにおいて下腿断端側は健常下肢と見なされる．このことは，下腿切断者は段差，階段，スロープ，荒い地面を克服する可能性があるからである．これらの活動は特に初期には下腿断端の組織に相当な圧迫を引き起こす．セラピストと切断者は頻繁に皮膚の発赤，疼痛，擦過傷を調べなければならない（11 章，15 章参照）．
　一方の膝関節がそのまま温存されても，切断者の身長はバランスをとるため低くする．

両側下腿切断者

　ほとんどすべての両側下腿切断者は義足の給付を受けており，自分の能力の範囲内で歩くことができ，自立が期待される．とはいえほとんどの場合，トイレ，朝夕の洗顔，長距離旅行のために車椅子が必要となる．当初断端の皮膚は長距離歩行に耐えられないため，皮膚の耐久性を観察し荷重を徐々に増していく．時にはバランスと機能性を優先し，歩行中のエネルギーの消費を減らすため下腿切断者の身長を低くする．
　歩行再教育中は皮膚を頻繁に調べなければならない（15 章参照）．切断者は早くから自立し，早期から杖で歩くことができるが，皮膚の問題に対して切断者やセラピストは常に気を配り，初期の治療時間

は非常に短く，頻繁に休みをとることを銘記しなければならない．明らかな皮膚の損傷や開放創は悲惨なことであり，もしケアがなされていなければ約1時間という非常に短い時間でも起こる．

十分な手の器用さと認知と視覚があれば義足の適応は難しくはなく，その方法が15章に述べられている．椅子と同様に，ベッド上で義足装着を学ぶことは適切である．

このレベルの切断者に用いられる歩行補助具は，一対の歩行杖が使用されることが多く，ほとんどの切断者は一度断端が成熟すると1本杖に移行していく．高齢者を含めほとんどの切断者は階段，スロープ，段差，荒い地面のような障害を通過できるはずである．起立する際に上肢でプッシュアップできるので，切断者には肘掛け椅子の使用が勧められる．転倒後または床からの起き上がりは，膝立ち位から起立することとなる．

両側股離断者

この極めて重篤な切断レベルはめったにみられない．この切断者の2つの重要なリハビリテーション目標は，座位でバランスがとれることと移乗動作である．座位保持装置はバランスをとるのに有効で，褥創を予防し，地方の車椅子クリニックを通して注文できる．装飾用の義足は車椅子に取り付けることができるので正常な身体像を維持することができる．

切断者が歩くことを望み評価チームが歩行可能と判断した場合には，治療チームは膝を固定して大振り歩行（対麻痺患者の歩行に似ている）ができる義足を供給する．切断者は力強い上肢と体幹，優れたバランス能力，腰椎の可動性，強い意志をもたなければならない．

両側股離断では切断者が義足を装着することが難しく，自立して椅子から立ち上がることもほとんど不可能である．

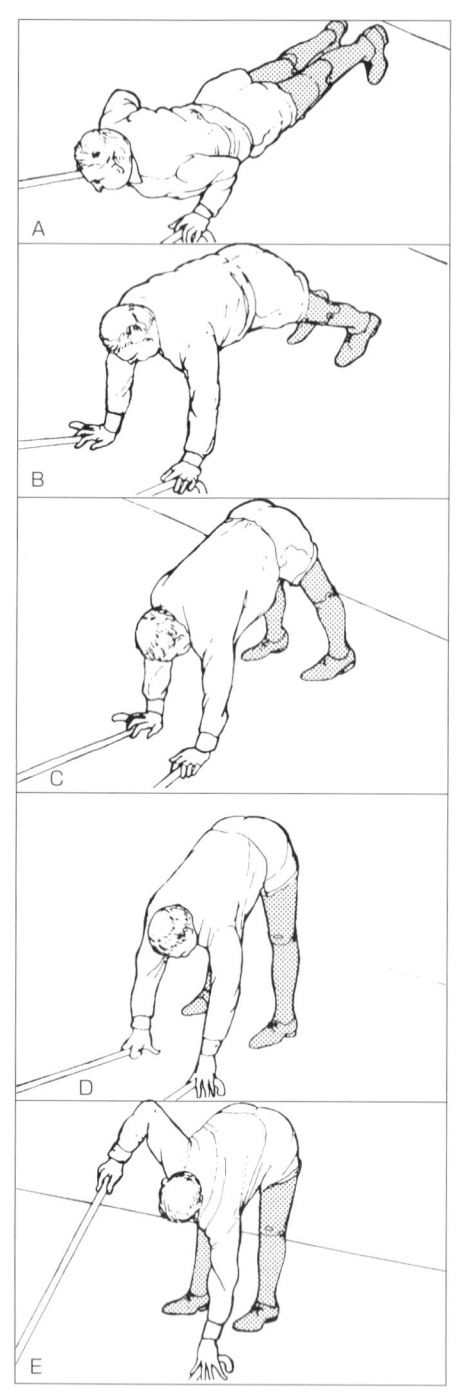

図17.11　両側大腿切断者の床からの立ち上がり．体幹と股関節の可動性に注目．

義肢情報

英国において使用可能な義肢に関する詳しい情報は，製作者から得られる．住所は付録1に記載されている．

2版までの文献

DuBow L L, Witt P L, Kadaba M P, Reynes R, Cochran G V B 1983 Oxygen consumption of elderly persons with bilateral knee amputations: ambulation vs wheelchair propulsion. Archives of Physical Medicine and Rehabilitation 64:255–259

Kerstein M D, Zimmer H, Dugdale F E, Lerner 1975 Associated diagnoses which complicate rehabilitation of the patient with bilateral lower extremity amputations. Surgery, Gynaecology and Obstetrics 140:875–876

McCollough N C 1972 The bilateral lower extremity amputee. Orthopedic Clinics of North America 3(2):373–382

McCollough N C, Jennings J J, Sarmiento A 1972 Bilateral below-the-knee amputation in patients over fifty years of age. Journal of Bone and Joint Surgery 54A(6):1217–1223

Moverly L 1990 Discovering water's redeeming features. Therapy Weekly 17(7):4

Muthu S 1983 Limb fitting and survival in the dysvascular double above-knee amputee. Journal of the Royal College of Surgeons of Edinburgh 28(3):157–159

Svetz W R 1983 A novel concept in fitting bilateral above-knee amputees: a case history. Orthotics and Prosthetics 37(3):63–66

Van de Ven C M C 1973 A pilot survey of elderly bilateral lower-limb amputees. Physiotherapy 59(10):316–320

Van de Ven C M C 1981 An investigation into the management of bilateral leg amputees. British Medical Journal 283:707

Volpicelli L J, Chambers R B, Wagner F W 1983 Ambulation levels of bilateral lower-extremity amputees. Journal of Bone and Joint Surgery 65A(5):599–604

Wolf E et al 1989 Prosthetic rehabilitation of elderly bilateral amputees. International Journal of Rehabilitation Research 12(3):271–278

3版の文献

De Fretes A, Boonstra A M, Vos L D W 1994 Functional outcome of rehabilitated bilateral lower limb amputees. Prosthetics and Orthotics International 18(1):18–24

第18章
スポーツと余暇活動

《この章の内容》

屋外での移動 219

移動 220
 車　220
 自転車　221
 オートバイ　221
 列車とバス　221
 飛行機　221
 ボート　222

余暇活動 222

スポーツ 222
 活動性が少ない人や座っていることの多い人，
  高齢者のためのスポーツ　224
 年齢を問わずより活動的な
  切断者のためのスポーツ　224
 非常に活動的で，活気があり，意志の固い
  切断者のためのスポーツ　227
 競技会　232

特殊化したコンポーネント 232

切断者の多くは適切に歩けるようになると治療が終了する．しかし充実した生活にはそれ以上のことが必要である．切断者の機能的能力を高めるためには，切断者と治療施設や地域サービスとの連携，あるいはセラピストと地域の義肢サービスにおける義肢装具士との間の連携が常に維持される必要がある．

心理的な面からみると生活を再び取り戻すための時間は一人一人異なるので，彼らの活動を活発にさせるセラピストの対応は十分に気を配るべきである．初めての外出では怯えてしまうので，自分自身や自分の能力に自信をもてるときのみ，他の活動やスポーツへ参加が可能となる．

多くの有効なスポーツ設備があり，スポーツへの参加により多くの障害者に新たな達成感を与えることができる．切断者は非常に幅広い活動を楽しむことができる．何らかの形で余暇活動へ参加することで，重要な社会との関わりや達成感，競争の可能性がもたらされる．スポーツへの挑戦は，特に最近増加した失業者のうち幾人かが経験した，個人的なものかもしれない．

屋外での移動

下肢切断者は通常は治療施設やとても静かな道といった管理された状況下で，歩道の縁石や坂道，荒れた地面の歩行をすでに練習している．

歩行者往来の激しい道や，平坦でない舗装道路，不規則な高さの歩道の縁や急に反り上がる側溝などに対処するには一層の集中が必要である．歩行者あるいは自動車事故の結果として切断を余儀なくされた人々は，道を渡ることが非常な不安を引き起こす．道を渡ることは危険なことであるといえ，十分な注意と機動性と速度が要求される．運転手は切断者の横断にはより長い時間がかかることに気づかないことがある．たとえその人が若くて，移動することができても，一般の人々に対してその人の障害に注意を払うことを気づかせるように，屋外では杖を持って歩くことが望ましい．

大腿切断者や膝関節離断者には，車や他の速く動く危険物を避けるためにごく短い距離を素早く動く能力を学ぶことが必要となる．通常のランニングは不可能でも速歩のために以下の方法が用いられる．まず義足を一歩出し，次の健側の一歩が後に続き，さらに健側の脚で片脚跳びをする—この2回の健側での立脚は義足を振り出し，完全伸展位で着地させる十分な時間を作り出す．次に再び義足を一歩前に出す（ステップ－ステップ－ホップ－ステップ）．訓練用平行棒の片方を持って最初にこれを試みるのが最もよい．次にセラピストは設備内の安全な場所で切断者と一緒に練習する．下腿切断者は断端が成熟したら，ランニング練習が可能である．トレッドミルはこの練習を安全に始めるための有効な機器である．

小高い地域に住んでいる切断者は，セラピストの特別な手助けを必要とする．急な斜面を下るのは難しく気力を失わせる．そのため切断者は方向を頻繁に変えながら横歩きの練習をしなくてはならない．濡れた葉や泥，強風，凍結はすべて危険であり，切断者は絶えずこれらの危険性に注意を払う必要がある．適合した靴はバランスをとるのに役立ち，歩行を安定させるための様々な杖先ゴムがある．

エスカレーターは，多くの下肢切断者にとり問題となる（図18.1参照）．切断者は健側下肢を先に出し，手すりを持つために手を自由にして乗り降りすることを指導される．

身体を前方に押し出す慣性は下肢には速すぎるためエスカレーターを降りることはより困難となる．介助者は切断者が安全に乗り降りできるように前面

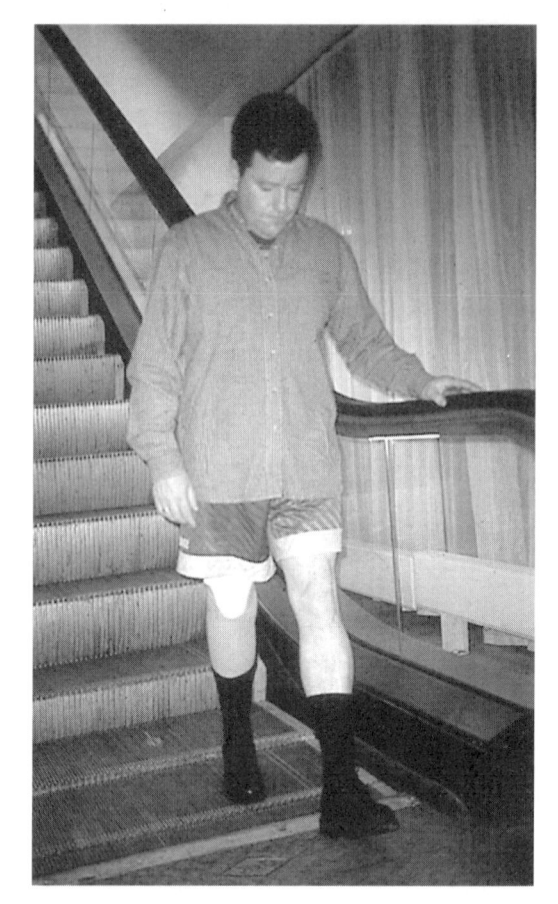

図18.1 健側の脚を前に出してエスカレーターを降りる下腿切断者（Oxfordの義肢装具の理学療法サービスの許可を得て掲載）．

に立ち空間をとる必要がある．

移動

■車

セラピストは運転免許管理局や保険会社へ切断者の医学的状況の変化を知らせるための，法的な要件を知っておくべきである．切断者は，改良なしに運転ができても運転免許管理局へ連絡していなければ車の運転は違反となることをしばしば理解していない．

最初のリハビリテーションプログラムが終了する

前に，車の乗降方法をすべての切断者に示さなければならない（図18.2参照）．車の運転をしたい人は，自分の車を運転するか新車を購入する前に，いくつかの要因について考慮する必要がある．大きな自動車教習所には，このような身体障害をもつ人のために「再学習」プログラムがある．モビリティセンターフォーラム（Forum of Mobility Centre）の地方会員からは運転の評価や助言を受けることができる．これらの組織に関する情報は，地域の義肢サービスから得ることができる．セラピストは運転経験者でもこれらの再学習プログラムの一つを利用することや初心者として再び運転を始めることを助言したり，入院後では反応速度が遅くなっていることや切断者の固有感覚が変化していることを説明しなければならない．

上肢切断者は専門的な義肢センターのセラピストから車への適応について助言を受けたほうがよい．

切断者に対する法律や装備改造車に関する詳細などを提供できる様々な自動車の関連組織がある（付録1参照）．

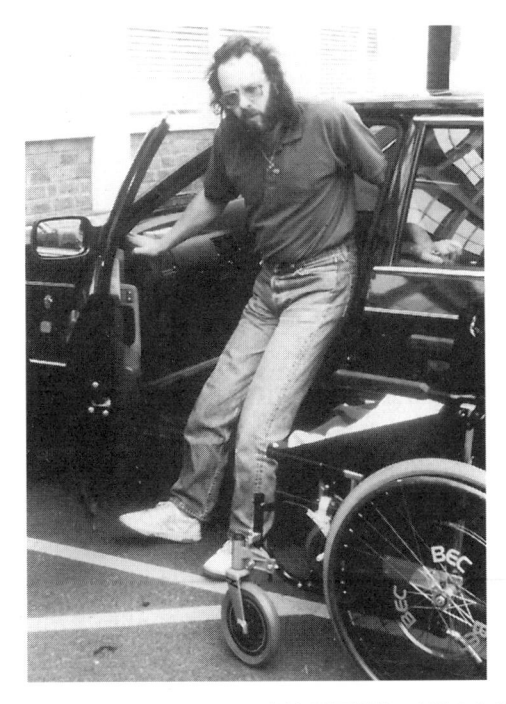

図18.2 自動車へ乗り移る両側大腿切断者．上肢の力が必要であることに注目（RichmondのTwickenham and Roehampton Healthcare NHS Trustの許可を得て掲載）．

■自転車

いつも自転車に乗っていた切断者は，義肢をつけてペダルをこぐ動作を評価し，また乗り降りの方法を検査するために治療施設の固定された自転車で実際に行う必要がある（図18.3参照）．

自転車に乗りたいと思っている股関節離断あるいは大腿切断者は，ペダルが下がった位置で義足用のペダルを固定し，つま先クリップを利用して健側肢でペダルを回す．これは難しい運動で初めは自転車に補助輪をつける必要があるかもしれない．

■オートバイ

モデルの選択はキックスターター機構をどちら側にするか，電気式スターターの有無，膝屈曲が90°以上になる可能性があるペダルの位置と高さなどにより決まる．切断者は初めに機械操作の上達のために公道ではない道で練習しなければならない．

■列車とバス

これらの移動手段に対処するために切断者は，素早さや長い重複歩，足を上げたり段差を越えることなどが必要とされる．切断者は自分一人であるいは友人や身内などと練習を行う前に，自信をつけるため日中の静かな時間にセラピストと練習することが望ましい．切断者が混雑した時間に列車やバスを利用しなくてはならない場合，前もって一日の中で静かな時間帯に練習するように助言される．

■飛行機

切断者の大多数は飛行機で旅行する際に，あらかじめ飛行機や化粧室への順路を確認し，十分に計画しなければならない．通路側の席が勧められる．空港の通路は非常に長いので，たとえ切断者が自立して移動できるとしても航空会社に車椅子の用意をしてもらうように頼んでおくことが賢明である．警備員には義肢をつけていることを知らせる．循環器系の疾患が原因である切断者は，機内の酸素レベルが

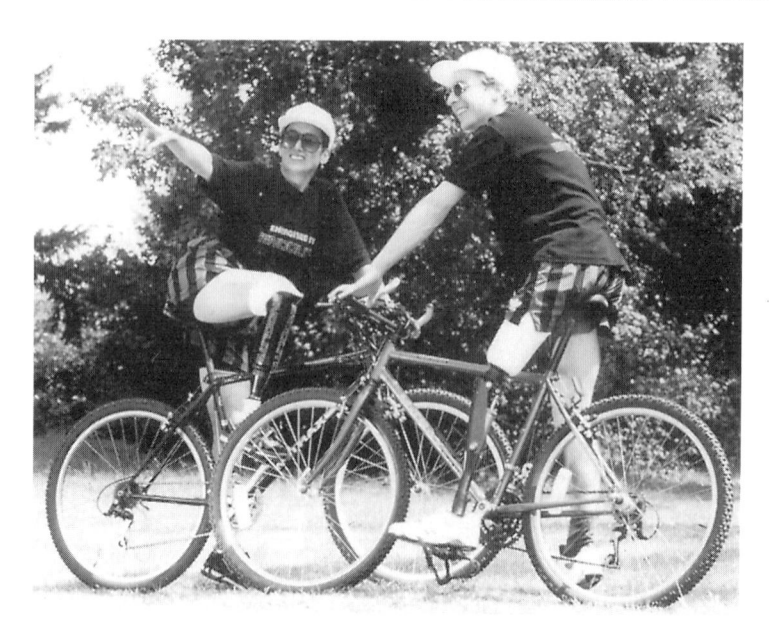

図 18.3　サイクリングを楽しむ下腿切断者と大腿切断者（C.A.Blatchford & Sons Ltd の許可を得て掲載）．

低下するために，健側肢の動きが悪くなるという問題が起こるかもしれない．すべての切断者は断端の周径が機内気圧の影響により変化し，義肢装着が困難となるかもしれない．そのため飛行機を降りて旅を進めるときに，義肢を装着できなくなる可能性があるので，義肢を外さないのが賢明である．

■ボート

海の旅行でも事前に計画を立てなければならない．濡れたデッキの表面は危険な場合があり，切断者はうねりに対処するために十分なバランス能力が必要である．階段は急であり，あらかじめ座席位置を確かめておく．

余暇活動

機能的な義肢活動を学習する後半の段階では，初めての切断者は，かつて楽しんだあるいはこれから楽しみたいと思う余暇の種類や社会活動について，セラピストと（可能であるならば他の切断者とも）話し合う（10章参照）．屋外移動と交通機関の利用により，必要な技術や自信が身につけば，切断者にとり選択肢がより広がる．友人やケアする人による手助けや激励があれば，クラブや居酒屋，宗教センターなどの社会に参加したり，あるいは高齢者のための大学のような，それ以上の教育を提供する大学での知的な時間の過ごし方の追求など，様々な活動が可能である（図18.4参照）．

スポーツ

スポーツを行う際，切断者は服を脱いだり靴を履き替えなくてはならないので，最初は人目がとても気になったり恥ずかしさを感じることがあるかもしれない．切断者がより一層充実した日常へと踏み出す前に，これらのことを克服できなければ，切断者のこのような気持ちを理解してあげなければならない．恐怖心や不安を理解している他の切断者と話し合うことは有益であり，切断者協会やイギリス切断者協会，国際身体障害者スポーツ組織の中のその他の障害部門などの自助組織はこのことを援助している．同様に地域施設では治療チームによる専門的な援助もしている．

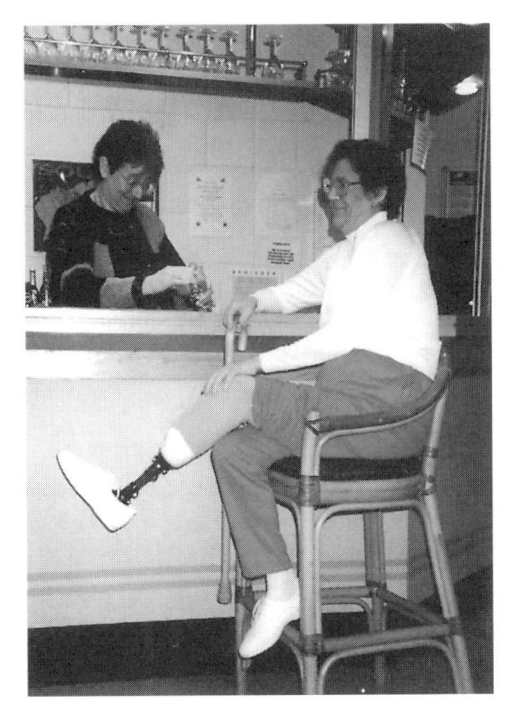

図18.4 自分のクラブで飲食を楽しむ下腿切断者（RichmondのTwickenham and Roehampton Healthcare NHS Trustの許可を得て掲載）．

セラピストはスポーツや余暇活動を提案していくことができるが，現実的な助言を行い限界を理解させなくてはならない．特に若い切断者は，術後すぐに自分の好きなスポーツに対して自分の能力があるかを知りたがる．より優れた機能を獲得できるまで切断後に1年程度の時間を要する（付録1．助言を提供する組織の住所を参照）．

スポーツ活動を開始する前に考慮すべき主要な身体的事項は以下の通りである：
- 十分に治癒し，活動の増加に耐えることができる成熟した断端
- 一般的，特異的な筋力，バランス能力および協調性
- 十分なスタミナ
- よく適合したソケット．

これらはスポーツを始めようとするどの人にも同様に考慮されるべき事項であり，以下のような同じトレーニング規則が当てはまる：
- スポーツのテクニックは，正しく学ばなくてはいけない
- 正しいトレーニングプログラムに従うこと（図18.5，図18.6参照）
- 切断者は初めは適切な監視下に置かれる．

切断者が切断前に特定のスポーツに熟達していれば，新しい活動を学ぶより同じスポーツをするほうが容易である．以前のスポーツに戻ることは，以前と同程度の能力を発揮できず，自分自身に妥協しなくてはならないことが挫折感をもたらすので，切断者によっては非常に苦痛となる．時には新たに挑戦できるものを見つけることがより効果的である．

切断以前はスポーツ活動を行っていなかったが，新たに行いたいと思っている人達のために，セラピストは切断者に合った適切なスポーツや専門的な援助が可能な組織について助言する（付録参照）．切断者や障害者のスポーツグループは全国的に施設を備えているので開始するにはよい場所である．ここでの制限のある競技は，ある人にとっては非常に抑制的なものであり，彼らは地域のスポーツセンターや余暇センター，あるいはクラブに参加したいと希望するかもしれない．セラピストや義肢装具士は，切断者に特定のスポーツに通じている人を紹介した

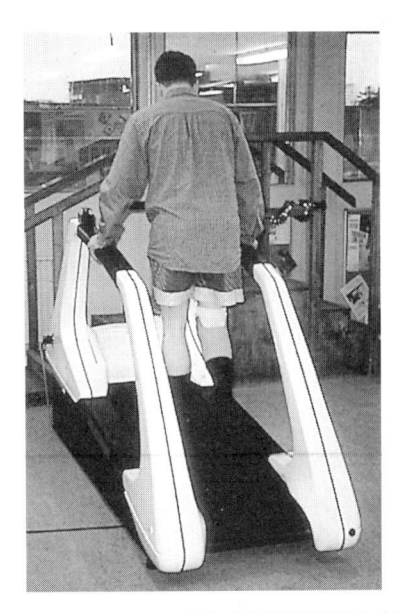

図18.5 トレッドミルで運動する下腿切断者（Oxfordの義肢装具の理学療法サービスの許可を得て掲載）．

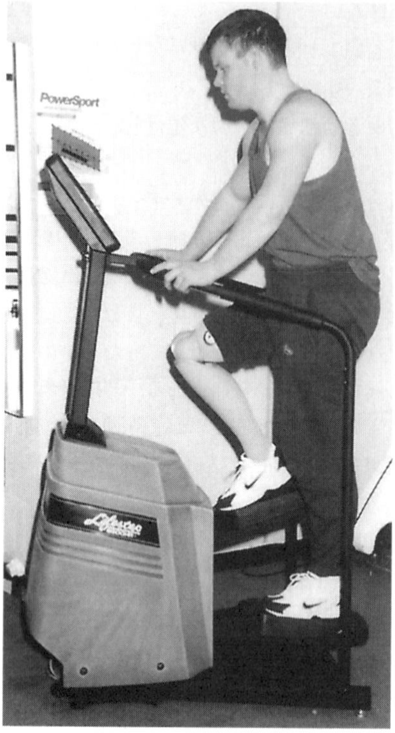

図 18.6 ステップマシンでトレーニングする大腿切断者（RichmondのTwickenham and Roehampton Healthcare NHS Trust の許可を得て掲載）．

り，また必要な最初の援助や実践的な助言，心理的な援助を行う．

切断者が挑戦し参加しようと自ら決心することが重要である．なぜならそのときから自分の能力内でうまくいく方法を見いだすからである．スポーツは楽しむためにある．切断者はたとえ切断以前に活動的であったとしても，挑戦することに対し他者からのプレッシャーを感じるようであってはいけない．決してあせらないような心理状態になるまでの適応期間が必要であり，他者よりも時間がかかる人もいる．

スポーツを楽しむのに義肢を使用している切断者は，特別に改良した義肢が必要となるが，それらについてはリハビリテーション医や義肢装具士とともに話し合う必要がある．切断者でスポーツを希望する特別な人に対して義肢を製作することが必要となるであろう．

以下のリストは切断者が利用できるスポーツ活動の例である．リストは包括的なものではない．

■活動性が少ない人や座っていることの多い人，高齢者のためのスポーツ

ダーツ．座った姿勢や立った姿勢どちらでも切断者が楽しむことができる．必要なら歩行補助具を支持に使う．

ボウル．室内あるいは屋外，車椅子あるいは義肢使用で行う．切断者は地面に向かってかがめなくてはならない．

釣り．交通手段とトイレを考慮する必要がある．車椅子や座位，立位姿勢で楽しむことができる．切断者が水辺を歩くつもりなら，義足をラテックスで覆う必要がある．

ビリヤード，スヌーカー，プール．これらのゆっくりとした緻密なゲームをテーブルにかがみながら切断者がうまく行うためには，十分なバランス能力と上部体幹の可動性が必要である．

卓球．素早い反応が要求されるが，車椅子でも楽しむことができる．

アーチェリー．通常立位姿勢で行うが，車椅子で行うこともできる．しかし強い体幹と上肢の力が要求される（図 18.7 参照）．

上肢の切断者に対して工夫された手先具が活用されるが，それは利き手に依存した特有なものである．

■年齢を問わずより活動的な切断者のためのスポーツ

水泳（図 18.8）．海やプールまでの交通手段や介助者が得られるかが考慮される必要がある．更衣室からプールまで，またその逆の移動にも多くの助言や指導が必要とされる．地域の評議会は，水泳をするのに介助を必要とする障害のある人のための特別なスイミンググループを持つプールのリストを持っている．耐水用義足が利用でき，プールまでの行程をより安全に行える（図 18.9 参照）．

クロケット．切断者は歩行補助具なしで短い距離をバランスよく歩くことができなくてはならない．

乗馬．英国式よりは騎兵隊が使っている鞍かあるいは西部式の鞍を利用することでより心地よく感

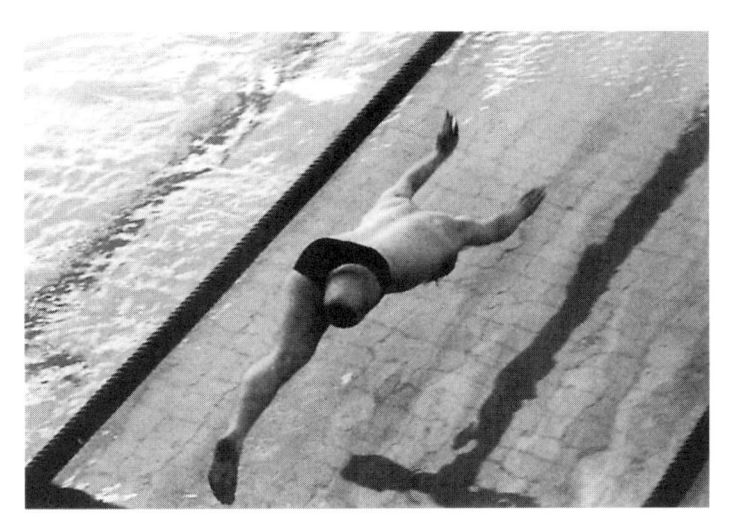

第18章 スポーツと余暇活動　225

図18.8 水泳プールに飛び込む大腿切断者（Mr. D. Breakwell の許可を得て掲載）．

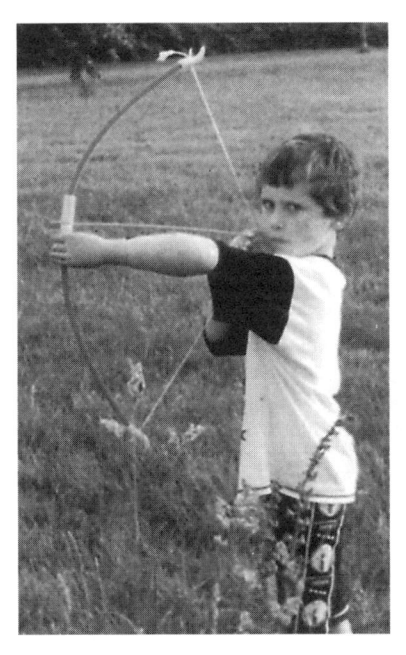

図18.7 筋電義手を使ってアーチェリーを楽しむ前腕切断の子ども（Mrs. Holdsworth と Reach の許可を得て掲載）．

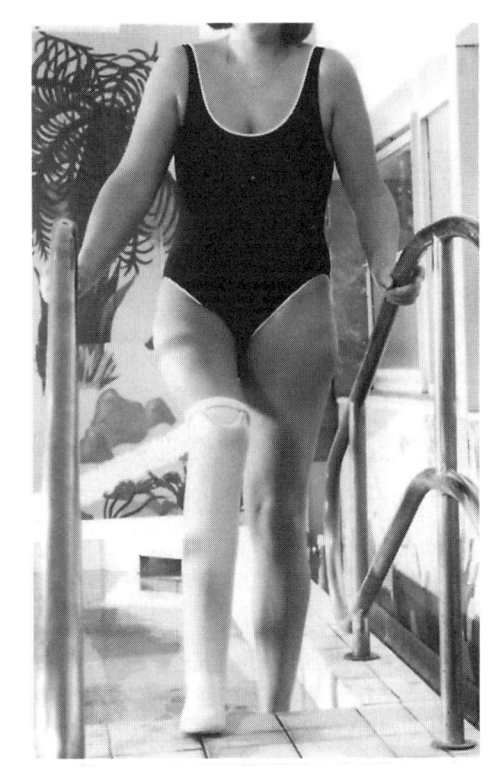

図18.9 耐水用義足を装着した下腿切断者（C.A. Blatchford and Sons Ltd の許可を得て掲載）．

じるが，そのような大腿切断者においても，断端とソケットの間に違和感を生じる可能性がある．調整された義肢や，横乗りの鞍が必要となるかもしれない（図18.10参照）．

自転車．乗馬と同じでやはりサドルが重要である．ツーリングデザインの皮革は使い心地がよい．

転倒したときに危険な場合があるので，つま先クリップは使用すべきではない．滑らない材質の靴底，例えば質のよい運動靴などはしっかりとペダルを押

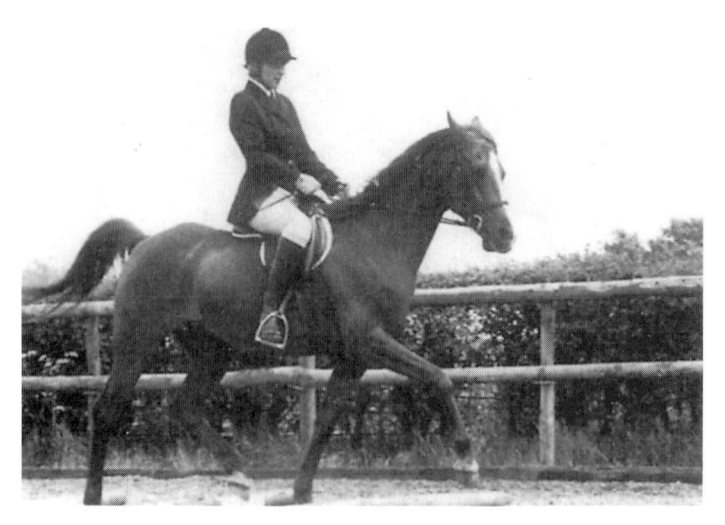

図 18.10 改良したブーツで乗馬をしている下腿切断者（Mrs. P. Upton の許可を得て掲載）．

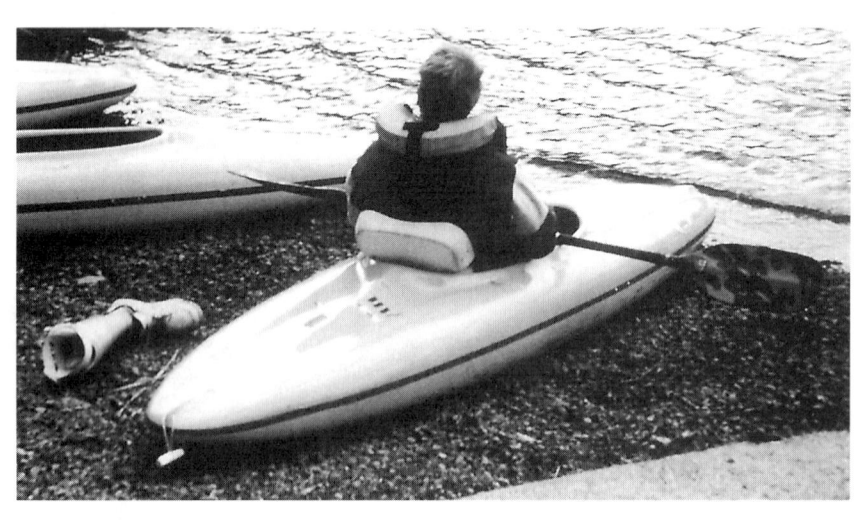

図 18.11 義足なしのほうがカヌーが簡単だと知った下腿切断者（Roehamton の義肢装具の理学療法サービスの許可を得て掲載）．

さえる（図 18.3）．上肢切断者はタンデムブレーキを使うべきである．これは2本のケーブルが1本のブレーキレバーにつながっている．よい自転車店に問題を相談することが解決に役立つはずである．

ボート／カヌー／ヨット．ボートを水に浮かべたり，道具を積んで運んだり，急な斜面や滑りやすい所，岩場の岸から乗降する技能が要求される．そのため，たいていの切断者は義肢を防水性のラテックスで覆う必要がある．セイリング協会には車椅子に乗った切断者のために健常介助者がいる施設がある．切断者の中には，ヨットやカヌーでは動きやすくするために義足をつけたがらない人もいる（図 18.11 参照）．

ゴルフ．切断レベルにかかわらず，立つことができる切断者は皆，ゴルフをすることができる（図 18.12 参照）．トルクアブソーバーは断端の回旋剪断力を減少させるために義足に取り付けられる．乗用のゴルフカートは歩行が長くできない人のために利用される．

ゴルフをやりたい上肢切断者のために特別な手先

具がある.

ダンス．ディスコ，社交ダンス，オールドタイムーダンスはすべての人が楽しむことができ，パートナーに体をあずけてもよい！

射撃．クレー射撃は遠くまで歩くことができない人に向いているが，回旋を伴う優れた立位バランスが必要とされる．ラフシューティングはもっと活発に歩ける人が行うものであるが，高位切断者にとっては木製義足が藪の中での移動に役に立つこともある．

運動教室．運動教室は活動性・スタミナを問わず利用可能である．セラピストは個人の能力に合わせ動作を調整できる資格を持ったインストラクターとともに，切断者が楽しんで参加できるものを見つける援助をすべきである（図18.13参照）.

■非常に活動的で，活気があり，意志の固い切断者のためのスポーツ

スキー．大腿切断者あるいは膝関節離断者は，特別な義肢をつけないで学び始めるべきである．ロフストランド杖の上部とバランスを補助する補助板のついた特別なストックがある（図18.14）．基礎的な技能が習得されれば，これらのレベルでは上手なスキーヤーは自分の義足を使うことができるが速度は落ちる．安定装置のある膝は非常に強い衝撃に対してのみロックされなければならない（図18.15参照）．下腿切断者やサイム切断者では義足をつけて

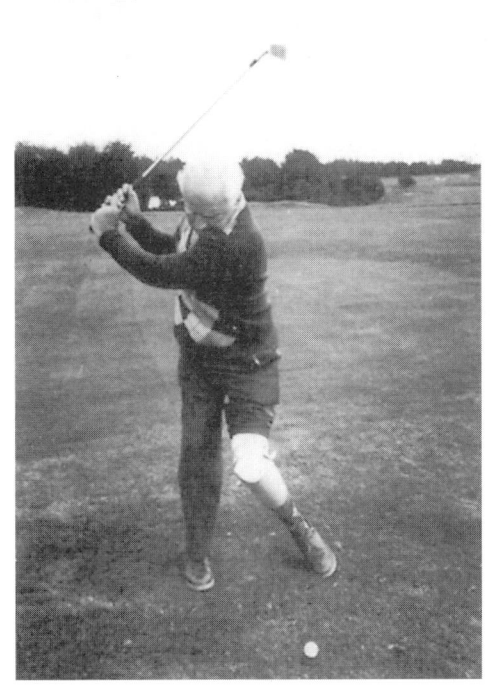

図18.12 ゴルフをする下腿切断者（Mr P. Everett の許可を得て掲載）．

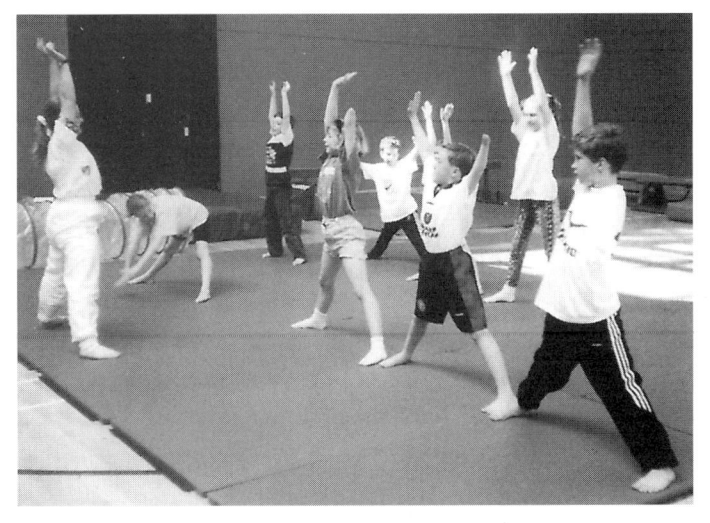

図18.13 健常者と上肢欠損者が混合した子どもの運動教室（Mr K.McCowan と Reach の許可を得て掲載）．

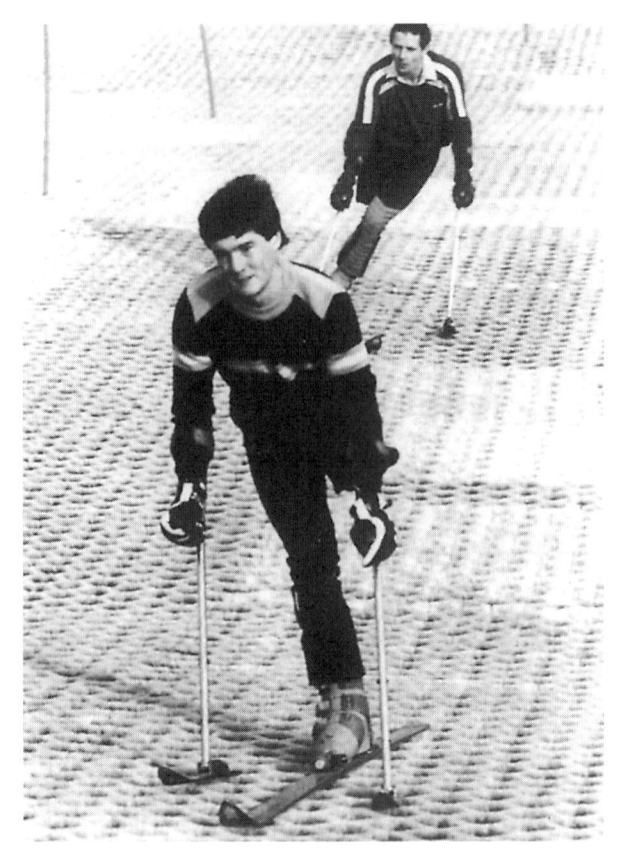

図 18.14 人工の乾斜面で指導者にスキーを習う若い大腿切断者．インストラクターの Mr M. Hammond も切断者である．補助板のついた特別なスキーストックに注目（*Harlow Gazette* の許可を得て掲載）．

スポーツを習うべきであり，滑降のために懸垂を改良して PTB 義足に大腿コルセットをつける必要があるかもしれない．非常に上手なスキーヤーは片脚でより速い速度と高い技能を達成することができる．スキーを初めて行うときには人工の乾斜面が役立つ（図 18.14）．切断者は義足をつけないで，斜面やリフトや軽食堂に片脚で行くことが大きな問題である．スキー靴での片脚跳びはほとんど不可能である．両下肢切断者はシットスキー（座席付きスキー）を利用してスキーを楽しむことができる．

義足をつけていないときの断端に対する保護は重要であり，凍結や外傷による傷害を避ける必要がある．

トボガンや他の雪上スポーツも，断端を使いすぎて痛めないようにすれば行うことができる．

水上スキー．このスポーツの練習は義足をつけないで片脚で行うべきである（図 18.16）．義足を使いたい下腿切断者は，足底に滑らない素材の付いた特別に防水加工した義足が必要である．モノスキーでは水面からの立ち上がりは健側肢で行われるが，義足は一度立ってから所定の位置に差し込まれる．2 本のスキーを使いたい場合，しゃがんだ姿勢から立ち上がるのは，義足の足関節継手の背屈によって制限されるかもしれない．両側下肢切断者では座位でこのスポーツを楽しむことができる（図 18.17 参照）．

ウィンドサーフィン．片脚での制御の維持が難しいので，滑らない足底の義足が必要である．大腿切断者や膝関節離断者は，特別な木製義足が必要である．下腿切断者は「耐水用義足」が必要である．

サーフィン．ほとんどの切断者は義足を使わないが，下腿切断者は「耐水用義足」を使って行うことができる．ボード上では腹臥位か膝立ち位が最もよくバランスがとれる．

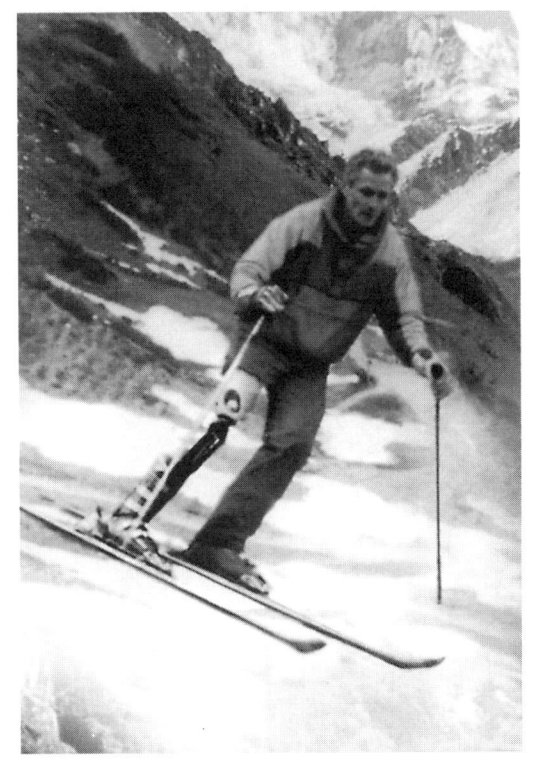

図18.15　スキーをする大腿切断者（C.A. Blatchford and Sons Ltd の許可を得て掲載）．

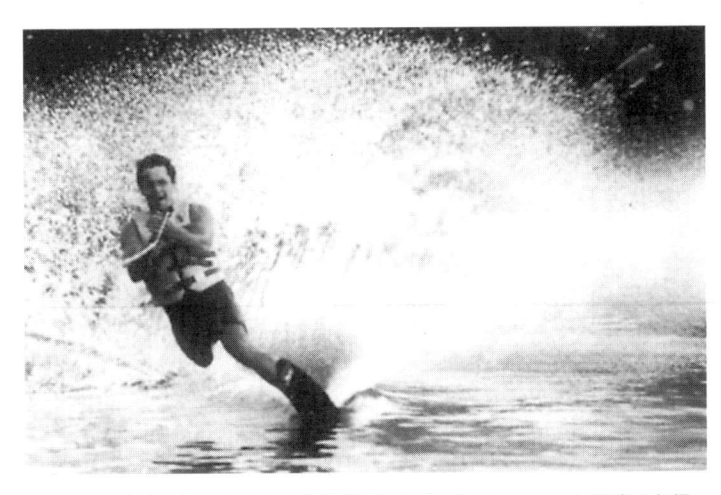

図18.16　水上スキーをする大腿切断者（Mr M. Hammond の許可を得て掲載）．

スキューバダイビング．「足ひれ付き義足」を特別に作ることもあるが，多くは義足なしで行う（図18.18）．義足を使用してウォータースポーツに参加する切断者は，完全防水か特別な材質で作られ，そして安定した懸垂のある外骨格構造の防水用義足（8章参照）を用意しなければならない．水泳用には水が入ったり出たりするような排出口を設けた特別なデザインの義足がある（図18.19参照）．これは身体全体が「ひっくり返る」ような危険で予測ができない過度な浮力を防ぐためである．上肢切断者は水と同比重の浮力のある義肢が必要である．切断者から義肢が外れても，それが沈まないで回収できるように義肢には浮遊するように浮き輪をつける必要がある．

特別な義足をつけてウォータースポーツをやってみたいと思うすべての切断者は，まず初めにセラピストがいるリハビリテーション施設内の水治療法プールのような浅くて安全なスイミングプールで水中歩行，浮くこと，水泳を練習するのが賢明である．ここで浮力やバランスを検査することができる．

ハンググライディング，パラシューティング．誰にとっても非常に危険である！

登山．非常に安全な懸垂のある義足を使用する必要がある．断端が急角度の圧に慣れ，登山者に必要な優れた平衡感覚を再獲得するまで，最初はインストラクターがいて安全ベルトのある屋内の壁登りで練習することが推奨される．断端ソックスやライ

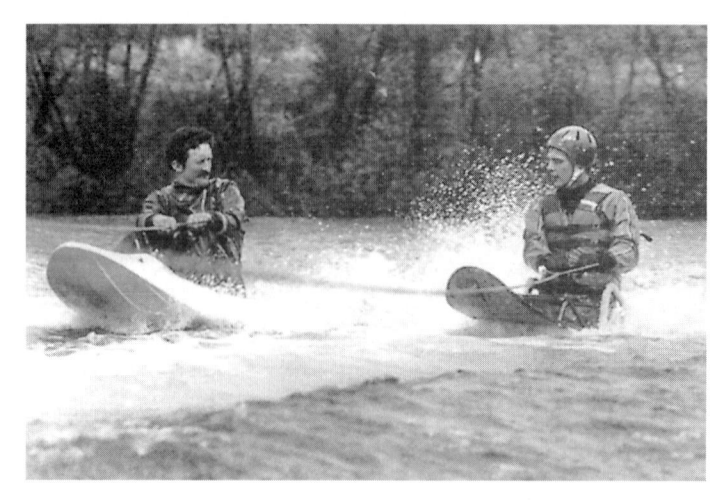

図18.17 インストラクターと水上スキーをする両側切断者（右）（Mr Berkeley と Mr I. D. Hassall の許可を得て掲載）．

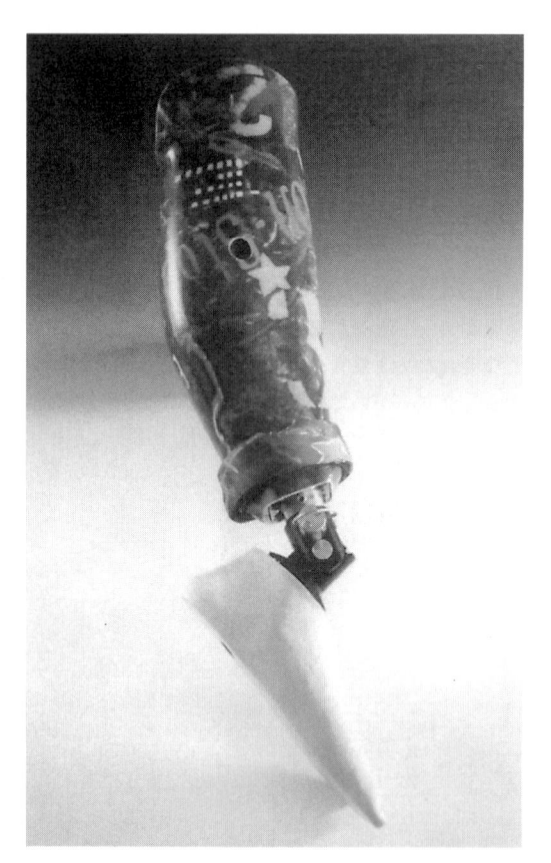

図18.18 歩行から水泳まで対応できる足継手が付いている水泳用下腿義足（足部に足ひれをつけることができる）（Ortho Europe の許可を得て掲載）．

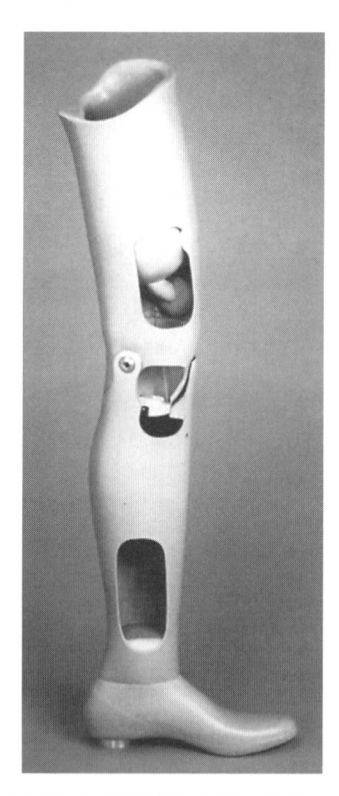

図18.19 耐水性大腿義足の矢状面（Otto Bock UK Ltd の許可を得て掲載）．

ナーを頻繁に交換して，断端の皮膚の損傷を防ぐ必要がある（図18.20参照）．

ハイキング，高原散策．　適切な靴が必要とされる．義足は快適でよく適合していなくてはならない．必要なときに交換できるように余分な断端ソックスを持つ必要がある．この活動は切断者が跛行となりやすいほどのものではない（図18.21参照）．

オートバイのスクランブリング．　この活動を行うには正しいバランスを得るために多くの練習が必要である．

スカッシュ／バレーボール／バドミントン／テニス．　切断者はこれらのスポーツを行うのに機敏でなくてはならないが，走り回る必要が少なくなるように，これらのゲームを適応させることを学ぶ．ショットの技術が上達すると競技性が高まる（図18.22参照）．

車椅子バスケットボール．　英国では車椅子バスケットのナショナルリーグは，テレビで報道され人気が出てきている活気あるチームスポーツである．車椅子スポーツを受容しているか，あるいは義足を必要とするスポーツができないでいる高い動機をもつ切断者に向いている．

陸上競技．　走ることは大腿切断者と下腿切断者の間で最も大きな違いをみせる（図18.23参照）：下腿切断者は遅くても普通に走ることができる．大腿切断や膝関節離断では非常に遅く，不格好にみえる著しく異常な走行となり，大半は陸上競技には参加しない．正常な走行が可能となる義足の膝や足部のコンポーネントがあり，非常によく適合している切断者はうまくいく．両側下肢切断者や高位片側切断者は，バランスを補助する特別な投擲用のフレームを使って，投擲競技を行うことができる．

コンタクトスポーツ（サッカー，ホッケー，ラクロスなど）．　コンタクトスポーツができるように適用されたルールが通常用いられる．しかしながら，義肢装具士は切断者がこれらの活動で義肢を使って

図 18.20　屋内の壁登りで指導を受けている股義足をつけている切断者（Roehamton の義肢装具の理学療法サービス，Calvert Trust の許可を得て掲載）．

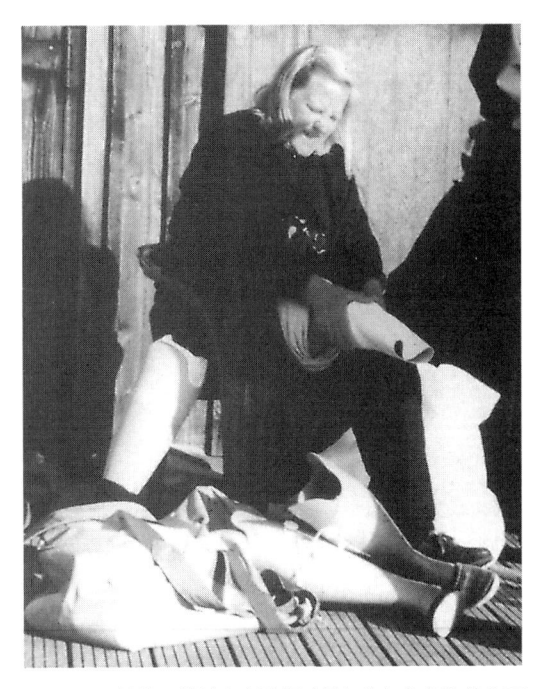

図 18.21　断端の快適さを確保するために歩行を休んでいるときに義足やライナーを外している活動的な下腿切断者（Roehamton の義肢装具の理学療法サービスの許可を得て掲載）．

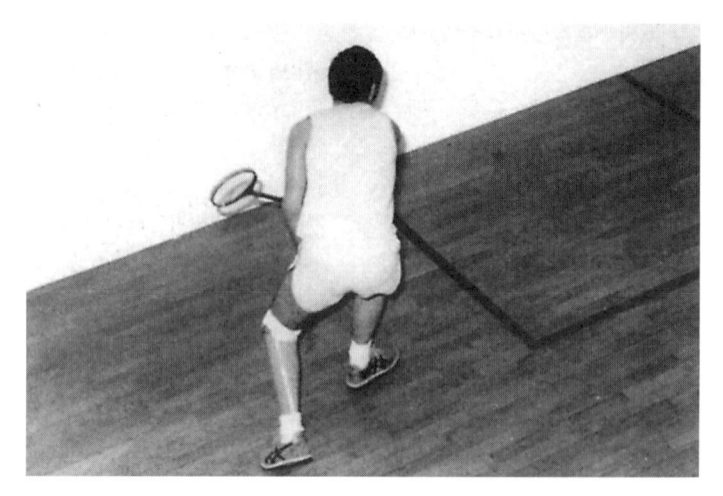

図 18.22　スカッシュをプレーしている下腿切断者.

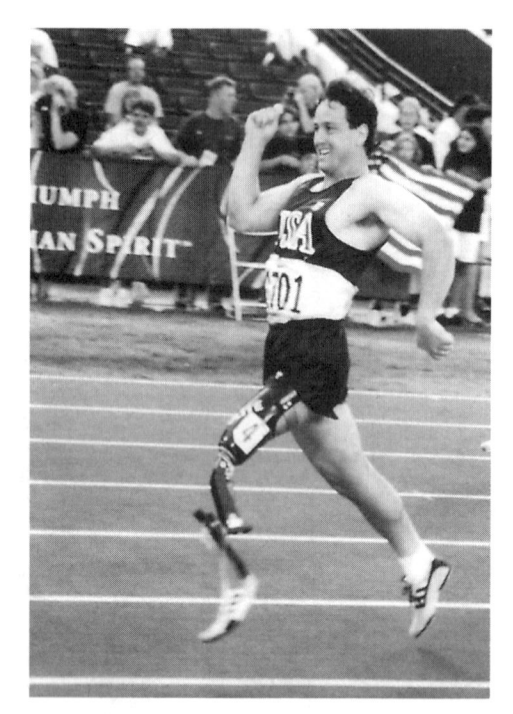

図 18.23　1996 年パラリンピック大会 100 m 銅メダリストの Todd Schaffauser（大腿切断者）．彼は CaTech の油圧膝継手を用いた「エンドライト・ハイアクティビティ・モデル（Endo-lite Hi-Activity）」の義足を使っている（C.A. Blatchford and Sons Ltd の許可を得て掲載）．

いることを知っていなければならない（図 18.24）．

■競技会

競技レベルが高くなると，例えばパラリンピックでは切断者が競技パフォーマンス中に遭遇するどの問題にも対処できるように義肢装具士やスポーツ専門の理学療法士が随行する．

特殊化したコンポーネント

最初の義肢によって十分な自立を成し遂げた切断者は，より活動的な運動を可能とする特殊なコンポーネントからなる，よく適合した2本目の義肢が必要となる．給付されるコンポーネントは，仕事やスポーツ，余暇活動に関して切断者によって示される個々のニーズによって異なる．高い活動レベルを楽しむ人たちは，足部や足関節のコンポーネントの頻繁な調整を可能とするために装飾用カバーを取り外しておく（106 頁，図 8.15 参照）．

特殊なコンポーネントを使用するかどうかは，初めに切断者と義肢装具士の間で話し合われるべきである．いったんある活動に興味をもつようになった切断者は，友人の切断者からその活動のための動きに役立つコンポーネントを見つけだす．切断者は義肢センターの医師に特別な処方についての依頼を書

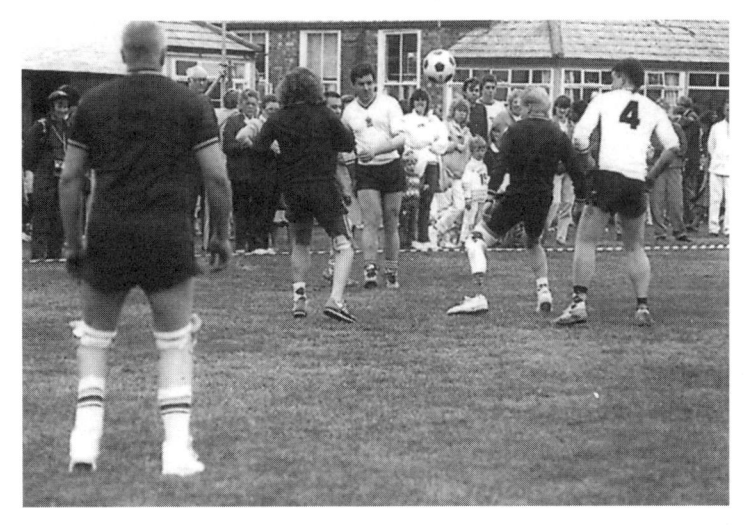

図 18.24 Queen Mary's University Hospital で毎年行われる屋外パーティーにおけるサッカーの実演（Ms J. Jackson の許可を得て掲載）．

く必要がある．セラピストは切断者のために精巧な（高価な）義肢の部品の有益性を強く擁護する準備が必要となる．

2 版までの文献

Burgess E M, Hittenberger D A, Forsgren S M, Lindh D V 1983 The Seattle Prosthetic Foot – A design for active sports: preliminary studies. Orthotics and Prosthetics 37(1):25–31

Gailey R 1992 Recreational pursuits for elders with amputation. Topics in Geriatric Rehabilitation 8(1):39–58

Gailey R, Stinson D 1991 Analysis of above-knee running gait. Proceedings, World Confederation of Physical Therapy 11th International Congress

Hittenberger D A 1982 Extra-ambulatory activities and the amputee. Clinical Prosthetics and Orthotics 6(4):1–4

Kegel B 1986 Journal of Rehabilitation Research and Development: Clinical Supplement No 1. Veterans Administration USA

Kegel B, Carpenter M L, Burgess E M 1978 Functional capabilities of lower extremity amputees. Archives of Physical Medicine and Rehabilitation 59:109–119

Levesque C, Gautier-Gagnon C 1987 An above-knee prosthesis for rock climbing. Orthotics and Prosthetics 40(1):41–45

Rubin G, Fleiss D 1983 Devices to enable persons with amputation to participate in sports. Archives of Physical Medicine and Rehabilitation 64:37–40

Sports Activities 1978 Physiotherapy 64(10):290–301, (11):324–329

3 版の文献

Buckley M, Heath G 1995 Technical note. Design and manufacture of a high performance water-ski seating system for use by an individual with bilateral trans-femoral amputations. Prosthetics and Orthotics International 19:120–123

Clinical Interest group in Prosthetics, Orthotics and Wheelchairs, College of Occupational Therapy and Forum of Mobility Centres 1998 Driving after amputation, 3rd edn. British Limbless Ex-Servicemen's Association, Romford, Essex

Mital A, Scheer S J, Plunkett J M, Pennathur A, Govindaraju M 1996 Enhancing physical fitness levels of paraplegics and lower extremity amputees: a critical need. Critical Reviews in Physical and Rehabilitation Medicine 8(3):221–234

Pasek P B, Schkade J K 1996 Effects of a skiing experience on adolescents with limb deficiencies: an occupational adaptation perspective. American Journal of Occupational Therapy 50(1):24–31

Saadah E S 1992 Swimming devices for below-knee amputees. Prosthetics and Orthotics International 16(2):140–141

St Jean C, Goyette C 1996 Case report forum. Observations of ice-skating prostheses developed for a 7-year-old trans-tibial amputee. Journal of Prosthetics and Orthotics 8(1):21–23

Sanderson D J, Marton P E 1996 Joint kinetics in unilateral below-knee amputee patients during running. Archives of Physical Medicine and Rehabilitation 77(12):1279–1285

第19章
上肢切断と先天性上肢欠損
Fiona Carnegie

《この章の内容》

後天性切断　235
先天性上肢欠損　236

後天性切断　237
　術前評価　237
　上肢切断者の心理的側面　237
　利き手　238
　義手装着前治療　238

義手　241
　義手のタイプとコントロールシステム　242
　手先具　243
　切断レベルと義手　243

義手のリハビリテーション　248
　評価　248
　義手練習　248

両側上肢切断者　254

先天性上肢欠損　255

　英国において下肢切断に対する上肢切断の割合は極めて低い（約1：24）．英国において初回上肢切断者と上肢欠損児の年間登録数は約330名であり，これは全初回切断者の約6％にすぎない．従って，どの病院においてもめったに患者を目にすることがなくても驚くべきことでもない．しかし患者が包括的で専門的な作業療法のリハビリテーションを受ける義肢サービスの段階に移行する前に，必要な初期治療がどの病院でも実施できることが重要である．

　義手を必要とする患者には2つの異なったグループがある．その1つは後天性切断の患者であり，もう1つは先天性上肢欠損の患者である．この2つのグループは障害の特性や年齢に差異があるため，その治療・練習には大きな違いがある（4頁，表1.2参照）．

■後天性切断

▶外傷

　英国および先進国では，後天性切断は一般に交通事故や労働災害，重症な家庭内事故，爆発，銃撃などが原因である．外傷性切断は，その機会が多い青年や成人の労働者に頻繁にみられる．その発生率は女性よりも男性のほうが高い．外傷性切断者の数はここ20年で減少してきている．その理由は，英国における健康と安全に関する法律によって労働環境

がより安全になってきていることや，社会的・技術的・経済的変革によって生産現場で働く人が減少し，より危険性の少ない労働環境で働く人が増加しているからである．手の外傷を受けた患者に対する顕微鏡下の手術手技が向上したことで，時として手が救われるようになった．しかし腕神経叢を完全に裂離するような外傷では，感覚や機能の低下した腕が残ることになる．神経修復が可能なときもあるが，腕は機能を発揮せず無感覚なままであることが多い．2年を経過しても改善がみられなければ，患者は腕の切断を選択することもある．患者が義手の使用を希望するのであれば，上腕骨中央レベルで切断し，肩関節は外転および屈曲10°の肢位で関節固定すべきである．子どもや高齢者でも外傷によって上肢を切断することがあるが，これは非常に稀である．

▶ 疾病

悪性腫瘍，敗血症，血栓症/塞栓症，らい病（ハンセン病）などがこの範疇に入る．どの年齢でも発症する可能性があり，それは緩徐あるいは急激に発症する．末梢循環障害のような一般的な血管不全が上肢切断の原因となることは極めて少ない．しかし，重度のレイノー病やバージャー病は上肢切断の原因となることがある．

腫瘍性疾患の治療が変化したことで切断にまで至ることは少なくなり，予後も改善した．これらの疾患による切断の場合は，早期の義肢介入が強く推奨される．敗血症によって切断される患者は上下肢を含む複数の切断を受けることが多い．またその他の組織にも損傷を受ける．患者は若い成人であることが多く，一般に突然に発症する．血栓もしくは塞栓はどの年齢の患者にも起こる可能性があり，一肢のみが侵されるのが普通である．急性発症であることが多い．

らい病の患者は神経学的問題を有しており，断端のケアには特別な注意が必要である（詳細については21章参照）．

■先天性上肢欠損

先天性上肢欠損者が切断者全体に占める割合は少ないが，年間に処方される全初回上肢切断者の40％を占めている．これらの患者に対しては専門的な治療手技が必要である．そして特に児童および青年期の成長および発達を通して継続的に見直しを行う必要がある．

ほとんどの先天性上肢欠損の原因は不明である．1960年代初期のサリドマイドの悲劇は別として，上肢を欠損して生まれてくる子どもの数は毎年比較的一定しており，生存出生児10,000人に対して1人である．

上肢欠損には大きく分けて主に2つのタイプがある．それは国際基準ISO8548-1に定義されているように横軸性欠損と縦軸性欠損の2つである（文献参照）．

横軸性上肢欠損． 上肢は成長が止まるまでは正常に発達する．たとえば前腕中3分の1の横軸性欠損は前腕切断と似ている．手指の痕跡があることがしばしばみられる．これはほとんどの場合は成長しつつある上肢への血液供給が阻害された結果と考えられている．稀に臍帯が上肢を拘束し，子宮内での切断につながることがある．そのような症例では，手指の痕跡はなく，他の四肢も欠損しやすい．

縦軸性上肢欠損． この欠損では長幹骨のすべてもしくは一部が欠如する．この縦軸性欠損を記載する際には，欠損した部位で呼称する．例えば橈側内反手（radial club hand）は次のように記載する．「縦軸性形成障害，橈骨一部，手根骨一部，母指列全欠損」．この子どもは義手を必要としないだろう．

しかし，肩のレベルに2指が残存している子どもでは，義手を供給することによって十分にその益を得ることができる．これらの子ども達は上肢欠損に関して遺伝的原因を有していると考えられ，遺伝に関するカウンセリングを家族に受けさせるのが望ましい．

以上の2つの異なった患者グループに対する治療方法を明確にするために，後天性切断と先天性上肢欠損の2つの項に分けて述べることにする．

後天性切断

■術前評価 (2章参照)

ほとんどの上肢切断は外傷によるものであり，上肢リハビリテーションの経験があるリハビリテーション医やセラピスト，義肢装具士から切断前に相談・助言を受ける機会はほとんどない．しかしそのような機会があれば，患者は義手の選択や将来的な管理について情報を得ることができる．患者によっては，多少の選択の余地がある場合がある．例えば腕神経叢損傷後，長期を経ているために手術的介入によって機能的な手を作ることができなかった場合である．その場合の選択肢は腕を切断するか，断端を機能的義手に役立つような形状にするかであろう．外科医が適切な切断のレベルについて助言できれば有益だろう．

一般的な評価は下肢切断の場合と同様である（2章参照）．上肢切断に特異的な内容は以下の通りである：

関節可動域．頸椎や胸椎，非切断側および切断側の肩甲帯，肩関節，肘，前腕，手関節，手の関節可動域．

筋力．これらの関節をコントロールする筋力．患者に肘の自動屈曲がみられないならば，上腕切断が必要となる．肩の自動運動が不能な場合，肩関節の関節形成術の適応がある．

疼痛コントロール．経験的には，切断する前の腕の痛みと術後に起こる幻肢痛とには関連があるとされている．従って，手術前の疼痛緩和が重要である．疼痛が緩和されるまでは切断すべきでない．その他の治療手段を模索すべきである（20章参照）．

瘢痕組織．広範な手術痕もしくは熱傷痕がある場合，断端の治癒やその後の義手練習段階のために，切断部位の皮膚の状態を記載しておく．

家庭状況および家族の支持．この情報は，術後早期の段階や退院後に患者が必要とする身体的・心理的援助のレベルを示す．可能ならば，患者の家族も切断前の相談・援助に参加させるべきである．彼らは現実的な問題に関して心理的支持と情報を必要としていることもある．

雇用．雇用形態を注意深く考慮すべきである．就労中に受傷した場合，補償について話し合う必要がある．切断のために以前の仕事ができない場合，代わりの仕事を提供する雇用主もいる．

余暇活動．患者が切断前に行っていた活動についても話し合うべきである．患者は過去に行っていた趣味を再開するよりも，新しい趣味を始めるか，そのように助言を受けるだろう．しかし早急な決断をすべきではない．

■上肢切断者の心理的側面 (3章参照)

切断の原因が何であろうとも，腕を失うということは重大な心理的意味をもつ．上肢，特に手は自己像や個性の発達，物の操作技能に重要な役割を果たしている．Crosthwaite Eyre は次のように述べている．

「腕，特に手は個性の発達の統合的な部分であり，我々の身体部位の中でも非常に複雑な機構をもっている．腕や手は愛情や性的同一性，手先の器用さ，そして時には言葉を表す手段である．さらに重要なことに，仕事の道具として家族を扶養するための手段にもなる．上肢を失った初期のショックは高頻度で患者の身体像に対する態度に影響を与え，患者は無能とか無力とかいった感じを受ける．これらの要因は，利き手側が切断されたときにさらに強くなる．現代の技術は完全もしくは完全に近い機能や感覚の代替を提供するにはほど遠く，外見的にある程度受容できるものを提供するという現実がさらに不安の原因となる．従って患者は正常な生活様式に戻るまで継続的に多大な心理的支持や励ましを必要とする．」

このような腕を失った後の心理的混乱に対しては機敏にそして現実的に対処しなければならない．必要な援助の多くを提供できるのは多職種のチームの一員であるセラピストであることが多い．セラピストは義手の使用の有無にかかわらず，最大限の自立を目指した治療プログラムを計画することによって

切断者を勇気づける．

■利き手

　義手は，非切断側の手が巧緻的な活動を行っているときに何かを固定するといった非利き手の機能を代行する．その理由は義手には巧緻性や感覚フィードバックが欠如しているからである．患者が利き手を失った場合，非切断側の手が利き手の役割を果たせるように練習の時間を多くとるべきである．これは患者によっては非常に困難で，欲求不満に感じるかもしれない．また文化的・宗教的理由のために非切断側の手で利き手のすべての機能を遂行できない者もいる．

　実施するすべての活動はこの学習過程の一部となりうるが，手指の巧緻性や手／目の協調性を高めるためにペグゲームや片手でのコンピューターゲームを行わせるのも有効である．

　書字は早期の段階から行わせるべきである．義手でうまく字を書けるようになる切断者は少ないが，ほとんどの者は最終的には非切断側の手でかなりの字を書けるようになる．練習は太いフェルトペンを使い，最初に大きなパターンや形を描き，リラックスした握りを維持するといった基礎的な鉛筆の使い方から始めるべきである．両側切断者はより長いほうの切断肢でうまく字を書けるようになるだろうが，すべての可能性は追求すべきである．最初は両上肢で一緒に字を書いてみる．ペンを入れるよう適切な角度のポケットが付いた革のカフが便利なときがある．

■義手装着前治療

　義手装着前治療の目的は以下の通りである：
- 関節の可動性および筋力の維持・増強
- 浮腫のコントロール
- 機能的活動
- 断端の感覚鈍化
- 断端のケア
- 心理的適応．

▶関節の可動性および筋力の維持・増強

　肩甲帯や頸部を含む切断レベルより上位のすべての関節に対して，早期からの自動運動を術後第1日目からセラピストとともに開始すべきである．自動抵抗運動は痛みの許容範囲内で開始できる．

　これらの運動は特に肩関節および肩甲帯のすべての運動（挙上・下制・前方突出・後退）に集中して行うべきである．胸郭上の肩甲骨の滑らかな滑走の動きを維持する前方突出の能力は重要である．肩関節の屈曲と結び付いたこの動きは，特に上腕切断者が能動義手を操作するときの主たる力源となる．肩関節の抵抗運動を行うには次のような方法がある．固有受容性神経筋促通手技（PNF）のような徒手的抵抗手技，Clinibandやプーリーを使った機械的抵抗（断端に抵抗を加えるには革のカフが必要となる；図19.1）．両側活動は特に有効である．肘関節が残存している場合，屈曲拘縮を防ぐために全可動域にわたる運動を毎日行うべきである．前腕で支持した腹臥位は，頭部や頸部の抵抗運動に有効である．この肢位は肩甲帯の動きや上腕二頭筋・上腕三頭筋の活動を強化するとともに，断端に対する圧に慣れる上でも有効である．

　頭部や上部体幹の全身的な姿勢を矯正すべきであるし，歩行時の体幹の回旋も維持しなければならない．一側上肢切断者は切断側に傾く傾向がある．歩行時に腕の振りや体幹の回旋がなくなるので体幹はむしろ固くなり，バランスが悪い感じになる．運動プログラムの早期から徒手的な抵抗運動やバランスボードを使用した臥位・座位・立位での姿勢反応の再学習を開始すべきである．速度の違う歩行（例：ジョギングやランニングなど）は初期には非常に異なった感じがするので，上腕切断者にこれらを試みるよう奨励すべきである．高齢の切断者は特に方向転換時にバランスが障害されていることが分かるだろう．スポーツや趣味活動については患者と話し合い，リハビリテーションプログラムの適切な時期に試みるべきである．

▶浮腫のコントロール

　上肢の挙上を行うことは難しい．患者がベッドにいるときは断端を枕にのせて挙上しておく．患者に

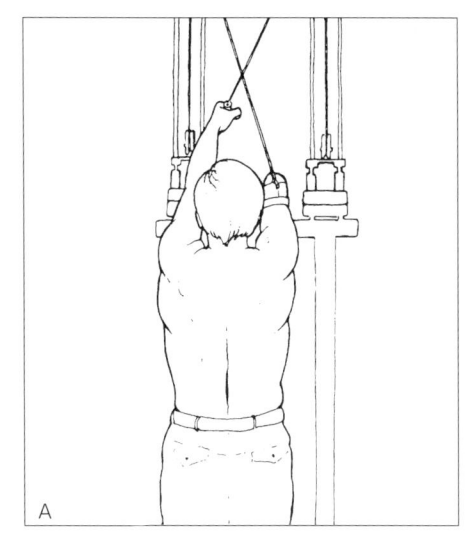

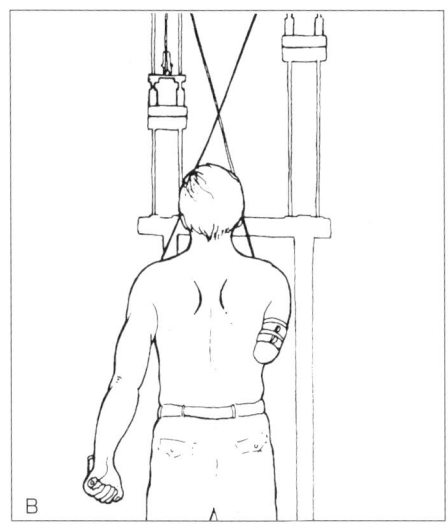

図 19.1 上腕切断者がWestminsterプーリーを使って肩甲帯と肩関節の可動性および筋力運動を行っている．AとBで肩甲骨の滑走に注意すること．

よってはスリングが有効なことがあるが，肘関節屈曲・肩関節内旋を強制することになるのでスリングの使用には注意が必要である．とはいえ術後数日はスリングは有効である．

断端の筋の自動収縮は浮腫を軽減するので，定期的に行わせるべきである．毎日の活動に断端を全般的に使用させることも浮腫の軽減に役立つ．

創が治癒し抜糸が済むまでは，断端包帯は使用すべきでない．断端包帯を巻くときは切断より近位の関節を自由に動かすことができるか，対角線に折り返して断端の遠位端に圧がかかるようになっているかに注意すべきである（図19.2参照）．不適切に包帯を巻くことは損傷を起こす危険がある．いつでも駆血効果が起こるようなことがあってはならない．これらの原理は下肢切断者のものと同様である（4章参照）．一定の圧を加えるためにさらに圧迫衣（pressure garments）を使うことがある．

▶ 機能的活動

正常な運動パターンを維持するために，切断肢を可能なかぎり使わせるようにすべきである．すべての切断者に早期の段階から自分で食事するようにさせる．フォークに食べ物をのせるプレートガードはいらだちを防ぎ，ロッカーナイフは食べ物を切るのに役立ち，滑り止めマットは食器を固定できる．栄養士の協力を得て食べ物の形態に気を配ることで，能力を最大限に引き出すことができる．断端が耐えられるようになったら（術後ほぼ2-3日），革のカフもしくは布のストラップを作り，フォークなどを入れ，両手で食べるときに押せるようにする．両側切断者はナイフやフォークを固定する熱可塑性プラスチック製の自助具が必要であるか，両方の断端でそれらを保持する．

多くの上肢切断者は更衣動作，特にボタンを留めたりファスナーを閉める，下半身の衣類を引き上げることが非常に困難であると気がつく．最初は運動選手用のトラックスーツなど着やすいものを奨励し，衣類の工夫は後にすべきである．ほとんどの一側切断者は数週間でボタンを留めることができるようになる．両側前腕切断者はボタンフックを必要とする．ズボンのファスナーは，糸か布のループを付けておけば操作が容易になる．

最初はバランスをとることが難しく，支持する役目の手を失ったことで浴槽や浴室への出入りが困難になる．滑り止めマットを使えばこれが安全になり，高齢の切断者では手すりが必要となるだろう．

片手で全身を洗うことは大変困難である．断端が治癒し使えるようになるまでは非切断側の手や腕を洗うことは困難である．それまでは非切断側の手や腕は両膝の間で擦るようにして洗うことができる．切断者は体を洗うために脊柱と下肢の非常に柔軟な

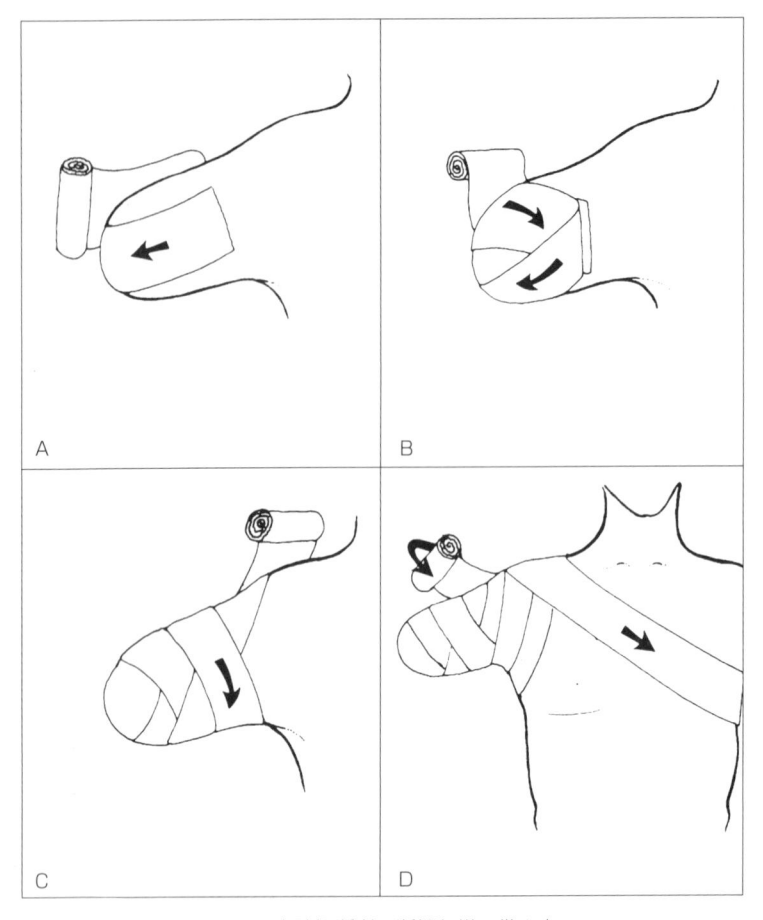

図 19.2　上腕切断者の断端包帯の巻き方．

動きを必要とする．洗体ミトンや長柄のスポンジが役立つ．

　前述したように書字においては可能なかぎり断端で紙を押さえるよう奨励すべきである．読書においても断端で本や雑誌，新聞を保持するよう奨励する．

　包帯の上に革のカフ（図 19.3）を巻き，簡単な自助具を取り付け，切断肢を使って活動を行うよう切断者を励ます．これらの活動は現実的で，実践的なものであるよう注意しなければならない．これは前腕切断者のほうがより容易に達成できる．カフに鉛筆を付けてタイプを打つことは固有感覚の再教育に役立つ．イーゼルや机で絵筆を使って絵を描くことは，繊細な活動における切断肢のコントロールを強化する．さらにこれは異なった運動範囲で肩甲帯のコントロールを発達させるのに役立つ．上肢の長さがかなり違うので，上腕切断者のための活動を計画

するのは難しい．しかし長柄の卓球ラケットをカフに取り付け，それを 8 字ストラップで対側の腋窩に保持するようにすれば，ゲームで肩の屈曲を促すことができる（図 19.4）．

▶ **断端の感覚鈍化**

　切断者には可能なかぎり早く断端に触れるよう奨励しなければならない．最初は衣服の上から，そして後からは皮膚に直接触れるようにさせる．これが最初の数日間で達成できない場合，その後はより困難になり，断端は感覚過敏になってしまう．

　断端は愛護的にマッサージし，徐々に強く扱うようにさせる．そして切断者が圧に慣れ，義手装着の準備ができるようにしていく．

　不安を軽減するために幻肢感覚について話し合うべきである．感覚が疼痛性のものであったり，不快

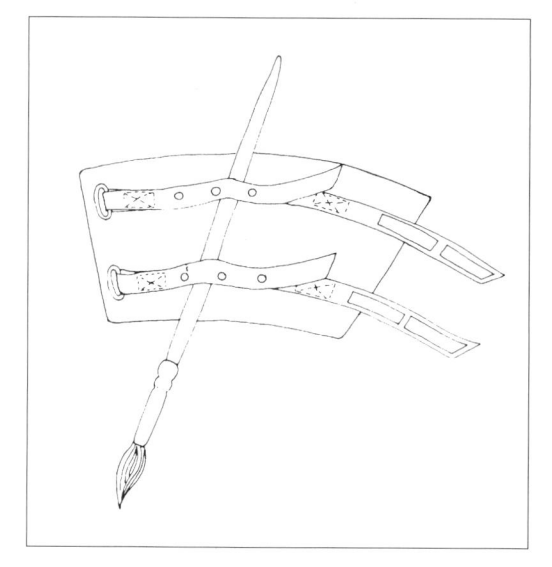

図 19.3 絵筆を付けた革のカフ（Baillière Tindall; Robertson E 1978 Rehabilitation of arm amputees and limb deficient children より許可を得て転載）．

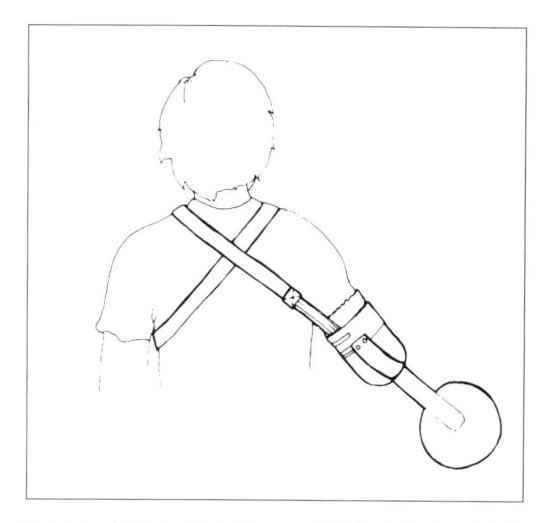

図 19.4 卓球の長柄のラケットを付けた革のカフ（Baillière Tindall; Robertson E 1978 Rehabilitation of arm amputees and limb deficient children より許可を得て転載）．

なものである場合，それを緩和する方法を模索すべきであるが，投薬が必要となることもある（20章参照）．

▶ 心理的適応

切断者は新しい身体像に適応する必要がある．鏡や断端を見ることができない者もいる．このようなことが持続する場合，リハビリテーションの過程に影響を及ぼす．しかし早急な展開が害をもたらすときもあるので，切断者が発する手がかりに注意することが重要である．正常な活動で自立を再獲得するよう援助することが自尊心を高め，適応を援助できるだろう．切断者によっては臨床心理士やカウンセラーへの早期の依頼が有効であるときがある（3章参照）．

▶ 断端のケア

切断者にとって断端を洗う必要性を認識することは重要である．保湿クリームを使うと乾燥を防ぎ，皮膚を柔軟にすることができる．断端の皮膚を定期的に観察することは重要である．特に感覚が低下しているときは，必要に応じて鏡を使って観察する．これは義手を使用するようになっても続けるべきである．

義手

義手は欠損した身体部位を補完する．腕は主として手の位置を決め，そのことによって手は特定の活動を遂行できる．つまり物を操作したり，感情を表現したり，環境を探索することができる．

すべての機能を満足できるほどに代替できる義手はない．上肢切断者は利用可能な義手の選択についてよく理解することで，自分の要求に最も合致する方法について現実的な考えをもつことができる．セラピストは切断者のその時点での機能や社会的・心理的ニーズを認識することで義手の処方を修正することができる．

義手には装飾的義手もしくは機能的義手，あるいは両者を兼ね備えた義手がある．切断者の健康状態が許すならば，なるべく早期に義肢センターに依頼すべきである．そうすれば切断者は義手のすべての部品について情報を得ることができるし，義肢リハビリテーションの過程を学習できる（義肢の構造の詳細については8章参照のこと）．

■義手のタイプとコントロールシステム

▶装飾義手

装飾義手ではコントロールシステムは必要ない．これは単純で軽量な義手である．前腕切断者用の義手は，ワイヤーの指をフォームラバーで覆ってグローブをつけ，自己懸垂（self-suspending）ソケットに適合する構造になっている．肘継手が必要となる高位切断者では，内骨格システムを加える．これはフォームラバーで覆われた筒状の前腕と上腕に上述のハンドを付け，手で操作する肘継手を取り付けた構造からなる．上腕部はソケットに取り付ける．一般にこの義手は懸垂のために簡単な8字型ハーネスを必要とする．習熟した切断者は自己懸垂ソケットをうまく操作する．この種の義手は外観を補完することに重点がおかれ，機能は最小限に抑えてある．例えば利用できる機能は物をしっかり固定したり，物を前腕に吊るして運ぶことである．

個々の指があるシリコンのハンドも利用でき，装飾的には優れているが高価であり，あらゆる日常活動に使えるほど丈夫ではない．

▶能動義手

力源となる身体の力をハーネスを経由して伝え，手先具（terminal device）や肘をコントロールする．この義手は最も簡単な機能的義手である．いくつかのハーネスが身体の動きを伝える．両肩甲骨の前方突出，肩の屈曲（そして前腕切断では肘の伸展）で手先具を操作する．上腕切断者は肩の下制・内旋・外転で肘のロックを操作する．この種の義手は作業用具であり，外観をよくするというよりは機能を追求したものである．

▶電動義手

電池駆動式モーターがハンド／グリッパーや手首，肘を動かす．コントロールとして使うのは筋電もしくはサーボ（servo；自動制御），スイッチである．一般に義手の中に充電可能な電池が装着してあり，充電器で完全に充電できるかが切断者にとって問題となる．

筋電義手．切断肢の筋収縮によるマイクロボルトの電流を電極で拾い，増幅してモーターを駆動する．ハンドを操作するには2個の電極を使い，1つは屈筋群に，もう1つは伸筋群につける．一方の電極はハンドを開くのに，他方は閉じるのに使う（図19.5参照）．その他に一方のみに電極を付けて随意的にハンドを開き，自動で閉じるようになっているものもある．手関節の操作は2個の電極のシステムを使って筋電コントロールで行う．肘の電気的ロックは1個の電極で作動する．

サーボコントロール義手．電動義手を操作するのに能動義手と同じ動きを必要とするが，肩甲帯の動きは少なくてすむ．

スイッチコントロール義手．この義手ではハーネスもしくはタッチパッドのシステムを使う．これによって様々な方法で電動手先具のコントロールが可能になる．

電動義手は初回切断者には勧められない．その理由はこの義手が重く，ソケットはぴったりと適合する必要があり（特に筋電コントロールの場合），操作や管理がより複雑になるからである．電動義手は切断後6ヶ月以降にその使用を考慮すべきである．この時期になれば浮腫は完全に消失し，切断者は能動義手もしくは装飾義手の使用をある程度経験しているだろう．注意深い評価が重要である（252頁参照）．

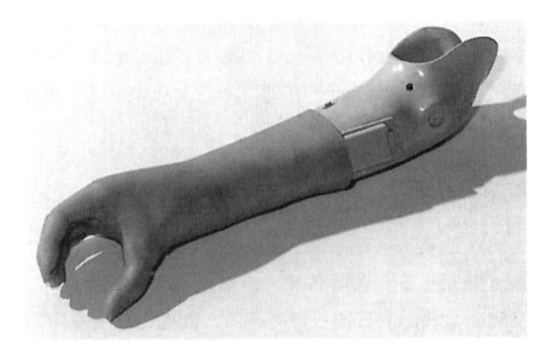

図19.5 前腕切断者用の筋電義手（Richmond の Twickenham and Roehampton Healthcare NHS Trust より許可を得て掲載）．

■手先具

　手で行っていた活動は手先具で補完する．手先具には装飾用手先具や機能的手先具，他動手先具，能動手先具がある．能動義手用手先具には種々のものがある．手継手は360°の回旋が可能であり，手先具を交換するために取り外しできるようになっている．

　最も一般的に使われている機能的能動手先具はスプリットフックである．これは純粋に機能を念頭にデザインされており，最も有効な手先具である．動かないフックと可動フックで構成されており，摑むための力源には2つのフックに掛けたゴムバンドを使う．ゴムバンドを追加することで摑む力を増やす．可動フックに付いたハーネスによって手先具を操作する（図19.6参照）．切断肢を動かすにつれてハーネスが引かれフックが開く．この時，固有感覚性フィードバックが得られる．

　外観を最優先する場合，装飾ハンドを使う．この最も簡単なものは，ワイヤーをフォームラバーで覆って指としたもので，それを適切な肢位に曲げることができるようになっている．1つの手先具で外観と機能を希望する場合，どこかで妥協しなければならない．メカニカルハンドは母指を身体の力で開き，他指から離れるようになっている．これはスプリットフックよりも操作が困難である．また，握りが弱く，かさばり，精細な動きが困難である．メカニカルハンドは，義手に高度な操作技能を要求しない切断者に使われる．

　用途を限定した特殊な手先具がある．例えば，ケーブルを介してペンチやピンセットを操作する能動手先具と，金槌や釣り竿のホルダー，道具のホルダー用の他動手先具がある．このように能動義手は外観を補完しながら，あるいは補完せずに使用する道具となりうる．

　電動義手の中にも手先具，一般に強い握りのためのパワーハンドを交換できるよう手関節部を取り外せるようになっているものがある．

■切断レベルと義手

　下肢と同じように，上肢にも切断の適切なレベルがある．活動的なすべての切断者に対しては，可能なかぎりこれらの適切なレベルを選択すべきである．レバーアームとして作用させるには断端の長さを長く温存したほうがよいが，断端はまた義手のコンポーネント，例えば手継手や肘継手に適合するような長さでなければならない．そうすることで，機能的かつ装飾的な補完が可能になる．

▶手部切断

　一般に，手部切断は外傷によるものである．装飾的もしくは機能的補完が可能である．しかし，装飾義手を使うと機能は妨げられてしまう．おそらく，機能的手先具は特定の活動に限定されたものになる．最初は，義手を使用しないで機能を評価すべきである．切断者のニーズや可能性のある解決方法につ

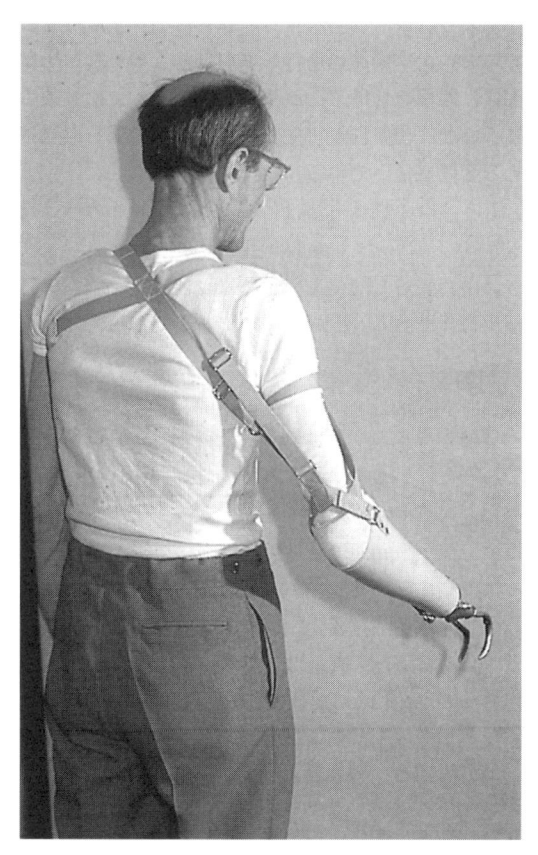

図19.6　上腕屈曲によって動かすスプリットフック（RichmondのTwickenham and Roehampton Healthcare NHS Trustより許可を得て掲載）．

いて，切断者と作業療法士，義肢装具士，リハビリテーション医との話し合いが必要である．往々にして，最も簡単な解決方法が最善の方法であることが多い．例えば，ポケット付きの，もしくはポケットのない革のカフの利用である．

▶ 手関節離断

手関節離断は茎状突起が球状端となるために，義手を使用するには理想的であるとはいえない．切断者によっては，2つのソケットを肘部と遠位端に付けストラップで結ぶスプリットソケットを使う者もいる．このソケットでは，切断者は回内と回外の動きが使える．スプリットフックなどの手先具はソケットに直接付けることができる．遠位部全体を取り外すことができ，装飾ハンドに交換することができる．または，前腕全体のソケットを作り，回内と回外ができるように手継手を付けることもある．この方法では義手は非切断肢よりも4cm長くなる．

装飾義手としてシリコンのグローブを使うこともある．この場合，橈骨と尺骨の茎状突起で懸垂する．

▶ 前腕切断

前腕切断の場合，義手の手継手のゆとりと非切断肢と同じ長さにするということを考慮すると，適切な切断レベルは尺骨茎状突起より近位8cmである．

手継手には手先具を装着し360°の回旋を可能にするプッシュボタンがあり，手先具の取り外しやロックを可能にしている．

能動手先具は肘の伸展および肩の屈曲，肩甲帯の前方突出によって操作する．

ソケットには次の2つのタイプがある．(1)カップソケット，(2)自己懸垂/顆上ソケット．

カップソケット．このソケットはハーネスで保持される．ハーネスには操作ケーブルが付随しており，これによって手先具の操作が行える（図19.7）．このソケットは以下の場合に使用する：
- 義手で重量物を運搬する切断者で，ハーネスを介して両肩に重みを分散する必要がある場合
- 断端が非常に短く，自己懸垂ソケットの適合が非常に困難な切断者

- 両側切断者．

ハーネスは簡単に背中に回すことができ，交差部は背部中央から少し外れていなければならない．操作ケーブルは義手を体側に垂らしたときに張った状態になっていること．腋窩ストラップのバックルは鎖骨下で前腋窩溝（三角筋大胸筋溝）上にあること．

自己懸垂/顆上ソケット（図19.8）．ソケットは上腕骨顆および肘頭を覆う．ループに付属している操作ケーブルで手先具を操作する．装飾ハンドもしくは他動手先具の付いた義手を使用するときはケーブルを外すことができる．

自己懸垂ソケットは完全な装飾義手のときに使う．操作ケーブルはなく，フォームラバーでできた動きのないハンド付きのオーバル（oval；顆状）手継手が付いている．この種のソケットは一般に筋電義手にも使われる．この場合も，操作ケーブルは付属していない．手関節屈筋群および伸筋群の最も適切な部位に電極を付ける．摩擦式手継手もしくは電動手継手で360°の回旋が可能である．手関節部を取り外せる装置が付いている．

もう一つの懸垂方法は，シャトルロックのついたシリコンスリーブである（図19.9）．これは外ソケットの中に装着し，装飾義手および能動義手の両者に使用可能である．断端の長さが重要である．

▶ 肘離断

このレベルの切断は義手装着の観点からは理想的であるとはいえない．肘継手のためのゆとりがないことが欠点である．肘継手をソケットの下に付けるため上腕が5cm長く，その分前腕が短くなる．もしくは，金属製ソケットの外部に継手を付けられるようにし，単軸の継手を上腕骨顆のどちらかの側に付ける．この場合，義手はかなりかさばることになり，内外旋が不能になる．しかし，肘離断はある種の切断者，例えば両側切断者や義手を使用しない者にとっては適切な切断レベルであることもある．

▶ 上腕切断

上腕切断の適切なレベルは肘頭から測定して肘関節より近位10cmである．このレベルであれば，上腕部に義手の肘関節メカニズム構を組み込むゆとり

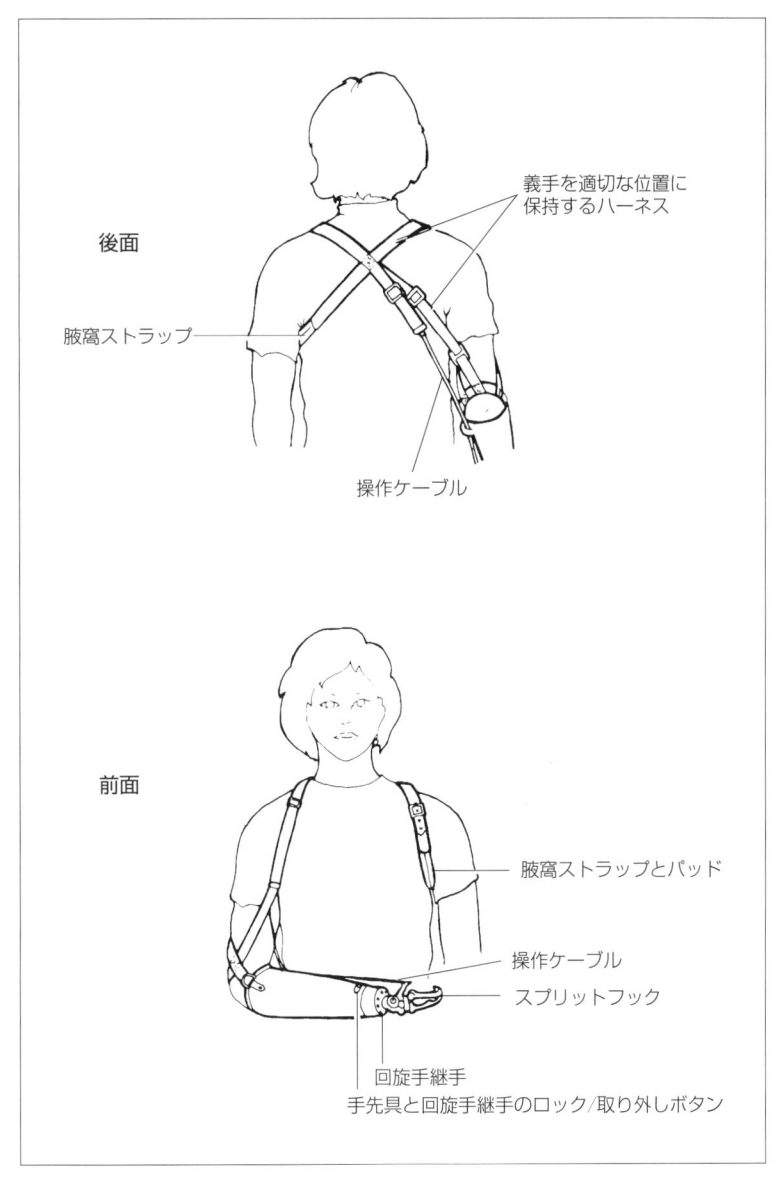

図 19.7 前腕切断者用のカップソケット付き能動義手．ハーネス類をすべて示してある．

があり，義手の肘関節部を解剖学的な肘と同じレベルにすることができる．さらに，断端がレバーアームや義手のコントロールのために適切な長さとなる．断端が肩の前腋窩溝から測定して 4cm よりも短い場合，義手の観点からは肩離断と同じ扱いと考えられる．

上腕切断の装飾義手は一般に外骨格義手であり，自己懸垂ソケットタイプの義手か最少のハーネスを必要とする義手である．手で操作する簡単な肘継手が付き，非切断側の手で徒手的に動かしてロックする．この義手には装飾ハンドが付いており，摩擦式手継手が付いているものと付いていないものがある．一般にハンドの部分は取り外しできない．能動義手にはハーネスがあり，義手を保持するとともに，操作できるようになっている（図 19.10，図 19.11）．上腕の屈曲と肩甲帯の前方突出により操作ケーブルに張力を加え，肘関節を屈曲させる．肘関節を任意の肢位にロックするには，非切断側の手でロック用の

ーブルよりも手で操作する．例えば前腕上のスイッチのような肘継手が考慮されるだろう．肘をロックすれば，肘屈曲のための動きと力は操作ケーブルを介して手先具に伝わり，これを操作できる．

　肩の内旋および外旋が不能である場合，これを代償するために肘関節近位の上腕遠位端部に摩擦式ターンテーブルを組み入れる．前腕を任意の肢位にするために非切断側の手で他動的に回旋する．

　ハーネスは容易に背中に回るようになっていなければならない．操作ケーブルは一側の腋窩から他側の腋窩に渡し，両側肩甲骨を前方突出したときに最もよく力が加わるよう調整する．ソケット上のプーリー部はシャツの袖口の高さより高くなっていること．腋窩ループのバックルは鎖骨下かつ前腋窩溝上にくるようにしなければならない．

　サーボコントロールの電動義手は能動義手と同じ方法で適合するが，ハンドを十分に開くために必要とする努力は少ない．ハンドはフックよりも重く，従って肘の屈曲が難しくなる．サーボ内部ロックを使えば，肘のロックを外したときにハンドへの力はとぎれ，肩甲帯の前方突出が肘を屈曲する．肘をロックすれば，ハンドへ力が伝わり，肩甲帯の前方突出でハンドが開くことになる．

　筋電ハンドも使用可能であるが，切断者にとって上腕二頭筋と上腕三頭筋の収縮の分離が難しいときがある．筋電コントロールを肘の屈曲や伸展，肘のロック，手継手の回旋にも使うことができる．電動，筋電，サーボによる機構は義手のすべての機能に使えるが，注意深い評価が必要である．電気の力をハンドや手継手，肘の操作に使う場合，義手は重くなり（それぞれの機能に個々にモーターが必要），操作も複雑になる．また，義手の維持管理も大変で，破損する可能性も高くなる．

▶肩離断

　肩の形を維持するために，可能ならば上腕骨頭を残すべきである．これが不可能な場合，義手を装着したときの不快感を防ぐために，肩が丸くなるように鎖骨と肩峰の形を整えるべきである．義手は上腕切断者のものと同様であるが，肩キャップが必要となる．肘関節メカニズムは非切断側の手でロックしたり，ロックを外す．能動義手では，肩甲帯の前方

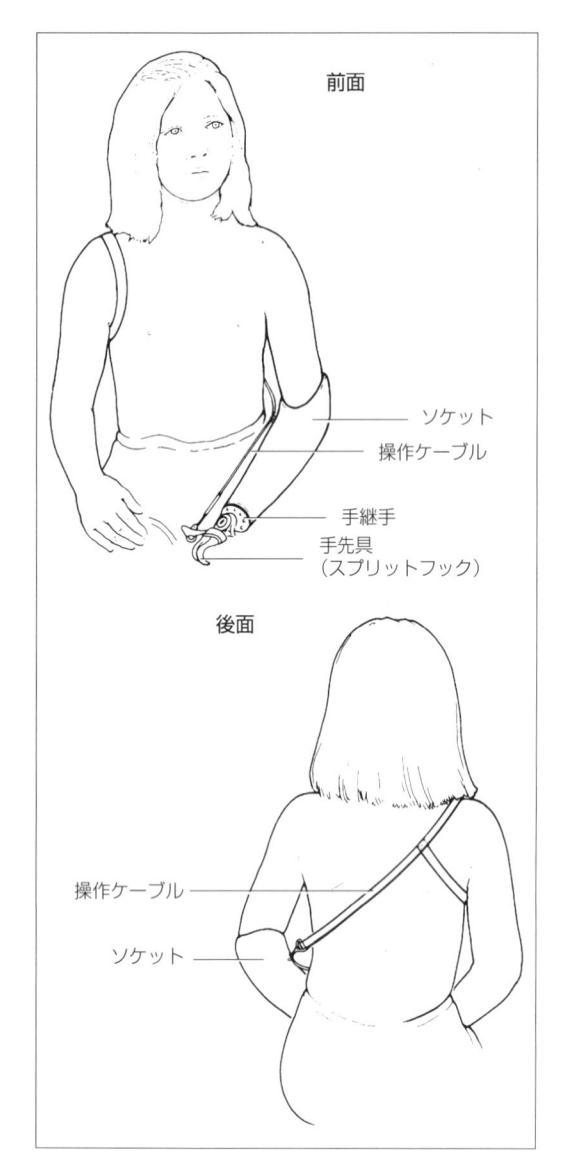

図 19.8　前腕切断者用の能動義手．顆上自己懸垂ソケット付き．

ケーブルを引くか，自動ロック機構を使用する．後者のほうが非切断肢を自由に使うことができるので，可能ならばこれを勧めるべきである．ロック機構は肩関節の動きでロック用のケーブルを引いて操作する．ロックするために必要な肩の動きは肩の下制，伸展，内旋，外転，つまり「脇腹を突く」動きである．同じ動きで肘のロックを外す．断端が非常に短い切断者や腕神経叢損傷後の切断者はこの動きができることは稀で，非切断側の手でロックを行う．ケ

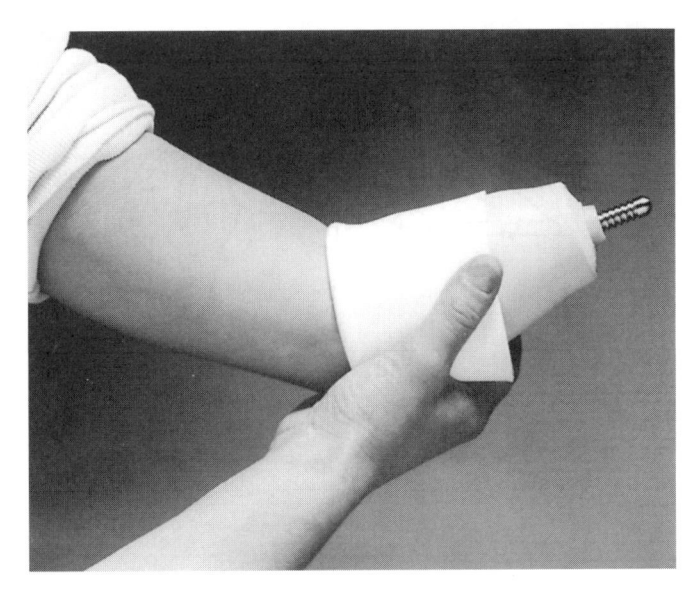

第 19 章　上肢切断と先天性上肢欠損　247

図 19.9　前腕切断用のシリコンスリーブ（Ossür UK の許可を得て掲載）．

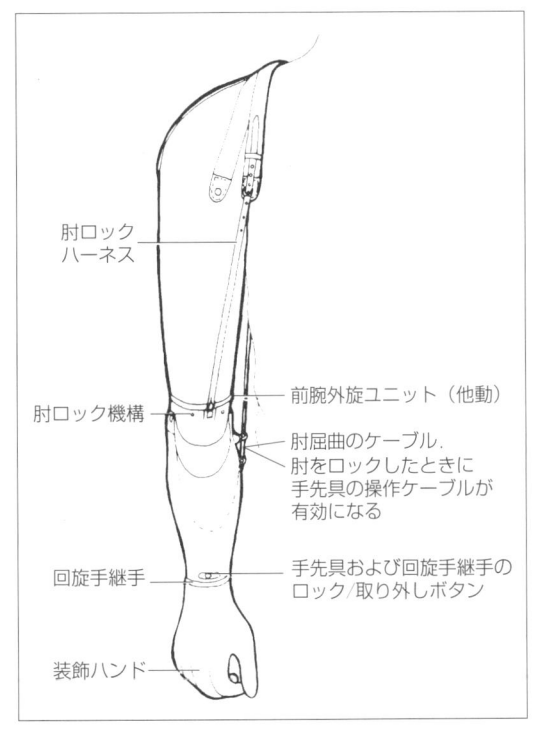

図 19.10　上腕切断者用能動義手（前面）．

（ラベル：肘ロックハーネス／肘ロック機構／回旋手継手／装飾ハンド／前腕外旋ユニット（他動）／肘屈曲のケーブル．肘をロックしたときに手先具の操作ケーブルが有効になる／手先具および回旋手継手のロック/取り外しボタン）

突出で手先具を操作する．義手を使って得られる機能は限られており，字を書いたり物を切ったりするときの固定として使われることが多い．電動義手はそれ以上の利点がある（上腕切断の項参照）．

▶ 肩甲帯離断

一般に肩甲帯離断は悪性疾患に対して行われる．腕全体ばかりでなく，鎖骨や肩甲骨の切除も行われる．術直後のニーズは身体の形状を補完することであり，軽い肩キャップを装着すべきである（図19.12）．この肩キャップは胸郭圧迫の原因となってはならず，かつ服を着たときに自然な外観となるようにすべきである．この外観の補完と保護のための肩キャップを供給するために，義肢サービスへの早期の依頼が重要である．多くの切断者は肩キャップを永続的に装着することを選択する．この切断で使用する義手は軽いフォームラバーでできており，簡単な肘と装飾ハンドが付いたものである．一般に，機能的義手は重すぎて耐えられない．しかし，背部の広い切断者は電動義手を操作でき，その機能と引き換えに義手の重さに耐えることができる．

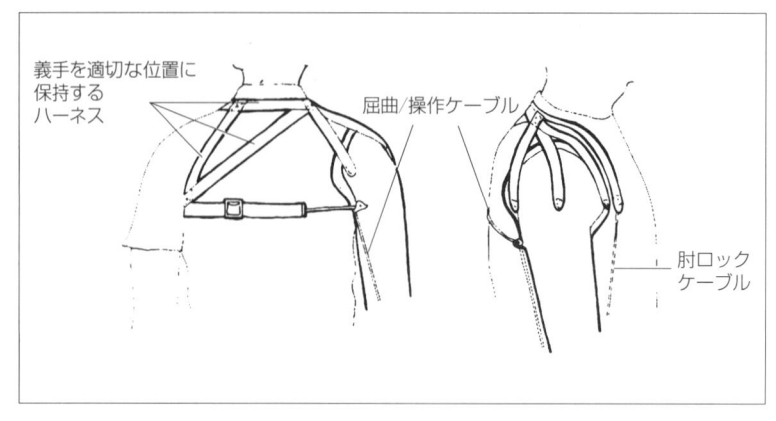

図 19.11　能動義手の懸垂システム（前面および後面より）．

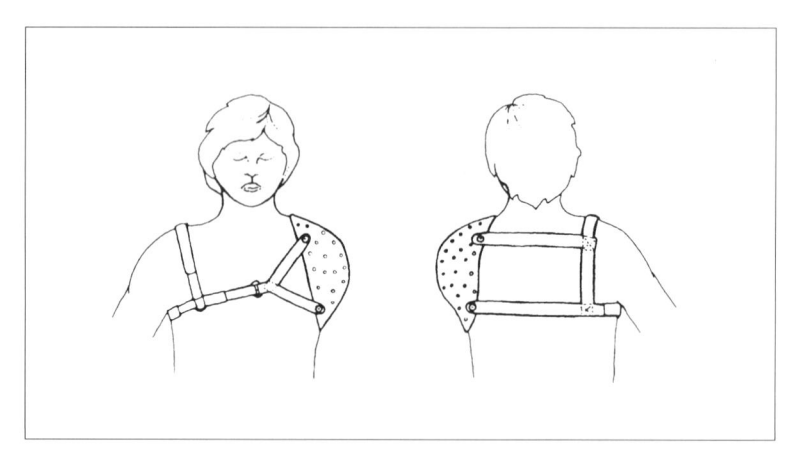

図 19.12　肩甲帯離断用の肩キャップ．

義手のリハビリテーション

■評価

義肢センターを訪れた初日に，切断者はリハビリテーション医や義肢装具士，セラピストによる評価を受ける．セラピストによる切断者の評価には，2章に述べたような評価の一般的な側面のすべてが含まれる．特に注意が払われるのは，断端の長さ・骨性突起・筋力，そして切断肢と非切断肢の関節可動域と筋力，全般的な移動能力と姿勢である．適切な義手を処方する際の意志決定の過程においては，切断者の生活様式・個性・心理的ニーズ・雇用などの情報に基づく身体的評価が重要である．切断者の姿勢が悪ければ，姿勢運動と再教育も必要となる．

切断者には各種の義手を見る機会とそれらの利点・欠点について十分な情報を提供すべきである．そうすることで，切断者は処方過程に積極的に参加することができる．

■義手練習

義手を使った練習は，義手が届いたその日から開始すべきである．練習は，その期間中に必要となる調整のために義肢装具士と連絡がとりやすいセンターの作業療法士が実施すべきである．義手リハビリテーションの利点を早期に切断者に理解させることが重要である．そうしなければ，切断者は義手によってもたらされる利点を最大限獲得することはできない．センター受診の初日にセラピストによる切断

者の評価が行われていなければ，練習を開始する前に詳細な評価を実施する必要がある．最初，切断者は義手を不快に感じるが，徐々に装着耐久性を延ばしていくよう奨励しなければならない．痛みもしくは擦れる感じがある場合，義肢装具士はソケットやハーネスの適合をチェックすべきである．

どのタイプの義手を使おうとも練習の原理は同じであり，それをBox19.1に示した．

▶装飾義手の練習

これは最も単純な義手であり，一般に簡単な練習を必要とするだけである．しかし，心理的リハビリテーションは長い期間必要となる．

義手部品の理解：

一般に，前腕切断用義手は可動部位のない1つの部品（摩擦式手継手）からなる．フォームラバーのハンドにはワイヤーが入っており，非切断側の手で任意の肢位にすることができる．

すべての高位切断用の装飾義手には簡単な肘継手があり，前腕にロックのためのノブがある．このノブは装飾カバーで覆われているため，最初はノブの位置を特定することが難しい．

義手の装着脱：

切断者によっては断端袋の着用を選択する者がいる．上腕切断者では，断端袋は肩の上を覆う長さにしなければならない．前腕ソケットは肘を屈曲して装着脱する．捻りながら装着脱するとやりやすいことがある．上腕切断者はハーネスの下にTシャツを着ることがある．上腕短断端およびそれより上の高位切断者が義手を装着するときは，最初に非切断肢を腋窩ループに通し，次に義手を持ち上げて切断肢の方に持ってくる．上腕長断端の切断者は断端に義手をつけ，次に非切断肢をハーネスに通す．この方法は難しく，練習が必要である．

義手適合チェック：

最初，義手の適合チェックは義肢装具士が行うが，使用中に問題部位が出現しないようにチェックすることが重要である．前腕切断で特に注意しなければならないのは，肘頭と上腕骨顆，ソケットの縁（特に前面），断端の遠位端前面である．すべての高位切断で特に注意しなければならないのは肩峰と鎖骨である．

義手のコントロール：

装飾義手を使う切断者はほとんど練習を必要としないが，義手の適切な使い方を知ることは重要である．過剰に動かすとワイヤーが破損してしまうので，ハンドの指を曲げるときは注意しなければならない．

肘継手を使う切断者は関節をロックしたり，ロックを外す練習が必要である．これには，義手の前腕の重みを支えながらロックノブを押すことが含まれる．

義手を使用しての機能的活動：

装飾義手は機能的道具とはならないが，紙をしっかり固定したり，前腕に物を下げて運ぶといった活動で使用するようにすれば，身体像をよりよく回復させることができる．シリコン製の義手は外観的には優れているが，表面を傷つけてしまうのでそのような使い方はできない．セラピストは必要に応じて特別な機器や工夫した方法を使って切断者の日常生活活動が自立するようにしなければならない．

義手の手入れ：

PVCグローブで覆ってある装飾ハンドは非切断肢の手と同じ方法で手入れすべきである．マニキュア液や除光液を使うことができる．また，熱からは守らなければならず，オーブン用の手袋を使用すべきである．しかし水につけてはならず，汚れたらなるべく早く，そしてできるだけ頻回に湿らせた布で拭くようにする．装飾ハンドが破損したら，フォームラバーのハンドに水が入らないよう絆創膏を貼っておく．グローブは破損したり，ひどく汚れたときは交換することができる．ソケットは湿らせた布で定期的に拭くようにする．特に，断端袋を使わないで義手を装着する場合は，確実に汗を拭き取っておく．

Box19.1　義手練習の原理

1. 義手部品の理解．
2. 義手の装着脱．
3. 義手適合チェック．
4. 義手のコントロール．
5. 義手を使用しての機能的活動．
6. 義手の手入れ．
7. 断端のケア（11章参照）．

▶ 能動義手の練習

　能動義手は最も機能的な義手である．高位切断者の練習は前腕切断者よりも長い時間を必要とする．学習する技能は切断者の日常生活に関連したものにすべきである．心理的支持は練習の一部であり，義手練習よりも長く続ける必要がある．切断以外の障害，例えば非切断肢の手に損傷があったり，視覚障害がある場合，さらなる練習が必要となる．

義手部品の理解：

　義手の部品については本章の初めに述べてある（243-247頁）．切断者が義手を手にとってみたり，すべての部品がどのように働くかを理解する機会をもつことが重要である．高位切断者では，これは最初の練習の後に行うほうがよい．その理由は，義手は多くの部品からできており，それにあまりにも早く集中させると切断者が圧倒されてしまうかもしれないからである．

義手の装着脱：

　切断者によっては断端袋を，またはハーネスの下にTシャツを着用することを選択する．自己懸垂ソケットは装飾義手と同じ方法で装着し，次に操作ケーブルを非切断肢に付ける．前腕切断者でハーネス類の全セットを使う場合，それを切断側に下向きにして置き，義手は両膝の上に置く．切断者はスリングの上部を掴み，これに切断肢を通し，次にソケットを装着する．そしてシャツを着るようにスリングを背中から非切断肢に回し，両肩のところに持ってくる．最初は義肢装具士が義手の装着方法を提示するだろうが練習が必要であるし，セラピストはハーネスが正しい位置にあるか確認すべきである．

　前腕短断端もしくはより高位の上腕切断者の義手の装着方法は装飾義手と同じである．

　一般に，上腕長断端の切断者は肘をロックし，手先具を机または椅子で支えて義手を装着する．最初に断端をソケットに入れ，ハーネスを背中に回し，腋窩ループのバックルを留める．これには脊柱と非切断肢の素早い動きを必要とする．高齢の上腕切断者の多くは，介助なしには義手を装着できない．しかし一人で義手が外せるようにすることが重要である．これには腋窩ループのバックルを外すこと，重力でソケットを外すことが含まれる．切断者がバックルを操作できない場合，代わりにマジックテープを使うことができる．

義手適合チェック：

　練習中にソケットが快適に適合しているか点検することが重要である．能動義手で注意しなければならない問題部位は，骨性突起とソケットの縁である．またハーネスは張りすぎていたり，弛みがないよう正しく調整しなければならない．ハーネスは背中に楽に回っていること，操作ケーブルは義手が体側にあるときに最小の張りがなければならない．

　腋窩ループは不快感の原因になることがある．腋窩部の保清は非常に重要である．ここにパッドを追加すると問題を悪化させるので望ましくない．Tシャツを着用する場合，腋窩ループの下に縫い目や皺が当たらないように注意すべきである．これは不快感の原因となる．皮膚は徐々にストラップの感じに慣れてきて，固くなってくる．

　上腕切断者では，頸部に当たるハーネスの部位は首の形にカットすべきではない．切断者が頭痛を訴えた場合，義肢装具士はこの部位をチェックすべきである．義手を装着しているときに断端の感覚変化を訴えた場合，腋窩部のソケットの位置をチェックすべきである．非切断肢の感覚変化の訴えがある場合，腋窩ループの締まりをチェックすべきである．

義手のコントロール：

　最初は，義手のコントロールの練習はスプリットフックを用いて行うべきである．ゴムバンドは操作しやすい量，おそらく初めは半分の幅のゴムバンドを使う．切断者が自宅で練習できなければ，治療施設内で義手使用の練習をすべきである．

　手先具コントロールの学習は，最初は立位で肘を屈曲45°にした一側の運動で行う．必要とする動きは肩甲帯の前方突出と肩の屈曲である．前腕切断では肘の伸展も使う．操作に必要とする動きはできるだけ目立たないようにすべきである．切断者のための一側活動および両側活動の課題の例はBox19.2とBox19.3に述べてある．

　切断者が手先具のコントロール方法を理解したら，簡単な両側課題からより複雑な課題へと進める．義手は非切断肢に対して補助の役割を果たすようになる．

義手を使用しての機能的活動：

Box19.2　一側活動の例

・ペグボードからペグを抜き，箱に入れる：摑みと離しの練習．
・ペグゲーム（例：ソリテリア，チェッカー）：摑みおよび離しに先立つ位置決めの練習．
・種々の形や大きさの物を色々な場所に移動する．

Box19.3　両側活動の例

・鋏の使用．スプリットフックで紙を持ち，非切断側で切る．
・ホッチキスもしくは穴開けパンチの使用．スプリットフックで紙を保持する．
・セロテープの使用．スプリットフックでテープを保持する．
・瓶の開栓．
・ボルト・ナット外し．
・プラモデルの組み立て（図 19.13 参照）．

Box19.4　機能的活動の例

・電気コードの巻き上げ．
・缶オープナーの使用．
・手先具でナイフを，非切断側の手でフォークを持っての食事．
・手先具でフォークを，非切断側の手で包丁を持っての調理．
・コンピューターゲームおよびタイプ打ち．
・個人の余暇や仕事の興味に合わせた課題（例：ガーデニング，日曜大工，縫い物，編み物，調理，スポーツ）．

　日常活動の中に義手の使用を組み入れるようにしなければならない．練習すべき機能的活動の例はBox19.4 に挙げてある．
　練習期間中に，切断者はその他の手先具（例えばガーデニングやクリケット用のスペードグリップ（spade grip）や機械仕事用の万能工具ホルダー）を見たり試す機会をもつべきである．その時に，より装飾性のあるメカニカルハンドを使いたいと希望する切断者がいるかもしれない．メカニカルハンドはスプリットフックよりも操作が難しく，最初に試用するときは簡単な課題に戻って練習する必要がある．

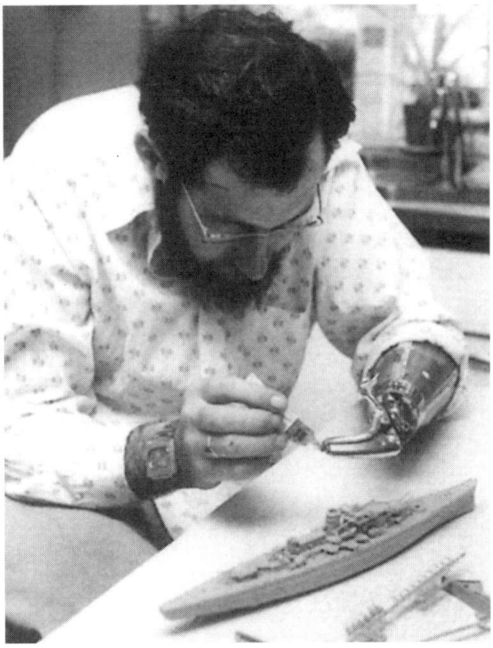

図 19.13　前腕切断者が高度な操作技能でスプリットフックを使用している（Baillière Tindall; Robertson E 1978 Rehabilitation of arm amputees and limb deficient children より許可を得て転載）．

　操作ケーブルがすべての手先具に合った適切な長さであるとはかぎらず，手先具に合わせて延長ケーブルで調整しなければならないときがある．例えばメカニカルハンドとスプリットフックを使う場合，スプリットフックでは 5cm の延長ケーブルが必要で，これは操作ケーブルに取り付ける．
　肘継手を使う場合，肘のコントロールはスプリットフックの基本的操作を習得してから練習すべきである．高位切断者または腕神経叢損傷患者では，自動的な肘の操作は不可能で，非切断肢の手で肘のロックケーブルを引くか，前腕のレバーを操作して行う．
　肘のロックの操作が自動的に可能な者は練習と励ましが必要である．操作に必要な動きは肩の下制と肩関節の内旋・伸展・外転であり，「脇腹を突く」ときの動作に似ている．ロックストラップを注意深く調整する必要がある．
　最初は肘を 90°に固定して肘のロックを外す練習をする．他の切断者がこれを行う様子を見るのは非

常に役立ち，鏡の前でこの動きを行うことは視覚的フィードバックになる．ロックを外すことができたら，ロックすることを試みる．各々の動きで肘のロックケーブルは十分戻る必要がある．ロックとロック外しができるようになったら，その技能を機能的活動に組み入れるようにすべきである．

義手の手入れ：

ソケットと義手の外面は湿らせた布で定期的に拭くようにする．ケーブル類は伸びていたら調整するようにする．スプリットフックのゴムは定期的に交換する．スプリットフック内側のゴムの覆いは摩耗することがあり，滑りやすくなって掴む能力に影響する．切断者やセラピストは義手を分解してはならない．これは義肢装具士のみが行うようにすべきである．

▶ 電動義手の練習

電動義手は重量があり，操作も複雑なので，初回切断者には適していない．筋電コントロールではソケットが密着している必要があり，断端の浮腫は完全に消失していなければならない．

切断者に電動義手を渡す前に，再評価する必要がある．この段階までに切断者は身体的にも，精神的にも，義手の観点からも十分に適応している必要がある．また電動義手では適合や練習，維持・管理のために不定期に義肢センターを訪れる必要があり，切断者は高い動機づけをもっていなければならない．そして義手に現実的な期待をもっていなければならない．筋電コントロールを使用する者は，手先具を操作するための適切な筋電信号が必要であり，ソケットが皮膚に直接接触することに耐えることができなければならない．電動義手は繊細な機能を必要としたり，重作業をする切断者には適していない．電動義手は義手のすべての問題に対する解答とはならないが，使用する人によっては優れた道具となるので，切断者はその利点と欠点（表 19.1 参照）について十分理解しておかなければならない．

義手部品の理解：

操作方法は各人に合わせた適切な方法で説明しなければならない（242 頁参照）．電動義手には摩擦式手継手が付いており，ハンドへの力を止めることができる on / off スイッチが付いていることがある．成人用のハンドには，電池が消耗したときなどに物を離すことができるよう母指を他動的に動かせるようになっているものがある．充電や電池の保護のために，電池を取り外し，電池ケースに収納するよう説明すべきである．

義手の装着脱：

この義手は前腕切断用の自己懸垂ソケットと同じ方法で装着する．また上腕切断の場合，能動義手と同じように装着する．筋電義手の場合，皮膚と電極が直接接触しなければならないので断端袋は着用しない．

義手の適合チェック：

ソケットおよびハーネス（使用している場合）のチェックは能動義手と同じ方法で行う．筋電義手で

表 19.1　電動義手の利点と欠点

利　点	欠　点
ハンドの操作は身体の動きを使わず，容易である． 握りが強い． 筋電は空間のどの位置でも操作可能である． 2 極の筋電は握りを強くするために変えることができる． 筋電操作ではハーネスを必要としない．	義手のハンドの重さ（レバーアームの端になる）は実際よりも義手を重く感じさせる． 物を掴んでいる部位の視界が不良である． 装飾ハンドよりも見た目が悪い． 操作ケーブルからの固有感覚性フィードバックがない． より頻回な毎日の管理を必要とする（例：電池の充電）． より頻回な維持・管理を必要とする． ハンドの操作がゆっくりである． 価格が高い．

は，義手を 10-15 分装着したときに電極が当たっていた断端の皮膚にその跡がはっきり残っていなければならない．

義手のコントロール：

サーボコントロールによる義手練習は能動義手の練習に類似している．サーボハンドは少ない動きで完全に開くことができるので，操作ケーブルの長さに特に注意しなければならない．

筋電義手の練習は，義手が届く前から始まることがある．断端に電極を取り付け，ハンドを操作したり，コンピューターゲームをするようコンピューターにつなげたり，電気のおもちゃ（例えば電車のセット）につなげて必要とされる筋収縮の練習をする．切断者に幻肢の手関節や手，手指を動かすようにさせると，電子機器の操作に必要な動きを理解させるのに役立つ．

義手が切断者のもとに届いたら，能動義手の練習と同じ活動から練習を開始する．つまり一側活動（図 19.14）から開始し，簡単な両側活動，切断者の日常生活に必要な技能へと順次進めていく．2 つの筋電コントロールを使う場合，1 つはハンドを開き，もう 1 つはハンドを閉じるために使う．2 つの電極の設定が重要である．最初は義肢装具士が設定するが，調整が必要である．外側の電極はハンドを開き，内側の電極はハンドを閉じる．切断者がハンドを開くのが困難な場合，内側の電極が拾う筋電の量を絞る．従ってハンドを閉じるのが難しくなる．少ない筋電を拾えるよう電極の設定を高くするとモーターを駆動する筋収縮は少なくてすむが，電池の消費が大きい．従って可能なかぎり低い設定にすべきである．空間でのハンドの操作（例：ペグゲームを行うときなど）は短時間なら耐えることができる．しかし，これは机上にハンドを置きながら操作する作業（例：事務作業）の一部として行うべきである．これは切断者が義手を重く感じているときに特に重要である．過去に能動義手を使用していた切断者は，新しい手先具の操作方法や電動義手の利点を活用する方法を学ぶだけでよい．装飾義手を使用していた切断者は，他動的な固定として電動義手を使うよりも，積極的に握りを使った機能的な手先具の操作方法を学習する必要がある．

義手を使用しての機能的活動：

能動義手の練習に使用したのと同様の活動を使うことができる（図 19.15）．さらに筋電コントロールの練習のときには，塵取りとほうきを使ったり，電球を取り替えるなど腕を伸展してハンドを使用した

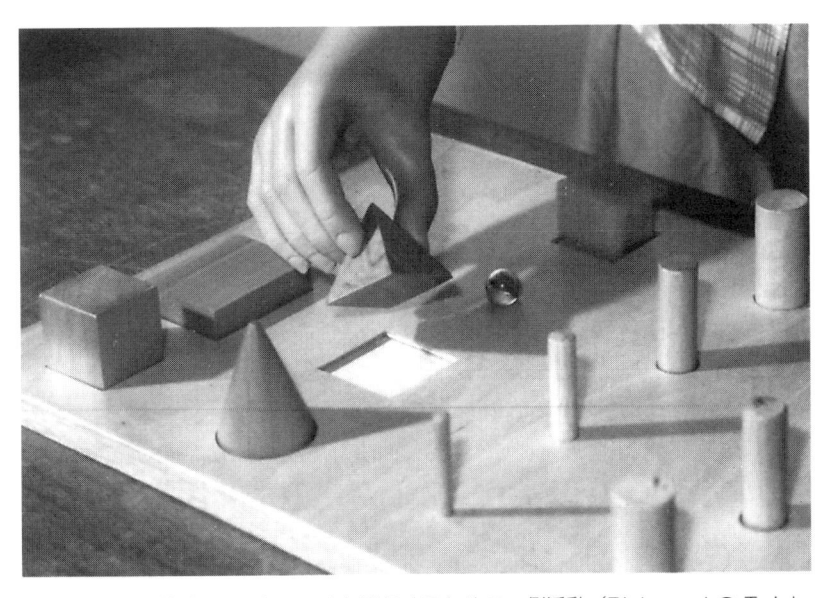

図 19.14　筋電義手のコントロールを習得するための一側活動（Richmond の Twickenham and Roehampton Healthcare NHS Trust より許可を得て掲載）．

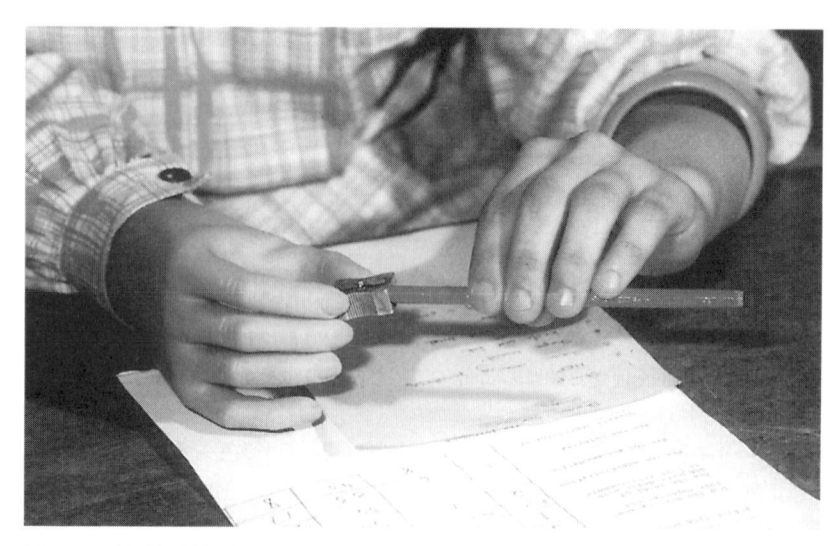

図 19.15　前腕切断者が筋電義手を使用して鉛筆を削っている（Richmond の Twick-enham and Roehampton Healthcare NHS Trust より許可を得て掲載）．

り，ボタンを留めるなど腕を屈曲して使用させるようにすべきである．

義手の手入れ：

電動義手は頑丈なものではないので慎重に扱う必要がある．水につけてはならない．万が一水につけてしまったら，装飾用のカバー（グローブ）を取り外して義手を暖かい乾燥した場所に置き，できるだけ早く修理に出すべきである．グローブが破損した場合，水や埃がモーターに入り込むのを防ぐためにただちに義手全体を覆い，グローブは装飾義手のグローブと同じ方法で手入れすべきである．はっきりとした説明がなされていないかぎり，切断者自らが電極の設定を変更すべきではない．

電動義手は切断者によっては非常に役立つものである．多くの切断者が電動義手が能動義手に代わる有効なものであることを経験しているし，両方の義手を積極的に使用している．

両側上肢切断者

両側上肢切断はほとんど後天性の切断であり，その数は非常に少ない．英国においては，年間約 2 名の患者が発生している．

しかし障害が重度であるがゆえに治療の早期の段階で繊細なケアを行うべきである．義手装着前プログラムには，上述した一側上肢切断者のための目標すべてを含むようにすべきである．練習のかなり早期の段階から，セラピストと切断者による問題解決の技能を十分に活用させるべきである．最初に何に取り組むかを切断者に率先して呈示させ，セラピストは励ましを与え，現実的な目標を設定させる．切断肢を一緒に使用したり，革のカフもしくは熱可塑性の自助具を使用して，食事やその他の身辺動作の自立を達成する方法を模索すべきである．足や口，顎の使用も脱衣やその他の技能に有効である．すべての可能性を追求すべきである．20 歳以下の切断者の場合，足の使用を学習すべきである．20 歳以上の場合は，下肢関節の柔軟性が低下し，足は最低限の機能的使用しかできないだろう（図 19.16）．

家族やその他のケアする人を含めて自立技能について話し合うことが重要である．そうすることで，介助量がどの程度必要となるかということよりも，何が可能かということについて理解を深めることができる．また彼らは新しい状況に適応するためにかなりの支持を必要とするだろう．両側切断者が身体的かつ心理的に義手を受け入れる準備が整ったとき，専門のセンターに行くことができる．義肢センターには専門のセラピストがおり，効果的な義手リハビ

リテーションを行える専門施設である．ほとんどの両側上肢切断者は，義手がもたらす機能的可能性を認識できれば，成功に向かっての高い動機づけをもつことができる（図19.17参照）．彼らは，この時点で能動義手が最も有効であると感じている．通常，各々の上肢に義手を取り付け，ハーネスが背中に回っている（例：左上肢を動かして左の手先具を操作するため）．練習は一側上肢切断者と同じような順序で進める．しかし，機能的な活動や自立のためにさらに練習を必要とするだろう．達成できる現実的な目標を立てることが自信を確立するために重要である．

切断直後の患者は「先輩」の両側上肢切断者に会うことが有効なときがある．彼らは2本の人工的な腕で生活に適応しており，有効で受け入れられる生活様式を自分のものとして管理している．この引き合わせは，注意深く時期を考えて計画する必要がある．切断より長期を経た両側上肢切断者はいくつかの義手を選択して使用しており，その組み合わせは彼らのニーズによっている．中には，一側にのみ義手を装着していたり，全く使用していない者もいる．その時々に，適切な義手もしくは技能を発見するために彼らは助言と練習を必要とするだろう．社会的状況や身体的な健康状態が変化するにつれて，彼らのニーズは変化する．

先天性上肢欠損

両親は出生前の検査で子どもに上肢の欠損があることを知る場合がある．これによって，両親が望めば，出生に先立って情報を集めたり，身内と会うことができる．また身内や友人と「良いニュース」もしくは「悪いニュース」を分かち合うことが可能になる．しかしより一般的には，出生のときに受けるその知らせは両親や医療関係者に等しくショックを与える．この状況に対する対応は，その後の数週もしくは数ヶ月にわたる家族の感情に重要な影響を与える．

家族は支持と情報，助言を必要としている．子どもの状態が落ち着いたら（理想的には生後4-6週），

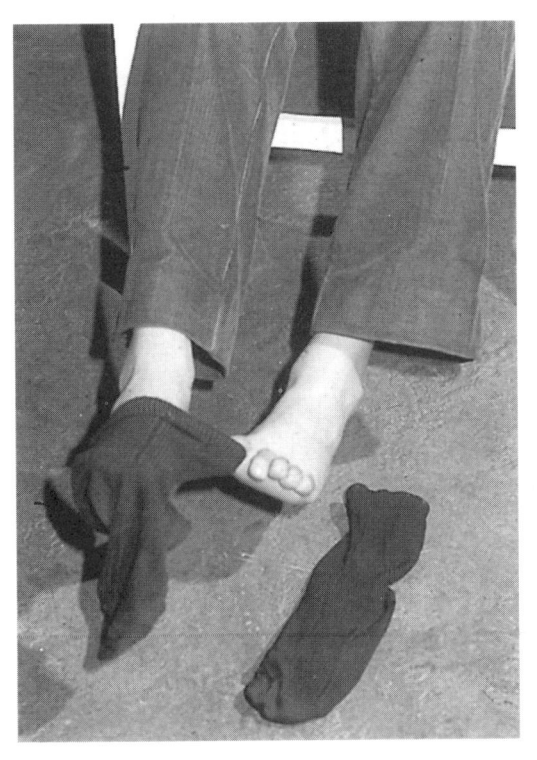

図19.16　若い両側上腕切断者が足を使って機能的活動を行っている（RichmondのTwickenham and Roehampton Healthcare NHS Trustより許可を得て掲載）．

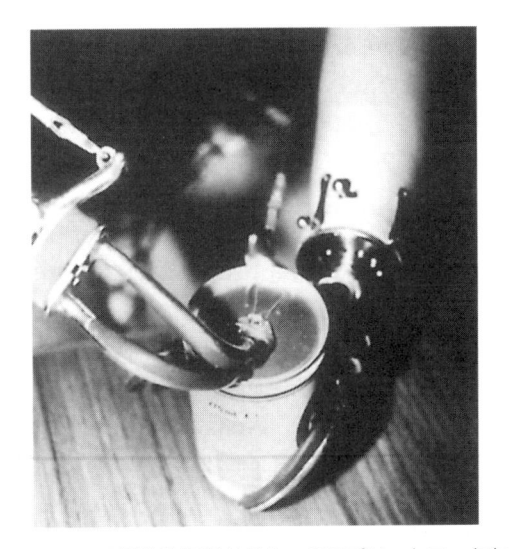

図19.17　両側前腕切断者が2つのスプリットフックを使ってプルリングの缶を開けている（RichmondのTwickenham and Roehampton Healthcare NHS Trustより許可を得て掲載）．

義肢センターに彼らを依頼すべきである．この段階で子どもは評価を受けるが，この受診は主として両親のためである．この時にリハビリテーション相談員やセラピストと会う機会をもつことができ，両親の疑問に答えたり，子どもの義手の管理について話し合ったり，使える義手のいくつかを見ることができる．また同じような状況にある家族に会う機会ともなるだろう．

英国においてはすべての義肢サービスでは単純な欠損には対応可能だが，複雑な欠損のある子どもは専門のセンターに依頼すべきである．両親がつくる自助グループである Reach, the Association for Children with Hand or Arm Deficiency を家族に紹介すべきである．このグループでは定期的にニュースを出したり，地方のグループや情報のデータベースの紹介を通して支援している．

ほとんどの子どもは前腕中央レベルでの欠損であり，普通は生後4-6ヶ月のときに最初の装飾義手を適合する．この時期は，子どもが一人で座ることができるようになるときである．義手によって子どもは完全な長さの腕を使うことができ，手/目の協調性を正しく形成することができる．そして義手を装着する習慣を身につけるようになる．第三者からの興味本位の視線や耐え難い言葉を感じる両親もいる．袖の端から装飾ハンドがのぞいていることで欠損を目立たなくすることができる（図19.18）．

義手は固定のための道具として使える．例えばモビールやタワーを打ったり，両手で大きなおもちゃを持つなどである．義手は子どもの成長に合わせて定期的に取り替える．這うことに義手が役立つ子どももいるが，邪魔で拒絶する子どももいる．理想的には，義手は日常生活の一部として装着すべきであるが，親と子どもあるいは両親間の争いとならないほうがよい．この可能性があるときは，義手を子どもが近づきやすい場所，例えばおもちゃ箱などにしまっておき，子どもの目に触れやすいようにしておく．

欠損がどのようなものであっても，子どもが練習を行うときは家族全体という視点をもつ必要がある．その理由は，両親はセラピストの協力者であり，家庭での練習を実施してくれるからである．両親のその能力はセラピストからの助言と指導によって決ま

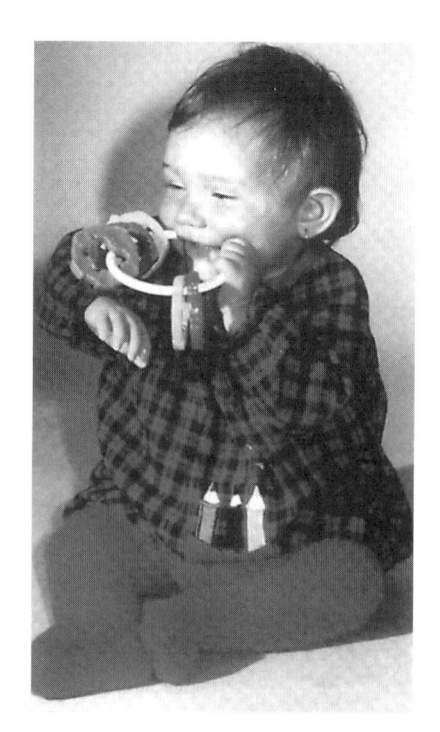

図19.18　9ヶ月の子どもが両手の遊びをするために使う装飾義手（J.C. Lamparter と Richmond のTwickenham and Roehampton Healthcare NHS Trust より許可を得て掲載）．

るだろう．兄弟や祖父母は練習の見学から得るものがあるだろう．

子どもがしっかりと歩けるようになり，物の操作に興味をもつようになったら（およそ生後18ヶ月），最初の機能的義手を処方する．これには自己懸垂ソケットと操作ケーブルが付いている．この義手に使う手先具には以下のようなものがある：

- 子ども用のスプリットフック（大人用のフックを小さくし，プラスチックで覆ってある）．このフックは装飾ハンドと交換できる
- Canadian Amputee Prosthetic Project (CAPP) 手先具．上部のフックが大きく，下部のフックは小さい．この手先具は取り外しができないので，必要ならば装飾用の義手をもう1つ用意する
- Scamp Hand（図19.19）．小さな電動ハンド．最初は引きスイッチが付いており，操作ケーブルで操作するが，後に一極の筋電コントロールに交換することができる

● その他の電動ハンド．

　これらの機能的義手には利点と欠点があり，個々の子どもに合わせて，また両親の希望に合わせて子どものニーズを評価しなければならない．

　最初の機能的義手が届いたら子どもと両親の練習を開始するが，この段階での子どもの集中力は限られているので，何回かの短い練習時間を計画すべきである．遊びの要素を取り入れた活動を使い，子どもの正常発達指標に沿うようにしなければならない．最初は，小さなプラスチックのおもちゃを水の入ったボウルに落とすような，持った物を離すことから練習する．次に物をしっかり持つことを練習する．例えば，砂の中にある容器を持ったり，大きなおもちゃを両手で持ったり，バギーを押す，おもちゃに乗るなどである．選択する活動は子どもの成熟度によって決定する．子どもが成長するにつれて，あるいは義手の処方が変わったときに，新しい発達指標に到達するよう練習の計画を立てる必要がある．練習はハンドのコントロールを学習できる一側活動の形式のもの（例：大きなノブの付いたパズル）や，子どもにとって適切なレベルの両側活動（例：切る，ビーズの糸通し，おもちゃの組み立て）を行う（図19.20）．

　練習中にソケットの適合をチェックし，義手の管理について両親と話し合う．子どもが保育園に通っている場合，スタッフは連絡をとり，義手についての情報を伝えるべきである．

　子どもが学齢期になったら，子どもをどのようにして学校の状況になじませるかについて両親に助言する必要がある．ほとんどの上肢欠損の子どもは普通学級に通うことができる．両親の合意が得られれば，セラピストが学校を訪問し，義手の受け入れや子どものもつ最大限の可能性を引き出す方法について教師に助言することが有効である．

　子どもが成長するにつれて，子どものニーズは劇的に変化する．これらのニーズを認識し，満足させるためにセラピストと家族との話し合いを続け，必

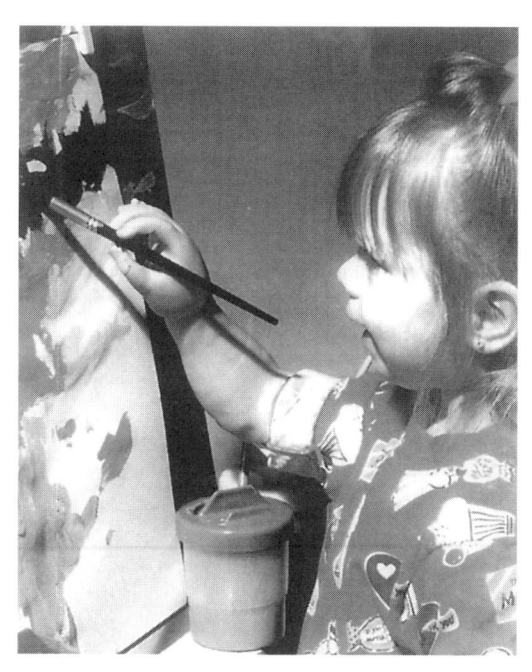

図19.19　前腕中央部欠損の2歳の子どもが絵を描くためにScamp handを使用している（P. ThomasとHugh Steeper Ltdの許可を得て掲載）．

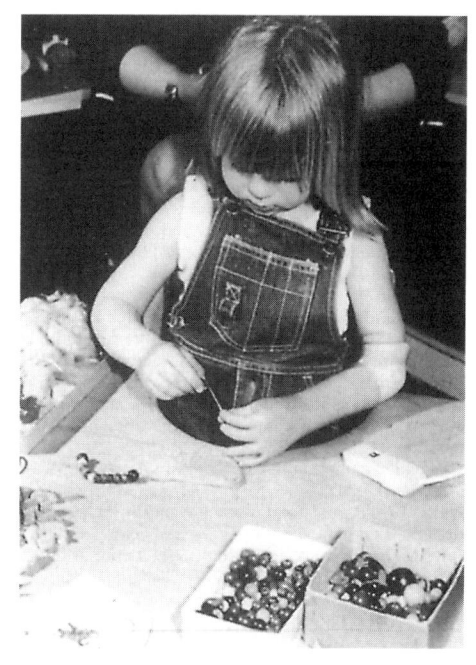

図19.20　前腕中央部欠損の4歳の子どもが，上肢訓練部門での自由遊びの時間に筋電義手を使用してビーズに糸を通している．母親は共同セラピストとして同席している（J.C. LamparterとRichmondのTwickenham and Roehampton Healthcare NHS Trustより許可を得て掲載）．

要ならばさらに練習を計画する．その内容は子どもが可能な活動の幅が広がるにつれて増大し，成人の切断者に使う両側活動と同様のものになる．子どもには義手について十分な情報を与え，練習を行い，義手を装着するか否かの選択ができるようにする．そして義手を使用しない場合，どのような方法をとるかについても情報を与えるべきである．子どもが8-9歳になったら，義手についての話し合いに積極的に参加させるようにする．義手を使用しないことを選択する子どももいるし，他の義手のオプションを選択する子どももいる．子どもにとって義肢センターに定期的に通うことが有効である（積極的に義手を使用していれば3-4ヶ月毎に，そうでなければ年1回程度）．そうすることで，ソケットの適合をモニターでき，義手や機能的・社会的・教育的ニーズについて定期的に対応することができる．より高位レベルの上肢欠損がある子どもや，複数肢の欠損がある子どもも同様のリハビリテーションプログラムを実施するが，個々にモニターする必要がある．これらの子どもや家族にとっては問題解決技能が重要である（21章参照）．子ども達が成人期に達したら，四肢欠損のために妨げられることなく職業や生活様式を選択するための手段および正常の生活を送るために必要なすべての技能を獲得しなければならない．

義肢情報

英国において使用可能な義肢に関する情報は製作者から得ることができる．住所は付録1に記載してある．

2版までの文献

Angliss V 1981 Early referral to limb deficiency clinics. Prosthetics and Orthotics International 5:141–143

Bhala R P, Schultz C F 1982 Golf club holder for upper-extremity amputee golfers. Archives of Physical Medicine and Rehabilitation 63:339–341

Crosthwaite Eyre N 1979 Rehabilitation of the upper limb amputee. Physiotherapy 65(1):9–12

Curran B, Hambrey R 1991 The prosthetic treatment of upper limb deficiency. Prosthetics and Orthotics International 15:82–87

Enzinna A J 1975 Orientation and mobility for a totally blind bilateral hand amputee. New Outlook March:103–108

Hambrey R, Withinshaw G 1990 Electrically powered upper limb prostheses: their development and application. British Journal of Occupational Therapy 53(1):7–11

Hermansson L M 1991 Structured training of children fitted with myoelectric prostheses. Prosthetics and Orthotics International 15:88–92

Hughes S 1980 Abnormalities of the limbs. Nursing Mirror 16 October:17–20

Kulkarni J 1990 Partial hand prostheses: a clinical profile. British Journal of Occupational Therapy 53(5):200–201

Malone J M, Fleming L L, Roberson J, Whitesides T E, Leal J M, Poole J U, Sternstein Grodin R 1984 Immediate, early and late postsurgical management of upper-limb amputation. Journal of Rehabilitation Research and Development 21(1):33–41

Marquardt E G 1983 A holistic approach to rehabilitation for the limb-deficient child. Archives of Physical Medicine and Rehabilitation 64:237–242

Robertson E S 1971 How independent is the limb deficient child? Occupational Therapy Today-Tomorrow. Proceedings of the 5th International Congress of the World Federation of Occupational Therapy, Zurich, p 107–112

Sauter W F 1991 The use of electric elbows in the rehabilitation of children with upper limb deficiencies. Prosthetics and Orthotics International 15:93–95

Sorbye E 1977 Myoelectric controlled hand prostheses in children. International Journal of Rehabilitation Research 1:15–25

Trial of the Swedish Myoelectric Hand for young children. 1981 DHSS, London, Summarized in Physiotherapy 67(10):312

Trost F J 1983 A comparison of conventional and myoelectric below-elbow prosthetic use. Inter Clinic Information Bulletin 18(4):9–16

Van Lunteren A, Van Lunteren-Gerritsen G H M, Stassen H G, Zuithoff M J 1983 A field evaluation of arm prostheses for unilateral amputees. Prosthetics and Orthotics International 7:141–151

3版の文献

Atkins D J, Heard D C, Donovan W H 1996 Epidemiological overview of individuals with upper limb loss and their reported research priorities. Journal of Prosthetics and Orthotics 8(1):2–11

Carnegie F 1994 What treatment for the limb deficient child. British Journal of Hand Therapy 2(1):13–15

Day H J B 1991 ISO/ISPO classification of congenital limb deficiency. Prosthetics and Orthotics International 15(2):67–69

Doeringer J, Hogan N 1995 Performance of above elbow body powered prostheses in visually guided unconstrained motion tasks. IEEE Transactions on Biomedical Engineering 42(6):621–631

Eldestein J E, Berger N 1993 Performance comparison among

children fitted with myoelectric and body powered hands. Archives of Physical Medicine and Rehabilitation 74(April):376–380

Esquenazi A, Meier R H III 1996 Rehabilitation in limb deficiency. 4. Limb amputation. Archives of Physical Medicine and Rehabilitation 77:S18–S28

Fixsen J A 1995 The upper limb. In: Harris N H, Birch R (eds) Other developmental abnormalities. Post graduate textbook of clinical orthopaedics, 3rd edn. Blackwell Science, Oxford, ch 8

Fraser C 1993 A survey of users of upper limb prostheses. British Journal of Occupational Therapy 56(5):166–168

Gavie W et al 1997 Upper limb traumatic amputees, review of prosthetic use. Journal of Hand Surgery 22B(1):73–76

Hal Silcox D et al 1993 Myo-electric prostheses, a long term follow up and study of use of alternative prostheses. Journal of Bone and Joint Surgery 75A(12):1781–1789

Jain S 1996 Rehabilitation in limb deficiency. 2. The pediatric amputee. Archives of Physical Medicine and Rehabilitation 77:S9–S13

Jones L, Davidson J H 1995 The long term outcome of upper limb amputees treated in a rehabilitation centre in Sydney Australia. Disability and Rehabilitation 17(8):437–442

Jones L, Davidson J H 1996 A review of the management of upper limb amputees. Critical Reviews in Physical and Rehabilitation Medicine 8(4):297–322

Kejlaa G 1993 Consumer concerns and functional value of prostheses to upper limb amputees. Prosthetics and Orthotics International 17:157–163

Kruger L, Fishman S 1993 Myoelectric and body-powered prostheses. Journal of Pediatric Orthopaedics 13(1):68–75

Kyberd P J, Beard D J, Morrison J D 1997 The population of users of upper limb prostheses attending the Oxford Limb Fitting Service. Prosthetics and Orthotics International 21(2):85–81

Levine E A, Warso M A, McCoy D M, Das Gupta T K, Vilendahl J, Keagy R 1994 Forequarter amputation for soft tissue tumour. The American Surgeon 60(5):367–370

Meredith J, Vilendahl J, Keagy R 1993 Successful voluntary grasp and release using the Cookie Crusher myoelectric hand in two year olds. The American Journal of Occupational Therapy 47(9):825–829

Pruit S et al 1996 Functional status of children with limb deficiency: development and initial validation of an outcome measure. Archives of Physical Medicine and Rehabilitation 77(12):1233–1238

Roeschlein R A, Domholdt E 1989 Factors related to successful upper extremity prosthetic use. Prosthetics and Orthotics International 13(1):14–18

Rout S N 1993 Lightweight prostheses for bilateral below elbow amputees. Prosthetics and Orthotics International 17:126–129

Verral T, Kulkarni J 1995 Driving appliances for upper limb amputees. Prosthetics and Orthotics International 19:124–127

Volpe C M et al 1997 Forequarter amputation with fasciocutaneous deltoid flap reconstruction for malignant tumour of the upper extremity. Annals of Surgery and Oncology 4(4):298–302

Weaver S, Large L L, Vogts V 1988 Comparison of myoelectric and conventional prostheses for adolescent amputees. The American Journal of Occupational Therapy 42(2):87–91

Wright T W, Hagen A D, Wood M B 1995 Prosthetic usage in major upper extremity amputation. The Journal of Hand Surgery 20A(4):612–622

第20章
疼痛管理

Maggie Uden
Benna Waites

《この章の内容》

疼痛のタイプ 261
　幻肢感覚　262
　幻肢痛　262
　断端痛　262

疼痛の原因 262
　術前の痛み　262
　早期の不快感　262
　長期間の疼痛　262

疼痛の治療 263

理学療法 263
　評価　263
　理学療法の種類　264
　義肢リハビリテーション　266
　他の治療法　266
　教育　266

医学的治療 266
　薬物療法　266
　手術　267

慢性疼痛の心理的管理 267
　評価　267
　慢性疼痛管理の教育　267
　段階的運動　268
　目標設定　268
　ペーシング　268
　リラクセーション　268
　認知療法　268
　疼痛行動の変化　269
　薬物の減らし方　269
　ストレス管理　269
　疼痛管理手法の価値　270

結語 270

　疼痛は正確な言葉で定義することが難しい複雑な生理学的現象であるが，ある明確に識別できる特徴がある．それは不快な感覚と反応を示す感情経験であり，言葉で表現できなくても，個々の動作や他の身体的徴候にしばしば反映する．

　切断者にとり痛みの存在はその人の生活様式に著しい影響を及ぼす．痛みは切断前から存在することがあるが，切断直後や切断後副次的にある場合は痛みが長期にわたり問題となりうる．

　切断者の評価および管理は医師や看護婦，義肢装具士，セラピスト，臨床心理士など包括的なチームアプローチにより最もよく行われる．疼痛管理のできるチームメンバーにより適切な治療が開始できるように，どんな潜在的な疼痛原因でも発見し調査しなければならない．

疼痛のタイプ

　切断者は痛みを断端や幻肢，またはその両者に感じる．痛みのない幻肢と痛みのある幻肢との二種類の異なる感覚があることを覚えていなければならないが，それはおそらく二つの異なる幻肢経験の結果として解釈されている．

■幻肢感覚

この状態は「痛みを伴わない，切断された肢の残存感あるいは残存意識」として述べられる．三種類の感覚が起こりえる．筋運動感覚と運動感覚，外来由来感覚であり，かゆみ，うずき，圧覚，めり込んだ手足，自発的運動，切断された肢またはその一部が在るような感覚等がある．

■幻肢痛

これは「切断された四肢に感ずる痛み」として記述される．幻肢痛には焼けるような，突き刺す，締め付ける，捻る，押し込む，電気ショックのような，または押し砕くような痛みがある．何年もの間，幻肢痛は体の一部を失ったことに対する情緒的反応を表現する，感情的または精神的現象として考えられていた．しかしごく最近，Katz（1992）は幻肢感覚と幻肢痛は「末梢からの入力と脳の知覚，認知，情緒過程に関与する領域の複雑な相互作用である」と述べている．幻肢痛は一般的にみられるが，その素因や重症度，頻度などはしばしば予測できない．Nikolajsenら（1997）は臨床的研究の中で，幻肢痛は切断前に痛みのなかった切断者よりも，切断する以前から足の糖尿病性潰瘍や壊疽を伴う阻血肢に痛みを伴った切断者に出現しやすいと述べている．

■断端痛

これは「断端に特異的な解剖学的構造または病理的経過から出現する痛み」として記述される．断端の痛みに影響する要素についてはこの章の後半に説明する．

疼痛の原因

■術前の痛み

緊急の手術の場合であれ，長期間にわたり経過を見ている者であれ，術前から阻血性疼痛を伴うような患肢に痛みが出やすい．痛みの程度は切断の原因や患者の全身状態によって様々である．手術に先立ち鎮痛剤や硬膜外麻酔による疼痛の効果的抑制は術後経験する疼痛を減少させる．

患者が手術に関して医療チームのメンバーに自分の感情を自由に話せると，痛みの恐怖を減らすこともある（2章参照）．

■早期の不快感

すべての切断者は術後早期に不快感を経験するが，これは次のような原因による：

1. 手術直後，創部や浮腫組織に不快感や痛みを感じる．早期のはなはだしい痛みは血腫に由来する．術後2-3日に増大する痛みは感染が広がった結果である．
2. 時々，治療の自動的練習プログラムは運動やストレッチングに慣れていない筋肉，関節に不快感が出る原因となる．
3. 義肢リハビリテーション期間中に早期歩行補助具（EWA）が使用されたときや初めての義足を使用した最初の週に，断端は組織に加えられる新しい負荷に対して敏感になる．
4. 幻肢感覚は切断後まもなく経験されるが，次第に記憶が薄れ神経のインパルスが新たな状態に適合するため，幻肢感覚は時間とともに徐々に消えてゆく．切断者が最初軽い圧迫に慣れ，時間とともにハンドリングや抵抗運動に慣れるために，知覚再教育が術後1日目より開始されなければならない（4章参照）．

■長期間の疼痛

一般的に，大多数の人は最初の義足で歩行し生活できるように身体に適合してゆく．このことは断端が適切な圧迫点によく適合し早期から義足への適合を学んでいることを示す．しかし少数の切断者は術後から断端痛または幻肢痛を経験する．最初に問題を経験しない切断者でも，やがて長期にわたり痛みを感じることもある．長期の疼痛原因はBox20.1に掲げる．

Box20.1　長期間の疼痛原因

病理
- 瘢痕性拘縮／癒着
- 未治癒創
- 浮腫
- 神経腫／神経損傷／過敏状態
- 骨棘
- 腰椎や仙腸関節または腹部内臓からの関連痛
- 断端の阻血性または間歇性疼痛
- 骨髄炎
- 関節炎の状態と関節の痛み
- 神経性異常，例えば片麻痺，二分脊椎，糖尿病
- 骨折
- 腫瘍再増殖
- 有害な神経性興奮
- 交感神経系の問題，例えば反射性交感神経性ジストロフィー
- 腕神経叢麻痺

義肢
- 不適切な義肢処方
- 義肢ソケットの適合問題
- 圧迫に対する耐性低下

疼痛の治療

　一般に疼痛の治療に対する知識はここ最近，数年の間に進歩しているが，まだ長い道半ばである．最近の，幻肢痛のような痛みに関する文献は，研究が短期間の経過で，対象が少数の切断者に限られているため著しく矛盾している．原因の異なる痛みには異なるアプローチが必要である．しかし正確な原因を診断することは常に容易ではない．広範囲な治療は有用であるが，幻肢痛に対して最も一般的に行われる治療は，特に潜在する原因に関して行われないと長期の成功率はよくない．例えば焼けるような，うずくような幻肢痛はしばしば断端の血流減少が原因であり，一方，締め付けるような，圧縮するような痛みは断端の痙縮が原因となることがある．

　様々な治療を行うと同時に，包括的アプローチや支援的態度，疼痛に関する明晰な理解などは切断者が不快な痛みに打ち勝つのに多くの症例で役に立っている．治療の3分野を次のように概説する：

1. 理学療法
2. 薬物療法と手術などの医学的治療
3. 慢性疼痛に対する心理的管理．

理学療法

　セラピストはしばしば痛みの問題に遭遇する最初のチームの一人であり，評価中に痛みのすべてのことについて考慮に入れておく必要がある．評価はvisual analogue scalesや痛みの質問などのチャートを使用して行い，切断者自身が日記に痛みのパターンを記録するか質問に対して答えるようにする．

　このような症例では，痛みの起こりそうな原因を調査したり，またはその問題の正確な印象を明らかにするための評価に多くの治療回数が必要であることは明白である．長期間にわたり切断者を観察すると正確な姿が現れてくる．ある病院では評価は外来受診時に行われ，他の病院では切断者の入院中に行われている．

■評価

▶ 主観的検査

　セラピストは過去の医学的既往歴のみならず現病歴に関するすべてのことを記録する．痛みの性質や起こり方を知り記録する．以下の質問に対する切断者の答えを考えることは痛みの程度を判断する際に役に立つ：

1. 切断者は痛みをどのように表現するか．例えばしつこい痛み，焼けるような痛み，鈍いまたは鋭い痛みなど．
2. 間歇的か，または持続的か？
3. 痛みの期間はどの位続いているか？
4. 痛みの強度はどの位か（0-10）？
5. 痛みの正確な部位はどこか？
6. 痛みの発生は幻肢または断端からか，またはその両方から起こるのか？
7. 痛みを増悪または軽減させるものは何か？
8. 放散痛はあるか？
9. しびれはあるか？

10. 痛みを感じる時は一日の中でいつか？
11. 痛みはどのような日内変動か？　例えば夜間を含め24時間あり睡眠を障害するか．
12. 切断者の生活様式は何か？
13. 痛みは義肢や活動と関係があるか？

以下は関連する情報である：
- 最近使用した薬物の種類（処方薬か非処方薬か）と使用頻度
- アルコールやタバコの量，またはその他麻薬など
- 社会生活への影響
- 職業への影響．

▶ **客観的検査**

断端の理学的評価を行い，健側肢と比較する．これには以下の事柄を含む：
- 断端のすべての関節可動域を測定するが，特に関節の屈曲拘縮，不安定性，痛みを伴う機能不全の関節があるときは診察して評価する
- 筋力
- 感覚
- 脈拍
- 温度
- 皮膚の状態
- 断端部の組織の観察と触診．

疼痛が遠位に放散するときは頸椎や胸椎，腰椎を検査する．

切断者が義足使用者の場合はすべての動作の中で歩行評価を含めて義足の適合とアライメントを検査する．

切断者の衛生状態や体力を評価する．

切断者の潜在する疼痛の原因は，セラピストが形式的な評価と切断者の日常的な生活活動を観察することにより判断できる．評価した後に，セラピストは問題となる一覧表を作り，切断者の達成できる現実的なゴールを設定する．

さらに調べて診断に必用な医学的見解を継続して探求するべきである．診断が確定されるまでには時に数週間もしくは数ヶ月要することもあるし，また様々な治療の試行錯誤の後に診断されることもある．

■理学療法の種類

疼痛を引き起こしている潜在的な身体メカニズムが理学療法効果があるという根拠をもつ幻肢痛や断端部痛に対して行うべきである．念入りな評価の後にチーム全体が評価を適切と判断したら，薬物療法や心理的，精神的治療などを組み合わせて理学療法を行うべきである．義足の適合性や修復の状態，使用しているソックスのタイプなどを調べ，義足に関連した痛みがあれば義肢センターへもう一度紹介することなどがセラピストの責任である．

効果のある治療方法は数多くあるが，どの方法を選択するにせよ，中止して変法や他の方法に変える際には適切な試行を行う必要がある．行った各治療や手法，切断者の反応などを明確に記録しておく．

以下の治療はあくまで提案にすぎない——個々の技術や好みに幅があるためである．これらの治療上の一般的な禁忌は，切断者だけでなく他の患者にも適応される．

▶ **鈍化させる方法**

切断術後第1日目より知覚の再教育を行う（4章参照）．知覚過敏な神経終末を沈静させるために，断端への軽度な圧に慣れさせることが重要である．切断後の生活の日課として，断端を手で触れたり柔らかいマッサージを取り入れると効果的である．

▶ **練習プログラム**

断端と健側肢の筋肉と関節に対する段階的練習が関節可動域と筋力を維持または増加させるために行われる．筋の緊張や循環も改善される．切断者が断端に痛みを訴えると，断端を緊張した肢位に保って関節を動かしたがらなくなる．その結果，筋肉の減弱や萎縮が進行する．関節拘縮併症の進行と義肢適合問題の出ることを予防するために，切断者は練習プログラムを行ってゆくことがしばしば重要になる（詳細については，後述の慢性疼痛の心理療法の下で行う「段階的運動」を参照すること）．

▶ **浮腫の調整法と組織の維持**

浮腫による断端痛がみられる場合には様々な治療

方法がある（4章参照）．時に組織を支持する感覚としてJuzoソックスなどが必要になる．

▶ 打診

小さなゴムのハンマーや電気的振動器，または徒手で用いられる．打診は切断者が痛みを経験している間に行う．痛みのないときは行わないこと．

▶ 温熱と冷却療法

温熱と冷却療法は障害部位の循環増加および疼痛と浮腫の減少，筋痙攣の減少などに劇的な効果がある．

温熱療法には熱いパッドやタオルを断端に当てるなどの様々な方法がある．冷却療法には氷のパックやタオル，立方体の氷でのマッサージまたは温熱との交互の方法もある．

臨床に使用するには，この方法が他の方法よりも好ましい状況がある．温熱療法が切断者に適切かどうか決めるために，セラピストによる注意深い評価と正確な臨床的判定が必須である．切断者に対して温熱または冷却療法を使用する前に切断者の感覚の評価を行うことを忘れてはならない．糖尿病と末梢循環障害の切断者は感覚が変化しているため注意深く評価する必要があり，またその治療に対する他のアプローチが望まれることもある．

▶ 電気療法

主に痛みを軽減させるには様々な種類の電気療法がある．軟部組織に痛みの原因がある場合は超音波が有効である．断端に癒着性瘢痕のある場合は超音波により可動性を与えることができる．断端に特別な骨性突起があるときは，超音波の使用の際には特に注意する必要がある．最近の研究によれば，断端の神経腫に由来する疼痛を軽減させるには超音波が有効であることを示している．

メガパルスや干渉波の治療，レーザー療法もまた理学療法の判断で使用されうる．

▶ 脊椎の治療

脊椎の運動により断端や幻肢に痛みが再現されたら，脊椎を正確に評価し適切な治療を行うべきである．これにはモビライゼーションやマニピュレーション，牽引，運動などが含まれる．神経組織を動かすことにより逆方向の神経張力が軽減される．切断者に専門的な脊椎理学療法を指示することが必要になる．

▶ 末梢の関節

関節可動域制限があれば適切なモビライゼーションを行うべきである．これには運動プログラムとストレッチング，ホールド・リラックス法などの固有受容性神経筋促通法（PNF）などが含まれる．

▶ 経皮的電気神経刺激

近年，幻肢や断端の疼痛に対し経皮的電気神経刺激（TENS）の使用が増え，様々な結果を得ている．TENSはゲートコントロール説により痛みを制御している．大径有髄神経線維の刺激は脊髄レベルで疼痛への門を閉め，無髄の小神経線維から集積する疼痛が進入する（図20.1参照）

TENSは治療施設や自宅で行うに有益な補助的療法である．

TENSが切断者へ最適な手段として選択されるとしたら，電極の位置と刺激頻度，刺激時間などに関して正確な評価と綿密な指示，モニタリングなどを行う必要がある．種々のTENSの機器が市場に出ているため，セラピストと切断者はそれぞれのメーカーによる使用方法と注意を守ることが肝要である．

治療の禁忌も考慮しなければならない．長期にわたる不適切な治療や電極の位置の間違い，または治療の対象とならない患者には，TENSは使用されない．

幻肢や断端の痛みに対する治療の際の電極の位置についていくつかの議論がある．Wellら（1991）は以下のように述べている．

「電極の位置のガイドラインとしてパッドを以下のように置く：
- 最も表面の障害された神経の上
- 障害されたまたはその隣接の皮膚知覚帯の上
- 神経幹の上
- 疼痛野の上と下
- 無知覚以外の部位
- 機能的に使われている領域またはその一部の上」

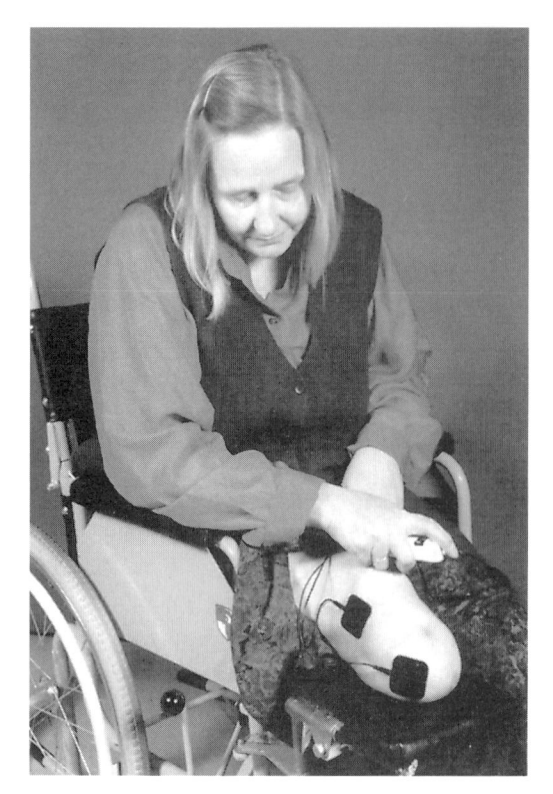

図20.1 経皮的電気神経刺激（TENS）を用いて痛みを制御している下腿切断者（Richmond の Twickenham and Roehampton Healthcare NHS Trust の許可を得て掲載）．

1つまたはそれ以上の原則を適応してみる．治療が初めてで不成功のときは，治療を断念しないで様々な電極位置を試みるべきである．対側肢へ電極を置いてみることもできる．

切断者が TENS を自宅で使用する予定であれば，痛みのチャートや日記をつけ痛みの部位，程度，電極部位と刺激頻度，治療期間，効果について記録しておく．セラピストによる再評価が重要である．TENS を治療として考えるならば，切断者が十分理解し協力することが必要である．

▶ 水治療

水治療は切断者の治療法として使用されうる．温水における断端の練習は痛みの緩解と関節運動に有益である．水治療を行う前の切断者の評価に際し，断端に開放創のないことを確認するべきである．この方法の標準的評価チェックを作り記録しなければならない．

▶ 鍼治療

鍼治療または電気的鍼治療は幻肢痛を減少させる効果がある．鍼治療はよく訓練されたセラピストが行うべきである．

■義肢リハビリテーション

義肢をよく使用しているほど幻肢痛は減少する．断端を十分覆いよく支持できる適合性のよいソケットが必須である．

■他の治療法

リラクセーション法やバイオフィードバック法は治療法の一つとして使用可能であり，また使用後には様々な結果が出ている（この章の後半にある慢性疼痛の心理的管理の「リラクセーション」を参照）．

■教育

セラピストの役割は教育と指導に及ぶ．これには切断者の歩行パターンや適切な歩行補助具の評価も含まれる．指導は断端と義肢の衛生や履き物，自宅での練習プログラム強化に関しても必要である（11章参照）．治療は時々疼痛の一時的な軽減のみとなっており，疼痛管理の手法は治癒しない部位になされていることもある．切断者の疼痛管理に対する包括的アプローチを推進するにあたり，他の専門家への紹介が適切なこともある．

医学的治療

断端痛や幻肢痛の原因が判明したら，種々の薬物療法や手術法が行われる．

■薬物療法

薬物療法による断端痛に対する治療は：
- 非オピアトの鎮痛剤

- 抗炎症剤
- 血管拡張剤
- 筋弛緩剤
- 抗うつ剤
- 注射（知覚神経ブロック，交感神経ブロック，抗炎症薬の注射）．

■手術

手術療法として：
- 神経腫の切除
- 瘢痕の修正
- 神経絞扼の開放
- 骨端の修正
- 断端の再形成
- 再血管修復術
- 炎症性滑膜切除
- 脊髄刺激装置の挿入
- より高位での再切断．

慢性疼痛の心理的管理

慢性疼痛とは，「適切な治療にもかかわらず6ヶ月以上痛みが持続するもの」と定義されている．

1980年代，心理療法士や他の関係者らは認知－行動アプローチ（3章参照）の下，慢性疼痛とともに生きる人を助け，痛みとともにできるかぎりよく生きる方法を学び，生活の質への衝撃を抑えるように工夫された一連の手法を発展させた．型どおりの医学的介入を考えて，そのかぎりでは「もうおしまいだ」と認識したり，医療チームがそれ以上どんな治療や検査も行おうとしないときに，このアプローチが最も効果があるようである．セラピストは密接に関わっているが，心理士がしばしば疼痛管理プログラムを主導している．症例によっては精神科医と麻酔医，看護婦も加わることがある．集中治療プログラムを扱う専門的センターがあり，そこでは入院患者を基本とし，また個々の場合とグループの場合がある．しかし，よく鍛えられた包括的専門チームが行うならば（専門センターで討議やワークショップ，訪問制度などの専門的トレーニングを提供している），他の専門施設に紹介しなくともよい．以下に述べることは疼痛管理の要約にすぎず，「どのようにするか」というガイドではない．

■評価

この章の早期治療に関する示唆に加えて，また切断者の十分な心理面の評価にあたり，次の点について特に注意を払うべきである：
- 痛みを軽減増悪させる要因
- 痛みとその結果についての切断者の考え
- 疼痛が切断者の人生に及ぼす衝撃度
- 痛みに対する家族や友人の反応．

疼痛日記や visual analogue scales を用いるべきであり，より詳細で，形式化され，標準化された評価法が必要なときは種々の質問表を利用する（Turk と Melzack 1992 を参照）．これらすべての方法が介入結果を評価するのに重要である．

■慢性疼痛管理の教育

慢性疼痛に関する教育は，典型的な患者を参考にし，拠り所とする基本的な考え方や心がけを含む疼痛管理アプローチを用いて始めることが重要である．この教育には次のことが含まれる：
- たとえ明確に診断できる病理所見はなくても，切断者の痛みは真実であり，また「心の中のすべて」を占めているわけではないという基本的な仮定．切断者は痛みが十分に信じてもらえないという感覚がしばしばあるし，また初めから疼痛経験が問題なのではないことを明らかにすると痛みが緩解し，防御反応が減少することがある．
- 疼痛管理は痛みを治すというよりは，もっと効果的に痛みとともに生きることを強調すること．いくつかのプログラムにより痛み全体の程度は減少するが，切断者が気分や活動レベル，対策の方法，生活の質などの変化を経験することがより一般的である．
- 急性と慢性疼痛の差異は次の通りである．すなわち急性疼痛は体に対する警戒信号と潜在する病気または傷害の信号としてしばしば作用する

が，慢性疼痛は通常新たに加わった傷害の信号を意味するのではない．
- 新たな傷害が起こらなくとも，神経系の変化が痛みの信号を発するというような，十分理解がされていない慢性疼痛の現象の何らかの説明．
- 切断者が慢性疼痛とともに人生を送るという困難を増大させてしまうような悪循環の実例（例えば抑うつと痛みが互いに悪化させること）．

■段階的運動

急性の疼痛はしばしば体を休める信号であるため，慢性疼痛のある切断者は長期間にわたり非活動的となる．このようなことは体力の劇的な消失，筋肉の弱体化と柔軟性の喪失を招く．時々，身体の二次的悪化徴候が痛みの問題と混同されうるし，身体活動中に経験されるうずきや疲労が問題の証拠と考えられて悪循環を作り，その結果活動性が鈍り，体力も低下してくる．最低限度より運動を徐々に始め，その後段階的に増やし，適切な上限を決めるために脈拍を利用して目標設定をすることが重要である．

■目標設定

目標を設定することは，慢性疼痛の際に出現する逃避に打ち勝つための計画と達成方法を作る際に，切断者の生活に積極性をもたせるようによく支援することである．短期的には課題をうまく行おうとすると回避現象が起こるが，ある期間を超えると悪循環に陥る（切断者の活動が鈍ると体力または自信の減少につながり，また練習をしたがらないようになる）．目標設定は以前の活動性を取り戻すか新しい活動性を発展させるが，成功するための重要な要素は目標に達するようにすることである．そのために目標をより小さな目標へ細分する必要があり，そうすれば徐々に目標が達成されるようになる．

■ペーシング

ペーシングはどのような疼痛アプローチの際でも鍵となる手法であり，（特に段階的練習や目標設定の際に）全体としてある程度成功するための基本的アプローチである．切断者は体調の良好な日でも「過度に」やりすぎないことであり，やりすぎると疼痛が長期間にわたり増強し，休みをとり，極めて不調和な活動パターンをとることになる．これは「活動サイクル」として知られている．ペーシングは活動性を計画的に制限し，対処できるようにすることである．つまり規則的に休み，少ししか行わず，しかし徐々にまた確実に長時間の活動を計画的に増やしてゆく．切断者は課題を完成させるために「もう5分症候群」に陥らないように注意することである．なぜならこのことがしばしば役に立たない過活動に至るためである．ペーシングの本質は，特定の日に切断者がどのような気分でいるかというよりはむしろ活動レベルがあらかじめ決められた計画（段階的運動とゴール）に基づくことにある．

■リラクセーション

筋緊張は痛みに対する自然な反応であり，我々の無意識のうちに起こる．この緊張は痛みや心理的安寧に影響する．切断者に漸増的リラクセーションを教えると筋緊張をより早く発見でき，問題となる前に拡散させることができる．

■認知療法

疼痛管理における認知療法の手法は，役に立たない信念と考えをそれと確認して正当性を疑い，もっと役に立ちまた現実に即した考えと置き換えることである．信念をもつことは人の情緒と行動レベルに強く影響を与える．痛みに関連して標的となる信念は以下のような特別な確信を含んでいる．すなわち，「痛みは常に病気の徴候である」，または「痛みがあるとどんな楽しみも消えてしまう」．さらに一般的な確信として，「私はもう何もうまくやることはできない」とか，「私の友人は私に会いたくないのだ」というようなことも標的となる．切断者が自分の思考スタイルを評価し，選択すべき道を考える共同関係ができるとその中に挑戦的意見が起きるプロセスが重要である．対決するような方法は有益ではない．

気晴らしの手法はストレス管理と疼痛管理に用いられており，短期間ではおそらく最も役に立つ方法

である．視覚的イメージも使用されうる．切断者は気持ちの落ち着くイメージを想い浮かべ，そのイメージを痛みと関連づけるのである．

■疼痛行動の変化

「疼痛行動」は切断者の痛みに対する増幅した習慣的反応である．それは通常，周囲の人に分かるものである．この行動は切断者の自己評価に帰するものであるが，切断者に対する他者の反応にも強く影響される．他者の反応が問題の強化と持続につながることもある．例えば痛みを訴える夫に対し，痛みがでるようなことはしないようにと妻がたしなめるのが常となってしまうと，夫の「患者役割」を無意識のうちに強化することになる．切断者は正反対の態度へ変わるように助長され，まるで自分が病気であったかのように反応するようになる．疼痛行動は時々有用な代償行動とはならないため，もっとよいコミュニケーション法や独断的な手法を取り入れる人もいる．

■薬物の減らし方

切断者は痛みを減らすためにしばしば薬物（処方または非処方）を使用し，痛みが悪化することを恐れて中止をいやがる．しかし多くの薬剤は，特に何年にもわたり使用すると望んでもいない副作用の原因になるので，切断者にとって利益にならない．薬は継続して使用すると効果が薄れ，回復が遅れることになる．散発的より定期的な投薬のほうがより強く効くという研究があり，薬を減らす第一歩は疼痛の強さに基づくよりは期間に基づいて行うことである．確立した手順があれば，計画した減少法はより行いやすくなる．どんな減少法でも計画通りに行い，医師のサポートを得ながら徐々に減らすことが明らかに重要である．

■ストレス管理

痛みはストレスのあるときに常に悪化するし，ま

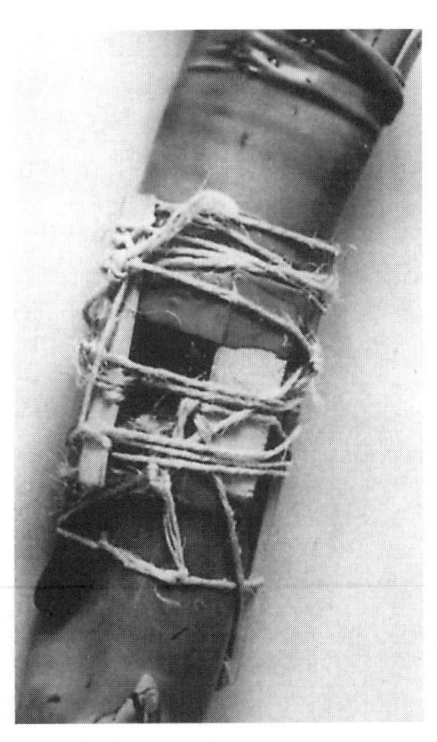

図20.2 一人の患者が幻肢痛に対して試みた治療．この切断者は幻肢痛があり，義足の中に痛みの原因となる「小さな悪魔」がいると確信していた．彼の解決方法は義足を打ち砕きそこに釘を突き刺すことであった．そして彼は歩くために膝に副木を当てた．

たストレスをうまく管理すると生活の質を改善させるため，これはどの疼痛管理プログラムに対しても補助的に役に立つものである．

■疼痛管理手法の価値

疼痛管理プログラムは数ヶ月もしくは数週間一般に行われ，その効果を維持し逆行しないように長期間経過を追う．これにはかなりの数のスタッフが必要であるが，生活の質の改善と医療相談の減少，さらに医療費の削減などに十分に価値がある．

結語

疼痛管理は容易ではない．それには多職種の専門家による厳密な評価と長期にわたる複雑な治療の組み合わせが必要となる．しかし継続性と協同関係を維持して，一つのチームが一人の切断者にすべて責任を負うようにすることが得策である．

原因が何であれ，痛みは切断者にとり真実であり，自分自身および家族の生活を侵すことを記憶しておく必要がある．しかし断端痛や幻肢痛は自然緩解と再発の周期になることがある．十分に評価と検討を行うと適切な治療が見つかる．切断者の中には改善しない断端痛と幻肢痛がある人もいる．この状態は切断者とケアする人にとり非常に難しい．たとえ本当の原因があるとしても，心理的問題があるとレッテルを貼ったり，助けや支援がないまま終わりにしてはならない．薬物でも治療法でも最も効果のある方法を使用し，切断者が病院から病院へと「魔法の医療」を探し回らないようにするべきである（図20.2参照）．切断者は不満や困難さを過小評価されるべきではないが，痛みとうまく付き合って生きてゆくように励まされるべきでもある．一度医学的検討と介入が終わったときに切断者が痛みにより著しく衰弱している場合は，心理士か疼痛管理ユニットの導入を考えるべきである．

2版までの文献

Berger S M 1980 Conservative management of phantom limb and amputation-stump pain. Annals of the Royal College of Surgeons 62:103–105
Connolly J 1979 Phantom and stump pain following operation. Physiotherapy 65(1):13–14
Doliber C M 1984 Role of the physical therapist at pain treatment centres. Physical Therapy 64(6):905–909
Feldman R S 1983 Phantom limb pain. Blesmag Spring: 19–21
Frampton V M 1982 Pain control with the aid of transcutaneous nerve stimulation. Physiotherapy 68(3):77–81
Hittenberger D A 1982 Use of electric stimulation in prosthetics for the control of pain. Orthotics and Prosthetics 36(2):35–41
Kristen H, Lukeschitsch G, Plattner F, Sigmund R, Resch P 1984 Thermography as a means for quantitative assessment of stump and phantom pains. Prosthetics and Orthotics International 8(2):76–81
Lewith G T 1981 Acupuncture. World of Medicine Update 509–520
Melzack R 1975 The McGill pain questionnaire: major properties and scoring methods. Pain 1:277–299
Melzack R, Wall P D 1965 Pain mechanisms: a new theory. Science 150(3699):971–979
Monga T N, Jaksic T 1981 Acupuncture in phantom limb pain. Archives of Physical Medicine and Rehabilitation 62:229–231
Mouratoglou V M 1986 Amputees and phantom limb pain: a literature review. Physiotherapy Practice 2(4): 177–185
Ottoson D, Lundeberg S 1985 Conservative management of painful stumps in the upper limb amputee. Newsletter of the British Association of Hand Therapists (January)
Parkes C M 1973 Factors determining the persistence of phantom pain in the amputee. Journal of Psychosomatic Research 17:97–108
Reading A E 1980 A comparison of pain rating scales. Journal of Psychosomatic Research 24:119–124
Sacks O 1986 Phantoms. In: The man who mistook his wife for a hat. Picador, London, ch 6
Sedgwick E M 1991 Phantom limbs. Step Forward Issue 25 (Winter)
Steinbach T V, Nadvorna H, Arazi D 1982 A five year follow-up study of phantom limb pain in post traumatic amputees. Scandinavian Journal of Rehabilitation Medicine 14:203–207
Swerdlow M 1980 The treatment of shooting pain. Postgraduate Medical Journal 56:159–161
Wall P D 1980 The gate control theory of pain mechanisms – a re-examination and restatement. Brain 101:1–18
Wall P D, Devor S 1981 The effect of peripheral nerve injury on dorsal root potentials and on transmission of afferent signals into the spinal cord. Brain Research 209:95–111
Withrington R H, Wynn Parry C B 1984 The management of painful peripheral nerve disorders. Journal of Hand Surgery 9B(1):24–28
Wyke B D 1981 Neurological aspects of pain therapy: a review of some current concepts. In: Swerdlow M (ed.) The therapy of pain. MTP Press, Lancaster
Wynn Parry C B 1981 The 1981 Philip Nichols Memorial Lecture. International Rehabilitation Medicine 4:59–65
Wynn Parry C B 1984 The management of painful peripheral nerve disorders. In: Wall P D, Melzack R (eds) Textbook of pain. Churchill Livingstone, Edinburgh, p 395–401

3 版の文献

Esquenazi A, Meier R H III 1996 Rehabilitation in limb deficiency. 4. Limb amputation. Archives of Physical Medicine and Rehabilitation 77:S18–S28

Flor H, Fydrich T, Turk D C 1992 Efficacy of multidisciplinary pain treatment centres: a meta analytic review. Pain 49:221–230

Gifford L 1998 Pain, the tissues and the nervous system. A conceptual model. Physiotherapy 84(1):27–36

Hettiaratchy S P, Stiles P J 1996 Rehabilitation of lower limb traumatic amputees: the Sandy Gall Afghanistan Appeal's experience. Injury 27(7):499–501

Hill A, Niven C A, Knussen C 1995 The role of coping in adjustment to phantom limb pain. Pain 62:79–86

Houghton A D, Nicholls G, Houghton A L, Saadah E, McColl I 1994 Phantom pain: natural history and association with rehabilitation. Annals of the Royal College of Surgeons England 76:22–25

Katz J, France C, Melzack R 1989 An association between phantom pain limb sensations and stump skin conductance during transcutaneous nerve stimulation (TENS) applied to the contralateral leg: a case study. Pain 36:367–377

Katz J, Melzack R 1990 Pain 'memories' in phantom limbs: review and clinical observations. Pain 43:319–336

Katz J 1992 Psychophysiological contributions to phantom limbs. Canadian Journal of Psychiatry 37:811–821

Katz J 1997 Prevention of phantom limb pain by regional anaesthesia. The Lancet 349(22):519–520

Kerns R D, Turk D C, Hollzman A D, Rudy T E 1986 Comparison of cognitive-behavioural approaches to the outpatient treatment of chronic pain. Clinical Journal of Pain 1:195–203

Krane E J, Heller L B 1995 The prevalence of phantom sensation and pain in paediatric amputees. Journal of Pain and Symptom Management. Jan 10(1):21–29

Larbig W, Montoya P, Flor H, Bilow H, Weller S, Birbaumer N 1996 Evidence for a change in neural processing in phantom limb pain patients. Pain 67:275–283

Lyth 1995 Invisible problem: amputation, phantom limb. Nursing Times May 10(91):19

Meilman P W, Skultety F M, Guck T P, Sullivan K 1985 Benign chronic pain: eighteen months to ten year follow up of a multidisciplinary pain unit treatment programme. The Clinical Journal of Pain 1:131–137

Moore J E, Chaney E F 1985 Outpatient group treatment of chronic pain. Effects of spouse involvement. Journal of Consulting and Clinical Psychology 53:326–344

Nikolajsen L, Ilkjaer S, Kroner K, Christenson J H, Jensen T S 1997 The influence of preamputation pain on post amputation stump and phantom pain. Pain 72:393–405

Pavey T J G, Doyle D L 1996 Prevention of phantom pain by infusion of local anaesthesia into the sciatic nerve. Anaesthesia and Intensive Care 24(5) October

Quinlivan D 1995 Use of ANT stretches and techniques for treating phantom limb pain in amputees. British Association of Chartered Physiotherapists in Amputee Rehabilitation Journal. Autumn Edition 10

Snow B R, Gusmorino P, Pinter I, Jimenez A, Rosenblum A 1988 Multidisciplinary treatment of physical and psychosocial disabilities in chronic pain patients: a follow up report. Bulletin of the Hospital for Joint Diseases Orthopaedic Institute 48:52–61

Spires M C, Leonard J 1996 Prosthetic pearls: solutions to thorny problems. Physical Medicine and Rehabilitation Clinics in North America 7(3):509–526

Turner J A, Calsyn O A, Fordyce W E, Ready L B 1982 Drug utilisation patterns in chronic pain patients. Pain 12:357–363

Uygur F, Sener G 1995 Application of ultrasound in neuromas. Experience with seven below-knee stumps. Physiotherapy 81:12

Van Dongen V C P C, Liem A L 1995 Phantom limb and stump pain and its treatment with spinal cord stimulation. Journal of Rehabilitation Sciences 8(4):110–114

Warton S W, Hamann W, Wedley J R, McColl I 1997 Phantom pain and sensation among British Veteran amputees. British Journal of Anaesthesia 78:652–659

Weinstein S 1994 Phantom pain. Oncology 8(3): 65–70

Weiss S A, Lindell B 1996 Phantom limb pain and etiology of amputation in unilateral lower extremity amputees. Journal of Pain and Symptom Management 11(1):3–17

Wells P, Frampton V, Bowsher D, 1991 In: Pain management and control in physiotherapy, 2nd edn. Butterworth Heinemann, London, ch 10, p 89–112

Williams A M, Deaton S B 1997 Phantom limb pain; elusive yet real. Rehabilitation Nursing Mar–April 22(2):73–77

第21章
複合病変と複雑な症例

《この章の内容》

子ども 273
　先天性下肢欠損症 273
　後天性下肢切断 275

神経学的疾患 276
　脳卒中 276
　二分脊椎 276
　対麻痺 277
　進行性神経学的疾患 277

知覚障害 277
　視覚障害者 277
　聴覚障害者と前庭機能障害者 277

整形外科的疾患 278
　関節固定後の下肢関節 278
　骨折と関節置換 278
　四肢延長手技 278
　多肢切断 279

熱傷および植皮 279

感染症 280
　らい病（ハンセン病） 280
　髄膜炎菌性の敗血症 281

義肢懸垂 281
　骨性接合 281
　人工肛門増設術 282

精神衛生 282
　断端酷使 282
　他の精神衛生諸問題 283

女性の健康 283
　月経と妊娠に関する問題 283

　切断者は他の医学的問題をもっていることがよくある．これは切断前に明らかになっていることもあれば，または数年後に現れることもある．循環障害の切断者では，すでに記載されたような明らかに関連した問題がある（2章，4章参照）．

　外傷および先天性欠損症による若年の切断者は，成長するにつれその他の医学的問題に直面する．すなわち，切断者は他の筋骨格系的あるいは神経学的な病変があり，義足を装着して数年後に問題となる．セラピストは潜在的な問題に気を配り，個々の徴候を評価し，治療しなければならない．

　この章ではこのような複雑な症例について，問題解決のいくつかの考え方を記載する．それは著者達の年余にわたる様々な症状の治療経験の集大成である．

子ども

■先天性下肢欠損症

　子どもの問題は非常に複雑である．先天性下肢欠損症では，患児の出生後，産科および小児科医チームは地域義肢センターにできるだけ早く情報を入れるべきである．最初の診察予約は，患児が6-8週齢のときがよく，それは確実に家族が孤立感を感じず，

自信をつけ，リハビリテーションプログラムについて学べるようにするためである．この段階では，彼らは自立支援グループ（例えば英国のReach and STEPS；住所は付録1参照）に連絡をとるように教えてもらうであろう．これらの組織は子どもの人生の特に最初の数年において支援と情報を両親に提供する．

子どもの発達は継続して監視され，義肢や手術的な介入はちょうどよい時期にされるべきである．これは専門センターで行われるのが重要であり，ここにおけるすべての練習は複雑な症例に対してリハビリテーションの高度な知識を有している．これは子どもの最初の下腿義足を6ヶ月から8ヶ月で適合させ，同時に立位に引き起こすことを意味している．重度の下肢奇形のためには，発達の早期段階の間を通して使用できる延長義足を供給するか（図21.1参照），重度変形した下肢切断を行うことが必要である．この外科的治療の決定は軽々しくされるべきでなく，義肢装具士，家族，および（十分に病状を理解できる年齢であれば）子どもを含むリハビリテーションチームに十分な相談をした後にのみ決定されるべきである．健常児が切断術を受けるときと同じように，これらの子どもにも切断術に対して同様な反応があることを覚えておかなければならない．

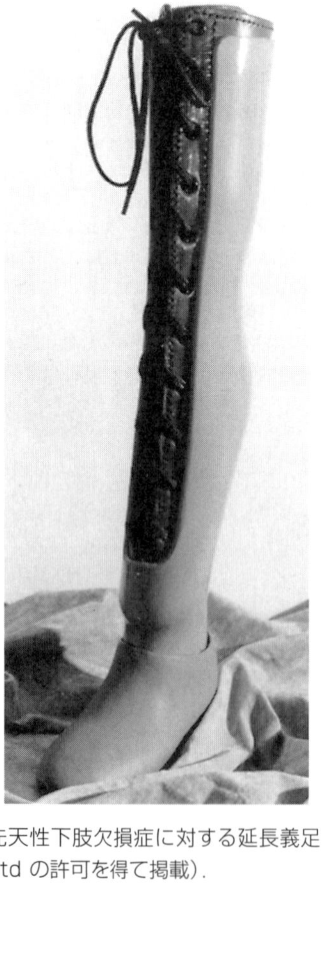

たとえ両親が多くの支援を必要としていても，片側下肢義足を装着した子どもたちはほとんど困難なく歩行を学べる．両親は義足の適合と機能について知り，よい歩行パターンを理解しなければならない．両親はいつも自分の子どもと義肢サービスに参加す

図21.1 先天性下肢欠損症に対する延長義足（Vessa Ltd の許可を得て掲載）．

症例検討1
複合四肢欠損症

Kは三人姉妹の一番上である．彼女には，先天性欠損が横軸性両上肢中央部欠損と縦軸性右下肢欠損（大腿部部分欠損，腓骨全部，第4と第5足指列欠損）がある．彼女の左下肢は膝関節と足関節が不安定である．小さい頃に，彼女は座ることを可能にするために，支持クッションを必要とした．彼女は自分の足を自分の周りの状況を調べ，遊ぶために使い，そのあとは食事を摂り，物を書くために，使用した．彼女は足を引きずって歩くことを学び，より長い道のりを移動するためにバギーを持っていた．

彼女は4歳のときに，右の延長義足，および左のKAFO 長下肢装具（膝関節/足関節/足部装具）を装着し，最初に立位をとり，手を握って歩くことを学んだ．そして上腕ソケットを付けたrollatorを使えるようになった．彼女は7歳で自立歩行した．彼女が義足と装具を装着しているときには，機能は制限されている．彼女は上腕義手を試みたが，それらはかさばり，使うには複雑だった．現在の彼女は，道具（例えばタイプ用のピン）が装着できる上腕ソケットを持っている．彼女は運動と楽しみのため毎日歩行するが，彼女の足を使う上でより多くの能力があり，すべての機能的な作業のために義肢を必要としない．彼女は足を引きずって歩くことを続けているが，上腕で操作する電動車椅子も使う．彼女は7歳で脱衣が可能となり，衣服を着て，椅子，ベッド，トイレへの移乗動作が自立し，食事動作も自立した．彼女は，成人期に達するまで定期的な治療評価を必要とし，その後は就職，子育て期，加齢期などの彼女の人生の変化が起こったときに援助が必要になるであろう（図21.2参照）

るべきである．子どもは正しい義足の処方と適合を維持するため定期的な診察が必要となる．歩行訓練は基本的には必要ではないが，処方の変更時または成長の節目には必要であり，正しい発達がなされていることを点検することが重要である．セラピストが子どもの学校を訪問して担当教員と，実際の歩行距離，スポーツおよび子どもが行う活動について話すことは有益である．

■後天性下肢切断

後天性下肢切断の子どものリハビリテーションは，年齢，切断原因，子どもの性格，切断時の発達成熟度に関係がある．非常に幼く，立位に起こし始める時期ならば，子どもは義足をできるだけ早く装着されるべきである．幼い子どもは，大きな苦労なしに歩行を学習するであろうが，両親には多くの支援が必要である．この子どもの進歩は先天性下肢欠損症児と同様である．青年期に切断術を受けた人達は，かなりの心理的な困難があり，彼らと両親は青年期に必要とされる臨床心理士，看護婦，または熟練したカウンセラーのサービスによる多くの支援が必要となる．この世代の患者は，レジャーや興味のあるスポーツに特に注意を払いながら，成人と同様な義肢訓練を必要とする（図21.3参照）．彼らは切断を受けリハビリテーションに成功したほかの子ども，あるいは若い人々と会うことが有益となる．

二分脊椎や先天性多発性関節拘縮症に罹患している人，または幼年期に重症熱傷や重度外傷を経験した人は，機能と外見を改善するために，専門家の診察と評価の後に切断が決定される．

子どもが障害と義足に対処する方法は，両親の態度と子どもの仲間達に影響される．同じ地域にいるしっかりした家庭の子どもは，遊び仲間や保育園などで親しくしているほかの家族と早い年齢から交流をもつことで励まされるので，一般的によい結果となる．潜在的な危機のある時期は，若い切断者が学校に入学したり，上級学校へ進学したり（しばしば思春期にあたる），就職または高等教育のために学校を卒業したときである．これらの困難な期間は，リハビリテーション医，セラピスト，教師，ソーシャルワーカー，小児心理学者，雇用主，その子どもと両親の間での事前の話し合いによって，備えるこ

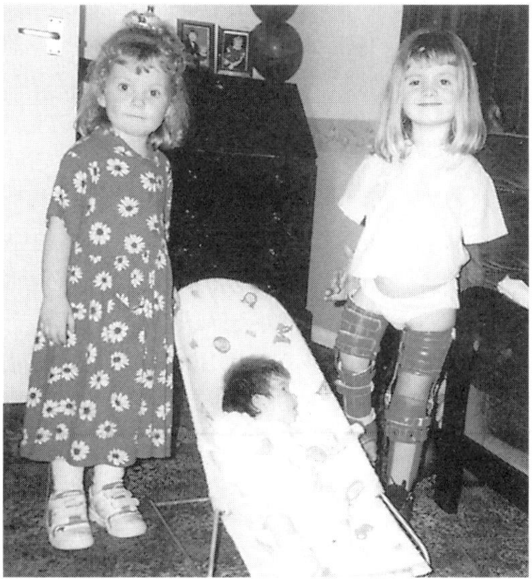

図21.2 K姉妹．右延長義足および左KAFO長下肢装具を装着中（Mrs O'Halloran の許可を得て掲載）．

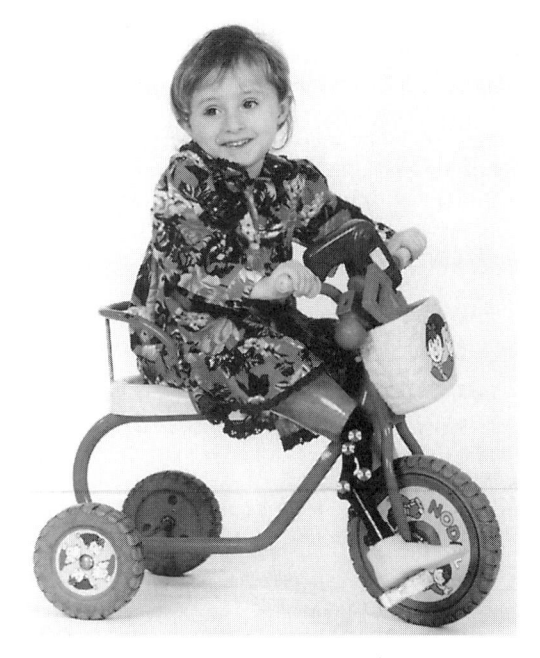

図21.3 大腿義足（四節リンク膝コンポーネント）を装着し，三輪車に乗車（C.A.Blatchford and Sons Ltd の許可を得て掲載）．

とができる．青年期の男女は，年頃で自分たちの外観と義足をより一層意識するようになる．

神経学的疾患

■脳卒中

片麻痺の脳卒中患者の切断者は通常複合的問題がある．動作は脳卒中の重症度と発症時期，切断高位に左右され，また最も重要なのは運動麻痺と切断が反対側かどうかである．術前と早期歩行補助具（EWA）を用いている術後の段階での注意深い評価は，義肢リハビリテーションの適応の有無の判定に役立つ．切断者が義足を支給されるか否かにかかわらず（6章参照），車椅子の積極的リハビリテーションが行われなければならず，また，家庭環境が再評価されるべきである．

▶麻痺側と同側の切断

切断が大腿レベルであれば，リハビリテーションは十分うまくいくであろう．下腿切断は膝関節の不十分な筋制御と変化した筋緊張のために義足訓練がうまくいかない．股関節での屈筋緊張が増加した膝関節離断と脳卒中を合併した切断者は長いソケットでは屈曲が調節できないため，同じような問題を抱えている（14章参照）．

▶麻痺側と反対側の切断

義肢リハビリテーションは，サイム切断，下腿切断などのより低位の切断ではときどき成功するが，それは，術後合併症のない経過で義足が早急に供給されるときのみである．

▶両側切断後の脳卒中

片麻痺切断者はマジックテープを使った簡単な締め具のある単純な軽量義肢が必要である．脳卒中前からの活動的な義肢使用者であった人達のために，義肢の再教育が勧められるべきである．歩行補助具は各個人の適合に従って選ばれる．義肢の着脱の再習得は，異なる方法を利用する必要性があり，ケアを行う人が助けることとなるかもしれない．麻痺側の大腿切断者にとっては，患側の支持性を与えるために固定できる膝コンポーネントのある義足を継続して利用できる．しかし，全般にわたる管理について十二分に熟考し，移動のエネルギー消費も考慮されるべきである．車椅子自立と家屋評価は義肢を考える前に完成しておかなければならない．

▶脳卒中に罹患した既存切断者

切断と脳卒中は，特に循環障害の患者で短期間のうちに起こることがある．しかし，切断後何年もして，脳卒中を経験する患者も少数いる．当初の神経学的障害から回復後，切断者は通常非常にうまく歩行するが，切断側と麻痺側に関する義肢リハビリテーションを成功に導くための適応は，今までに記述したものと同様である．義肢はより高い支持性を得るために，時には変更を余儀なくされる．

■二分脊椎

適切な装具をつけて歩行可能な10代の若者や若い成人は，成長するにつれ低感覚の足部や慢性潰瘍に不満をもつことになる．装具は重く，扱いにくいことが分かってくる．このような症例における下腿切断では活動性の向上と外見の改善が考慮される．しかしながら，整形外科医とリハビリテーション相談員が慎重な検討をし，切断者が義足を見るために義肢センターを訪問する機会をもった後にのみこの決定がなされることが重要である．

義肢を使うのに適切な膝機能であるかを評価するために，筋力と皮膚知覚の注意深い評価と記録が重要である．二分脊椎者は慎重な歩行再教育が必要であり，義肢に対する援助がただちにできる施設で行われるべきである．多くの症例において筋力は妥当であるが，筋張力が不均衡なことがあり，これは断端とソケットの間でねじれと擦過を起こすことになる．皮膚知覚が不完全であるかもしれないので，セラピストは常に皮膚を点検し，点検することを切断者に教えなければならない．何らかの摩擦や疼痛があるときには，ソケットは義肢装具士によりただちに調整され，歩行再教育が再開始される前に，皮膚は正常に戻っていなければならない．

歩行補助具は各個人のために再度選定される．通常，切断者はすでに装具に精通し上手に利用できるので，義肢を使うことに大きな問題は生じない．

発汗と失禁についての問題を多くの切断者がもっているので，断端と義肢の衛生と手入れについて，詳細に説明されるべきである（11章参照）．

■対麻痺

対麻痺者が切断を必要とすることが時々ある．広範な虚血，支持性が得られない骨折，拡大する感染は生命の危険となるかもしれず，何ヶ月もの治療の後に罹患部の切断が残された唯一の治療となる．

これらの切断者はめったに義足を使わない．特に，切断の前に長下肢装具を使っていたときには，切断者が義足の必要性を認めることは往々にして難しい．医師とセラピストはともに，義肢の使用のためには皮膚の耐性と圧知覚が極めて重要であると説明しなければならない．座位バランスと移乗，普通型車椅子の自立を再訓練することが必要となる．

■進行性神経学的疾患

多発性硬化症（MS），パーキンソン病，運動ニューロン疾患（MND）などの神経学的疾患をもつ切断者は，複雑なリハビリテーションニーズがある．これらの進行性疾患の早期段階では，セラピストは歩行補助具の種類を変更することの必要性を感じる．パーキンソン病の者がバランスのために歩行杖を持つとよくなるのに対して，痙性やバランスの問題があるときは，歩行器が安定性を得るのによい．このような状態の人へのリハビリテーションにおけるすべての問題は，義肢があるときにはより難しくなる．個々の症例はそれぞれに治療されねばならないが，義足使用がとても難しくなってしまうために，義足の使用を中止せざるを得ない人もいる．

車椅子の自立と日常生活動作における機能的能力は家庭で再評価されるべきである．リハビリテーションセンターと地域の治療チームはともに，切断者に起こりうる潜在的問題を認識し，継続した援助と助言を与えなければならない．

知覚障害

■視覚障害者

糖尿病は切断者の中での視覚障害の一般的な原因である．義肢リハビリテーションの成功は，視覚障害が長年にわたったものか，動作をよく調整してきたかどうかによる．これらの切断者は自分達の状況に対応することが通常極めて上手であり，一度義足を理解したら，歩行リハビリテーションは全荷重を目標に行われる．この理由は，障害物の位置をつきとめるために白杖か長い杖を使うために，または盲導犬のハーネスを保持するために，切断者は手が自由である必要性があるからである．従って，常にケアする人が付き添わないかぎり，2本の歩行杖は実用的でなく，わずらわしいものである．

視覚障害と切断をあわせもつ不運な切断者は，四肢が阻血性になり切断が必要となる同時期に視力が徐々に低下する人達である．切断者の人生の多くの局面で再教育が必要であり，環境の変化に徐々に適応していくため，訓練の進行は遅い．

視覚障害をもつすべての人にとって，義肢の適合と義肢から伝えられる感覚は入念に説明されるべきで，歩行再教育の早期において，常にケアする人がいなければ，セラピストは切断に対して荷重部の発赤，擦過などを点検することの責任をもたなければならない．断端に感覚低下があるときには，特に必要である．義足は，着脱が単純となるように設計されなければならない．ひとたび義足の正しい適合が得られ平行棒外での初期の移動が達成されれば，歩行再教育と切断者の家庭環境における日常生活活動の継続がより適切になる．

■聴覚障害者と前庭機能障害者

バランスの問題は，義肢の使用や必要により導入される集中的リハビリテーションに先立ち評価されるべきである．

コミュニケーションが難しいときには，重度の聴覚障害者のケアをする人は，義肢再教育の期間中に

セラピーに参加する必要がある．

　補聴器を持っている人はバッテリーが作動することを確実にし，治療施設に予備を保管しておくことが役立つであろう．病院の耳鼻咽喉科で再評価を受けることが有益な人もいる．そこでは，小さな問題でも即座に取り扱われるであろう．

整形外科的疾患

■関節固定後の下肢関節

　関節固定された下肢関節では，歩行訓練中の切断者に問題が起こりうる．健肢か断端のどちらでも，固定された膝関節や股関節を伴って歩くメカニズムは，著しく複雑で，疲れやすく，不快なものである．
　術前評価を実行するときに考慮すべきポイントがある．切断が予定された側で股関節が関節固定されていれば，股関節での屈曲量および腰椎の柔軟性に注意が必要である．股関節が固定されているときには，切断者は座位や義足を装着して起立することが簡単ではない．さらに，義肢を装着するために断端まで届くように十分に体幹が屈曲するか，ケアを行う人がこのようなことをできるかをセラピストは点検しなければならない．切断が予定されている側の膝関節が関節固定されているならば，下腿切断術を行う利点がない．
　関節固定のある切断者が義足で歩行を学ぶとき，起立と着席は細心の注意が必要であり，椅子，トイレ，ベッドの高さの調節が必要となる．

■骨折と関節置換

　下肢に骨折がある切断者は，通常は完全な荷重が許されてから再び義足を使い始める．従って，筋力増強，関節可動性を維持するために毎日運動プログラムが実行されることが重要である．骨折が切断側にあるならば断端は浮腫になる．この浮腫は可能な場所であれば制御されるべきで（4章参照），義足適合前によく鎮静させておかなければならない．
　整形外科医が許可すれば，部分荷重の時期にEWAを使用してもよい（6章参照）．アライメントと適合が義肢装具士により点検されるか，より近位で荷重する種々のデザインの義足が供給されないうちは，切断者は骨折後今まで持っていた義足で歩いてはならない．
　股関節形成術を受けた切断者は，罹患した股関節に関節可動域の制限がある．処方される義肢の種類と装着方法は人工関節が脱臼しないように十分な考慮が必要である．

■四肢延長手技

　義肢をつけた切断者の機能は断端の長さに依存している．ソケットのしっかりした懸垂とソケットの動きに対する有効なレバーアームは，ともに長さに関連している．残存筋は短い断端でより少なくなる．膝関節と肘関節の温存することは切断者の機能と外見に関してよりよい結果になるが，外科的に困難な状況では短い断端しか形成されないこともある．
　様々な技術が断端を延長するために用いられてきた，つまり，骨延長術，仮骨牽引法（イリザロフ法），および伸展可能な義肢がある特殊組織伸長器などである．
　これらの切断者の多くは，今後の治療のための評価をする前に外科治療とリハビリテーションの長い経過途上にあったことを覚えておく必要がある．あらゆる義肢に関する方法が十分に調査され，切断者は今後の方針を決める前に時間があることをよく知ることが重要である．
　四肢延長術は先天性下肢欠損症の症例にも，特に，腓骨の部分的または完全欠損時に使われていた．この状況において，足部切断による重度の短縮症例の治療は議論のあるところである．イリザロフ法での延長は足部を温存し，脚長差の補正と足部と足関節の変形の矯正を同時にできる．切断術は一回の手技で済むが，脚延長では複数で予測できない手術により多くのリハビリテーション期間が必要であるということを切断者，その家族，および外科医は十分に考慮しなくてはならない．さらにこの手順では予期した結果を達成することに失敗し，最終的に切断となることがある．

■多肢切断

　大きな外傷を経験したか重度のバージャー病をもった若い人達は，結果として多肢欠損となり，義肢専門センターにかかる必要がある．

　両側下肢切断または一側上肢と下肢の合併切断者は最初に下肢義足を適合させて，上肢訓練が始まる前に歩行自立が得られるようにする．

　両側上肢切断をもつ切断者は車椅子レベルに留め，最初は義手トレーニングに専念する．

　多肢切断者では，日常生活活動の自立がまず第一に重要であるが，どのように達成されるかは，義肢の助けによるかもしれないし，そうでないかもしれない．切断者とケアをする人とともに全リハビリテーションチームを含めた慎重な評価が肝要である．

熱傷および植皮

　断端の熱傷や移植のある切断者の皮膚，または懸垂ストラップや付属物の下の皮膚は，義肢を使うときには慎重に検査されなければならない．変化した感覚，癒着，生きの悪いまたは明らかな組織崩壊を起こす組織異常はどれも潜在的な危険がある．切断者はソケットと懸垂の圧迫部位を点検することに慎重でなければならない．

　圧迫への皮膚の耐性が徐々に増強されるように，EWA の最初の試験装着のときと義足の適合のときにケアが必要である．3ヶ月までは皮膚の成熟に必要な時間として考えるほうがよいだろう．さもなければ，義肢練習の間に常に皮膚が破れ切断者が悲観に暮れてしまう．もし最初，小さな皮膚損傷が起きたときには，ほかの試みをする前に少しの期間，可

症例検討 2
外傷性多肢切断

　症例は 19 歳のとび職で，労災事故で多肢切断（両側前腕切断および両側下腿切断）になった後に専門リハビリテーション部門に入院した．統合的チームの全メンバーを含む複雑なアセスメントと治療体制が，満足のいく機能的な結果を達成するのに必要であった．リハビリテーション過程を通して，彼および家族は心理的な援助を必要とした．

　義肢装着前に身体的フィットネスを向上するために毎日のプログラムが調整された．彼の日常生活活動の自立を促すために，スプーン，フォークやナイフ，ヘアーブラシ，歯ブラシなどを持つことを可能にするための熱可塑性プラスチックによるカフが作られた．彼はすべての作業への問題解決アプローチを行い，可能なかぎり彼自身の解決策を見つけることも勧められた．彼はベッドとトイレ移乗に前方あるいは後方移乗を行った．

　義肢のリハビリテーションは遷延治癒と左下腿断端への追加される外科的治療のため上肢から始められた．上肢練習は，スプリットフックのある能動義手を用いて迅速に進められた．彼は非常に意欲的で，新しい義手は彼の自立をかなり高めた．

　下肢歩行訓練は，当初，右下肢には PTB 義足，左下肢には Ppam aid を使用して始められた．彼が平行棒の把持や使用適応の松葉杖の使用ができないので，歩行を助けるためには，2 人のセラピストの援助が必要であった．切断後 2 ヶ月以内で，左下腿切断肢は十分に治癒した．すぐに左の義足が作製され，2 つの PTB 義足で歩行リハビリテーションは継続された．毎日の集中的な歩行練習により，彼はすぐに下肢義足を着脱することに自立した（図 21.4 参照）．セラピストは，この専門センターの施設にいた義肢装具士と密接に仕事をした．

　切断者と治療チームは義肢の訓練の間に彼の未来をより入念に議論した．このことにより多くの考えが浮かび，レクリエーションの活動での実践，適切な他の専門家（例えば運転評価のため）に紹介することになった．

　彼は切断後 7 ヶ月で退院した．その状況は，義足で独歩可能であり，上腕義手を非常にうまく使っていた．次の数ヶ月の間，彼は英国内の自動車旅行を非常に立派に成し遂げ，彼自身に課したゴールを達成したと思った．

　彼は活動的な上肢義手使用者で退院後 8 年間継続的に使用しているが，下腿義足は装着していない．彼は経済的に安定し，雇用される必要はなく，体重の増加と歩行時の高いエネルギー消費のため，移動には電動車椅子を使うと決めた．

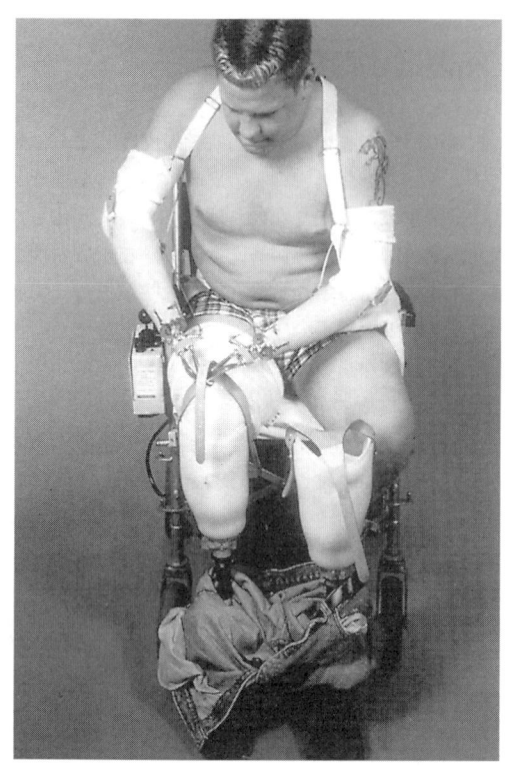

図 21.4 両側前腕切断および両側下腿切断の青年．スプリットフックが付いた能動義手を使い両下腿義足を装着．電動車椅子使用に注目（Richmond の Twickenham and Roehampton Healthcare NHS Trust の許可を得て掲載）．

能ならば2週間，待つことを助言される．

熱傷や植皮のある切断者に支給される最初の義足は，非常に基本的なものになる．つまり，皮膚が十分に強くなれば，より精巧な義足へ進められる可能性もあるが，これには1年以上かかることも多い．これらの切断者は落胆するようになってはならず，精神的サポートと義足の調整のための義肢サービスを頻繁に受ける必要がある（3章参照）．

感染症

■らい病（ハンセン病）

らい病は慢性感染症で本質的に末梢神経の疾患であるが，皮膚と時には眼球，上気道粘膜，筋肉，骨，睾丸等の他の組織にも感染する．それは2つの原則的形態をとる．つまり類結節型，らい腫型，およびこれらの中間型であり，らい病は広範囲な免疫学的スペクトルからなる．

らい病の細菌の一つの特徴は，特に露出した皮膚のような体のより冷えた部位で成長することである．さらに神経への早期の寄生状態が起こり，この結果類結節型らい病において早期急性神経障害になる．つまり神経学的欠損症状が出現してから速やかに治療が開始されれば，この症状は可逆的に回復する．らい腫型らい病では，神経学的欠損症状は臨床的に何年もの間明らかではないかもしれない．らい病のすべての型は知覚認知の異常になり，触覚と痛覚の全脱失に至ることすらある．それゆえ，患者は外傷を無視しやすく，感染症と組織損失を起こすことになる．運動神経が侵されると不全麻痺と完全麻痺を起こし，そのため麻痺肢に異常な圧迫が加わり外傷と変形の危険が増大する．

リハビリテーションの主要な目的は，糖尿病の患者についてと同じ方法で，感覚のない四肢のケアや神経障害性潰瘍の治癒に関して教育を行い，再建外科によりどの変形でも矯正することである．感覚のない皮膚を堅く握ったり，摩擦するとより多くの圧迫と外傷を引き起こす原因となるので，能動的スプリントは使用されない．

切断の必要性は，らい病の診断が遅れた患者あるいは十分な医学的治療を受けずセルフケアの教育を受けてない患者にのみ起こる．少なくとも損傷のある足部を部分的に温存することは通常可能である．しばしば断端の皮膚に知覚がなく義肢装具士が作製するソケットに問題が生ずるので，短い荷重可能な足部があることは切断肢として好まれている．もし事故（例えば熱傷）または悪性の腫瘍のために近位切断が必要ならば，感覚のない断端のケアと全面接触ソケットのデザインを使った非常に高度な義足の介入を（二分脊椎や家族性神経障害のように）考慮するべきである．

実際，感覚のない四肢の管理に対する現在の多くの見解は，長年にわたるらい病の広範な経験から生じたものである．全面接触ギプス法による神経障害性潰瘍の治療は，1950年代にらい病者のために

Paul Brand 博士によって先駆的に行われ，今日では糖尿病性潰瘍に対しても使われている．さらに潰瘍ができない歩行を実現する関節固定術と著明な変形を矯正する骨切り術による神経障害性足部に対する再建術は，1960年代と1970年代にらい病者の足部の手術によりその実用性が示された．

■髄膜炎菌性の敗血症

これは，皮膚と四肢の壊死を生じて一肢または多肢切断となりうる全身性疾患である．患者は極めて体調不良となり，皮膚への出血を起こすと出血性発疹が生ずる．組織の損傷，皮膚壊死，播種性血管内凝固症候群（DIC）は壊死を引き起こして，足指，指，四肢の切断に至りうる（図21.5A, B参照）．

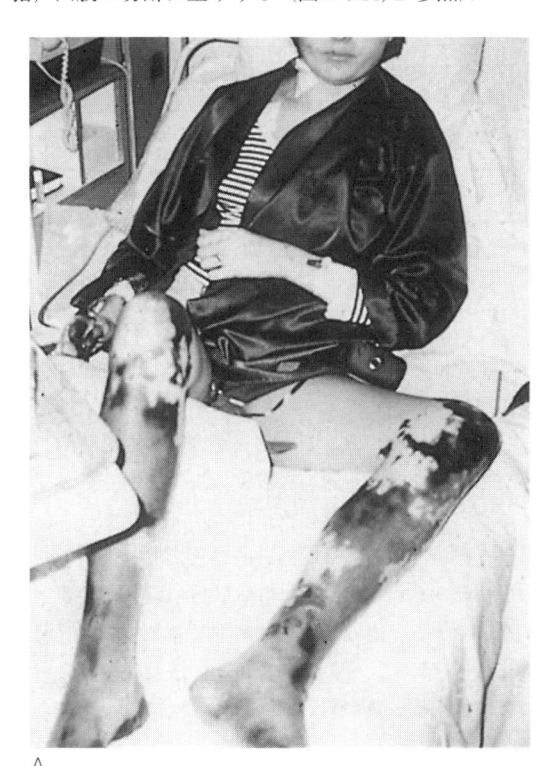

多肢切断者のリハビリテーションは挑戦であり，長い経過が必要である．日常生活活動の自立は最も重要な点であり，どのように達成されるかは義足の援助が必要な場合もある．現実的ゴールの設定にあたっては，統合的なチームの全メンバーによる患者の慎重な評価が重要である．

義肢懸垂

■骨性接合

骨性接合は「義足をチタン製固定具を介して骨組織に直接固定する方法」と定義されている（図21.6

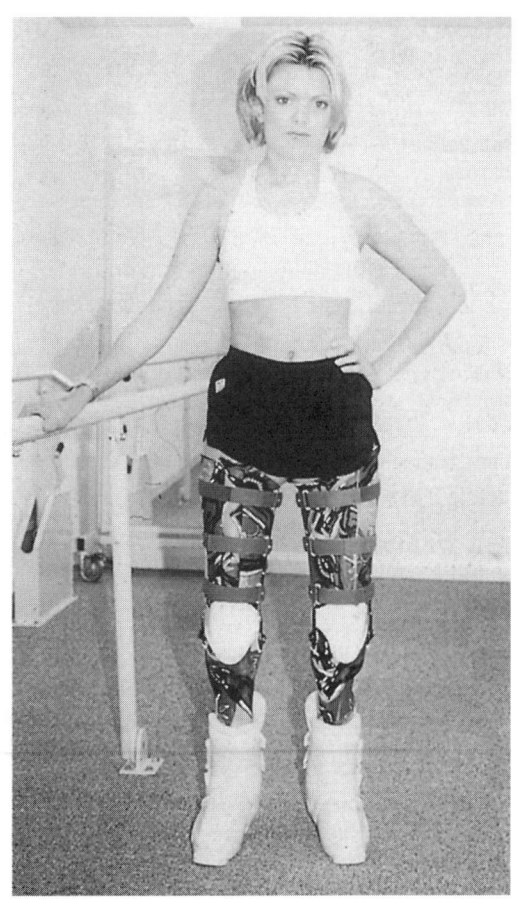

図21.5　髄膜炎菌性の敗血症患者．A：術前，B：両側下腿切断術後とリハビリテーション．スキー用に設計された大腿コルセット付き下腿義足を装着（Richmond の Twickenham and Roehampton Healthcare NHS Trust の許可を得て掲載）．

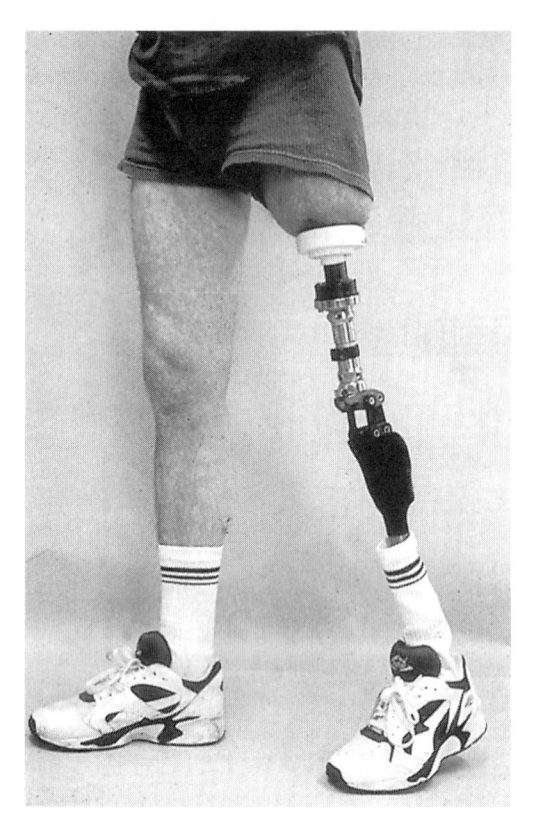

図 21.6 髄内骨性接合により懸垂された大腿義足を装着した大腿切断者（Göteborg の Institute for Applied Biotechnology, Professor Brånemark の許可を得て掲載）.

参照）．この技術は Sweden の Göteborg 市の Osseointegration Centre の Brånemark 教授とそのチームにより開発された．それは，25 年前に補綴歯の置換の方法として最初に導入された．ごく最近では，指と母指置換が行われた．英国の Roehampton にある Queen Mary's University Hospital と Bioengineering Department of the University of Surrey の専門家による学際的チームは，上肢と下肢とも断端の骨格に直接接合させる義肢を用いる技術を研究し，切断者を評価するため，現在 Brånemark チームとともに研究している．この技術は現在は初期段階にあり，1997 年末までにこの治療に成功した下肢切断者は約 20 人である．

骨との接合の術式には，二つの段階がある．第一段階は，チタン製固定具が大腿骨の骨髄腔内に挿入されるときである．切断者はインプラントの確実な固定ができるように，6 ヶ月間は移動に松葉杖か，自分たちの義足を使用する．第二段階では，断端末から突出した接合部に固定器具を取り付け，そこに義足を固定する．

あとのリハビリテーション過程は最初に練習用の短い義足で練習し，徐々に予定の長さの義足に進めていく．リハビリテーションプログラムは非常に集中して行い，セラピストが厳密に監督する必要がある．それは最少で 18 ヶ月から 2 年まで続く．

■人工肛門増設術

人工肛門のある患者に切断が必要な場合には，義足の処方に先がけて（必要性があれば）腰部あるいは骨盤周囲を取り囲む補助懸垂のデザインに特別の注意が払われることが重要である．鼠径ヘルニアがあり支持装具をつけている切断者に対する義足の設計にも同様な考慮をするべきである．

重症の外傷で切断と人工肛門を必要とした患者は，しばしば義足を使うことが可能であり，著者らはこれをうまく取り扱う片側骨盤切断の患者を知っている．歩行再教育中に専門的支援を義肢装具士から受ける必要がある．これらの患者は，義肢センターでの治療施設に通うことが望まれる．

すでに義足歩行が確立した切断者が，時には人工肛門増設術が必要になることがある．外科医は患者が義足をつけていることに気がつき，人工肛門バッグを容易に扱える適当な部位に人工肛門を造設できように補助懸垂装置の位置について言及することが望ましい．あるいは，外科医は義足センターのリハビリテーション相談員に懸垂装置の変更の必要性を連絡できる．地域のストマセラピストは，回復期とリハビリテーション期に，追加の援助と助言を切断者に与える必要がある．

精神衛生

■断端酷使

この状態は，断端に，切断者による故意で一般的

に隠したがる損傷が存在することであるが，稀である．それは，自傷行為あるいは自己無視行動の病歴のある状況の場合に起こりうるし，または切断に対する特有な適応反応として生じる可能性がある．酷使を考慮する前に医学的状況を可能なかぎりすべて理解することが重要である．他の明らかな証拠が全然ないという未解決の医学的問題を説明するために断端の酷使とすべきではない．この分野の適当な資格を持つスタッフが全くいない義足センターにおいて，断端の酷使が疑われる症例は，十分な評価を行うために地域の心理学的治療部門または連携の精神医に紹介されるのが望ましい．

■他の精神衛生諸問題

切断者の幾人かは，うつ病，精神分裂病，不安障害（例えば広場恐怖症），強迫反応障害などの精神衛生問題の病歴がある．彼らは，しばしば，地域精神衛生チーム内で働いている精神科医のケアを受ける．個人の状況に対する理解と切断者のリハビリテーション中に受ける援助に対する特別な要求を理解するために，このサービスに対する連携を確立することは有用であろう．切断などの人生の大事件は，以前の精神衛生問題の再発の引き金となり，このような症例では，適切な精神科医との連絡を再構築するべきである．このことは，切断者の主治医である一般開業医（GP）を通して普通に行われる．

時折，自殺未遂（例えば，鉄道自殺または手首切断）により切断が起きた症例では精神衛生の問題は，急性に生じる．そのような症例は，特に注意深い取り扱いを必要とし，精神科との連携は重要である．自殺企図の再発の個々の危険性を評価して継続的な支援を提供することが精神科の役割である．患者の幾人かは，切断の状況に非常に当惑し，この状況をほとんど誰とも（例えば，心理学者やカウンセラーだけは可能）共有しないようになる．秘密保持の希望は，可能なかぎり尊重されるべきである．

女性の健康

■月経と妊娠に関する問題

女性では，「月経前期症候群」，つまり下腹部の張る感じに悩む人がいる．切断者の幾人かにおいて，この症状は1ヶ月のうちで数日の間は残存肢のサイズとソケットとの適合に影響する．これはうまく適合したソケットにおいて目立つため，この数日の間は切断者が義足を装着しないようにすることは難しい．

最初にこの問題に気づくのは，しばしばセラピストまたは義肢装具士である．もしソケット調整の簡単な方法がうまくいかなければ，対症療法（利尿剤など）のために婦人科医への紹介が必要であろう．糖尿病がある切断者は主治医の援助が必要で，主治医は行われた治療を監視すべきである．

妊娠した切断者は一般的に，快適であるかぎり，動き続けるように産科医に助言される．これはソケットサイズおよび補助懸垂装置の変更のために義肢センターに頻回に受診することを意味している．妊娠した女性の重心は，非切断者でもバランス問題を経験する通り，妊娠20-24週以降に変化する．したがって義足を装着したときあるいは松葉杖を使うときには，切断者はバランスを維持することすら難しい場合がある．より高位の切断では，妊娠末期で義足装着はもう不可能な場合，母子にいかなる悪影響もない松葉杖を用いた片脚跳びを継続できる．水泳は，妊娠期に全身のフィットネスを維持する優れた活動である．

2版までの文献

Altner P C, Rusin J J, DeBoer A 1980 Rehabilitation of blind patients with lower extremity amputations. Archives of Physical Medicine and Rehabilitation 61:82–84

Bernd L, Blasius K, Lukoschek M, Lucke R 1991 The autologous stump plasty. Treatment for bony overgrowth in juvenile amputees. Journal of Bone and Joint Surgery 73B(2):203–206

Bowker J H, Rills B M, Ledbetter C A, Hunter G A, Holliday P 1981 Fractures in lower limbs with prior amputation. Journal of Bone and Joint Surgery 63A (6):915–920

Clark G S, Naso F, Ditunno J F 1980 Marked bone spur formation in a burn amputee patient. Archives of Physical Medicine and Rehabilitation 61:189–192

Grundy D J, Silver J R 1983 Amputation for peripheral vascular disease in the paraplegic and tetraplegic patient. Paraplegia 21:305–311

Grundy D J, Silver J R 1984 Major amputation in paraplegic and tetraplegic patients. International Rehabilitation Medicine 6:162–165

LaBorde T C, Meier R H 1978 Amputations resulting from electrical injury: a review of 22 cases. Archives of Physical Medicine and Rehabilitation 59:134–137

Malin A S et al 1991 Leprosy in reaction: a medical emergency. British Medical Journal 302:1324–1326

Milling A W F 1984 Multiple traumatic limb amputations. Injury 16(6):6

Pfeil J et al 1991 The stump capping procedure to prevent or treat terminal osseous overgrowth. Prosthetics and Orthotics International 15:96–99

Stavrakas P A, Sanders G T 1983 Sling support during pregnancy after hemipelvectomy: case report. Archives of Physical Medicine and Rehabilitation 64:331–333

Stillwell A, Menelaus M B 1983 Walking ability in mature patients with spina bifida. Journal of Pediatric Orthopedics 3:184–190

Varghese G, Hinterbuchner C, Mondall P, Sakuma J 1978 Rehabilitation outcome of patients with dual disability of hemiplegia and amputation. Archives of Physical Medicine and Rehabilitation 59:121–123

Wood M R, Hunter G A, Millstein S G 1987 The value of stump split skin grafting following amputation for trauma in adult upper and lower limb amputees. Prosthetics and Orthotics International 11:71–74

3版の文献

Alman B A, Krajbich J I, Hubbard S 1995 Proximal femoral focal deficiency: results of rotationplasty and Syme amputation. The Journal of Bone and Joint Surgery 77A(12):1876–1882

Chalmers I M, Arneja A S 1994 Rheumatoid nodules on amputation stumps: report of three cases. Archives of Physical Medicine and Rehabilitation 75(10):1151–1153

Coleman S S 1995 The lower limb: congenital pseudarthrosis of the tibia. In: Hanis N H, Birch R (eds) Post Graduate Textbook of Clinical Orthopaedics, 3rd edn. Blackwell Science, Oxford

Cotter D G, Neumann V, Geddes J M, Waxman R 1997 The influence of stroke on prosthetic rehabilitation in lower limb amputees. Proceedings of ISPO UK NMS:34

Diamant D S 1996 Lower extremity amputation secondary to heparin-associated thrombocytopenia with thrombosis. Archives of Physical Medicine and Rehabilitation 77(10):1090–1092

Dunne G, Fuerst K 1995 Breastfeeding by a mother who is a triple amputee: a case report. Journal of Human Lactation 11(3):217–218

Eriksson E, Brånemark P I 1994 Osseointegration from the perspective of the plastic surgeon. Plastic and Reconstructive Surgery 93(3):626–637

Ethans K D, Kirby R L, Adderson J A 1997 Trans-tibial prosthesis for a patient with Kaposi's sarcoma lesions on the residual limb. Archives of Physical Medicine and Rehabilitation 78(1):106–108

Evans D G R, Thakker Y, Donnai D 1991 Heredity and dysmorphic syndromes in congenital limb deficiencies. Prosthetics and Orthotics International 15(2):70

Fernandez-Palazzi F, De Gutierrez D P, Paladino R 1991 The care of the limb deficient child in Venezuela. Prosthetics and Orthotics International 15(2):156–157

Garrison S J, Merritt B S 1997 Functional outcome of quadruple amputees with end-stage renal disease. American Journal of Physical Medicine and Rehabilitation 76(3):226–230

Genoff M C, Hoffer M, Archauer B et al 1992 Extremity amputations in meningococcal induced Purpura Fulminans. Plastic and Reconstructive Surgery 89(5):471–472

Grogan D P, Holt G R, Ogden J A 1994 Talocalcaneal coalition in patients who have fibular hemimelia or proximal femoral focal deficiency. The Journal of Bone and Joint Surgery 76A(9):1363–1370

Harris N J, Gosh M 1994 Skin and extremity loss in meningococcal septicaemia treated in a burn unit. Burns 20(5):471–472

Herbert L M, Engsberg J R, Tedford K G, Grimston S K 1994 A comparison of oxygen consumption during walking between children with and without below-knee amputations. Physical Therapy 74(10):943–950

Herman T, David Y, Ohry A 1995 Prosthetic fitting and ambulation in a paraplegic patient with an above-knee amputation. Archives of Physical Medicine and Rehabilitation 76:290–293

Hirons R R, Williams K B, Amor R F, Day H J B 1991 The prosthetic treatment of lower limb deficiency. Prosthetics and Orthotics International 15(2):112–117

Jain S 1996 Rehabilitation in limb deficiency. 2. The pediatric amputee. Archives of Physical Medicine and Rehabilitation 77:S9–S13

Jones L E, Lipson A 1991 The care of the limb deficient child in Australia. Prosthetics and Orthotics International 15(2):140–142

Kakurai S, Kida M 1991 The care of the limb deficient child in Japan. Prosthetics and Orthotics International 15(2):146–151

King R, Powell D F 1995 The lower limb: congenital shortening. In: Hanis N H, Birch R (eds) Post Graduate Textbook of Clinical Orthopaedics, 3rd edn. Blackwell Science, Oxford

Kour A K, Seo J S, Pho R W H 1995 Combined free flap, Ilizarov lengthening and prosthetic fitting in the reconstruction of a proximal forearm amputation – a case report. Annals of the Academy of Medicine 24(4):135–137

Lachmann S M 1993 The mobility outcome for amputees with rheumatoid arthritis is poor. British Journal of Rheumatology 32(12):1083–1088

Landham T L, Datta D, Nirula H C 1991 Amputation for gangrene of the limbs following severe meningococcal infection. Journal of the Royal College of Surgeons 36:11–12

Letts M, Vincent N 1993 Congenital longitudinal deficiency of the fibula (fibular hemimelia). Parental refusal of amputation. Clinical Orthopaedics and Related Research 287:160–166

Loro A, Franceschi F, Dal Largo A 1994 The reasons for amputations in children (0–18 years) in a developing country. Tropical Doctor 24:99–102

Naudie D, Hamdy R C, Fassier F, Morin B, Duhaime M 1997 Management of fibular hemimelia. The Journal of Bone and Joint Surgery 79B(1):58–65

Oppenheim W L 1991 Fibular deficiency and indications for Syme's amputation. Prosthetics and Orthotics International 15(2):131–136

Persson B M, Broomé A 1994 Lengthening a short femoral amputation stump. A case of tissue expander and endoprosthesis. Acta Orthopaedica Scandinavica 65(1):99–100

Sharma V P 1991 The care of the limb deficient child in India. Prosthetics and Orthotics International 15(2):143–145

Shatilov O E, Rozkov A V, Cheminova T V 1991 Reconstructive surgery for fibular deficiency. Prosthetics and Orthotics International 15(2):137–139

Sliman N, Mrabet A, Daghfous S, Douik M 1991 The care of the limb deficient child in North Africa. Prosthetics and Orthotics International 15(2):152–155

Smith W D F, Clark P F, MacArthur D, Allatt R D, Hayes K C, Cunningham D A 1997 Oxygen costs using a reciprocating gait orthosis in a paraplegic (T9) patient with a bilateral below-knee amputation: case report. Spinal Cord 35(2):121–123

Stricker S J 1994 Ilizarov lengthening of a posttraumatic below elbow amputation stump. Clinical Orthopaedics and Related Research 306:124–127

Torode I P, Gillespie R 1991 The classification and treatment of proximal femoral deficiencies. Prosthetics and Orthotics International 15(2):117–126

Viscardi P J, Polk Jr H C 1995 Outcome of amputations in patients with major burns. Burns 21(7):526–529

第22章
様々な将来像：利用者が参加することの重要性

Ann Stead

《この章の内容》

背景　287

専門家　288

障害への理解　288

利用者は何を望むか　289
　柔軟なサービス　289
　熟練した専門家　290
　最もよい製品　290

患者，クライエントまたは顧客
　—違いは何か？　290

利用者の参加を確実にする方法　291
　質の基準　291
　意見調査　292
　擁護　292
　利用者のグループ　292
　全国支援団体　292

将来　292

要約　293

　利用者か，患者か，クライエントか，顧客か—何と言おうが，これらの語句は「ニーズのある人」を表す語であり，ここではそのニーズは四肢を失ったことに関わるものである．この人達に対応するのは，定義上は，日常ヘルスケアの仕事に携わる専門家である．彼らは毎日の仕事の中で常時「患者」の意向に注意を払っていると言うであろう．もしそうであれば，このような種類の本にどうして利用者の参加について特別述べる必要があるだろうか．その答えは複雑であり，専門的知識の理解にこそ，その答えがある．「能力障害」という語句の真の意味についても明確に理解する必要がある．この問題が明らかなときにだけ，利用者がサービスから望むことを十分に満たすことができる．このことを詳しく考える前に，障害者へのサービスが今日までどのように発展してきたかに焦点を合わせてみることが役に立つだろう．

背景

　西洋社会における能力障害についての認識は，最近ようやく「福祉主義」から「権利の回復（エンパワメント）」に移っており，障害者を支援するサービスは，このより啓発された姿勢と合わせ変化し始めている．しかし社会の中で影響を受ける姿勢は常にゆっくりとしたものであった．前世紀から，多く

の障害者サービスの基礎は戦傷者や工場災害の犠牲者を支援する努力から生じていた．これに先立っては，多くの障害者にとり慈善事業が唯一の希望であった．しかし戦傷による新しい障害者は各人の姿勢へ著しい影響を与えた．つまり，1960年代の表現の自由がベトナム戦争へのアメリカの関わりと符合して起こったのである．アメリカにおいて，非常に多くの若者や怒りをはっきりと表した退役軍人達は，他の障害をもつ人々と一緒になって，新しい反差別法を成立させ，自立生活運動を生み，他の社会の人々に今に残る影響を及ぼした．イギリスでは同様の反差別法ができてから20年が経った．従って，障害者に行われるサービスを作成する際に利用者が参加するという考えは新しいというものではないが，そのやり方は様々である．

専門家

切断術後，「患者」がリハビリテーションを受診し，そこでは新しい動作を学べるように情報を互いに知らせるようにするのが理想である．術後のリハビリテーションにおいて，患者が初回に義肢を使用する際には，義肢の練習方法のための情報や知識を切断者に提供する．知識は力であり，この段階で関わっている二者において，疑いなくヘルスケア専門家が最も力をもっている．この時点で「患者」という語句は切断者を指すのにまさに適当な語である．しかし遅かれ早かれ，「患者」は徐々に新たな心理的，身体的健康体に至る．新しく変化したこの状態において，「患者」という語句はもはや適用されない．しかし切断の体系ではこの用語を続けて使用している．身体的機能障害や能力障害のある者は，まず何よりも他の人と同様のニーズと願望をもつ人なのである．そこに新たに運動障害が加わったことでさらに別のニーズが生じる．切断者の観点から見ると，再び歩行を学ぶこと（または物を操作すること）が最優先である．しかし社会的な関心事は異性に対して自分はまだ魅力があるかどうかであり，子どもをもち，請求書を支払い，仕事に戻ることであり，これらはまた，彼らの心を占めている考えのようである．このような気持ちは初回の回復後長い間存在し，自分の健康から社会的ニーズへと関心が進む過程は，自分自身の健康に対する責任へ変換することと関連している．

患者　　　　　責任　　　　　顧客
医療　←——————————→　個人

サービスにおいては「患者」と「障害をもつ人」との重要な差異が不明になることがしばしばあり，責任の所在がかわることは西洋式のヘルスケアの組織上いつも心地よく感じるものではない．同様に，リハビリテーションの目的は自立した運動性を単に回復させるだけではなく，切断者が生活の中で自分でコントロールする力を取り戻し，練習の選択を行うことでもある．義肢サービスの規則が厳しく，自分でコントロールするというこのニーズの調整が難しい場合，抑圧的だと思われるかもしれない．

他の重要な要素は，四肢部分欠損や全欠損で生まれてきた人のように，「切断者」とみなされてきた人がすべて，切断術を経験するわけではないという点である．彼らにとって能力障害とは平常の状態であり，成人するまでに障害とともに生きることをどんなヘルスケアやソーシャルケアの専門家よりはるかによく知るようになる．義肢の生活がもたらす日々の問題を経験することは新たに障害者となった人々を支える上でかけがえのないものであり，またしばしば十分に利用されていない財産ともなる．

ヘルスケアの専門家は疑いもなくリハビリテーションの専門家であるが，自身が障害を経験している人こそが障害の専門家なのである．そのため，障害者の多くはヘルスケアの専門家だけでサービスを考案することは理屈に合わないと感じており，自分達の声も聞くべきであると主張している．

障害への理解

障害と病気は同義語ではないし，また障害の医学的制御が適切ではないことを現在では十分理解されている．しかしヘルスケア専門家の多くは障害について教育をほとんど受けていない．最も一般的に認められている定義は機能障害，能力障害，社会的不利に分けた世界保健機関（WHO）の国際障害分類

(ICIDH) である．このモデルは社会的不利という社会的次元を認めている一方，能力障害と社会的不利の原因として身体的機能障害に焦点を当てている．障害者の多くのグループは，例えば顔面に何らかの特異な点のある者は重度の社会的不利になるが（就労できないとか友達を作れない），能力障害はないというように，各グループ間を結び付けることはしない．能力障害と社会的不利は社会における身体的バリアーや心のバリアーに原因があり，政治的になくすことができると障害者は信じている．ICIDHのモデルでは，能力障害を「異常」と定義しており，必然的に障害をもつ人々を世の中の主流から排除し孤立させたままにしてしまう．従ってこのモデルでは，社会の一員となるために個人的な資質と良好な市民感覚をもっているにもかかわらず，障害をもつ人が社会において平等でまた欠くことのできない構成員として参加する余地をほとんど残していない．そこで障害をもつ人々の組織は，正常への回復という視点ではなく，障害を社会的に包含するモデルに基づくアプローチを主張しているのである．それは，違いや多様性への寛容というよりは，そこにいることの喜びである．

1998年世界保健機関はICIDH-2の草案の中に新しい語句と語彙を公表し，「能力障害」の語句を「活動制限」に置き換え，「参加」と「参加制約」を新たに加えた．この変化は，書くときに使われる言葉が否定的また福祉主義的な意味を帯びていることへの対応としての試みである．価値と信頼が発展する際の言葉の重要性は十分理解されている．しかし態度の変化は言葉のみに由来するものではない．使用される言葉の背後にある意味を理解することは正しい用語を使うことと同じくらい重要であるが，極端な政治的な正しさは，それ自体が発展の妨げになる．

障害の政策は複雑であり，また西欧では能力障害に対しまさしく医学的対応がなされており，それが専門家の優位に関するあつれきを生んでいるが，これはすべての所で同様ではない．能力障害は社会的問題として認められ始めているので，文化的・社会的背景の違いにより，様々に解釈されるであろう．そのため切断者は世界の様々な状況によって，様々に異なる反応があることを知るだろう．

利用者は何を望むか

個人毎に異なるニーズがあるので，利用者が望む質的サービスのすべてを挙げることは不可能である．しかし主要な3要素がある．
- 利用者に合わせて変える柔軟なサービス
- 的を射た助言と義肢を作製するための熟練した専門家
- 最もよい製品が利用できるのだという気持ち．

■柔軟なサービス

義肢サービスの人は，生活の中で様々な原因で手足を失ったすべての年代の人に会うことになる．紹介される人がすべて義肢使用者となるわけではないが，その後ずっと義肢に頼ることになるかもしれないので，紹介されたなら，彼らが気持ちよくサービスを訪れることが肝要である．理想としてはいろいろ「見て回って」自分に合う義肢を購入できることであるが，実際には選択肢はとても少なく，長い道のりを別のサービスを求めて行けるような手段も大抵の人はもっていない．このことは，サービス提供の際，顧客のニーズにいつも敏感でなくてはならないという大きな責任がかかっていることを意味する．切断者が診療所へ行くことを怖がっているときは，義肢を規則的に点検してないかもしれない．あるいは彼らは，不必要に不快なソケットをつけているかもしれない．

病気や外傷で手足を失った成人または先天性欠損で生まれた子どものいずれにせよ，家族全員が発症当時からサービスの全スタッフによる情緒面での支援を必要とする．切断者は現在の義肢作製技術について多くの誤解をもち，初めての義肢を使用する練習に要する期間について非現実的な期待をもつ傾向にある．しかし時が経ち切断者が義肢を使用できるようになると，サービス側は個人のニーズの変化に適応しなければならない．これは義肢装着者が自分達に起こったことをいつもすぐに容認することを意味するわけではない．すなわち手足を失った心の傷は切断者の人生の中でいつでも現れうるものであり，サービスはこれらを認め必要なら支援できるよう柔

軟なものであるべきである．青春や結婚，中年期，高年期といった人生の出来事はそれに対応することの不安を呼びさますものである．それはもともと四肢の損失と関わりがあるかもしれないし，またないかもしれないが，困難な状況においては義肢は非難の的になりやすい．サービス全体の雰囲気は温かく，歓迎的であり，気が利き，常に思いやりが必要である．元気になる場所があり，楽しい待合い場所に気持ちよく座り，修理の際にその遅延を知らされているなどのことがあると，すべてのことがストレスを少なくし，訪問することに役立つ．関心のある質問に明確に答え，悪い方向に行っているように思うと不満をいう者にも明確にすることが利用者に価値と支援を感じさせる上で非常に重要な事柄である．

■熟練した専門家

すべての専門家は自分の専門領域において最新の知識と教養を自然に身につけているという憶測が世間にある．この憶測は見当違いであるかもしれないし，専門サービスの利用者は，彼らのケアに関わる人々はその仕事にあたって高い能力があることを期待する権利をもつべきである．その上，どの切断者でも義肢供給に従事する人との関係は重要であり，この関係は低く評価されるべきではない．お互いの信頼と尊敬などは基本的必須条件であるか，またはすべての関連することによい結果となる．そのためスタッフは技術のあるセラピストであると同時に，話しやすくまたよい伝達者でなければならない．切断者は国の組織上，独自に義肢の供給を受けるが，義肢の進歩に関する正確で最新の情報を得るためにこの専門家を頼りにするだろう．訪問して同じ義肢装具士やセラピストに会うと治療の連続性を保つことができるが，このことは義肢使用者と専門家との間によい信頼感を増す時間をもつために絶対必要である．

■最もよい製品

まず初めに，新しい切断者は自分に最もよく適合した義肢を決める専門家を信頼する．切断者が十分に義肢を使用するようになると，より冒険的になり仕事や遊び，スポーツなどの新しい活動を試みようとする．最初切断者は義肢装具士が的を射た質問をしてくれることを期待するが，自分達の新たな希望の中には義肢のデザインを変更する必要があることには気づかないだろう．切断者がより多く経験し種々の義肢を経験すると，支援を頼むときや新しい装具の必要なときが分かるようになる．しかし虚弱で高齢の切断者は自信がないため，サービス側は継続したガイダンスや支援が必要であることを知るべきである．

しかし切断者にとり本当のジレンマとは，自分達が最もよいサービスを得ているとどうやって知ったらいいのかということである．よいセンターに通っているのか，自分にとって適した義肢なのか，どうしたら分かるのだろうか？　義肢ができるだけ居心地よく調整可能で機能的であることや，もっと見た感じのよい義肢がどこか他のところにもないかどうか切断者がどのように知ることができるのであろうか？　インターネットは情報のための新しい窓口を開いているが，義肢関連の情報を提供している．義肢サービスの中で発展したどんな基準でも長期間の義肢使用についての情報は少ないという臨床的特徴がある．そこで大多数の切断者はサービス提供者を信頼し，切断者が受けるケアが高度な基準にあることを望むほかない．情報の重要な発信源は，支援グループを介する形で他の切断者であったり，ニュースレターやセンターの非公式な話し合いなどである．

■患者，クライエントまたは顧客 ―違いは何か？

患者とは病気または事故にあった人と定義される―従って彼らはとてもおびえているかもしれない．最近切断術が行われた人は疑いもなくこの部類に入り，切断者は傷つきやすい状態で義肢サービスを受ける．この時期には彼らは大抵，ヘルスケアの専門家が主導し，次に何をするのか指導されるほうがいいと思う．この点では慣例的なモデルが全く適切であるが，時が経過し切断者が健康や動作を取り戻すと，ケアに対する責任は切断者本人に再び帰属する―これがリハビリテーションの全目的である．しか

し責任が「与えられる」ということは，サービスへの希望を自由に要求できることなのだろうか．切断者は本当に顧客なのだろうか？

多くの国において，切断者は自分で義肢を買い，言葉の上ではまさに顧客である—切断者は供給業者や義肢装具士，希望する義肢の型などを選択する．健康保険は利用できるが様々あり，ある保険は現在使用している部品には適応されるが他は適応外か極めて基本的な義肢に限られている．コストが高いということは，切断者が費用を処理するために2回目の抵当を払う必要があるということが例外ではないことを示唆している．

英国のように国内健康組織を運営する国では，一生涯必要などんな用具の費用でも National Insurance から支給される．これは義肢が無料で提供されるか，一部費用を負担してもらえることを意味する．

国がすべての総括的サービスを行うところでは，「顧客」は3要素から成る．
1. お金を持っているところ：例えばサービスに注文する責任をもつ地方健康局．
2. 当局の人：医療の相談員か，義肢を処方する似たような立場の人．
3. ニーズがある人：切断者．

このモデルが機能するには，関係者すべてが切断者のニーズを理解する必要がある．多くの人はこの意志決定の仕方に満足するが，一方，そのことに欲求不満を感じている人がいる（通常は，経験のある義肢使用者）．彼らは，自分達に必要なタイプの義肢を自分達自身で決定できる能力をもっていると感じており，供給業者も自分で選びたいと主張する．国によってはこれらの希望を聞き入れて，新しい義肢に選択の幅と特定化がはかれるようにしている．

利用者の参加を確実にする方法

サービスについて適確にフィードバックすることは極めて難しい．会議では参加者が限られていることが問題となる．多数者の意見を聞くことは危険である．なぜならば，移動能力に制限のある者は会議に参加することができないなどのためである．大抵のセンター内には，「困らせるな，彼らは忙しいんだから」とか「最善をつくしているのだから，何も言うな」と言うような顧客がいる．これはたぶん声無き大多数であるので，彼らの意見を求めるためにはとても創造的な考えが必要とされる．また，障害をもつ子どもの親や民族的背景が異なる人などの特別なニーズをもつと思われる少数者の集団は対応に注意を要する人々であり，よく考慮すべきである．学校の時間帯と重なる治療時間の問題や，ユーラシアの状況に合わせて発展した装飾の問題は，このような方法で討論される機会が与えられるべきである．他に切断者の家族とケアする人もしばしば見落とされる重要なグループである．

■**質の基準**

金銭的価値を決める際に，質の基準の発展と臨床的な効果判定が，すべてのヘルスケアシステムの中で優先的な鍵をなす．質研究サークルや調査グループができ，賛辞や不満を記録することは臨床の世界では極めて感心なことであるが，決めつけてしまうことは切断者の問題へ真の変化をもたらさない．サービスの指標は行政の施策または臨床的ケアとほぼすべて関連するが，一方切断者にとってよい結果とは，例えば再び自転車に乗ること，あるいは買い物に行けるようになることである．医学の先入観のために，サービスの指標がリハビリテーションの時期に集中する傾向となっている．それは重要なことではあるが，切断者の生活の中では比較的小さな要素にすぎない．技術的に，移動能力の段階は理学療法士や医師にとり有益であるが，切断者が望む物が心地よいソケットまたは気に入った装飾性のカバーである場合はそのようなことは役に立たない．主観的情報を判定することは難しいが不可能ではなく，サービス側はこの挑戦に応えなければならない．切断者が実際の取り引きを行う購買力がない場合，専門家や切断者にも有益な指標を発展させるために，積極的に協業することがサービスにとって早急に必要なことである．指標は生活様式に関連するし，また理想的には比較できるように国際的に適応されるべきである．それは切断者の生活の質に関して基本となる問題について実質的な選択をすることで行って

いくしかない．

■意見調査

記入形式の質問書は有益な手段であるが，十分に客観的になされるためには専門的な構成が必要である．サービスが作った一定の質問書を使うと組織の好みの質問になる．特別な問題，例えば新しい屋内への移動などについて必要な質問は役に立つが，主観的な見解は制限する傾向にある．よく組み立てられた面談は有効であるが時間を要するため，開始する前に専門的な指導を再び受けておくべきである．独立した調査を依頼すれば結果に左右されない完全に中立な質問となる．

■擁護

共感を示してくれる人との一対一のコミュニケーションは真実を聞くことができ，また切断者を支援する際に最も効果的な方法の一つである．利用者は自分に降りかかることに打ち負かされ，また思い切って言うことができないとしばしば感じる．新しい切断者は特に，たとえサービスを歓迎していても自分達の懸念を共有できる信頼がないため応じてもらえないというおそれがある．他の切断者と話し合い，また似たような状況の人，例えば障害をもつ子どもがいる二つの家族同士が会うことが現実に孤独でないということを示し，大きな安心を与えることになる．いくつかの義肢サービスはボランティアを利用したりまたはこの目的のために擁護者を特別に雇用している場合もある．

■利用者のグループ

利用者の協議グループには情報が非常に豊富にあり，英国における大多数の国民健康保険（NHS）義肢サービスの中にグループが作られている．1994年，英国の四肢喪失協会は利用者の相談委員会を作る際に支援する参考書を発行した．これは開始時点では有用であったが，多くのグループがこの形態をさらに発展させている．

このようなグループでの仕事に伴う大きな問題は各自の課題を履行するために会議が利用できるかどうかということである．彼らは，顧客を代弁したり，彼ら自身に注意を向けるために会議を利用することには失敗するかもしれない．このことは，主要な問題が突然わき道へそれてしまう危険につながり，不要に多くの時間を使い果たしてしまうことになる．この問題が十分に処理されないとグループは崩壊してしまう．そのため広く会員を集め，明確な目的をもち，十分討議することが成功の核心となる．どのような衝突も慎重に避け，また管理上の主張に従いながら協議会の考えに口先だけのお世辞を言い，また活発でない会員を集めることは管理上等しく損害を被ることになる．意味のある対話が発生するには協議会の考えに対してただ単に門戸が開かれていることである．

■全国支援団体

全国支援団体は情報，一対一の付き添い，経済的援助，休日の延期，ロビー活動などを含め様々な支援を行っている．すべてが行政的次元にあるのではないが，最近の大きな変化に影響を与えたロビー活動を行うグループがある．聞いてもらおうと闘争している小グループの立場の人達のように，挫折感がメンバーの考えを極論に走らせてしまうことがあり，さらに前衛的行動になりうる．しかし事が進行する前にある中間点が必然的に見つかるものである．障害者の権利運動は世界の多くの領域で未発達である一方，方策を先導している国々は進行に影響を与える政府との重要な対話に至っている．

将来

情報テクノロジーと高度技術革命に対するメディアの増大する注目は期待の高まりへと進み，最近の要求に対してサービスは限りのある予算をやりくりし奮闘している．装飾的な仕上げの進歩は，外見や身体像についてさらなる関心を与え，この需要の多い領域の発展に希望を与えているが，各々の新しい発展はより多くの費用がかかることを意味する傾向にある．サービスは現在の消費文化の影響を受ける

ようになり，それは利用者が不満を表す原動力となっている．このような圧力が必然的に変化をもたらすが，世界中のヘルスケアの組織は資源の減少に直面しており，すべてうまくいくわけではない．必要資源を確認するかまたは自己資金や保険を含め代替の投資方法を見つけるために，資金の優先順位を選択し変えることがある．その体系に何らかの選択が導入される一方，それは，誰にとっても気に入るものであるというわけではない．これまで「無償」の体系から恩恵を受けることのできていた人が，その権利であったことに対して今や対価を支払わなくてはならなくなってきている．国の社会保障で生活している人やこの部類に入る障害者にとり，社会保障が後退するような感じになりやすい．

要約

近年，障害に対する態度や一般の障害者に対する支援の形が大きく進歩してきた．加えて，義肢の特別な備品の型と機能の改善に関わる新しい技術の進歩があった．これらすべてが何千もの切断者の生活の質の改善に貢献したことは疑いのないことである．21世紀が近づき，公的部門の資源減少の時代におけるサービスの新たな挑戦とは，技術の進歩に歩調を合わせることである．従ってサービスがこの問題に直面するとき，障害における真の専門家がサービスの発展に寄与できるように，障害者と協力して働き始めることはとても大切である．商業の世界では，新しい製品やサービスがある場合，まず初めに市場調査でそのアイデアを試験することにしている．その後，顧客にどのような情報でも絶えず伝達し経過をみている．義肢使用者は常に消費者としては見られないため，サービス供給のこの重要な側面に払われるべき注意を払われていない．この章は，利用者の参加がどうして必要なのか問いかけることから始めた．たぶんその質問は「利用者の参加なしにサービスがどのようにして効果的発展をなしうるというのか」といえるであろう．

3版までの文献

Department of Health 1996 User involvement: community service users as consultants and trainers. NHS Executive Community Care Branch

Editorial 1995 Rights for disabled people now: civil rights or a discriminating law. Rights Now

Lee T, Rodda M 1994 Modification of attitudes toward people with disabilities. Canadian Journal of Rehabilitation 7(4):229–238

Nicholas J J, Robinson L R, Schulz R, Blair C, Aliota R, Hairston G 1993 Problems experienced and perceived by prosthetic patients. Journal of Prosthetics and Orthotics 5(1):16–19

Oliver M 1996 Defining disability and impairment: issues at stake. In: Barnes C, Mercer G (eds) Exploring the divide: illness and disability. The Disability Press, Leeds

Prince of Wales Advisory Group on Disability and The King's Fund 1992 Planning services for people with severe physical and sensory difficulties. Living Options in Practice Project Paper No. 3

Prince of Wales Advisory Group on Disability and The King's Fund 1995 The power to change: commissioning health and social services with disabled people. Living Options Partnership

Shakespeare T 1994 Cultural representation of disabled people: dustbins for disavowal? Disability and Society 9(3):283–299

Vasey S 1992 Disability culture: it's a way of life. In: Rieser R, Mason M (eds) Disability equality in the classroom: a human rights issue. Disability Equality in Education

Wood P 1980 International classification of impairments, disabilities and handicaps. World Health Organisation, Geneva

第23章
セラピーサービスの質

《この章の内容》

背景　296

根拠に基づく実践　296

標準　297
　評価　298

質改善の道具　299
　包括的ケアパス（Multidisciplinary care pathway; MCPs）または統合的ケアパス（Integrated care pathway; ICPs）　299
　患者指向型ケア　299
　臨床的ガイドライン　299
　ケアプロトコール　299
　ケアプラン　300
　ベンチマーク　300
　管理医療　300
　持続的専門的発展　300

　この章の目的はヘルスケアに関する問題の質に関する一般的な自覚を促し，特に切断者のリハビリテーションに関連した標準的な組織を明らかにすることである．ほとんどのことは英国を元に書かれているが，他の国でも同様の活動が行われていることは疑いがなく，すべての問題に対して持続的な発展段階であるといえる．すべてのセラピストは切断者に対して行っているサービスの立証された（認知された）有効性や許容可能な基準を知りたいと思う．この仕事が一般的なリハビリテーションセンターの業務の一部となるにしたがい，切断者のリハビリテーションを常勤で行うセラピストは少なくなっている．したがってそれぞれの施設にとって必要な情報のネットワークを構築し集約させていかなければならない．しかしながら専門用語の標準化が不足し臨床のセラピストを大変混乱させている．そこで読者はまず自分達が何を知りたいかを明らかにし，それぞれの専門職の協会や政府当局の出版物の傾向などを見極めていく必要がある．

　英国の理学療法協会（Chartered Society of Physiotherapy）は質的保証事業を「サービスの質を評価する体系的な方法の構築と永続的な改善の促進である」と定義している．切断者のリハビリテーションでは医学的な質的改善が評価されているが，患者を含めたすべての専門家が集まって学際的な標準を構築する必要がある．このことは患者の治療に関わるすべての人によって同意された目的の下で，全人的

アプローチを保証するものである．

ヘルスケアの質に関するサービス面は，本来Maxwellにより以下のように定義されている：
1．アクセス
2．公平性
3．反応のよさ
4．必要性との関連
5．効率
6．有効性（組織的および人間的な質の包括として）．

これらのすべては切断者におけるリハビリテーションサービスの質と関連がある．

Donabedian（1980）によると質は3段階で測ることができる．
1．入力：有効な資源と人員とその組織
2．手順：どのように患者がサービスやケアを受けているか
3．帰結：ケアの帰結

背景

先進国と発展途上国において近年質の問題がさらに強調されている．質第一主義はヘルスケアに関する経済的事情，政治と人口統計学的要因により左右されているが，患者と臨床家の期待を増加させて，技術を改善させた．これらの要素は効果の信頼できる証拠と貨幣価値に基づく臨床的介入の要求に影響を与える．したがって政府機関と職業団体は標準設定，評価，測定，結果の評価，ケアプラン／ガイドライン／パスの作成，根拠に基づいた実践を促進する上ですべて関わるべきである．英国では公共医療の改革が1980年代後半に行われ，評価，技術評価と結果の測定につながった．これらの政策は臨床的効果の促進に発展した．また公的医療に関わるすべての購買者と提供者が関わっていた．そして年報が出版されて，一般市民の利用法を公表して公衆の意識を発展させた．民間のヘルスケアの供給において適切な料金で効果的な治療を求めるニーズはこの問題における等しい興味である．

質の保証はヘルスケアの供給においてすべての点で要求される．セラピストは実際の臨床治療と文書だけを考えるのではなく，設備の安全性や自分達が働き患者を治療する環境，明らかにされたリスクの管理，患者や同じチーム内の他のヘルスケアの職種との交流方法について考えていかなければならない．

英国では様々なグループがこれを推進させるために組織されている．障害サービス当局（1章参照）により1つのグループが設立され，義肢と車椅子サービスが取り扱われている．これにより必要であれば専門家がいるすべてのセンターで臨床評価，患者満足，改良に関して進行役となって全国で働くことを可能にした．この国家的事業は1994年に終了したが，その事業は地方主導で現在も行われている．英国においてこれらのサービスは分業されて行われているが，他人の経験から学ぶために違うサービスで働く同じ職種のチームあるいは個人が交流を深めることは重要である．過去においてセンター間の商業的競争はこの交流を妨害していたが，現在の風潮は共同的で，より有益な方法に対して協力して働く組織の形態を可能としている（例えばベンチマーク．300頁参照）．

根拠に基づく実践

Muir Gray（1997）は「根拠に基づく臨床の実践とは，臨床家は患者との診察において最も適切な選択を判断するために最も有効な根拠に基づいて行う方法である」と述べている．根拠は標準的な状況で判断基準を形成するために使用されるべきである（図23.1，図23.2参照）．

したがってセラピストは関連のある文献を読み，職業的な同僚や職能団体の全国的な臨床的関心があるグループとネットワークを構築し，最も有効な根拠に気づかなければならない．図書館とオンラインで検索できる施設が利用できる者は，コンピューターの接続なしで遠隔地にいる者よりも明らかに容易に実践することができる．

Dunning（1995）は「臨床における有効性は，患者の帰結と資源の使用価値を強調させる適切な時期に，適当である患者にとって効果が示されている介入を実践することである．したがって専門職の職員

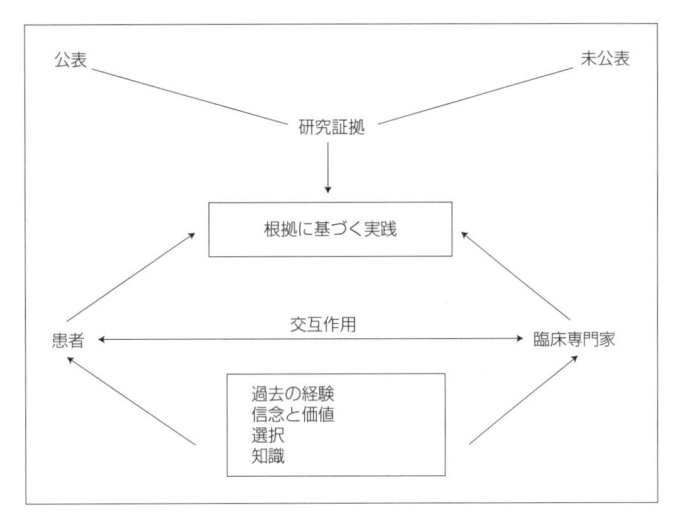

図23.1 根拠に基づく実践（The Chartered Society of Physiotherapy, UK の許可を得て転載）．

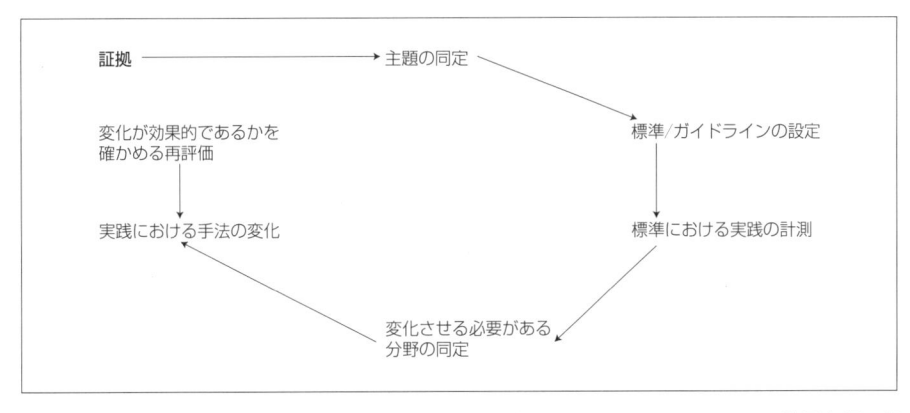

図23.2 根拠に基づく評価サイクル（Dr Muir Gray と Churchill Livingstone の許可を得て転載）．

は臨床的有効性と変化へのニーズに対して適切に対応し，最新の知識と技能を必要とする」と述べている．治療を行う専門職はリハビリテーションの最前線に留まるために健康面における利益をもたらすことを立証しなければならない．また Muir Gray (1997) は，「質の管理を加えた根拠に基づくヘルスケアは最小の危険性とコストでの最大の利益に等しい」と述べている．

標準

標準が何であるかについて多くの異なる定義がある．Øvretveit (1992) は「標準とは職員の特別な期待であり，計測することが可能である活動や帰結で表される．この期待は定義された測定や表示器により達成されるべき実行レベルで表示される」と述べている．期待はまず基準を形成することにより作られる．つまり標準を達成するためには機構が整備されなければならず，その機構は特殊で，計測可能で，達成可能で，現実的で実行のための期間がなければならない．これらの基準により，期待される実行のレベルを設定した標準が作られる．例えば切断者に対するリハビリテーションにおける標準は「すべての下肢切断者は術後第1日目に一時的な車椅子が与えられる」というものである．

サービスの質は全国的であるか地域的であるかにかかわらず,前もって設定されたケアの標準にどの程度一致するかどうかで決まる.例えば循環障害があり,片側の下腿切断である切断者の多くは余命が短いことを考えると,ケアの目標(例えば50m自立歩行)に到達するのに1年必要であるというリハビリテーションの帰結は受け入れられる標準とはいえない.文献によると,リハビリテーションの過程がチームに理解され実施されると3-4ヶ月で85％が達成される.

Donabedianの標準の見解は以下の通りである：
- 用いられる入力の標準例は次の通りである.「患者の機能的自立を最大とするプログラム」(理学療法協会による'切断者に対する実践的標準'標準7).
- 手順の標準例はISO10328に関連した下肢義足製造に対する評価手順の標準である.
- 帰結の標準例はリハビリテーション後の切断者の移動であり,Harold Wood／Stanmore移動能力(Hanspal 1991)に表現されている.

▶ 誰が標準を設定するか？

政府が地方の健康当局を通して地域住民に対するヘルスケアの供給のための実践的標準を決める.提供単位(すなわち治療が運用される)は,全住民に対するこれらの実践的標準と個々の患者に対して運用される臨床的標準に関心をもっている.セラピストはサービスの提供に対する契約書に一般的に書かれている,購買者が要求する標準や,例えば英国における患者憲章のような様々な国家的な達成目標を認識していなければならない.また彼らは一般的な作業的実践方法(文書化,健康,安全性)と患者グループに対する特殊性(切断者など)に対する専門職団体による標準の設定を認識していなければならない.チーム構成員による討議は医師,看護婦,義肢装具士,セラピスト,臨床心理士／カウンセラーといった専門家により設定された標準の範囲を明確にする.これらの全国的な標準(最低限の受け入れられるレベルで,それ以下ではサービスが失敗しないために緊急的対策が必要である)から,使用者の視点を考慮に入れながらチームにより地域的な標準が設定されなければならない.

■ 評価

1989年英国健康局により定義された臨床的評価の定義は「臨床的ケアの質に対する組織的,批判的な分析で,診断と治療のために使用される手順,資源の使用および結果と患者の生活の質を含んでいる」.

評価は質的査定の機構であり,再評価を通して持続し発展するプログラムであり,主な目的は消費者に対するサービスの向上である.標準設定は有効な情報収集による思慮深い計画とその後の決定を奨励する.評価はサービス提供のすべての面を網羅しなければならない.患者満足に対する評価例はSmith Cら(1995)による.

個々の専門職がケアに対するそれぞれの標準を維持し発展させこれらを評価する必要がある一方,近年の臨床的評価の焦点は臨床チーム全体の実践にあてられている.このことは切断者に対するリハビリテーションと特に関連があり,一つの義肢リハビリテーションチームと他を比較することに使用され,同じタイプの人々(例えば英国内で)に対しては同じサービスが広がり,地域の専門的義肢リハビリテーションセンターからの結果を比較することができる.

▶ 測定

測定は数年にわたる患者の状態の変化を把握する方法であり,介入の結果が評価される.測定は臨床的印象や意見という,セラピストが患者に対して抱く信念などを含んだものとは区別される.

測定は量的であることが多く,動作を計測するための数量化,特徴化,質的な分類化(例えば改善した,変化なし,悪化)に表現される.

セラピストは有効な標準的テストや再現性がある結果を得るために測定道具を使用することが推奨される.しかし,治療による変化や達成に対して十分に感受性をもつような尺度はほとんどないということを認識すべきである.多くの尺度が利用されており,それぞれの組織によって進行中の作業がある.例えば,スコットランド理学療法切断者調査グループ(Scottish Physiotherapy Amputee Research

Group; SPARG）はリハビリテーションの結果を評価するよい方法について検討を行っている．

▶ 評価と研究

研究と評価の関係について解釈しなければならない．研究は一般住民まで拡大できる最も効果的な治療形態に対する我々の知識を発展させる．評価は期待に対する地方の実践を調査し，地方のケアと（研究根拠から形成された）一般的な標準を比較して，例えば何をすべきであるか考える．評価結果は地域的な行動計画の必要性を明らかにし，再評価は改善が行われているか，また新しい標準化作成が必要であるかを点検する．

質改善の道具

英国ではケアの全体的な質を改善するための様々な方法を調査している．次のすべては切断者の管理に対して使うことができる道具である．

■包括的ケアパス（Multidisciplinary care pathway; MCPs）または統合的ケアパス（Integrated care pathway; ICPs）

これらの用語は最善と考えられる帰結を導くための適切な時期の重要な出来事，テスト，評価を表す，患者指向型ケアの包括的手順と定義され，そのことはケアの適切なエピソードに対する有効な資源や活動を含んでいる．これらの手順の一つはSchaldach（1997）により示されている．これらの手順は危機管理道具であり，患者ケアの文書化と交流，ヘルスケア実施の手順と質の改善を目的とする．

パスの設計は地域施設の活動であり，根拠と標準を積み上げて共有するために有効である．統合的ケア管理のアプローチはチームによる討議と同意を含み，首尾一貫した現実的な目標を確立する．チームのメンバーは患者ケアの同意されたガイドラインと作業上の共同的文書を提供するが，それは専門職の判断や個人化された患者ケアの代替ではなく，手順を助けるものである．

包括的ケアパスには地域の所有権と委任が必要であり地域により資源が異なるため，一つのヘルスケアから他のヘルスケアには容易に適応することはできない．

パスからのバリアンスはケアの計画からの偏位を意味する．例えば術後5日で下腿切断者は早期歩行補助具を使用しなければならないという計画があるとしても，創が十分に治癒しなければこの計画からの偏位となる．

バリアンスの数を検証することは臨床的実践を検証することであり，実際の治療行為を改善するための修復因子が明らかになる．例えば上の例では，縫合か術後ガーゼが問題を引き起こしていると考えられる．

計画に対する適性に関する検証は臨床的評価としてみられる．

■患者指向型ケア

これはベッドサイドにおいて患者のすべての臨床的ニーズに適合する，多技能な臨床家達による少人数のチームによるケアの供給管理の概念である．直接患者に接するスタッフの数を減らして患者の満足感を増加させ，また病院の費用を削減させることを考えている．

■臨床的ガイドライン

Field（1992）によると臨床的ガイドラインは「特殊な臨床環境における適切なヘルスケアに対する臨床家と患者の決定を助ける組織的に発展した主張」である．ガイドラインは利用できる形態となった科学的証拠であり，自然な（強制ではない）勧告である．それらは臨床における改善を促進するための一手段である．

■ケアプロトコール

ケアプロトコールは同一視できる患者群に対して用いるケアの方法を示している（例えば下腿切断や人工股関節置換術など）．それはケアの過程を通して，診断から治療や帰結の評価まで段階的にチーム

を導く．

■ケアプラン

ケアプランは患者とケアする人を含んだチームプロトコールで，個人に適用されるものであり，個人のニーズに合わせて調整される．患者からの情報は臨床的な効果における根拠に基づく要素である（図23.1参照）．

■ベンチマーク

ベンチマークは実践の帰結によるデータを比較する手段であり，最善の臨床が継続して行われているかを計測し究極的に保証するものである．これはよい臨床を探索，発見，実行，維持する継続的な過程である．ヘルスケア団体は高度に生産的，効果的，能率的，革新的であることを患者やケア購入者に対して具体的に示すことができなければならない．

評価により地域のベンチマークが決められると，その他の場所で類似したサービスに参加し，共通の関心分野において最善の方法を探すことができ，臨床実践における情報，経験，主導権を共有できる．ベンチマークを比較するにはデータ収集にあたってすべてのグループが同じ定義を用いることが重要である．

■管理医療

Hale（1995）は管理医療について「特異的な症例のタイプを決定し，以前に決定した患者の帰結を達成するために専門家により与えられたケアと治療の順序を明確にする組織的な過程」と定義している．

管理医療の体系では糖尿病者に対するケアのように，介入とサービスの中心を定義することが可能である共通な状況の患者群に標準的ケアが提供される．これはコストを調節して質を改善する方法である．この体系の問題は，組織に適合しない特殊な問題がある個々の患者がいることである．例えば切断が必要な高齢な循環障害の患者は特殊な症例である．しかしながら，例えば髄膜炎菌性の敗血症（21章参照）による若い切断者に対しては，臨床家は提供するケアと治療の順序が違うことに合意していなければならない．

■持続的専門的発展

臨床チーム内での個人の専門家の標準は彼らの知識と経験に依存している．英国理学療法協会CSP（1997）は「持続的専門的発展は専門家が専門的能力を維持，向上，拡大する教育的過程である．職業経験を積む中で個人の仕事が発展し向上することにより保障される組織的な過程である．日々の進化と臨床への応用により専門的に所有され実証される継続的な過程である」と述べている．

英国における切断者のリハビリテーションに関心をもつセラピストのために，以下の団体が学ぶ機会の情報を提供している：

- 英国理学療法協会（Chartered Society of Physiotherapy; CSP）と臨床関心グループ，英国切断者リハビリテーションにおける理学療法士協会（British Association of Chartered Physiotherapists in Amputee Rehabilitation; BACPAR）．
- 作業療法の大学（College of Occupational Therapy; COT）と臨床関心グループ，義肢装具車椅子に関する臨床関心グループ（Clinical Interest Group in Orthotics, Prosthetics and Wheelchairs; CIGOPW）．
- 英国義肢装具士協会（British Association of Prosthetists and Orthotists; BAPO）．
- 国際義肢装具学会（International Society for Prosthetics and Orthotics; ISPO）．

これらの組織の住所は付録1に掲載している．

切断者のリハビリテーションに対するサービスの質を改善するために理学療法士は努力しなければならない．この章で簡単に述べられた多くの質的標準は将来さらに発展拡大すると考えられる．そして，個々のセラピストは新たな知識を常に身につけ，彼らの国でイニシアチブをもって理解し働く義務がある．

3版の文献

Amputee Medical Rehabilitation Society 1992 Amputee rehabilitation: recommended standards and guidelines. Royal College of Physicians, London

Amputee Medical Rehabilitation Society 1997 Congenital limb deficiency: recommended standards of care. Royal College of Physicians, London

Baker R 1997 What is the role of evidence-based guidelines. Health Care Risk Report February:15–17,24

Bardsley M, Cole J 1991 Measured steps to outcomes. Health Service Journal 101(S274):18–20

Bardsley M J, Coles J M 1992 Practical experiences in auditing patient outcomes. Quality in Health Care 1:124–130

Bury T 1996 Evidence-based practice: survival of the fittest. Physiotherapy 82(2):75–76

Buttenshaw P, Dolman J 1992 The Roehampton approach to rehabilitation: a retrospective survey of prosthetic use in patients with primary unilateral lower-limb amputation. Topics in Geriatric Rehabilitation 8(1):72–78

Chesson R, Macleod M, Massie S 1996 Outcome measures used in therapy departments in Scotland. Physiotherapy 82(12):673–679

Condie E, Jones D, Treweek S, Scott H 1996 A one-year national survey of patients having a lower limb amputation. Physiotherapy 82(1):14–20

Cotter D H G, Hanspal R S, Lachmann S M, Morrison J D 1992 Amputee rehabilitation – recommended standards and guidelines. Report by the Working Party of The Amputee Medical Rehabilitation Society

Datta D, Ariyaratnam R, Hilton S 1996 Timed walking test – an all-embracing outcome measure for lower-limb amputees. Clinical Rehabilitation 10(3):227–232

De Clive Lowe S 1996 Outcome measurement, cost effectiveness and clinical audit: the importance of standardised assessment to occupational therapists in meeting these new demands. British Journal of Occupational Therapy 59(8):357–362

De Fretes A, Boonstra A M, Vos L D V 1994 Functional outcome of rehabilitated bilateral lower limb amputees. Prosthetics and Orthotics International 18:18–24

Deutsch A, Braun S, Granger C 1996 The functional independence measures (FIMsm Instrument) and the functional independence measure for children (WEEFIM Instrument): ten years of development. Critical Reviews in Physical and Rehabilitation Medicine 8(4):267–281

Donabedian A 1980 The definition of quality: a conceptual exploration. In: Exploration in Quality Assessment and Monitoring, Vol 1 The definition of quality and approaches to its assessment. Health Administration Press, Ann Arbour

Dunning M 1995 Promoting action on clinical effectiveness (correspondence). The King's Fund, London

Esquenazi A, Meier III R H 1996 Rehabilitation in limb deficiency. 4. Limb amputation. Archives of Physical Medicine and Rehabilitation 77:S18–S28

Field M J, Lohr K N 1992 Institute of medicine. Guideline for clinical practice: from development to use. National Academy Press, Washington DC

Fricke J et al 1993 Reliability of the functional independence measure with occupational therapists. Australian Journal of Occupational Therapy 40(1):7–15

Hale C 1995 Key terms in managed care. Nursing Times 91(29):29

Hanspal R S, Chakrabarty B K, Fisher K, Morton M, Roberts A 1991 Mobility grades in amputee rehabilitation. Clinical Rehabilitation 5:344

Heafey M L, Golden-Baker S B, Mahoney D W 1994 Using nursing diagnoses and interventions in an inpatient amputee program. Rehabilitation Nursing 19(3):163–168

Heasell S 1995 Economics of clinical guidelines – risks and resources. Health Care Risk Report October:23–25

Hendry J A 1995 The utilization of physiotherapy services after lower-limb amputation in an academic hospital in South Africa. Proceedings of 12th International Conference of the World Confederation for Physical Therapy, Washington

Hubbard W A, McElroy G K 1994 Benchmark data for elderly, vascular trans-tibial amputees after rehabilitation. Prosthetics and Orthotics International 18(3):142–149

Humphries D, Littlejohns P 1995 The development of multiprofessional audit and clinical guidelines – their contribution to quality assurance and effectiveness in the NHS. Journal of InterProfessional Care 9(3):207–225

Humphries D, Littlejohns P 1996 Implementing clinical guidelines: preparation and opportunism. Journal of Clinical Effectiveness 1(1):5–8

Johnson V J, Kondziela S, Gottschalk F 1995 Pre and post-amputation mobility of trans-tibial amputees: correlation to medical problems, age and mortality. Prosthetics and Orthotics International 19(3):159–164

Jutai J, Ladak N, Schuller R, Naumann S, Wright V 1996 Outcomes measurement of assistive technologies: an institutional case study. Assistive Technology 8(2):110–120

Kane R L 1994 Looking for physical therapy outcomes. Physical Therapy 74(5):425–429

Keith R A, Granger C V, Hamilton B B, Sherwins F S 1987 The functional independence measure. Advances in Clinical Rehabilitation 1:6–18

Kitchener D 1995 Multidisciplinary pathways of care series – analysis of variance in patients. Health Care Risk Report September:16–17

Klein D, Campbell A 1995 The CQI pathway ... to decrease the length of stay for amputee patients. Rehabilitation Management 8(4):89–90,92,94–95

Law M et al 1990 The Canadian occupational performance measure for occupational therapy. Canadian Journal of Occupational Therapy 57(2):82–87

Leung E C-C, Rush P J, Devlin M 1996 Predicting prosthetic rehabilitation outcome in lower limb amputee patients with the functional independence measure. Archives of Physical Medicine and Rehabilitation 77(6):605–608

Mann T 1996 Clinical guidelines: using clinical guidelines to improve patient care within the NHS. Department of Health, Wetherby, Yorkshire

Mawson S J, McCreadie M J 1993 TELER: the way forward in clinical audit. Physiotherapy 79(11):758–761

Maxwell R J 1984 Quality assessment in health. British Medical Journal 288:1470–1472

McCulloch D 1991 Can we measure output: quality adjusted life years, health indices and occupational therapy. British Journal of Occupational Therapy 54(6):219–221

Muir Gray J A 1997 Evidence based healthcare: how to make health policy and management decisions. Churchill Livingstone, Edinburgh

Newdick C 1996 The status of guidelines. Health Care Risk Report October:14–15

National Health Service Management Executive 1996 Promoting clinical effectiveness: a framework for action in and through the NHS. NHSME, London

Nicholson J 1997 Care pathways – a tool for improving quality and managing risk. Health Care Risk Report March:16–17,24

Øvretveit J 1992 Health service quality. An introduction to quality methods for health services. Blackwell Scientific Publications, Oxford, p 100

Pratt D J 1995 British Standard (BS) 5750 – quality assurance. Prosthetics and Orthotics International 19(1):31–36

Pruitt S D, Varni J W, Setoguchi Y 1996 Functional status in children with limb deficiency: development and initial validation of an outcome measure. Archives of Physical Medicine and Rehabilitation 77:1233–1238

Pruitt S D, Varni J W, Seid M, Setoguchi Y 1997 Prosthesis satisfaction outcome measurement in pediatric limb deficiency. Archives of Physical Medicine and Rehabilitation 78:750–754

Reynolds J P 1995 Prosthetics under management care. Magazine of Physical Therapy November 3(11):58–62

Rommers G M, Vos L D W, Groothoff J W, Eisma W H 1996 Clinical rehabilitation of the amputee: a retrospective study. Prosthetics and Orthotics International 20:72–78

Sackett D L, Rosenburg W M C, Gray J A M et al 1996 Evidence based medicine: what it is and what it isn't. British Medical Journal 312:71–72

Sapp L, Little C E 1995 Functional outcomes in a lower limb amputee population. Prosthetics and Orthotics International 19(2):92–96

Schaldach D E 1997 Measuring quality and cost of care: evaluation of an amputation clinical pathway. Journal of Vascular Nursing 15(1):13–20

Scottish Physiotherapy Amputee Research Group 1997 The further development of a national system of clinical audit for lower limb amputees (CA95/01 Final report). National Centre for Training and Education in Prosthetics and Orthotics, Strathclyde

Sener S, Yakut Y, Uygar F, Karaduman A 1995 Living with disability: Quality of life in rehabilitated lower limb amputees. Physiotherapy 81(8):455

Shaw C D 1994 Quality and audit in rehabilitation services. Clinical Rehabilitation 8:183–187

Simpson J M, Harrington R, Marsh N 1998 Guidelines for managing falls among elderly people. Physiotherapy 84(4):173–177

Smith C, McCreadie M, Unsworth J, Wickings H I, Harrison A 1995 Patient satisfaction: an indication of quality in disablement services centres. Quality in Health Care 4(1):31–36

Stead L, Arthur C, Cleary A 1995 Multidisciplinary pathways of care series – do multidisciplinary pathways of care affect patient satisfaction? Health Care Risk Report November:13–15

Subbarao K V, Bajoria S 1995 The effect of stump length on the rehabilitation outcome in unilateral below-knee amputees for vascular disease. Clinical Rehabilitation 9:327–330

Sumsion T 1997 Client centered implications of evidence-based practice. Physiotherapy 83(7):373–374

UK Clearing House 1993 Outcomes briefing, introductory issue 1. Nuffield Institute for Health, Leeds

Wilson J 1995 Multidisciplinary pathways of care series introduction. Health Care Risk Report June:21–22

Wood P 1980 The International classification of impairments, disabilities and handicaps: a manual of classification relating to the consequence of disease. World Health Organisation, Geneva

Woodman R 1995 Quality systems: going for ISO 9000. Health Care Risk Report April:19–20

Zander K 1992 Focusing on patient outcomes: case management in the 90's. Dimensions of Critical Care Nursing 11(3):127–129

The Chartered Society of Physiotherapy

1992 Standards of physiotherapy practice for the management of patients with amputations. The Chartered Society of Physiotherapy, London

1993 Standards of physiotherapy practice, 2nd edition. The Chartered Society of Physiotherapy, London

1994 Quality assurance: co-ordinating a consumer satisfaction survey, information paper PA 15. The Chartered Society of Physiotherapy, London

1996 Standards for administering tests and taking measurements. The Chartered Society of Physiotherapy, London

1996 How to … set standards. Information paper PA 16. The Chartered Society of Physiotherapy, London

1996 Clinical guidelines reference list, information paper PA 36. The Chartered Society of Physiotherapy, London

1997 Standards for continuing professional development (CPD). The Chartered Society of Physiotherapy, London

1997 Current awareness bulletin: Amputee Rehabilitation. The Chartered Society of Physiotherapy, London

1997 Clinical effectiveness strategy. The Chartered Society of Physiotherapy, London

The College of Occupational Therapists

1991 Standards, policies and proceedings: standards of practice for audit, SPP 180. The College of Occupational Therapists, London

1991 Standards, policies and proceedings: standards of practice for setting up a quality assurance programme, SPP 175. The College of Occupational Therapists, London

1991 Standards, policies and proceedings: standards of practice for occupational therapy services for consumers with physical disabilities, SPP 105A. The College of Occupational Therapists, London

Clinical Interest Group in Orthotics Prosthetics and Wheelchairs 1997 Occupational therapy in the treatment of lower limb amputees: standards and guidelines. The College of Occupational Therapists, London

付録 1
一般的情報と役に立つ住所

患者とケアをする人の組織

The Limbless Association

Roehampton Rehabilitation Centre
Roehampton Lane
London SW15 5PR

この協会では切断者と家族のために助言サービスを行っており，また Step Forward を刊行している．

British Limbless Ex-Servicemen's Association (BLESMA)

Frankland Moore House
185 High Road
Chadwell Heath
Essex RM6 6NA

BLESMA では戦争によって切断を経験した恩給生活者に援助と助言を提供し，また Blesmag と Driving After an Amputation を刊行している．

STEPS

15 Stratham Close
Lymm
Cheshire WA13 9NN

STEPS は下肢に先天的障害をもつ子ども達の家族のための全国的組織である．Newsletter を刊行している．

Reach

12 Wilson Way
Earls Barton
Northamptonshire NN6 0NZ

Reach は手や上肢に障害をもつ子ども達のための組織である．Within Reah を刊行している．

The Carers National Association

20–25 Glass House Yard
London EC1A 4JS

Pain Concern

PO Box 318
Canterbury
Kent CT2 0DG

Lady Hoare Trust for Physically Disabled Children

4th Floor, Mitre House
44–46, Fleet Street
London EC4Y 1BN

スポーツと余暇活動に関する協会

British Sports Association for the Disabled (BSAD)

Mary Glen Haig Suite
Solecast House
13–27 Brunswick Place
London N1 6DX

British Amputee and Les Autres Sports Association (BALASA)

35a Clarence Road
Moseley
Birmingham B13 9FY

The British Ski Club for the Disabled

Spring Mount
Berwick St John
Shaftsbury
Dorset SP7 0HQ

The British Disabled Water Ski Association

The Tony Edge National Centre
Heron Lake
Hythe End
Wraysbury
Middlesex TW19 6HW

BritishWheelchair Sports Foundation (BWSF)

Guttman Sports Centre
Harvey Road
Stoke Mandeville
Buckinghamshire HP21 9PP

Jubilee Sailing Trust Ltd

Jubilee Yard
Merlin Key
Hazel Road
Wooton
Southampton SO19 7GB

Handicapped Anglers Trust (HAT) and Boating for the Disabled

Hazelhope
Stalisfield
Faversham
Kent ME13 0HY

Riding for the Disabled Association

Avenue R
National Agricultural Centre
Kenilworth
Warwickshire CV8 2LY

Gardening for the Disabled Trust

Hayes Farmhouse
Hayes Lane
Peasmarsh
East Sussex TN1 6XR

Camping for the Disabled

20 Burton Close
Dawley
Telford
Shropshire

旅行協会とインフォメーション

Disabled Drivers Association

Ashwell Thorpe
Norwich NR6 1EX

Disabled Motorists Federation

National Mobility Centre
Unit 2a, Atcham Estate
Shrewsbury SY4 4UG

Banstead Mobility Centre

Damson Way
Fountain Drive
Queen Mary's Avenue
Carshalton
Surrey SM5 4NR

The Automobile Association (AA)

Fanum House
Basingstoke RG21 2FA
The AA publishes the *Guide for the Disabled Traveller*

AA は *Guide for the Disabled Traveller* を刊行している.

Motability

Gate House
West Gate
The High
Harlow
Essex CM20 1HR

休日とインフォメーション

Calvet Trust

Little Crosthwaite
Keswick
Cumbria CA12 4QD

John Grooms Association for Disabled People

50 Scrutton Street
London EC2A 4PH

Holiday Care Service

2 Old Bank Chambers
Station Road
Horley Surrey RH6 9HW

The Winged Fellowship Trust

Holidays for Disabled People
Angel House
Pentonville Road
London N1 9XD

切断者に対する他のインフォメーション

【地域の社会サービス部門】

これらの住所は地方の電話帳によって見つけることができ，住居，支援と適応，教育，利益，就職などについての情報を提供する．

The Association of Community Health Councils for England and Wales (CHCs)

30 Drayton Park
London N5 1PB

The Royal Association for Disability and Rehabilitation (RADAR)

12 City Forum
250 City Road
London EC1V 8AF

公認の慈善団体が，権利や機会，移動，旅行，スポーツ，レジャーなどに関するとても役に立つ情報を月刊で刊行している．

The Disabled Living Foundation (DLF)

380–384 Harrow Road
London W9 2HU

英国中にセンターがある組織である．

The Disability Alliance

1st Floor East
Universal House
88–94 Wentworth Street
London E1 7SA

この組織は *Disability Rights Handbook* を年に一度刊行している．これは，給付金やサービスに関する包括的なガイドブックである．

Disability Information Trust

Mary Marlborough Centre
Nuffield Orthopaedic Centre
Headington
Oxford OX3 7LD

Equipment for the Disabled を刊行している（文献参照）．

Disability Scotland

Princes House
5 Shandwick Place
Edinburgh EH2 4RG

Disability Wales

Llys Ifir
Crescent Road
Caerfilly CF83 1XL

Citizens Advice Bureaux

（住所は地方の電話帳に載っている）．

Sexual and Personal Relationships for Disabled People (SPOD)

286 Camden Road
London N7 0BJ

National Council of Voluntary Organisations (NCVO)

Regent's Wharf
8 All Saints' Street
London N1 9RL

セラピストに対するインフォメーション

Internationl Society for Prosthetics and Orthotics (ISPO)

UK National Member Society Secretary
Mrs R. Ham
Camden and Islington Wheelchair Service
Peckwater Centre
6 Peckwater Street
London NW5 2TX

The international centre is:
ISPO
Borgervaenget 5
2100 Kobenhaven Ø
Denmark

ISPO International は *Prosthetics and Orthotics International* を年4回刊行している．

National Centre for Training and Education in Prosthetics and Orthotics

Curran Buildings
131 St James' Road
Glasgow G4 0LS

最新の情報リスト，*RECAL* はここから入手できる．

The Chartered Society of Physiotherapy

14 Bedford Row
London WC1R 4ED

The British Association of Chartered Physiotherapists in Amputee Rehabilitation (BACPAR) へはここから連絡できる．定期的にニュースレターを刊行している．

The College of Occupational Therapy

106–114, Borough High Street
London SE1 1LB

The Clinical Interest Group in Orthotics, Prosthetics and Wheelchairs (CIGOPW) へはここから連絡できる．

British Association for Counselling

1 Regent Place
Rugby
Warwickshire CV21 2PJ

British Association of Prosthetists and Orthotists (BAPO)

Secretariat: Sir James Clark Building
Abbey Mill Business Centre
Paisley
Renfrewshire PA1 1TJ

BAPO は *BAPOMAG* を刊行している．

British Dietetic Association

7th Floor, 22 Suffolk Street
Queensway
Birmingham B1 1LS

British Psychological Society

St Andrews House
48 Princes Road East
Leicester LE1 7DR

The Forum for Clinical Psychologists in Physical Disability へはここから連絡できる．

Society of Chiropodists and Podiatrists

53 Welbeck Street
London W1M 7HE

The Appropriate Health Resources and Technologies Action Group Ltd (AHRTAG)

Farringdon Point, 2nd floor
29-35 Farringdon Road
London EC1M 3JB

AHRTAG の目的は，発展途上国での根本的なヘルスケアがうまくいくような技術を開発することである．

REMAP

Hazeldene
Ightham
Sevenoaks
Kent TN15 9AD

個人の集まりであるこのグループは，一人につき一回限定で障害をもつ人々に専門的な設備を製作している．たいてい地方に委員会がある．

The National Centre for Clinical Audit (NCCA)

BMA House
Tavistock Square
London WC1H 9JP

義足コンポーネントの製作者,設計者,供給業者

C. A. Blatchford and Sons Ltd

Lister Road
Basingstoke
Hampshire RG22 4AH

Dorset Orthopaedic Company Ltd

Headlands Business Park
Salisbury Road
Ringwood
Hampshire BH24 3PB

North Sea Plastics

Lillyburn Works
Milton of Camsie
Glasgow G65 8EE

OrthoEurope Ltd

Napier Court
Abingdon Science Park
Barton Lane
Abingdon
Oxfordshire OX14 3YT

Ossür UK

Synergy House
Manchester Science Park
Guildhall Close
Manchester M15 6SY

Otto Bock UK

32 Parsonage Road
Englefield Green
Egham
Surrey TW20 0JW

PI Medical (LIC Femurett の供給業者)

Box 67
Sylveniusgatan 8A
S-751 03 Upssala
Sweden

Rehabilitation Services Ltd

Riverside Orthopaedic Centre
51 Riverside
Medway City Estate
Rochester
Kent ME2 4DP

Hugh Steeper Ltd
Roehampton Rehabilitation Centre
Roehampton Lane
London SW15 5PN

Vessa Ltd
Mill Lane
Alton
Hampshire GU34 2PK

インターネット

情報の多くがインターネットで公開されている．診断と障害，使用者とニュースグループに対する広範囲の情報があり，経験と知識を共有するために一般的な興味をもつ人々に情報を提供する．切断者とセラピストはこの媒体を介してさらに情報を得ることができるので，個々の環境に応じて正しく情報を解釈する技能が必要である．

付録2
車椅子
車椅子教育と練習グループ

評価と処方,供給,論評のチェックリスト

1. 支持する理由と顧客/患者/ケアをする人の希望を確立.
2. 最近の車椅子処方/座面,顧客の使用法の観察.
3. 顧客の姿勢や最近の備品の機能を評価,測定/記録.
4. 備品を外し顧客とともに部品とその状態の検査.
5. 顧客の側臥位や座位,立位状態の能力の評価.このとき処方された備品を使用しないこと.
6. 非対称を注意しながら変形の部位,特に脊椎や股関節についての測定と記録.変形が固定性か姿勢によるものか,矯正可能性を決定すること.
7. 圧分散の必要性の明確化.
8. 顧客の姿勢支持の必要性に関し,治療/対応プログラムの決定.
9. 処方の際に環境および社会面の規制を決定.
10. 顧客から希望された姿勢(直立位あるいは代わりとなる姿勢)と支持を決定するために収集されたデータを使用.以下のことを心に留め,処方の目的に合った支持物をシミュレートしてみること.
10a. 組織の損傷を考慮して:適切な圧分散,既製品かオーダーメイドによる圧再分散性クッションを決めること.
10b. 姿勢を考慮して:いつでも可能
    a. 両側坐骨結節と大腿と殿部全体への負荷の対称性または分散性をめざすこと.
    b. 正中に対する骨盤の傾斜を避けること.
    c. 突出した殿部と側弯のような非対称を避けること.
    d. 考えられるすべての姿勢において,骨盤と下肢を固定するために適切な支持を用意すること.
    e. 一度下部体幹の遠位部が固定されたら,体幹の機能を減少させずに姿勢に必要な支持を決めること.
11. 生体力学的に力が正しく作用するように支持を使用すること(文献1, 2, 3, 6).
12. 以前のものがうまくいっていなければ専門家のいるセンターへ紹介すること.
13. 生体力学的に正しい姿勢安定性を供給し,目的を成就できるような最も適切な支援組織があり,その下で車椅子を選択し考案製作すること.
14. この支援組織がよく適応し,顧客の生活様式や家族または治療者の生活様式に適合するような車椅子を決めること.以下のことを考慮に入れること
    a. 自走,介助,または電動.
    b. 屋内か屋外,または両方.
    c. 大きさ-折りたたみか否か(シーティングシステムから考え,建物,交通手段,空間,実用性を評価する).
    d. 取り外し可能な種々のコンポーネント.
    e. 取り外し備品の重量.
    f. 使用に際し可動性や脱着性の容易さ.
    g. 座位姿勢でのフットレストの位置.
    h. 好ましい足の位置とキャスターの位置.
    i. 椅子利用時の安定性.
    j. 車椅子または駆動補助具が姿勢支持コンポーネントの適合範囲を阻害しないこと.
15. 購入時にはNHSまたは公表された車椅子や他の乗り物の一覧表から購入するか決めること.
16. 処方された車椅子は顧客と静的安定性の試験を行う必要がある.もし不安定であれば同様のものまたは新たな処方のものを求め,再試験を行うように決めること.
17. 顧客または特別な治療者にシーティングシステムや車椅子および他の乗り物の機能について,正しく乗るための維持と責任を含め指導すること.
18. 検査と乗車開始までの期間を確認すること.

Roy NelhamやCarolyn Nichols, Pauline Pope (1989)の厚意により収録.

参考書

切断者のリハビリテーション

American Academy of Orthopaedic Surgeons 1965 Joint motion: method of measuring and recording. Churchill Livingstone, Edinburgh

Atkins D J, Meier R H 1989 Comprehensive management of the upper limb amputee. Springer-Verlag, New York

Banerjee S N 1982 Rehabilitation management of amputees, Williams and Wilkins, Baltimore

Barsby P, Ham R, Lumley C, Roberts C 1995 Amputee management: a handbook. King's College School of Medicine and Dentistry. London

Beck A T 1973 The diagnosis and management of depression. University of Pennsylvania Press, Philadelphia

Coates H, King A 1982 Patient assessment: handbook for therapists. Churchill Livingstone, London

Croucher N 1981 Outdoor pursuits for disabled people. Woodhead Faulkner, Cambridge

Galley P M, Forster A L 1982 Human movement: an introductory text for physiotherapy students. Churchill Livingstone, Edinburgh

Ham R, Cotton L 1991 Limb amputation from aetiology to rehabilitation. Champman and Hall, London

Humm W 1977 Rehabilitation of the lower limb amputee, 3rd edn. Baillière Tindall, London

Kolb L C 1954 The painful phantom: psychology, physiology and treatment. C C Thomas, Springfield, IL

Kostuik J P 1981 Amputation surgery and rehabilitation: the Toronto experience. Churchill Livingstone, Edinburgh

Kottke F J, Stillwell G K, Lehmann J F 1982 Krusen's handbook of physical medicine and rehabilitation, 3rd edn. W B Saunders, Philadelphia

Krueger D W 1984 Rehabilitation psychology: a comprehensive textbook. Aspen Systems, Maryland

Kubler-Ross E 1970 On death and dying. Routledge, London

Lamb D, Law H 1988 Upper limb deficiencies in children. Prosthetic, orthotic and surgical management. Little Brown, Boston

Lewin A 1996 Life and limb. Plasma Print, Princes Risborough

Macdonald E M (ed) 1976 Occupational therapy in rehabilitation, 4th edn. Baillière Tindall, London

Mensch G 1987 Physical therapy management of lower extremity amputation. Heinemann Medical, London

Pendleton D, Hasler J 1983 Doctor and patient communication. Academic Press, London

Robertson E 1978 Rehabilitation of arm amputees and limb deficient children. Baillière Tindall, London

Rusk H 1977 Rehabilitation medicine, 4th edn. C V Mosby, St Louis

Saunders G T 1986 Lower limb amputations: a guide to rehabilitation. F A Davis, Philadelphia

Setoguchi Y, Rosenfelder R 1982 The limb deficient child. C C Thomas, Springfield

Troup I M, Wood M A 1982 Total care of the lower limb amputee. Pitman, London

Willard H S, Spackman C S 1971 Occupational therapy, 4th edn. JB Lippincott, Philadelphia

生体力学と歩行

Basmajian J V 1978 Muscles alive, 4th edn. Williams and Wilkins, Baltimore

Carlsoo S 1972 How man moves. Heinemann, London

Gage J R 1991 Gait analysis in cerebral palsy. MacKeith Press, London

Hughes J 1976 Human locomotion. In: Murdoch G (ed) The advance in orthotics. Edward Arnold, London, p 57–73

Hughes J, Paul J P, Kenedi R M 1970 Control and movement of the lower limb. In: Simpson D C (ed) Modern trends in biomechanics 1. Butterworth, London, P 147–179

Le Veau B 1977 Williams and Lissner – Biomechanics of human motion, 2nd edn. W B Saunders, Philadelphia

MacConaill M A, Basmajian J V 1969 Muscles and movement: a basic for human kinesiology. Williams and Wilkins, Baltimore

Perry J 1992 Gait analysis: normal and pathological function. Slack Incorporated. Thorofare, N J

Rose G K, Butler P, Stallard J 1982 Gait: principles, biomechanics, and assessment. Orlau Publishing, Oswestry

Rose J, Gamble J G 1994 Human walking, 2nd edn. Williams & Wilkins, Baltimore

Sutherland D H, Olshen R A, Biden E N, Wyatt M P 1988 The developments of mature walking. Mac Keith Press, London

Whittle M 1996 Gait analysis: an introduction, 2nd edn. Butterworth Heinemann, London

Winter D A 1991 The biomechanics and motor control of human gait, 2nd edn. University of Waterloo Press, Ontario

ビデオテープ

Normal walking. Gillette Children's Hospital, 200 East University Avenue, St Paul MN 55101, USA. Tel: +1 612 291 2848

質

Adler J, Tofts A 1995 Health service manager. Croner publications Ltd, Surrey

Bowling A 1997 Measuring health: a review of quality of life measurement scales, 2nd edn. Open University Press, Buckingham

Bury T, Mead J 1998 Evidence based healthcare: a practical guide for therapists. Butterworth Heinemann, London

Cole B, Finch E, Gowland C, Mayo N 1995 Physical

rehabilitation outcome measures. Williams and Wilkins, Balitmore

Crombie I K, Davies H T O, Abraham S C S, Forey CduV 1993 The audit handbook. John Wiley and Sons, London

Muir Gray J A 1997 Evidence based healthcare: how to make health policy and management decisions. Churchill Livingstone, Edinburgh

McIver S 1991 Introduction to obtaining the views of users of health services. Kings Fund Bookshop, London

Øvretveit J 1992 Health service quality: an introduction to quality methods for health services. Blackwell Scientific Publications, Oxford

Sackett D L, Scott Richardson W, Rosenberg W, Haynes R B 1997 Evidence based medicine: how to practice and teach EBM. Churchill Livingstone, Edinburgh

Spath P L 1989 Innovations in healthcare quality measurement. American Hospital Publishing Inc, Chicago

Wilson C R M 1987 Hospital-wide quality assurance: models for implementation and development. W B Saunders, Toronto

Centre for Medical Education, Dundee 1995 Moving to audit: an education package for chiropodists, clinical psychologists, dieticians, occupational therapists, physiotherapists, radiographers and speech and language therapists. The Post-Graduate Office, Ninewells Hospital and Medical School, Dundee, Scotland

歴史

Alper H (ed) 1996 A history of Queen Mary's University Hospital Roehampton. Richmond, Twickenham and Roehampton Healthcare NHS Trust

セラピー

British Association of Chartered Physiotherapists in Amputee Rehabilitation (BACPAR) 1997 Amputation rehabilitation: a guideline for the education of students. The Chartered Society of Physiotherapy, London

Hagedorn R 1992 Occupational therapy: foundations for practice. Models, frames of reference and core skills. Churchill Livingstone, Edinburgh

Goodwill C J, Chamberlain M A, Evans C 1997 Rehabilitation of the physically disabled adult, 2nd edn. Stanley Thomas (Publishers LTD) Cheltenham, UK

Hansen R A, Atchison B 1993 Conditions in occupational therapy: effect on occupational performance. Williams and Wilkins, Baltimore

Maczka K 1990 Assessing physically disabled people at home. Therapy in practice. Chapman and Hall, London

Neistadt M E Bleasedale Crepeau E 1998 Willard and Spackmans Occupational Therapy 9th Edn. J P Lippincott, Philadelphia

Nichols P J R 1980 Rehabilitation medicine: the management of physical disabilities. Butterworth, London

Pedretti L W 1996 Occupational therapy: practice skills for physical dysfunction. 4th edition. Mosby, St Louis

Penso D E 1987 Occupational therapy for children with disabilities. Therapy in practice. Chapman and Hall, London

Reed K L, Nelson Sanderson S 1992 Concepts in occupational therapy, 3rd edn. Williams and Wilkins, Baltimore

Trew M, Everett T 1997 Human movement: an introductory text, 3rd edn. Churchill Livingstone, Edinburgh

Trombly C A 1997 Occupational therapy for physical dysfunction, 4th edn. Williams and Wilkins, Baltimore

Turner A, Foster M, Johnson S E 1996 Occupational therapy and physical dysfunction: principles, skills and practice, 4th edn. Churchill Livingstone, Edinburgh

Young M E, Quinn E 1992 Theories and principles of occupational therapy. Churchill Livingstone, Edinburgh

Van Deusen J, Brunt D 1997 Assessment in occupational therapy and physical therapy. W B Saunders Company, Philadelphia

義肢

American Academy of Orthopaedic Surgeons 1981 Atlas of limb prosthetics: surgical and prosthetic principles. C V Mosbv. St Louis

Day H J B Kulkarni J R Datta D 1993 Prescribing upper limb prostheses. Amputee Medical Rehabilitation Society, London

Department of Health and Social Security 1986 Amputation statistics for England, Wales and N. Ireland for the year 1985. DHSS, Norcross, Blackpool

Klopsteg P E, Wilson P D 1954 Human limbs and their substitutes. McGraw-Hill, New York

Mastro B A 1980 Elected reading: a review of orthotics and prosthetics. American Orthotic and Prosthetic Association, Washington

Murdoch G 1970 Prosthetic and orthotic practice. Edward Arnold, London

Murdoch G, Donovan R G (eds) 1988 Amputation surgery and lower limb prosthetics. Blackwell Scientific, Edinburgh

Phillips G 1990 Best foot forward. Granta Editions, Cambridge

Redhead R G, Day H J B, Marks L J, Lachmann S L 1991 Prescribing lower limb prostheses. Disablement Services Authority (from NHS Supplies Authority, Sheffield)

Royal College of Surgeons of England 1967 Symposium on limb ablation and limb replacement. Annals of the Royal College of Surgeons of England 40(4)

Vitali M, Andrews B G, Robinson K P, Harris E H 1986 Amputations and prostheses. Baillière Tindall, London

Wilson A B 1976 Limb prosthetics, 5th edn. Robert E Krieger, New York

切断術：循環障害

Abramson D I, Miller D S 1981 Vascular problems in musculoskeletal disorders of the limbs. Springer-Verlag, New York

Bloom A, Ireland J 1980 A colour atlas of diabetes. Wolfe Medical Publications, London

Burgess E M, Romano R L, Zettl C P 1969 The management of lower extremity amputations: surgery, immediate postsurgical prosthetic fitting, patient care. Veterans Administration, Washington

Faris I 1982 The management of the diabetic foot. Churchill Livingstone, Edinburgh

Gerhardt J J, King P S, Zett J H 1982 Amputations: immediate and early prosthetic management. Hans Huber, Bern

Gillis Leon 1954 Amputations. Heinemann, London

Greenhalgh R M 1985 Diagnostic techniques and assessment procedures in vascular surgery. Grune and Stratton, London

Harris N H, Birch R 1995 Postgraduate textbook of clinical orthopaedics, 2nd edn. Blackwell Science, Oxford

Levy W S 1983 Skin problems of the amputee. Warren H Green, St Louis

Little J M 1975 Major amputations for vascular disease. Churchill Livingstone, Edinburgh

Malt R A 1978 Surgical techniques illustrated 3(3). Amputations of the lower extremity. Little Brown, Boston

Murdoch G, Bennet A, Wilson A 1996 Amputation, surgical practice and patient management. Butterworth Heinemann, London

Saleh M 1993 Amputation surgery. In: Evans D (ed) Techniques in orthopaedic surgery. Blackwell Scientific Publications, Oxford
Siegfried J, Zimmermann M 1981 Phantom and stump pain. Springer-Verlag, Berlin
Walker W F 1980 A colour atlas of peripheral vascular disease. Wolfe Medical Publications, London
Warren R, Record E E 1967 Lower extremity amputation for arterial insufficiency. Little Brown, Boston

障害者用備品と地域実践

Bumphrey E E 1995 Community practice: a text for occupational therapists and others involved in community care, 2nd edn. Harvester Wheatsheaf, Hertfordshire
Compton A, Ashwin M 1992 Community care for healthcare professionals. Butterworth Heinemann, London
Dambrough A, Kinrade D 1995 Directory for disabled people, 7th edition. Prentice Hall/Harvester Wheatsheaf, Hertfordshire
Disability Information Trust; Equipment for Disabled People. Mary Marlborough Centre, Nuffield Orthopaedic Centre, Oxford, UK
  Arthritis: an equipment guide 1997
  Children with disabilities 1993
  Communication and access to computer technology 1995
  Employment in the workplace 1994
  Furniture 1997
  Gardening – an equipment guide 1997
  Hoists, lifts, and transfers 1996
  Home management and housing 1995
  Manual wheelchairs – a practical guide 1998
  Outdoor transport 1994
  Personal care 1996
  Powered wheelchairs and scooters – a practical guide 1998
  Sport and leisure 1996
  Walking and standing aids 1997
  Wheelchair accessories 1998
Disabled Living Foundation, London. Choosing an electric wheelchair
Equipment and services for people with disabilities. Health Publications Unit, Department of Health and the Central Office of Information
Goldsmith S 1984 Designing for the disabled, 4th edn. Royal Institute of Architects, London
Ham R, Aldersea P, Porter D 1998 Wheelchair users and postural seating. Churchill Livingstone, Edinburgh
Male J, Massie B 1990 Choosing a wheelchair. The Royal Association for Disability and Rehabilitation (RADAR), London
Mandlestam M 1997 Equipment for older or disabled people and the law. Jessica Kingsley Publishers, London
Mandlestam M 1990 How to get equipment for disability. Disabled Living Foundation. Jessica Kingsley Publishers, London
National Council for Voluntary Organisations 1996 The voluntary agencies directory, 15th edn. NCVO Publications, London
National prosthetic and wheelchair services report 1993–1996 College of Occupational Therapists, London
RADAR 1995 Getting the best from your wheelchair: a guide to using a basic wheelchair. The Royal Association for Disability and Rehabilitation, London
Statham R, Korczak J, Monaghan P 1988 House adaptations for people with physical disabilities. Department of the Environment, HMSO, London
Tuttiet S 1990 Wheelchair cushions summary report, 2nd edn. Department of Health Disability Equipment Assessment Programme
Wheelchair training resource pack 1996 College of Occupational Therapists, London

その他

British Standards, Prosthetics and Orthotics:
Part 1 Section 1.1 Glossary of general terms relating to external limb prostheses and external orthoses BS 7313 ISO 8549–1
Part 1 Section 1.2 Glossary of terms relating to external limb prostheses and wearers of external limb prostheses BS 7313 ISO 8549–2
Part 2 Method of describing limb deficiencies present at birth BS 7313 ISO 8548-1
Part 3 Method of describing lower limb amputation stumps BS 7313 ISO 8548–2
Part 4 Method of describing upper limb amputation stumps BS 7313 ISO 8548–3
Bryceson A, Pfalzgraff R E 1990 Leprosy, 3rd edn. Churchill Livingstone, Edinburgh
Coates T T 1983 Practical orthotics for chiropodists. Actinic Press, London
Coombs R, Friedlander G 1987 Bone tumour management. Butterworth, London
Croucher N 1989 Tales of many mountains. Amanda Press, London
Disabled Drivers' Motor Club Handbook 1985 Ins and outs of car choice: a guide for elderly and disabled people. Department of Transport, London
Hart E 1986 Victoria, my daughter: a true story of courage. Bodley Head, London
Jopling W H 1985 Handbook of leprosy, 3rd edn. Heinemann Medical, London
Klenerman L 1982 The foot and its disorders. Blackwell Scientific, London
Kohner N 1988 Caring at home. National Extension College, Cambridge
Maczka K 1990 Assessing physically disabled people at home. Chapman and Hall, London
Medical Devices Agency Bulletin No. 16. Guidance notes for manufacturers of prosthetic and orthotic devices
Morris J 1993 Pride against prejudice: transforming attitudes to disability. The Women's Press, London
Oliver M 1990 The politics of disablement. Macmillan, London
Shakespeare T, Gillespie-Sells K, Davies D 1996 The sexual politics of disability. Cassell, London
The Children's Act 1989 An introductory guide for the NHS. HMSO, London
Watson J M 1986 Essential action to minimise disability in leprosy patients. The Leprosy Mission, London
Watson J M 1986 Preventing disability in leprosy patients. The Leprosy Mission International, London

疼痛管理

Caudill A 1994 Managing pain before it manages you. Guildford Press
Broome A, Jellicoe H 1987 Living with your pain. British Psychological Society, Leicester, in association with Methuen and Co. Ltd., London
Gatchell R J, Turk D C 1996 Psychological approaches to pain management. A practitioner's handbook. Guildford Press
Melzack R, Wall P D 1985 The challenge of pain. Penguin, Harmondsworth
Sherman R A, Devor M, Jones C D E, Katz J, Marbach J J 1997 Phantom Pain. Plenum Press, New York
Turk D C, Melzack R 1992 Handbook of Pain Assessment. Guildford Press
Wells P, Frampton V, Bowsher D 1997 Pain management by physiotherapy, 2nd edn. Butterworth Heinemann Ltd, Oxford

雑誌

The organisations publishing journals relevant to the rehabilitation of the amputee are listed in Appendix 1.

索引

■欧文■

Ambroise Paré 1
Amputee mobility aid(AMA) 79
British Psychological Society(BPS) 37
CAT-CAM（計算機支援設計／計算機支援製造も見よ） 161
Celsus 1
Department of Health and Social Security(DHSS) 2
Disablement Services Authority (DSA) 2
Drushoes 19
EWAs 205, 206
Femurett（短い Femurett の装着も見よ） 79, 206
Florence Nightingale 2
Gordon 73
Harvey 2
Hippocrates 1
Iceross 184
Icex 184
ICIDH-2 289
ICIDH 288
Integrated care pathway(ICPs) 299
International Society for Prosthetics and Orthoics(ISPO) 300
Kubler Ross 29
Lister 2
Maxwell 296
monkey ploe 204
Multidisciplinary care pathway(MCPs) 299
Murray-Parkers 28-29
Norton 73
Paul Brand 281
Peneumatic Post Amputation Mobility Aid (Ppam Aid) 75-79
Poonekar 96
Ppam aid 205
PVC 106
Scottish Pysiotherapy Amputee Research Group(SPARG) 298
Tulip Limb 79
Waterlow 73

■あ■

Alpha ライナー 185, 190

アーチェリー 224
足の治療／足の病気 141
アライメント 106, 176
アンブロイズ・パレー 1
移乗 48-50
　―方法 48-49
異常歩行の原因 130-136
ウィンドサーフィン 228
運動教室 227
英国心理士協会 37
衛生面 139-140
エスカレーターの乗り降り 220
エネルギー消費 119-120
横足根部切断 197
横断面 113
オートバイ 221
　―のスクランブリング 231

■か■

KBM ソケット 184

外骨格構造 97-98
外傷 4, 13-14
階段 212
カヌー 226
カウンセラー 22
踵接地 115
顆上切断 174
片脚跳び 74, 92
下腿コンポーネント 102
肩離断 246-247
家庭内活動 65-66

家庭訪問評価　66-67
殻構造　97-98
革　100
看護婦　21
患者　290-291
冠状面　112
感染　5
完全弾性懸垂　157
管理医療　300
機械的な抵抗運動　61
義肢サービスの歴史　2
義肢装具士　22
義肢（義足）装着　176-177,
　　206-209, 210
義肢のケア　142
義肢（義足）ソケット　98-101, 174
　　従来型—　174
　　全面接触型—　174
　　—の作製　98
義足の機能的活動　127-128
機能障害　30
逆ダイナミクス　114
客観的検査　264
急な斜面を下る　220
仰臥位　57-58
金属　100
筋電図　121
クッション　73
国別の相違　3
クライエント　290-291
グリッチ・ストークス切断　174
グリッチ・ストークス変法/顆部切断
　　174
グループ介入　36
車　65, 220-221
　　—の運転　143
車椅子　69-74, 308
　　一時的な—　70
　　永続的な—　70
　　—教育　308
　　—の種類　71
　　—のメンテナンスとケア　71
　　—のモデル　71-73
　　—評価基準　71
車椅子バスケットボール　231
クロケット　224

ケアする人　22
ケアプラン　300
ケアマネージャー　21
計算機支援設計/計算機支援製造
　　（CAD-CAM も見よ）　106-107
形状　99
ケイデンス　112
経皮的電気神経刺激　265-266
外科医　21
研究と開発　108-109
健康社会保障義肢サービス　2
肩甲帯離断　247
幻肢感覚　18, 262
幻肢痛　262
懸垂　99-100
健側肢のケア　140-142
拘縮の原因　62-63
拘縮予防　43-45
高齢片側切断者　129
ゴールの立案　126-130
顧客　290-291
国際義肢装具学会　300
股コンポーネント　146-147
骨盤回旋　114
骨盤傾斜　114
骨盤ベルト　157
ゴルフ　226
根拠に基づく実践　296-297
コンタクトスポーツ　231

■さ■

SACH 足　103-104
Jaipur 足　103

サービス提供のモデル　6-7
サーフィン　228
サーボコントロール　242
座位　57
サイム義足　196
　　—の点検　196-197
サイム切断　195-196
在来型構造　97
在来式金属製サイム義足　196
作業療法士　20
視覚障害者　277
自己表現　66

四肢延長　278
持続的専門的発展　300
質の基準　291-292
自転車　221, 225-226
自費供給　96
死別の段階　29
死別のモデル　28
死亡率　6
社会的不利　30
若年片側切断者の適合　128
射撃　227
重心の垂直移動　113
重心の外側移動　113-114
手関節離断　244
主観的検査　263-264
手術　267
手動膝ロック　159
手部切断　243-244
腫瘍　5, 14
障害サービス局　2
障害への理解　288-289
上肢筋力増強運動　65
上肢と下肢切断の比較　5
乗馬　224-225
上腕切断　244-246
ショパール切断　197
シリコンスリーブ　190
シリコンソケット　184
シレジアベルト　157
腎疾患　4
診断用ソケット　100
心理的反応　28
水泳　224
水上スキー　228
スイッチコントロール　242
髄膜炎菌性の敗血症　281
スカッシュ　231
スキー　227-228
スキューバダイビング　229
ストレス管理　269-270
スヌーカー　224
スポーツ　222-232
性　5
清潔　142
製造工場　106
切断原因　3

切断人口　2-3
切断者用移動補助具　79
切断術後空圧式移動補助具（Ppam aid も見よ）　75-79
切断と義肢の歴史　1-2
切断レベル　5
セラピーアシスタント　20
セラピスト　20
セルサス　1
全国支援団体　292
先進国と発展途上国との違い　3
全身的健康状態　143
前庭機能障害者　277-278
先天性下肢欠損症　273-275
先天性下腿短縮症　196
先天性四肢欠損　15
先天性上肢欠損　236, 255-258
全プラスチック製サイム義足　196
前遊脚期　116-117
前腕切断　244
相違と調節モデル　30-31
早期歩行補助具　205, 206
装飾　105-106
装飾義手　242
ソーシャルワーカー　21
側臥位　58
足底圧分布　121
足部　103-105
速歩　220
ソケット　175
　　大きすぎる―　175-176
　　小さすぎる―　176

■た■

Dynamic elastic response 足
　104-105
TEC ライナー　185, 190
Thomas テスト　17

ダーツ　224
体重　142
大腿コルセット付き下腿仮義足
　81-84
　　―の点検　82-83
大腿コルセット付き義足　191
大腿コンポーネント　102

多軸足部　103
卓球　224
縦軸性上肢欠損　236
段階的運動　268
単軸足部　103
ダンス　227
弾性スリーブ懸垂　185
断端ソックス　101
　　―のケア　143
断端痛　262
断端の合併症　140
断端の観察　126
断端のケア　139-140
断端の浮腫　50-53
断端末パッド　175
着衣　178
中央製作所　106
中足骨部切断　197-198
聴覚障害者　277-278
治療環境　35
釣り　224
手関節離断　244
手先具　243
テニス　231
電気角度計　121
電気療法　265
点検用ソケット　100
電動義手　242
トイレの使用　178
等運動性運動　61
統合的ケアパス　299
疼痛行動の変化　269
疼痛の原因　262
疼痛の治療　263
動的断端運動　58-61
糖尿病　4, 13
動脈硬化症　11-13
登山　229
取り外し　178

■な■

内骨格構造　97
二分脊椎　276-277
入浴　64-65
認知-行動療法　34-35
認知療法　268-269

熱可塑性プラスチック　100
熱硬化性プラスチック　100
年齢　5
脳卒中　276
能動義手　242
能力障害　30

■は■

Harris-Beath マット　121
PTS ソケット　183
PTB 顆上ソケット　183
PTB 義足　182-191
PTB ソケット　183

バージャー病　4
ハーベイ　2
ハイキング　231
背部のケア　141
履き物　141
バドミントン　231
発展途上国へのサービス　97
バス　221
パラシューティング　229
バレーボール　231
ハンググライディング　229
半自動膝ロック　159
ピーライトライナー　184
飛行機　221-222
膝関節離断義足による機能の再教育
　176-178
膝関節離断義足の点検　175-176
膝コンポーネント
　147, 157-160, 174
膝立ち　58
膝離断　173-174
　　―義足の構造　174
肘掛け椅子　65
肘離断　244
ピックアップ・ストラップ　185
ヒポクラテス　1
病院から自宅への退院　66
評価　267, 298-299
評価と処方, 供給, 論評のチェックリスト　308
標準　297-299
表面筋電図　121

ビリヤード　224
腹臥位　58
浮腫　50
舟底足付きパイロンの装着　210
プール　224
プラスチック　100
フローレンス・ナイチンゲール　2
平行棒内歩行　127
ペーシング　268
ベンチマーク　300
包括的ケアパス　299
ボウル　224
ボート　222, 226
歩行再教育　178
歩行周期　112
補助懸垂　101

■ま■

マイクロプロセッサー制御　159-160
末梢循環障害　3-4
末梢神経障害　140-141
マニュアルハンドリング　49

慢性足部感染症　196
慢性疼痛管理の教育　267-268
慢性疼痛の心理的管理　267-270
短いFemurettの装着　210
木材　100
目標設定　268
モジュラー構造　97

■や■

薬物療法　266-267
矢状面　113
遊脚終期　118
遊脚初期　117
遊脚相　112
遊脚中期　117
床反力計　121
横軸性上肢欠損　236
ヨット　226

■ら・わ■

ライナー　100-101
理学療法士　20

理学療法の種類　264-266
陸上競技　231
リスター　2
リスフラン切断　197-198
立脚終期　116
立脚相　112
立脚中期　115-116
リハビリテーション相談員　21-22
リハビリテーションチーム　20-23
利用者のグループ　292
両側下腿切断者　215-216
両側股離断者　216
両側上肢切断者　254-255
両側切断者　129-130
両側膝関節離断者　214-215
リラクセーション　268
臨床心理士　22
列車　221
ワイヤー筋電図　121

切断のリハビリテーション ―知っておきたい全プロセス―

2002年5月10日 第1刷発行
ISBN4-7639-1031-0
定価はカバーに表示

編著者	Barbara Engstrom／Catherine Van de Ven
監訳者	陶山哲夫／草野修輔／高倉保幸／赤坂清和
発行者	木下　攝
発行所	株式会社　協同医書出版社
	〒113-0033　東京都文京区本郷3-21-10　浅沼第2ビル4階
	phone 03-3818-2361　　fax 03-3818-2368
	http://www.kyodo-isho.co.jp/　　E-mail kyodo-ed@fd5.so-net.ne.jp
DTP	Digital Inkpot
印刷製本	株式会社　三秀舎

JCLS 〈(株)日本著作出版権管理システム委託出版物〉
本書の無断複写は著作権法上での例外を除き禁じられています．複写される場合は，そのつど事前に
(株)日本著作出版権管理システム（電話 03-3817-5670，FAX 03-3815-8199）の許諾を得てください．